ISS DICH GESUND

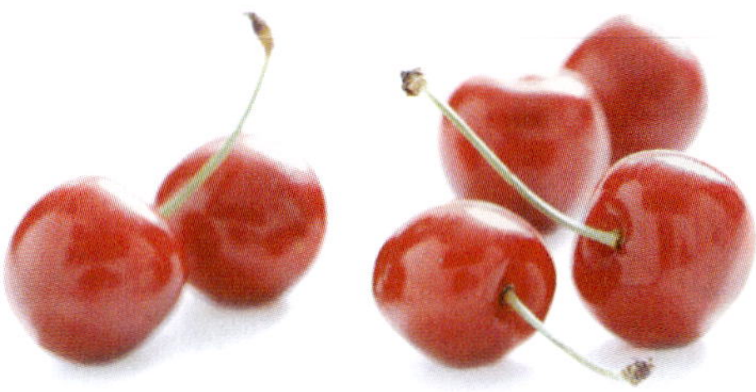

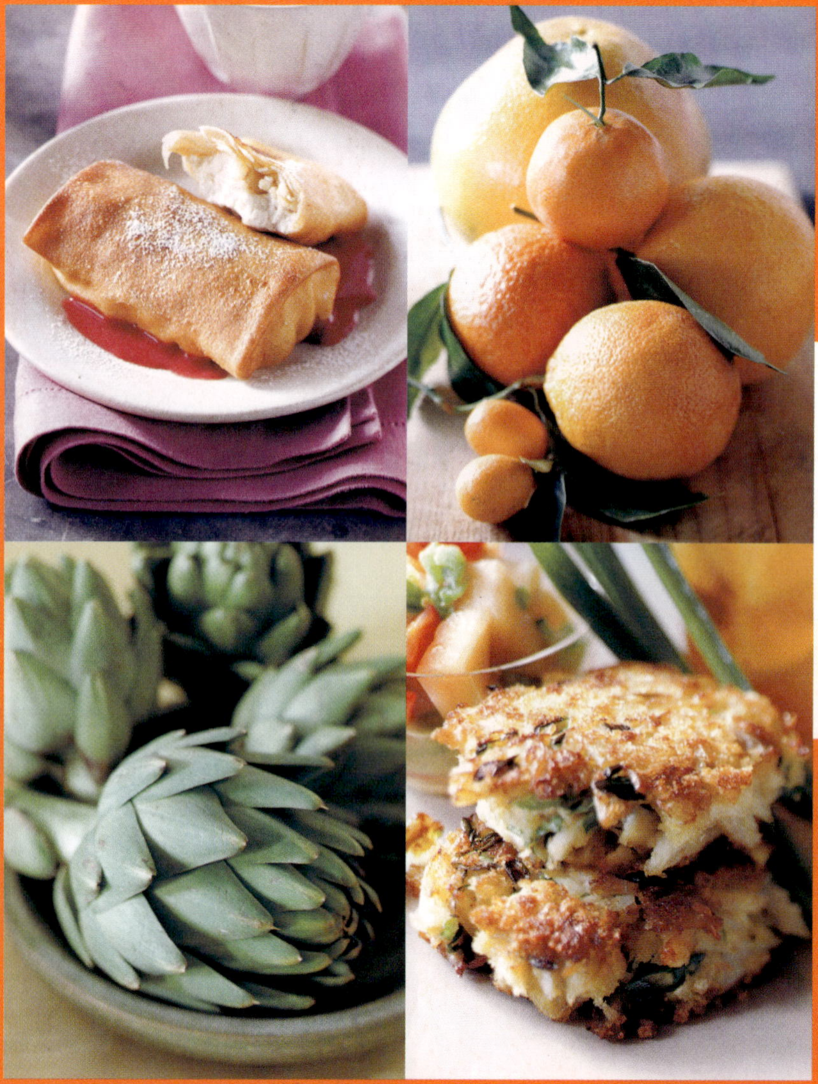

ISS DICH GESUND

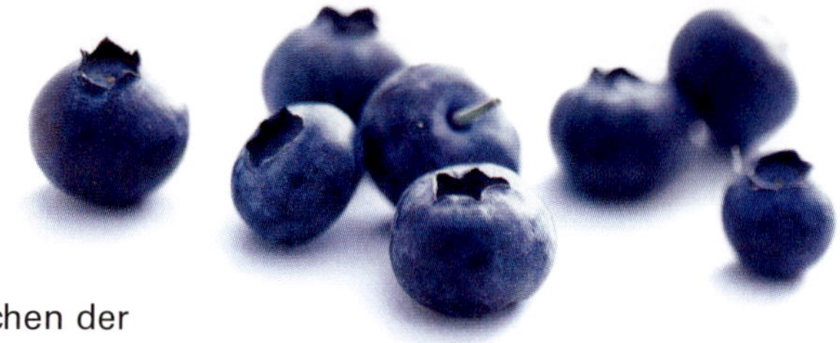

Dieses Buch entstand in Zusammenarbeit zwischen der ADAC Verlag GmbH, München, und Reader's Digest Deutschland, Schweiz, Österreich – Verlag das Beste GmbH

Deutsche Ausgabe
Übersetzung: Katrin Lischke-Przygode, Xenia Gharbi
Fachliche Beratung: Dr. Stefanie Burkhardt-Sischka, Dr. med. Susanne Meinrenken
Redaktion: Text to go, Stuttgart

Reader's Digest
Redaktion: Stephanie Winterkorn (Projektleitung)
Grafik: Peter Waitschies
Prepress: Andreas Engländer
Produktion: Andreas Schabert

Ressort Buch
Redaktionsdirektorin: Suzanne Koranyi-Esser
Redaktionsleitung: Dr. Renate Mangold
Art Director: Rudi K. F. Schmidt

Leitung Produktion Buch: Norbert Baier

ADAC Verlag
Redaktionsleitung: Dr. Hans Joachim Völse
Redaktion: Mariele Radmacher-Martens, Walter Liedke
Herstellung: John C. Bergener

Satz und Reproduktion: Meyle+Müller GmbH+Co, Pforzheim
Druck und Binden: DEAPRINTING S.p.A., Novara/Italien

Da medizinische und ernährungswissenschaftliche Informationen durch Wissenschaft und Forschung stetigen Veränderungen unterworfen sind, kann für die Richtigkeit der Angaben keine Gewähr übernommen werden.

US 4053/IC

Printed in Italy

ISBN 3-89905-274-9

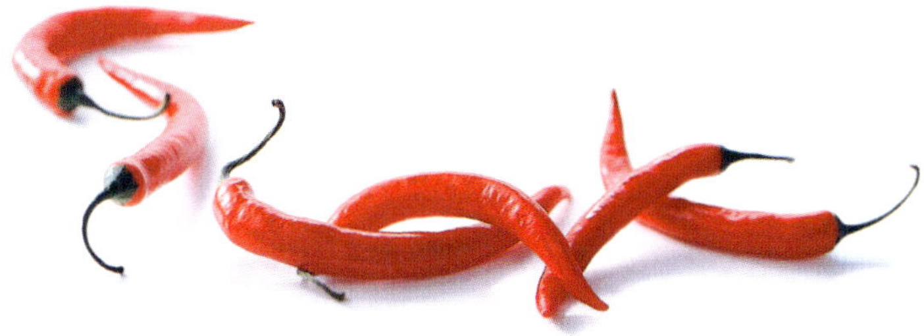

Über dieses Buch

Dieses praktische Handbuch zeigt Ihnen, wie man viele Krankheiten und Beschwerden durch Ernährung positiv beeinflussen kann. Im **ABC der neuen Ernährung** werden die gesundheitsfördernden Nährstoffe in unseren Nahrungsmitteln vorgestellt. Die dort in Großbuchstaben gesetzten Begriffe verweisen jeweils auf ein eigenes Stichwort. Im Kapitel **Was fehlt Ihnen?** werden die häufigsten Krankheiten und ihre Ursachen sowie die dagegen hilfreichen Lebensmittel beschrieben. Das Kapitel **Nahrung als Medizin** informiert Sie über die wichtigsten Lebensmittel mit ihren Inhaltsstoffen und deren Wirkungen. Im Kapitel **Ausgewogene Rezepte** finden Sie über 100 Gerichte, mit denen Sie gezielt gegen Krankheiten und Beschwerden vorgehen können. Die Querverweise zwischen den Kapiteln führen Sie schnell zu allen wichtigen Informationen. Zum Schluss sei noch darauf hingewiesen, dass die in den Rezepten angegebenen Mengen an Chilischoten bzw. -pulver natürlich variiert werden können, ohne dadurch die Wirksamkeit der Rezepte entscheidend zu beeinträchtigen.

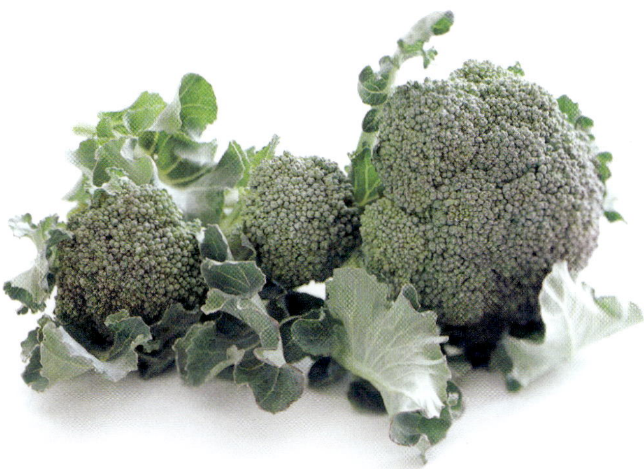

Inhalt

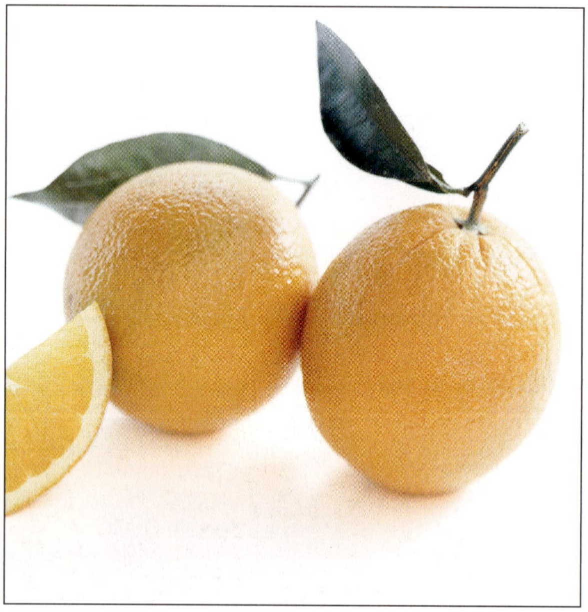

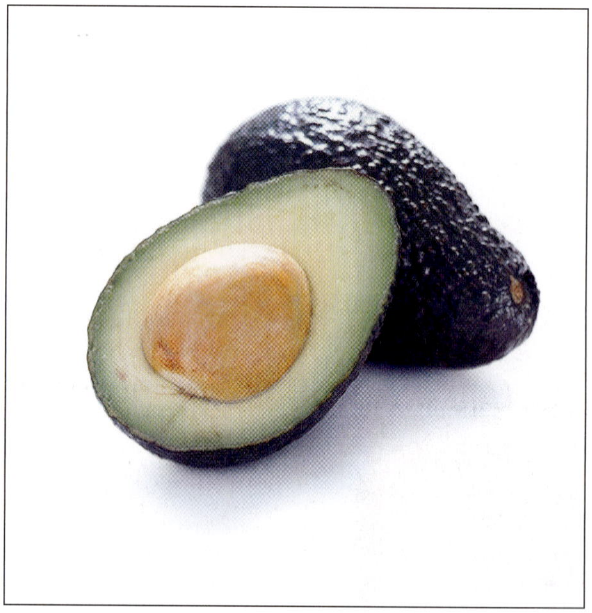

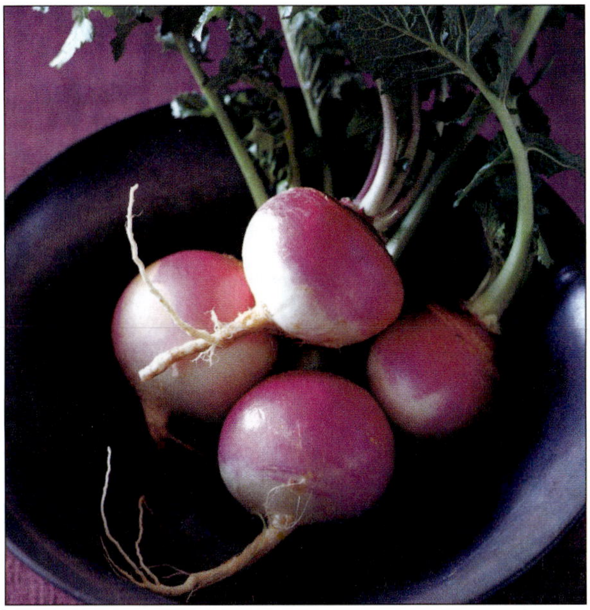

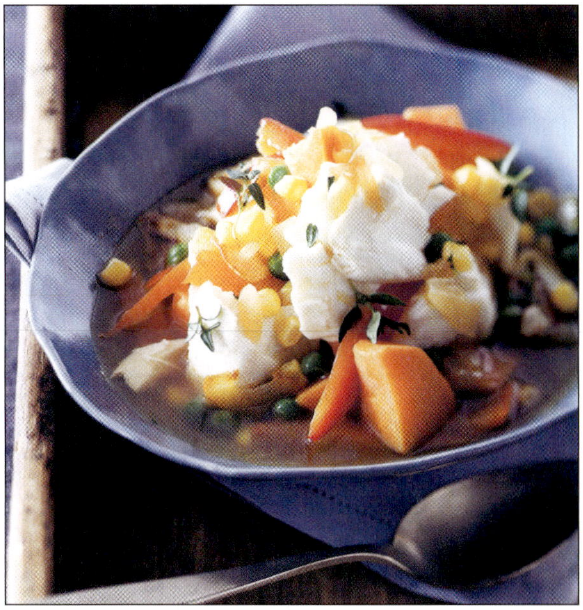

Gesunde Nährstoffe

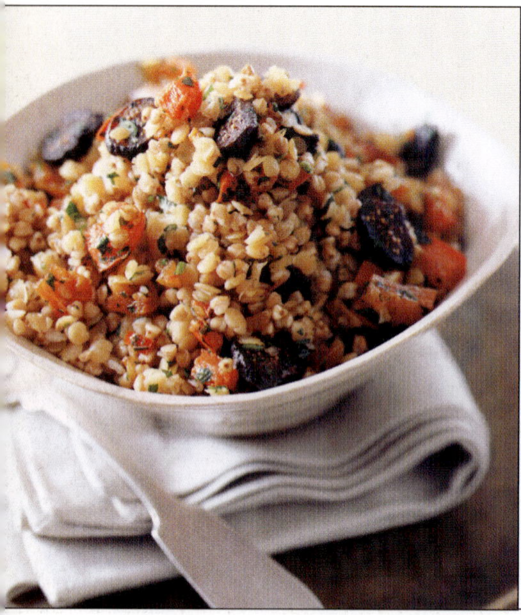
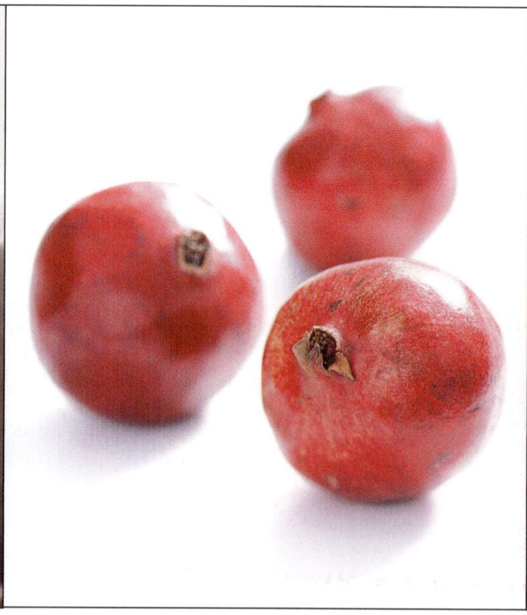
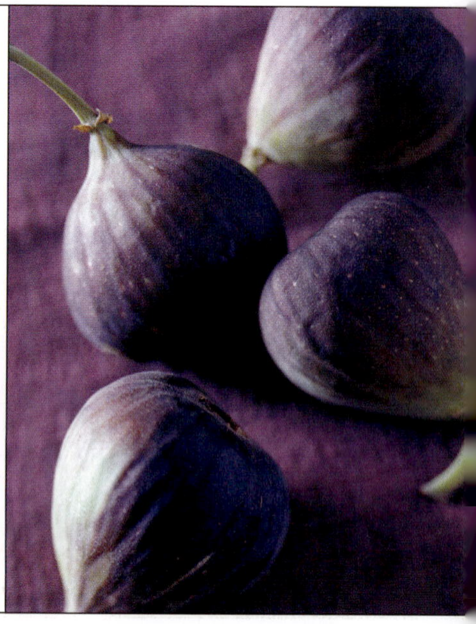

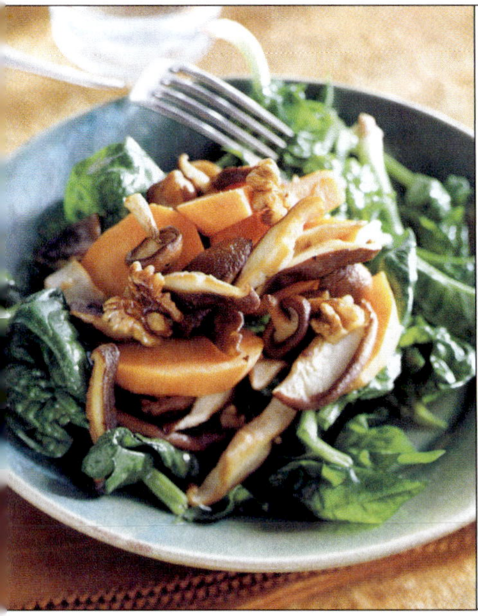
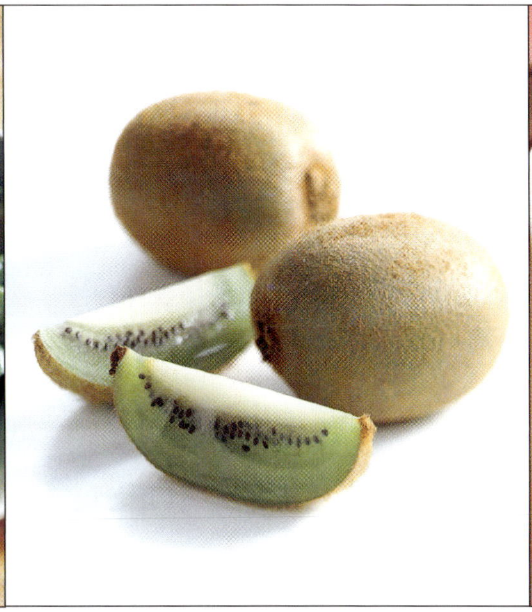
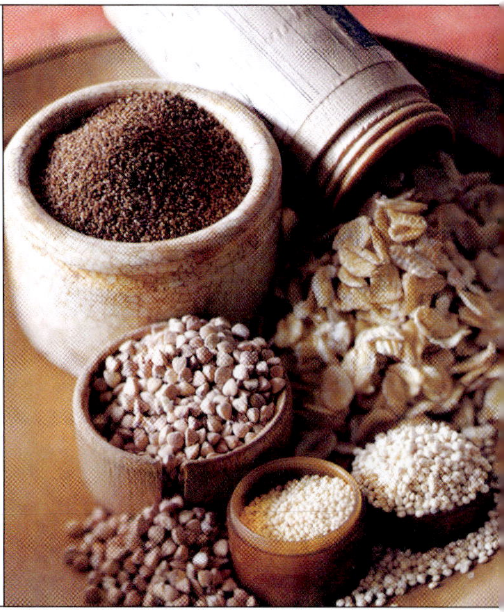

Profitieren Sie von den neuesten

Erkenntnissen der Wissenschaft

und bleiben Sie in Bestform.

Gesunde Nährstoffe

Heilende Nahrung

Seit Jahrtausenden wissen die Menschen, dass Ernährung und Gesundheit in engem Zusammenhang stehen. Schon im alten China verschrieben die Anhänger der traditionellen Heilkunde bestimmte Nahrungsmittel, um die Lebensenergie des Körpers zu stärken. Auch Indianer, Ägypter, Griechen und Römer nutzten die Erkenntnis, dass die pharmazeutischen Eigenschaften bestimmter Lebensmittel die Gesundheit fördern können. Bereits vor über 2500 Jahren formulierte der Vater der Medizin, Hippokrates, den Satz: „Lass die Nahrung deine Medizin sein und Medizin deine Nahrung." Was die Völker dieser alten Kulturen bereits über den therapeutischen Wert einzelner Lebensmittel wussten, bestätigt die moderne Ernährungswissenschaft.

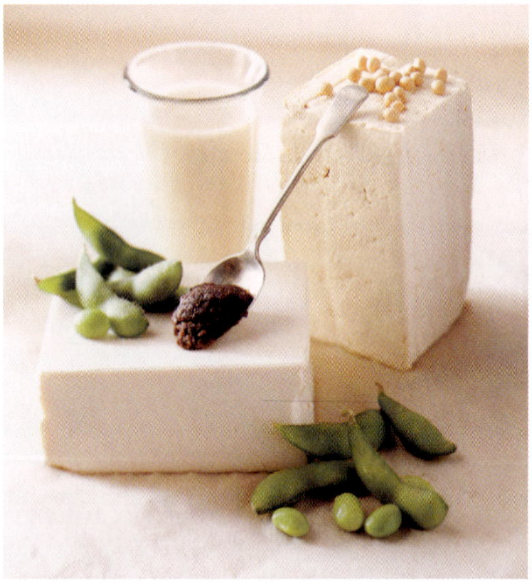

Grundlagen

Vor einem Jahrhundert entdeckten Forscher die wichtigsten Nährstoffe – Vitamine und Mineralstoffe – und fanden so ein Mittel, um viele Mangelerscheinungen und die daraus entstehenden Krankheiten zu bekämpfen. Sie erkannten, dass der menschliche Körper nicht mehr richtig funktioniert, wenn bestimmte Nährstoffe fehlen. So kann beispielsweise Kalziummangel zu Osteoporose führen, Eisenmangel zu Blutarmut und eine unzureichende Versorgung mit Folsäure zu Schäden am ungeborenen Kind. Damit war der Grundstein für das Verständnis des Zusammenhangs zwischen Nährstoffen und der Vorbeugung von Krankheiten gelegt. Schon bald fand man heraus, dass ein breites Spektrum an Nährstoffen erforderlich ist, um die Zellen mit Energie zu versorgen, ein normales Wachstum und eine normale Entwicklung zu ermöglichen und ein langes Leben zu gewährleisten.

„Lass die Nahrung deine Medizin sein und Medizin deine Nahrung."
Hippokrates

Neue Einsichten

In der heutigen Zeit haben Ernährungswissenschaftler neue Erkenntnisse über unsere Lebensmittel gewonnen. Neben den Vitaminen und Mineralstoffen, die inzwischen gut erforscht sind, identifizierte man weitere Nährstoffe, die uns gesund erhalten. So kann ein einziges pflanzliches Lebensmittel hunderte heilender Substanzen enthalten, die man als sekundäre Pflanzenstoffe (phytochemische Substanzen) bezeichnet. Sie sind verantwortlich für die kräftigen Farben und den intensiven Duft und Geschmack von Obst und Gemüse. Alltägliche Lebensmittel wie Erbsen, Kartoffeln oder Äpfel enthalten Nährstoffe, die bei der Vorbeugung und Therapie von Krankheiten wie Krebs, Depressionen oder Allergien eingesetzt werden.

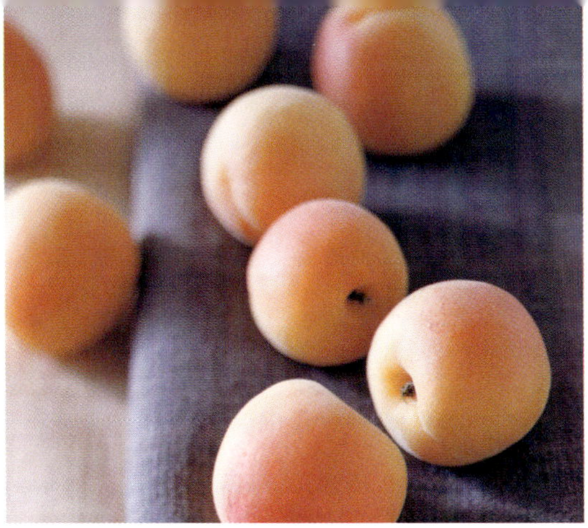

Wissenschaftliche Untersuchungen haben gezeigt, dass viele sekundäre Pflanzenstoffe dem Körper helfen, potenziell schädliche Stoffe, darunter auch krebserregende, auszuscheiden. Außerdem schützen sie die in den Zellen gespeicherte Erbinformation (DNA) vor Veränderungen, die Krankheiten auslösen können. Bestimmte sekundäre Pflanzenstoffe regen die Immunabwehr und die Produktion von Enzymen an und helfen so, Infektionen zu bekämpfen. Wieder andere tragen zu einem ausgewogenen Hormonspiegel bei und können dadurch die Symptome der Wechseljahre lindern und vor Brust- oder Prostatakrebs schützen. Eine Vielzahl von sekundären Pflanzenstoffen wirkt ähnlich wie Antioxidantien und neutralisiert schädliche freie Radikale (instabile Sauerstoffmoleküle), die am Ausbruch verschiedener degenerativer Krankheiten beteiligt sind.

Vielseitige Ernährung ist Trumpf

Da die Erforschung der sekundären Pflanzenstoffe erst am Anfang steht, gibt es noch keine auf langjährigen Erfahrungswerten basierenden Erkenntnisse in Bezug auf ihre Einnahme und Dosierung. Bislang wird empfohlen, sich möglichst vielseitig zu ernähren, um eine optimale Versorgung mit verschiedensten Nährstoffen zu gewährleisten und die Gesundheit zu stabilisieren. Außerdem scheinen Ballaststoffe, Vitamine, Mineralstoffe und andere Stoffe in Lebensmitteln die Wirkungsweise der sekundären Pflanzenstoffe zu verbessern und zu steuern.

Was die Zukunft bringt

Derzeit erforscht man nicht nur die einzelnen gesundheitsfördernden Substanzen, sondern auch ihr Zusammenspiel im menschlichen Körper. Im Brennpunkt steht etwa die Frage, auf welche Weise der Körper die in einem bestimmten Lebensmittel vorhandenen Nährstoffe überhaupt verarbeiten kann (Bio-Verfügbarkeit). Außerdem untersucht man die Mechanismen, mit denen die Nährstoffe im Körper vorhandene Umweltgifte abbauen können, sowie die Auswirkungen körpereigener Stoffwechselprozesse auf die Qualität der Pflanzennährstoffe. Auch die Frage, wie bestimmte Nahrungsmittel z. B. Stimmungsschwankungen, Gedächtnisleistung, Langlebigkeit und Immunreaktionen beeinflussen, ist noch nicht restlos geklärt. Vor kurzem gewannen Ernährungswissenschaftler vielversprechende Erkenntnisse durch ihre Untersuchungen zum Thema *Functional Food* (siehe S. 18).

In den nächsten Jahren wird die Ernährungswissenschaft immer tiefer in das komplexe Zusammenspiel von Vitaminen, Mineralstoffen, sekundären Pflanzenstoffen und Mikronährstoffen eindringen und dieses Wissen nutzbringend einsetzen.

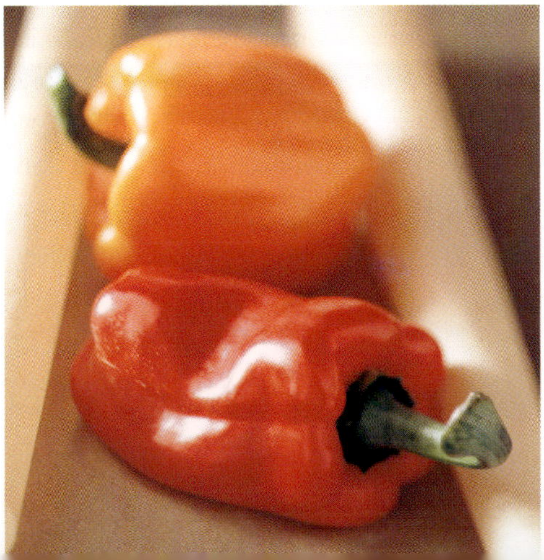

Jahr für Jahr entdeckt man neue Wechselwirkungen und Eigenschaften von Pflanzennährstoffen. Lassen wir uns von den Heilkräften überraschen, die noch in vielen Pflanzen schlummern und die ebenso wie zahlreiche andere Lebensmittel entscheidend zu unserer Gesundheit beitragen werden!

ABC der neuen Ernährung

Welcher Nährstoff welchen Einfluss auf unsere Gesundheit hat, wird hier in verständlicher Form erklärt – ergänzt durch ein Glossar der in der Ernährungswissenschaft gebräuchlichen Fachbegriffe.

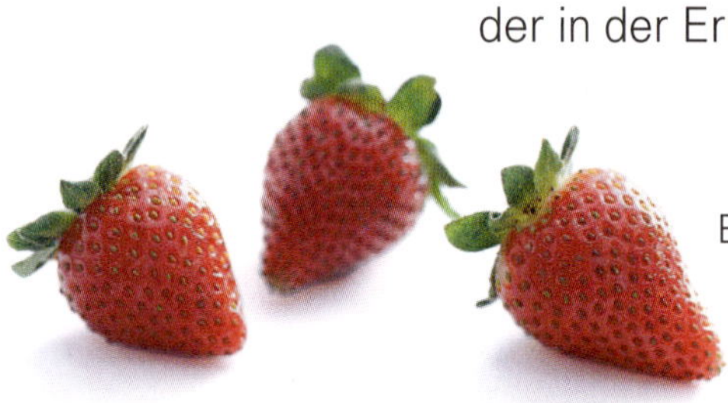

Einen Überblick über Vitamine, Mineral- und sekundäre Pflanzenstoffe finden Sie in den Tabellen *Die 10 wichtigsten Vitamine und Mineralstoffe* (S. 14) und *Die 10 wichtigsten sekundären Pflanzenstoffe* (S. 24).

Actinidin Hierbei handelt es sich um ein Enzym, das die Verdauung unterstützen und als natürlicher Zartmacher für Fleisch dienen kann. Enthalten in: Kiwis

Ajoene Sie können den LDL-Cholesterinspiegel (*Low Density Lipoprotein*, das „schlechte" Cholesterin) senken. Man vermutet, dass Ajoene Krebs und Pilzinfektionen bekämpfen können, gerinnungshemmende Eigenschaften haben und so die Arterien vor einem Verschluss schützen. Enthalten in: Knoblauch

Allicin Dieser für den intensiven Geruch von Knoblauch verantwortliche Stoff kann viele SCHWEFELVERBINDUNGEN eingehen, die möglicherweise antibakterielle Eigenschaften aufweisen. Enthalten in: Knoblauch

Allyl-Isothiozyanat Vermutlich schützt diese ISOTHIOZYANAT-Verbindung vor Krebs und bekämpft Verschleimungen bei Erkältungen und Grippe. Enthalten in: Grünkohl, Kohl, Meerrettich, Rosenkohl, Senfsamen (braunen)

Allylmethyl-Trisulfid Diese SCHWEFELVERBINDUNG kann die Aktivität der Glutathion-S-Transferase steigern – eines Enzyms, das gegen krebserregende Stoffe in Leber und Dickdarm wirkt. Enthalten in: Knoblauch, Lauch, Zwiebeln

Allylsulfide Derzeit erforscht man diese SCHWEFELVERBINDUNGEN in Bezug auf ihren Einsatz in der Krebstherapie. Enthalten in: Frühlingszwiebeln, Knoblauch, Lauch, Zwiebeln

Alpha-Karotin Ebenso wie BETA-KAROTIN ist Alpha-Karotin ein antioxidatives Karotinoid und eine Vorstufe zur Bildung von VITAMIN A. Enthalten in: Aprikosen, Kürbissen, Möhren, Süßkartoffeln

Alpha-Linolensäure Obwohl diese ESSENZIELLE FETTSÄURE für viele Körperfunktionen gebraucht wird, können wir sie nicht selbst produzieren. Alpha-Linolensäure ist wichtig für den Aufbau von Zellmembranen und die Bildung von körpereigenen Stoffen, die vor Entzündungen schützen. Im Körper wird sie in zwei verschiedene Omega-3-Fettsäuren umgewandelt: EPA (Eicosapentaensäure) und DHA (Docosahexaensäure). Enthalten in: Leinsamen, Portulak, Rapsöl, Sojaöl, Walnüssen

Aminosäuren Alle Eiweißverbindungen (PROTEINE) setzen sich aus Aminosäuren zusammen – für die normalen Körperfunktionen sind 20 Aminosäuren erforderlich. Viele Aminosäuren kann der Körper selbst herstellen; sie werden als nichtessenzielle Aminosäuren bezeichnet. Essenzielle Aminosäuren (z. B. LYSIN und TRYPTOPHAN) muss der Körper mit der Nahrung aufnehmen.

Anthozyane Diese FLAVONOIDE sind verantwortlich für die roten und blauen Pigmente in bestimmten Obst- und Gemüsesorten. Man erforscht ihre Fähigkeit, das Wachstum von Tumorzellen zu hemmen, den LDL-Cholesterinspiegel zu senken und die Bildung von Blutgerinnseln zu verhindern. Enthalten in: Äpfeln, Beeren, Granatäpfeln, Kirschen, Pflaumen, Rotkohl, Trauben (roten und blauen)

Antioxidantien Sie kommen in den unterschiedlichsten pflanzlichen Lebensmitteln vor und können FREIE RADIKALE aufspüren und zerstören. Auf diese Weise schützen Antioxidantien vermutlich vor verschiedenen Krebsarten, fördern die Gesundheit des Herz-Kreislauf-Systems, stärken das Immunsystem und beugen dem grauen Star und der Makuladegeneration vor. Die gesundheitsfördernde Wirkung, die bestimmten sekundären Pflanzenstoffen und Vitaminen zugeschrieben wird, geht auf ihre antioxidativen Eigenschaften zurück (insbesondere bei VITAMIN E, VITAMIN C, KAROTINOIDEN, SELEN und FLAVONOIDEN). Am effektivsten ist das Zusammenwirken mehrerer unterschiedlicher Antioxidantien, welche die freien Radikale gemeinsam unschädlich machen und so vor Zellschädigung schützen.

Apigenin Offenbar kann dieses FLAVONOID sowohl das Tumorwachstum stoppen als auch entzündungshemmend wirken. Enthalten in: Petersilie, Sellerie

Arginin Vermutlich schützt diese nichtessenzielle Aminosäure (bei Kindern eine essenzielle Aminosäure) das Herz, unterstützt den Kreislauf und stärkt die Blutversorgung des Herzens. Menschen, die zu *Herpes simplex* (Lippenbläschen) neigen, sollten jedoch Lebensmittel meiden, die viel Arginin enthalten, und stattdessen lysinreiche Nahrung zu sich nehmen. Enthalten in: Fisch, Geflügel, Milchprodukten, Nüssen

Ballaststoffe, lösliche Diese Stoffe legen sich geleeartig um Nahrungspartikel. Dadurch verhindern sie, dass Cholesterin aufgenommen wird, und verbessern dessen Ausscheidung. PEKTIN und BETA-GLUKAN sind zwei lösliche Ballaststoffe, die stark zur Senkung des Cholesterinspiegels beitragen. Lösliche Ballaststoffe können außerdem zur Behandlung von Durchfallerkrankungen und zur Regulierung des Blutzuckerspiegels eingesetzt werden. Enthalten in: Äpfeln, Aprikosen, Backpflaumen, Beeren, Bohnen, Feigen, Haferflocken, Kürbissen, Pflaumen

Ballaststoffe, unlösliche Sie bestehen aus unverdaulichen Pflanzenteilen, reichern den Stuhl an, erleichtern die Verdauung und steigern auch das Sättigungsgefühl. Enthalten in: Brokkoli, grünem Blattsalat, Kohl, Leinsamen, Sellerie, Süßkartoffeln

Beta-Cryptoxanthin Dieses KAROTINOID kann Darmkrebs vorbeugen; aus den Ergebnissen verschiedener

Ernährungspyramide

Gesundheitsexperten beschäftigen sich seit vielen Jahren mit den Grundlagen einer ausgewogenen Ernährung, die uns mit allen wichtigen Nährstoffen versorgt.

Empfohlen wird eine fettarme Kost, bei der die meisten Kalorien aus nährstoffreichem Getreide (Brot, Frühstücksflocken, Reis, Nudeln), Gemüse und Obst aufgenommen werden – diese Lebensmittel bilden die breite Basis der Ernährungspyramide. Tierische Produkte (Milchprodukte, Fleisch, Geflügel, Fisch, Eier) stehen in der Mitte der Pyramide. Ihre Spitze ist Süßigkeiten, Fetten und Ölen vorbehalten – der hieraus bezogene Energieanteil sollte sehr gering sein.

Laut dem Ernährungsbericht 2004 der Deutschen Gesellschaft für Ernährung (DGE) ist der Verzehr von Obst und Gemüse nach wie vor zu niedrig. Ebenfalls gesteigert werden sollte der Anteil von Kohlenhydraten an der Energiezufuhr – er liegt mit unter 50 % auf einem zu geringen Niveau. Die Fettzufuhr ist derzeit immer noch zu hoch – speziell im Hinblick auf die mangelnde körperliche Bewegung.

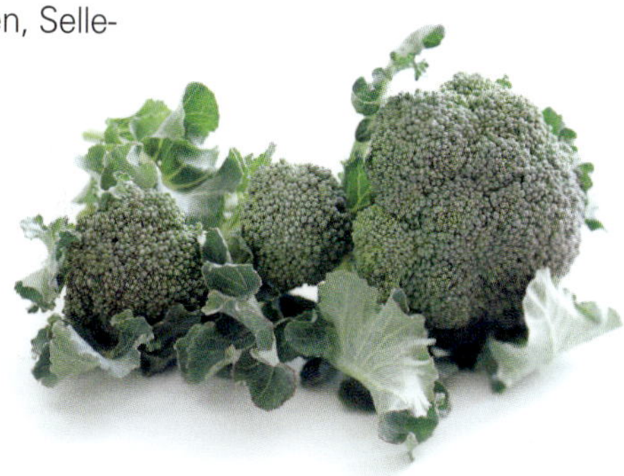

Die 10 wichtigsten Vitamine und Mineralstoffe

Vitamin/Mineral	stärkt die Gesundheit bei	enthalten in
Eisen	Anämie (Blutarmut), Gedächtnisschwäche, Immundefekt, Schwangerschaft	Aprikosen, Erbsen, Feigen, fettreichem Fisch, Fleisch, Geflügel, Linsen, Meeresfrüchten
Folsäure	Anämie (Blutarmut), Depressionen, Herz-Kreislauf-Erkrankungen, Impotenz, Krebs, Osteoporose, rheumatoider Arthritis, Schlaflosigkeit, Schwangerschaft, Unfruchtbarkeit	Avocados, Bohnen, Brokkoli, Erbsen, grünem Blattgemüse, Kohlarten (allen), Linsen, Mais, Reis, Roten Beten, Spargel, Spinat, Zitrusfrüchten
Kalzium	Angst, Bluthochdruck, Osteoporose, prämenstruellem Syndrom (PMS), Schilddrüsenleiden, Schwangerschaft, Stress, Übergewicht, Wechseljahresbeschwerden	Brokkoli, Lachs oder Sardinen (mit Gräten zubereitet), Milchprodukten, Tofu
Magnesium	Allergien, Angst, Asthma, Bluthochdruck, chron. Müdigkeitssyndrom, Diabetes, Migräne, Nierensteinen, PMS, Verstopfung	Avocados, Getreide, Meeresfrüchten, Nüssen, Reis, Samen, Spinat, Winterkürbissen
Selen	Allergien, Asthma, Impotenz, Krebs, Makuladegeneration, Prostataleiden, Schilddrüsenleiden, Unfruchtbarkeit	Champignons, Fleisch, Geflügel, Getreide (ganzem), Meeresfrüchten, Nüssen, Reis, Samen
Vitamin B_6	Akne, Anämie, Angst, Depressionen, Gedächtnisschwäche, Herz-Kreislauf-Erkrankungen, PMS, Schilddrüsenleiden, Schlaflosigkeit, Schwangerschaft, Stress	Bananen, Champignons, Erbsen, Feigen, fettr. Fisch, Geflügel, Kartoffeln, Reis, Spargel, Süßkartoffeln, Winterkürbissen
Vitamin B_{12}	Anämie, Depressionen, Herz-Kreislauf-Erkrankungen, Impotenz, Unfruchtbarkeit	fettreichem Fisch, Fleisch, Geflügel, Meeresfrüchten, Milchprodukten
Vitamin C	Allergien, Anämie, Arthrose, Asthma, Bluthochdruck, Bronchitis, chron. Müdigkeitssyndrom (CFS), Diabetes, Ekzemen, grauem Star, Grippe, Hämorrhoiden, Herpes, Herz-Kreislauf-Erkrankungen, Immundefekt, Krebs, Makuladegeneration, Nasennebenhöhlenentzündung, Osteoporose, rheumatoider Arthritis, Schilddrüsenleiden	Ananas, Beeren, Erbsen, grünem Blattsalat, Hagebutten, Kartoffeln, Kiwis, Kohlarten (allen), Melonen, Paprika, schwarzen Johannisbeeren, Spinat, Süßkartoffeln, Steckrüben, Tomaten, Winterkürbissen, Zitrusfrüchten
Vitamin E	Arthrose, Bronchitis, Ekzemen, Gedächtnisschwäche, grauem Star, Immundefekt, Impotenz, Krebs, Makuladegeneration, Prostataleiden, rheumatoider Arthritis, Schilddrüsenleiden, Unfruchtbarkeit	Avocados, Getreide, grünem Blattsalat, Nüssen, Olivenöl, Samen
Zink	Akne, Bronchitis, chron. Müdigkeitssyndrom (CFS), Ekzemen, Erkältungen, Grippe, Hämorrhoiden, Herpes, Immundefekt, Makuladegeneration, Nebenhöhlenentzündung, Rosazea, Schilddrüsenleiden	Bohnen, Getreide, Fleisch, Geflügel, Samen, Meeresfrüchten

Studien schließt man, dass Beta-Cryptoxanthin die Lungen schützt, da es antioxidativ wirkt. Enthalten in: Aprikosen, Orangen, Tangerinen

Beta-Glukan Dieser LÖSLICHE BALLASTSTOFF trägt zur Senkung des Serumcholesterinspiegels bei. Enthalten in: Gerste, Haferflocken, Kleie von braunem Reis, Maitakepilzen, Reishipilzen, Shiitakepilzen

Betain Vermutlich trägt diese Phytosubstanz dazu bei, den HOMOCYSTEIN-Spiegel zu senken. Enthalten in: Roten Beten

Beta-Karotin Dieses starke Antioxidans ist in roten, orangefarbenen und gelben Pflanzenteilen vertreten (auch in dunkelgrünen, in denen das Orange vom CHLOROPHYLL verdeckt ist) und wird im Körper in VITAMIN A umgewandelt. Enthalten in: Aprikosen, grünem Blattgemüse, Kürbissen, Möhren, Rosenkohl, Spinat, Süßkartoffeln

Beta-Sitosterol Dieses PFLANZENSTEROL kann bei der Behandlung einer gutartigen Prostatavergrößerung eingesetzt werden, schützt vor einem zu hohen Cholesterinspiegel und senkt das Krebsrisiko. Enthalten in: Avocados, Maisöl, Reiskleie, Samen, Sojaprodukten, Weizenkeimen

Beta-Zyanin Roten Beten verleiht dieses Pflanzenpigment ihre dunkelrote Farbe. Außerdem hat es einen positiven Einfluss auf die Wirkung von Antioxidantien im Körper. Enthalten in: Roten Beten

Biotin Der Körper benötigt dieses B-Vitamin für Stoffwechselfunktionen – insbesondere für den Blutzuckerstoffwechsel (Glukose). Enthalten in: Blumenkohl, Champignons, Eigelb, Erdnussbutter, Gerste, Haferflocken, Hülsenfrüchten, Mais, Reis, Sojaprodukten

Bor Dieser Mineralstoff ist für die Versorgung der Knochen wichtig und scheint die Verwertung von KALZIUM, MAGNESIUM und VITAMIN D im Körper zu unterstützen. Enthalten in: Bohnen, Nüssen

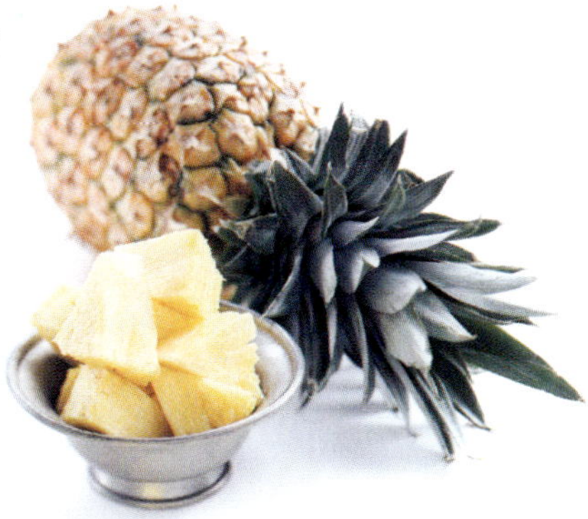

Bromelain Vermutlich hat dieses Enzym entzündungshemmende und schmerzlindernde Eigenschaften. Enthalten in: Ananas

Campesterol Dieses PFLANZENSTEROL kann zur Behandlung der Symptome einer gutartigen Prostatavergrößerung und zur Senkung des Cholesterinspiegels eingesetzt werden. Enthalten in: Erdnüssen, Nüssen, Olivenöl, Samen, Sojabohnen

Capsaicin Diese Substanz verleiht Chilischoten ihren feurigen Geschmack und erleichtert die Verdauung. Derzeit untersucht man ihre Wirkung als Antioxidans. Enthalten in: Cayennepfeffer, Chilischoten

Carnosol Aufgrund seines antioxidativen Potenzials kann Carnosol vermutlich Tumoren bekämpfen, indem es krebserregende Substanzen entgiftet. Enthalten in: Rosmarin, Salbei

Chlorogensäure Diese PHENOLVERBINDUNG scheint zu verhindern, dass Nitrate in krebserregende Nitrosamine umgewandelt werden. Enthalten in: Artischocken, Beeren, Kartoffeln, Kirschen, Sojabohnen, Süßkartoffeln, Tomaten

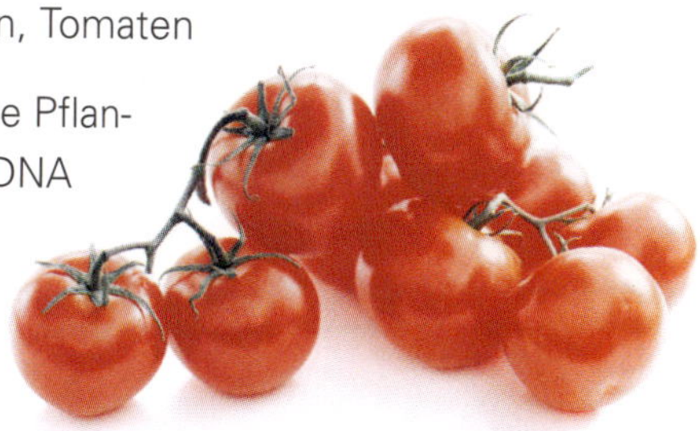

Chlorophyll Das grüne Pflanzenpigment kann die Zell-DNA vor Schädigungen schützen. Enthalten in: Erbsen, grünem Blattgemüse, Kiwis, Paprika, Petersilie

Cholesterin Hierbei handelt es sich um eine Art Fett, das nur in tierischen Lebensmitteln vorhanden ist und außerdem vom Körper selbst erzeugt wird. Cholesterin ist ein wichtiger Bestandteil aller Zellmembranen und gleichzeitig eine Vorstufe zur Bildung von VITAMIN D, Hormonen und Galle. Wenn im Blut zu viel Cholesterin vorhanden ist, kann es sich an den Arterienwänden ablagern und auf diese Weise zu Herz-Kreislauf-Erkrankungen und Schlaganfällen führen. Enthalten in: tierischen Lebensmitteln

Cholin Diese vitaminähnliche Substanz stärkt die Festigkeit der Zellmembranen und unterstützt die Funktionen von Gehirn und Leber. Enthalten in: Blumenkohl, Bohnen (weißen), Eiern, Kohl, Milchprodukten, Sojabohnen, Weizenkeimen

Chrom Von großer Bedeutung ist dieses essenzielle Spurenelement bei der Bildung von Insulin und der Verwertung von MAKROELEMENTEN. Enthalten in: Backpflaumen, Getreide (ganzem), Kartoffeln, Meeresfrüchten, Nüssen

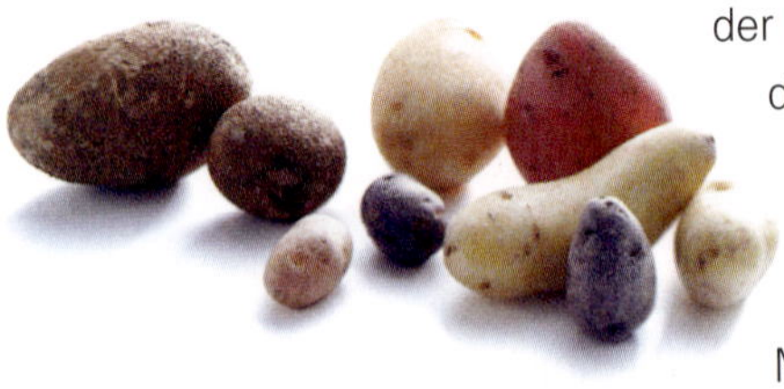

Daidzein Man geht davon aus, dass dieses ISOFLAVON das Wachstum von Krebszellen und ein Fortschreiten von Osteoporose hemmt sowie die Gesundheit des Herzens fördert. Einige Eigenschaften von Daidzein ähneln denen von Östrogen; daher kann Daidzein Wechseljahresbeschwerden lindern. Enthalten in: Sojaprodukten (siehe auch PHYTOÖSTROGENE)

Fett ist nicht gleich Fett

Man ist heute der Auffassung, dass viele chronische Erkrankungen darauf zurückgehen, dass wir die „falschen" Fette zu uns nehmen. Aufgrund der Fortschritte in der Lebensmitteltechnologie während der letzten 100 Jahre essen wir immer mehr verarbeitete Lebensmittel, in denen hohe Anteile von GESÄTTIGTEN FETTSÄUREN, TRANS-FETTSÄUREN und OMEGA-6-FETTSÄUREN enthalten sind. Viel besser für die Gesundheit sind Nahrungsmittel, die EINFACH UNGESÄTTIGTE FETTSÄUREN und OMEGA-3-FETTSÄUREN enthalten – diese „gesunden" Fette können zur Vorbeugung der unterschiedlichsten Krankheiten beitragen. Aus diesem Grund empfiehlt es sich, den Anteil von Fertigprodukten an der Ernährung zu reduzieren.

DHA (Docosahexaensäure) Die OMEGA-3-FETTSÄURE DHA oder DHS ist ein wichtiger Bestandteil des Hirngewebes, der grauen Zellen und der Netzhaut. Studien lassen erkennen, dass DHA das Herz-Kreislauf- und Nervensystem stärkt. Obwohl der Körper ALPHA-LINOLENSÄURE in DHA umwandeln kann, ist die auf diese Weise erzeugte Menge gering. Der Bedarf an DHA muss also in erster Linie über die Ernährung gedeckt werden. Enthalten in: fettreichem Fisch, Schalentieren

Diallylsulfide Diese Schwefelverbindung kann Magenkrebs vorbeugen und den Cholesterinspiegel senken. Enthalten in: Frühlingszwiebeln, Knoblauch, Lauch, Schalotten, Schnittlauch, Zwiebeln

Diosmin Dieses FLAVONOID stärkt die Blutgefäße und kann verschiedenen Krebsarten vorbeugen. Enthalten in: Rosmarin, Zitrusfrüchten

Dithiolthione Die Wissenschaft geht davon aus, dass diese Pflanzennährstoffe Enzyme im Körper aktivieren, die krebserregende Substanzen entgiften. So zeigen Laborstudien, dass Dithiolthione die Entwicklung von Tumoren in Lunge, Darm, Brust und Blase hemmen können. Enthalten in: Blumenkohl, Brokkoli, Kohl, Pak Choi (Bok Choi)

EGCG (Epigallokatechingallat) Dieses KATECHIN zählt zu den POLYPHENOLEN. Wie ein Antioxidans zerstört EGCG schädliche freie Radikale, kann das Herz schützen und Krebs vorbeugen. Enthalten in: grünem Tee

Einfach ungesättigte Fettsäuren Sie sind in fettreichen pflanzlichen Nährstoffen vorhanden und gesund für das Herz. Einfach ungesättigte Fettsäuren lassen sich nur schwer oxidieren und führen daher kaum zu Ablagerungen in den Arterien – im Gegensatz zu GESÄTTIGTEN FETTSÄUREN und TRANS-FETTEN. Wenn man bei der Ernährung einfach ungesättigten Fetten den Vorzug gibt, beugt man Bluthochdruck, erhöhten Cholesterinwerten, Herz-Kreislauf-Erkrankungen und möglicherweise einem hohen Blutzuckerspiegel vor. Auch scheinen sie das Risiko von Brust- und Darmkrebs zu senken. Enthalten in: Avocados, Nüssen, Oliven, Olivenöl

Eisen Dieser Mineralstoff ist ein essenzieller Bestandteil von Hämoglobin, dem sauerstofftragenden Pigment der roten Blutkörperchen. Häm-Eisen oder Eisen (III) kommt in Fleisch, Fisch und Geflügel vor und kann vom Körper leichter aufgenommen werden als Eisen aus Pflanzen oder Milchprodukten (Eisen (II) oder Nicht-Häm-Eisen). Enthalten in: Amarant, Aprikosen (getrockneten), Feigen, Fisch, Fleisch, Geflügel, Linsen, Quinoa (Reismelde, Perureis), Schalentieren, Tofu

Ellagsäure Als starkes Antioxidans wirkt diese PHENOLVERBINDUNG gegen Krebszellen und schädigende Substanzen wie beispielsweise Tabakrauch. Enthalten in: Äpfeln, Aprikosen, Beeren, Granatäpfeln, Trauben, Walnüssen

EPA (Eicosapentaensäure) Die OMEGA-3-FETTSÄURE EPA oder EPS schützt vor Herz-Kreislauf- und Krebserkrankungen und kann gleichzeitig dazu beitragen, entzündliche Prozesse wie rheumatoide Arthritis zu lindern. Obwohl der Körper ALPHA-LINOLENSÄURE in EPA umwandeln kann, muss der Hauptbedarf über die Nahrung gedeckt werden. Enthalten in: Heringen, Lachs, Makrelen, Sardinen, Schalentieren

Ergosterol Im Körper wird dieser Stoff in VITAMIN D umgewandelt. Enthalten in: Champignons

Eritadenin Laborstudien haben gezeigt, dass Eritadenin den LDL-Cholesterinspiegel (das „schlechte" Cholesterin) senken kann. Enthalten in: Shiitakepilzen

Essenzielle Fettsäuren Diese Baustoffe aller vom Körper benötigten Fette müssen über die Nahrung aufgenommen werden, da der Körper sie nicht selbst herstellen kann. Essenzielle Fettsäuren (wie die OMEGA-3- und OMEGA-6-FETTSÄUREN) sind an der Bildung von entzündungshemmenden Stoffen, an der Übertragung von Nervenimpulsen und am Schutz des Herz-Kreislauf- und Immunsystems beteiligt. Enthalten in: fettreichem Fisch, Leinsamenöl, Rapsöl, Sonnenblumenkernen, Walnüssen, Weizenkeimen

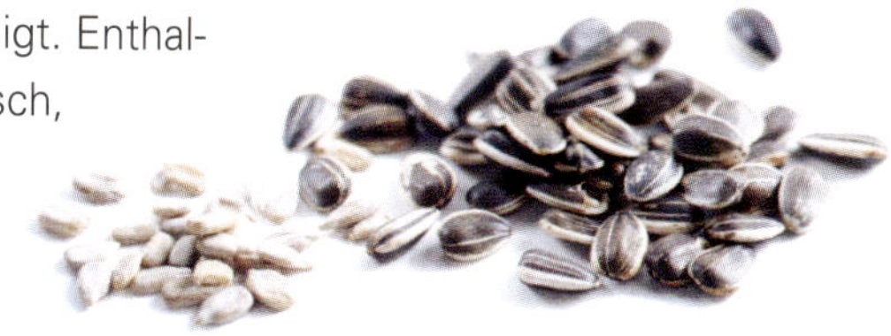

Ferulasäure Man vermutet, dass die Substanz die Wirkung krebserregender Stoffe wie der Nitrosamine entschärfen kann. Enthalten in: Ananas, Äpfeln

Fette Sie liefern dem Körper wichtige Energiereserven, polstern die Organe, transportieren fettlösliche Nährstoffe und dienen als Baustoffe für Zellmembranen. Am häufigsten liegen Fette in Form von aus Fettsäuren aufgebauten Triglyceriden vor. Fette liefern mehr als doppelt so viele Kalorien pro Gramm wie Kohlenhydrate oder Proteine. Ernährungsexperten empfehlen eine fettarme Ernährung, die viele EINFACH UNGESÄTTIGTE und OMEGA-3-FETTSÄUREN anstelle von GESÄTTIGTEN und TRANS-FETTSÄUREN enthält.

Ficin Dieses Enzym hat leicht abführende Eigenschaften. Enthalten in: Feigen

Flavonoide Als wirksame Antioxidantien können diese sekundären Pflanzenstoffe das Risiko von Herz-Kreislauf-Erkrankungen senken und die Entwicklung von Krebs bremsen. Da Flavonoide freie Radikale unschädlich machen, können sie außerdem Entzündungen bei rheumatoider Arthritis mindern, altersbedingte Gedächtnisstörungen verlangsamen, Blutgefäße stärken und die Leistungsfähigkeit von Immunzellen verbessern. Einige wichtige Flavonoide sind KATECHINE, ELLAGSÄURE, KAEMPFEROL, QUERCETIN und RUTIN. Enthalten in: Gemüse, Getreide, Obst, Tee, Wein

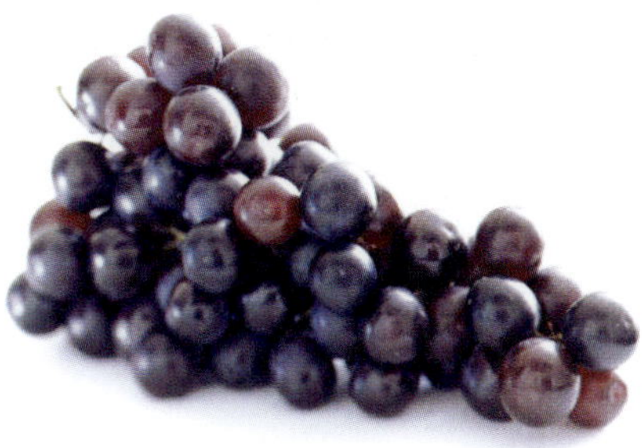

Fluor Vorrangig kommt dieser Mineralstoff, der vor Karies schützt, in Knochengewebe vor. Enthalten in: Meeresfrüchten, Wasser (mit Fluor angereichert)

Gesundheitsfördernde Lebensmittel

Fortschritte in Forschung und Technologie sowie ein zunehmendes Interesse an gesunder Ernährung haben dazu geführt, dass gesundheitsfördernde Lebensmittel in immer größerer Zahl auf den Markt kommen. In jedem Supermarkt findet man mit Nährstoffen angereicherte Produkte, die uns Gesundheit und ein langes Leben versprechen: beispielsweise Orangensaft plus Kalzium, Frühstücksflocken mit Folsäure, cholesterinsenkende Margarine und vieles andere mehr.

Die Idee, Lebensmittel mit bestimmten Nährstoffen anzureichern, ist nicht neu: Bereits zu Beginn des letzten Jahrhunderts wurde Salz mit Jod versetzt, um die Bildung eines Kropfes zu verhindern. Neuere Forschungsergebnisse machen es inzwischen möglich, viele Produkte z. B. mit Pflanzennährstoffen und Fetten aufzuwerten, die das Herz-Kreislauf-System schützen sollen. Rund um diese gesundheitsfördernden Produkte entstand eine Reihe von Fachbegriffen, die im Folgenden erläutert werden.

▶ **Angereicherte Lebensmittel** Viele auf Getreidebasis hergestellte Nahrungsmittel lassen sich problemlos anreichern, etwa mit Riboflavin, Thiamin, Folsäure und Eisen. Diese lebenswichtigen Nährstoffe gehen bei der Verarbeitung des Getreides verloren und werden deshalb in unterschiedlichen Mengen wieder hinzugefügt. Dennoch haben Produkte mit ganzen Getreidekörnern einen höheren Nährwert als verarbeitete Lebensmittel, da bei der Anreicherung nicht alle Nährstoffe, Ballaststoffe und sekundären Pflanzenstoffe ersetzt werden können. Eine Tasse Vollkornmehl enthält deutlich mehr Nährstoffe als eine Tasse „angereichertes" weißes Mehl. Zu den angereicherten Lebensmitteln zählen auch Omega-3-angereicherte Eier. Hierbei erhalten die Hennen ein Futter, das sehr viele Omega-3-Fettsäuren enthält.

▶ **Verbesserte Lebensmittel** Zum Schutz vor chronischen Krankheiten reichert man bestimmte Lebensmittel mit Nährstoffen an, die darin normalerweise nicht vorhanden sind. Milch mit Vitamin D, Salz mit Jod, Weizenprodukte mit Folsäure, Orangensaft mit Kalziumzusatz oder Frühstücksflocken mit Vitamin-B_{12}-Präparaten sind die bekanntesten Produkte dieser Gruppe.

▶ **Functional Food** Hierunter versteht man ein ständig wachsendes Angebot an Lebensmitteln, die den Körper nicht nur mit Nährstoffen versorgen, sondern eine weiter reichende Wirkung auf die Gesundheit haben. Zu dieser Gruppe zählen Lebensmittel, die man mit den Wortschöpfungen „Nutraceuticals", „Pharmafoods" und „Designerfood" bezeichnet. Allen diesen Produkten wird eine bestimmte Eigenschaft zugeschrieben, die erfolgreich bei der Vorbeugung oder Behandlung von Krankheiten eingesetzt werden kann. Genetisch veränderte Lebensmittel (s. u.) zählen zum „Designerfood". Auch nicht bearbeitete Lebensmittel, die in ihrer natürlichen Form Krankheiten bekämpfen können (wie Knoblauch oder Tomaten), sowie angereicherte und verbesserte Lebensmittel rechnet man zum Functional Food.

▶ **Genetisch veränderte Lebensmittel** Bei dieser Gruppe wurde in die genetische Struktur der zugrunde liegenden Pflanzen eingegriffen, um die natürlichen Eigenschaften der Pflanzen zu optimieren. Ob eine genetische Veränderung von Lebensmitteln wirklich sinnvoll ist, wird seit längerem diskutiert, da die langfristigen Auswirkungen auf die menschliche Gesundheit noch nicht abschließend untersucht worden sind. In diesem Zusammenhang ebenfalls erörtert werden ethische Fragen.

▶ **Bioprodukte** Diese Produkte werden ohne Verwendung von synthetischen Chemikalien wie beispielsweise Pestiziden, Herbiziden, Konservierungsstoffen, Wachstumshormonen und Antibiotika gezüchtet und/oder verarbeitet. Biologisch angebautes Obst oder Gemüse besitzt häufig ein ausgeprägteres Aroma als herkömmlich erzeugtes, und der Gehalt an sekundären Pflanzenstoffen kann höher liegen.

Folsäure Reich vertreten ist dieses B-Vitamin in grünem Blattgemüse. Seine synthetische Form findet man in vielen Frühstücksflocken. Folsäure kann Neuralrohrdefekten (z. B. offener Rücken) beim ungeborenen Kind vorbeugen und den Spiegel der Aminosäure Homocystein senken. Enthalten in: Avocados, Bohnen, Brokkoli, Chicorée, Erbsen, grünem Blattsalat, Linsen, Orangen, Roten Beten, Spargel, Spinat

FOS (Fructooligosaccharide) Hierbei handelt es sich um unverdauliche Kohlenhydrat-Bestandteile, die zum Wachstum erwünschter Bakterien beitragen. Gleichzeitig können sie die Menge der Giftstoffe senken, die von der Darmflora produziert werden. Enthalten in: Bananen, Chicorée, Zwiebelgewächsen

Freie Radikale Diese instabilen, hochreaktiven Sauerstoffmoleküle entstehen beim Stoffwechsel, kommen jedoch auch in der Umwelt vor: Die mit dem Sonnenlicht einhergehende UV-Strahlung sowie Rauch enthalten freie Radikale. Diese Substanzen erzeugen „oxidativen Stress“, der den Organismus vorzeitig altern lässt und zum Ausbruch verschiedener Krankheiten, darunter Krebserkrankungen, beiträgt.

Genistein Ähnlich wie Östrogen wirkt dieses Isoflavon, das offenbar den Hormonhaushalt ausgleichen und das Risiko von hormonbedingten Krebserkrankungen wie beispielsweise Prostatakrebs senken kann. Außerdem scheint es Veränderungen des Brustgewebes und dem prämenstruellen Syndrom (PMS) vorzubeugen. Enthalten in: Sojaprodukten (siehe auch: Phytoöstrogene)

Gesättigte Fettsäuren Eine hohe Aufnahme von gesättigten Fettsäuren begünstigt Herz-Kreislauf-Erkrankungen. Enthalten in: Fleisch, Geflügel, vollfetten Milchprodukten (Milch, Butter), Ölen aus tropischen Früchten (Palmöl, Kokosöl)

Gingerol Dieser Pflanzennährstoff wirkt gegen Übelkeit und Erbrechen und kann ein Anschwellen der Gliedmaßen mindern. Enthalten in: Ingwer

Glucosinolate Beim Stoffwechsel werden diese Pflanzenstoffe in nützliche Stoffe wie Indol, Isothiozyanat und Sulforaphan umgewandelt und können Krebserkrankungen hemmen. Enthalten in: Kreuzblütlern (z. B. Kohlarten, Rettich)

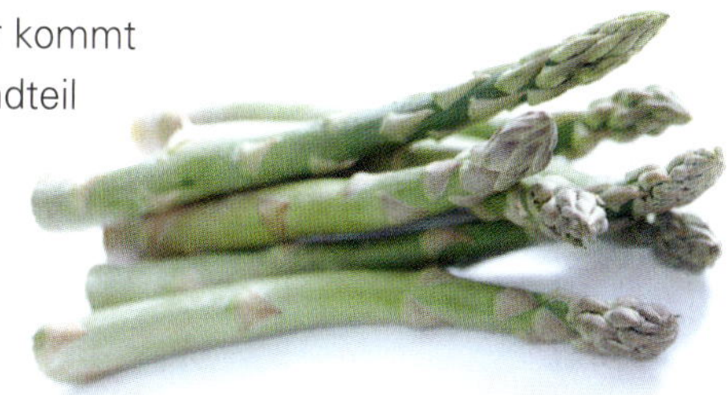

Glutathion Im Körper kommt dieser essenzielle Bestandteil mehrerer antioxidativer Enzyme auf natürliche Weise vor. Glutathion kann krebserregende Verbindungen entgiften und das Immunsystem stärken. Enthalten in: Äpfeln, Avocados, Spargel

Gluten Personen, die an Zöliakie leiden, vertragen dieses Protein nicht; bei ihnen kommt es zu einer Schleimhautschädigung. Enthalten in: Buchweizen, Gerste, Hafer, Roggen, Weizen

Goitrogene Wenn man große Mengen ungekochter goitrogenhaltiger Lebensmittel isst, wird die Aufnahme von Jod behindert und die Schilddrüsenfunktion verlangsamt. In kleiner Menge enthalten in: Kohl, Rettichen, Steckrüben

Hesperidin Dieses Flavonoid kann die Festigkeit des Kapillargewebes erhöhen. Enthalten in: Zitrusfrüchten (äußere Schale)

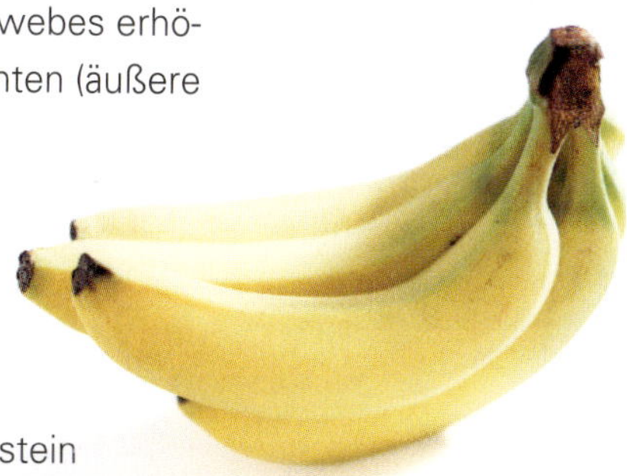

Homocystein Diese Verbindung entsteht bei der Aufspaltung von Methionin, einer essenziellen Aminosäure. Wenn Homocystein im Blut in höherer Konzentration vorkommt, steigt das Arterioskleroserisiko. Etwa 20 bis 40 % aller Personen, die hiervon betroffen sind oder einen Schlaganfall

Bunt und gesund

Haben Sie sich schon einmal gefragt, warum Möhren eine so kräftige orange Farbe haben (Beta-Karotin)? Oder warum Blaubeeren in einem tiefen Blauviolett leuchten (Anthozyane)?

Pflanzenpigmente wie Karotinoide und Anthozyane verleihen bestimmten pflanzlichen Lebensmitteln appetitliche Farben. In der Regel enthalten die Obst- und Gemüsesorten mit den kräftigsten Farben auch Nährstoffe, die im Kampf gegen Krankheiten sehr wirkungsvoll sind. Wenn Sie etwa einen Salat essen, der Streifen einer orangefarbenen Paprikaschote enthält, nehmen Sie besonders viele Karotinoide wie Alpha- und Beta-Karotin auf. Geben Sie noch einige gelbe Maiskörner hinzu, dann profitieren Sie von einem Karotinoid mit dem Namen Lutein. Mit einigen leuchtend roten Tomaten bereichern Sie den Salat um das Karotinoid Lykopin.

Diese farbenfrohen Pigmente können zur Krebsvorsorge beitragen und Herz-Kreislauf-Erkrankungen bekämpfen, indem sie wie Antioxidantien wirken, die schädliche freie Radikale binden und die Körperzellen auf diese Weise vor Schädigungen schützen.

bzw. Herzinfarkt hatten, weisen einen ungewöhnlich hohen Homocysteinspiegel auf. Verschiedene B-Vitamine – FOLSÄURE, VITAMIN B_6 und VITAMIN B_{12} – können jedoch zur Senkung des Homocysteinspiegels beitragen.

Hydroxytyrosol Vor Brustkrebs, hohem Blutdruck, Herz-Kreislauf-Erkrankungen und Schlaganfall kann diese PHENOLVERBINDUNG schützen. Enthalten in: Oliven, Olivenöl

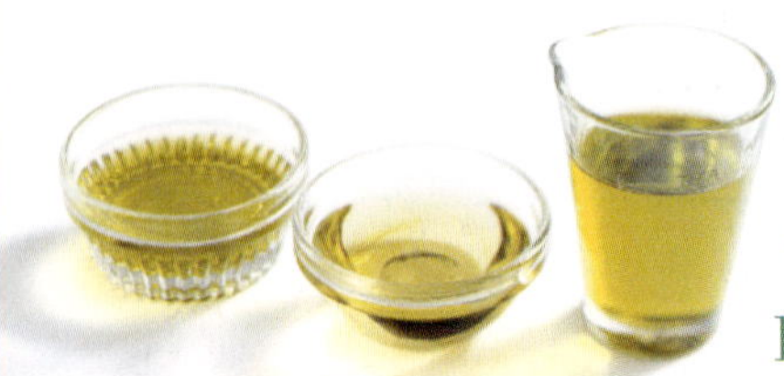

Indol Dieser Stoff zählt zu den GLUCOSINOLATEN und fördert Enzyme, die Krebszellen bekämpfen. Enthalten in: KREUZBLÜTLERN (insbesondere Brokkoli und Rosenkohl)

Indol-3-Carbinol Diese gründlich erforschte INDOL-Verbindung zählt zu den phytochemischen GLUCOSINOLATEN und schützt vor hormonbedingten Krebsarten wie Brustkrebs. Enthalten in: KREUZBLÜTLERN (insbesondere Brokkoli)

Inulin Diese unverdauliche Kohlenhydratverbindung trägt zur Stabilisierung des Blutzuckerspiegels bei, aktiviert Immunzellen, lindert Entzündungen und fördert nützliche Darmbakterien. Enthalten in: Chicorée, Topinambur

Isoflavone GENISTEIN und DAIDZEIN sind die wichtigsten Isoflavone. Sie gehören zu den PHYTOÖSTROGENEN, pflanzlichen Stoffen, die ähnlich wie Östrogen wirken. Derzeit untersucht man, ob Soja-Isoflavone die Symptome der Wechseljahre lindern und vor Osteoporose, der Alzheimer-Krankheit, einem erhöhten Cholesterinspiegel und hormonbedingten Krebsarten wie Brust- oder Prostatakrebs schützen können. Enthalten in: Sojaprodukten

Isothiozyanate Bei dem in Brokkoli vorkommenden SULFORAPHAN und dem in der Brunnenkresse enthaltenen Phenethyliozyanat (PEITC) handelt es sich um zwei leistungsfähige Isothiozyanate, die Enzyme unschädlich machen können, die an der Aktivierung krebserregender Stoffe beteiligt sind. Außerdem regen sie die Produktion von natürlichen Enzymen an, die Krebs bekämpfen. Enthalten in: KREUZBLÜTLERN (Brokkoli, Brunnenkresse)

Jod Winzige Mengen dieses Spurenelements sind für den normalen Zellstoffwechsel und die reibungslose Funktion der Schilddrüse erforderlich. Enthalten in: Algen, Fisch, Jodsalz, Schalentieren

Kaempferol Von der Leber wird diese FLAVONOID-Verbindung in QUERCETIN umgewandelt. Sie senkt das Risiko, an einer Herzerkrankung zu sterben, und stärkt das Immunsystem. Enthalten in: Beeren, Bohnen (grünen), Kohl, Lauch, Meerrettich, Rettich, Schnittlauch, Zwiebeln

Kaffeesäure Diese PHENOLVERBINDUNG hat antioxidative Eigenschaften und kann krebserregende Substanzen blockieren, die in gebratenem Fleisch oder in gebratenen Meeresfrüchten enthalten sind (besondere Vorsicht ist geboten, wenn das Bratgut schon leicht verbrannt ist). Enthalten in: Äpfeln, Kaffeebohnen, Kartoffeln, Möhren, Sellerie, Sojaprodukten, Spinat, Tomaten, Trauben, Zwiebeln

Kalium Dieser Mineralstoff regelt Blutdruck, Muskelkontraktion, Herzschlag und Insulinausschüttung. Kalium wirkt wie ein Elektrolyt und trägt dazu bei, den Flüssigkeitshaushalt des Körpers aufrechtzuerhalten. Enthalten in: Aprikosen, Avocados, Bananen, Kartoffeln, Milchprodukten, Quinoa (Reismelde), Zitrusfrüchten

Kalzium Von großer Bedeutung ist der Mineralstoff Kalzium für die Festigkeit von Knochen und Zähnen. Enthalten in: Brokkoli, Milchprodukten, Sardinen und Lachs (beide mit Gräten zubereitet)

Kalziumpektat Hierbei handelt es sich um eine Pektinfaser, die den LDL-Cholesterinspiegel (das „schlechte" Cholesterin) senken kann. Enthalten in: Äpfeln, Kohl, Möhren, Zwiebeln

Karotinoide Diese Pigmente verleihen bestimmten Früchten ihre charakteristische orange, gelbe oder rote Farbe. Man geht davon aus, dass Karotinoide aufgrund ihrer antioxidativen Wirkung Herz-Kreislauf-Erkrankungen, bestimmten Krebsarten und degenerativen Augenerkrankungen wie grauem Star und Makuladegeneration entgegenwirken können. Von den über 600 verschiedenen Karotinoiden haben nachweislich nur sechs eine positive Wirkung auf die Gesundheit: Hierbei handelt es sich um Alpha-Karotin, Beta-Karotin, Beta-Cryptoxanthin, Lykopin, Lutein und Zeaxanthin.

Katechin In erster Linie kommt diese Klasse der Flavonoide in grünem Tee vor. Katechine besitzen Eigenschaften, die das Herz unterstützen sowie vor Chemikalien und Mikroben schützen. Enthalten in: Granatäpfeln, Rotwein, Schokolade (dunkler), Tee, Trauben (roten). Siehe auch EGCG (Epigallokatechingallat)

Knoblauchwirkstoffe Siehe Schwefelverbindungen

Kohlenhydrate Der Körper bezieht seine Energie in erster Linie aus Kohlenhydraten (andere Energiequellen sind Proteine und Fette). Es gibt viele verschiedene Arten von Kohlenhydraten, z. B. die einfachen Kohlenhydrate (oder Einfachzucker); den höchsten Nährwert haben die komplexen Kohlenhydrate.

Komplexe Kohlenhydrate Ballaststoffe und Stärke in Hülsenfrüchten, Gemüse und Getreide zählen zu den komplexen Kohlenhydraten. Eine Ernährung mit einem hohen Anteil an komplexen Kohlenhydraten kann dazu beitragen, den Körper vor Herzgefäßerkrankungen zu schützen, den Blutzuckerspiegel auszugleichen, Durchfall zu heilen und Schlaflosigkeit zu lindern. Enhalten in: Getreide, Hülsenfrüchten, Kartoffeln, Obst, Reis

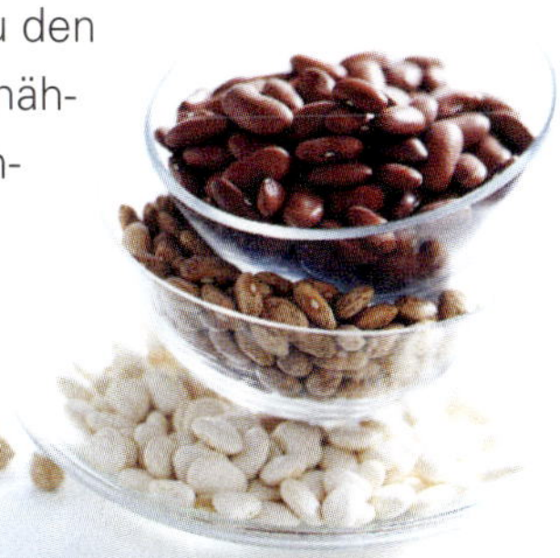

Kreuzblütler Diese Familie umfasst Gemüsearten, die sehr viele Pflanzennährstoffe enthalten, heilende Eigenschaften besitzen und sich zur Krebsbekämpfung eignen. Zu den Kreuzblütlern zählen: Blumenkohl, Brokkoli, Brunnenkresse, Grünkohl, Kohl, Pak Choi, Rettich, Rosenkohl, Rüben, Steckrüben

Kupfer Dieses Spurenelement ist unverzichtbar für die Knochenbildung und Blutgerinnung, ein gut funktionierendes Immunsystem und die Skelettmineralisierung. Enthalten in: Amarant, Avocados, Champignons, Kartoffeln, Schalentieren, Sonnenblumenkernen

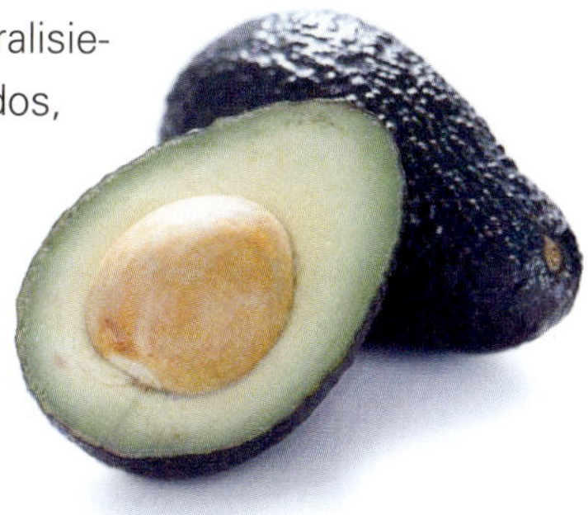

Kurkumin Derzeit wird dieser Phytonährstoff in Bezug auf seine antioxidativen Eigenschaften erforscht. Enthalten in: Curry, Gelbwurz (Kurkuma), Senfzubereitungen mit Gelbwurz

LEM (Lentinula edodes mycelium) Derzeit wird untersucht, ob diese Polysaccharidverbindung aus dem Myzel des Shiitakepilzes bei der Bekämpfung von Viren, Herz-Kreislauf-Erkrankungen, Leberzirrhose, Leukämie, Bluthochdruck, Rheuma und Allergien hilft.

Lentinan Dieses Polysaccharid kann das Immunsystem nachhaltig stärken und vor Krebserkrankungen, hohem Blutdruck und einem zu hohen Cholesterinspiegel schützen. Enthalten in: Shiitakepilzen

Lezithin Diese Fettverbindung ist an der Fettverdauung im Darm beteiligt. Enthalten in: Eigelb

Lignane Hierbei handelt es sich um PHYTOÖSTROGENE mit einer ähnlichen – doch schwächeren – Wirkung wie Östrogen. Man nimmt an, dass sie Tumoren und Mikroben bekämpfen, die Symptome des prämenstruellen Syndroms (PMS) lindern und vor Osteoporose schützen. Enthalten in: Bohnen, Getreide, Leinsamen (gemahlen), Leinsamenöl, Olivenöl, Sojaprodukten

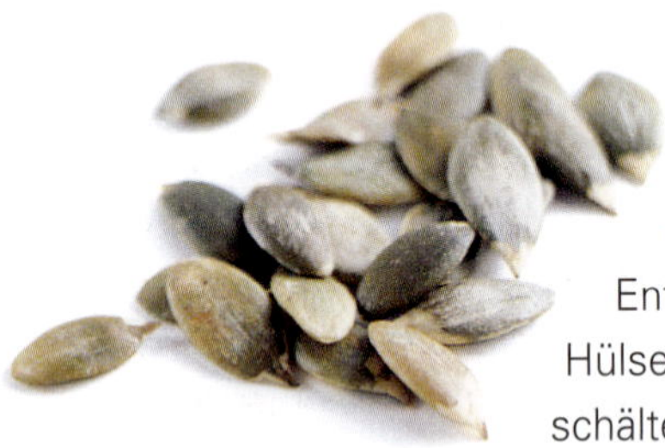

Lignine Diese unlöslichen Fasern, die Verstopfungen vorbeugen, ähneln in ihrem chemischen Aufbau den LIGNANEN. Enthalten in: Gemüse, Getreide, Hülsenfrüchten, Obst, Reis (ungeschältem), Samen

Limonen Zurzeit untersucht man diesen Stoff genauer, da er vermutlich die Tumorbildung verlangsamen und die Lungen vor Krankheiten schützen kann. Enthalten in: Limetten, Orangen, Tangerinen, Zitronen (jeweils in der Schale)

Lutein und Zeaxanthin Diese Pigmente aus der Gruppe der KAROTINOIDE kommen in Obst vor, das eine kräftig gelbe, orange oder grüne Farbe hat. Sie senken das Risiko, an einer Makuladegeneration und am grauen Star zu erkranken. Derzeit erforscht man, ob und auf welche Weise Lutein vor Arteriosklerose sowie Lungen- und Darmkrebs schützen kann. Enthalten in: Brokkoli, Eigelb, Erbsen, Grünkohl (viel), Kiwis, Mais, Orangen, Salat (römischem), Spinat (viel), Steckrüben, Zucchini

Luteolin Derzeit wird geprüft, ob man dieses FLAVONOID in der Krebstherapie einsetzen kann. Luteolin mindert das Risiko von Herzerkrankungen und blockiert die Freisetzung von Histamin, einer Substanz, die Blutstau hervorrufen kann. Enthalten in: Artischocken

Lykopin Dieses KAROTINOID wirkt antioxidativ und verleiht einigen Lebensmitteln ihre kräftig rote Färbung. Es kann die Immunzellen des Körpers vor Oxidationsschäden bewahren, vor Makuladegeneration, Herz-Kreislauf-Erkrankungen, Prostatakrebs und Männer möglicherweise vor Unfruchtbarkeit schützen. Enthalten in: Aprikosen, Grapefruits (rosa und roten), roten Tomaten (viel), Wassermelonen

Lysin Vermutlich beugt diese essenzielle AMINOSÄURE *Herpes simplex* (Lippenbläschen) vor. Sie kann nicht vom Körper selbst gebildet werden und muss mit der Nahrung aufgenommen werden. Enthalten in: Amarant, Bohnen, Eiern, Fisch, Hühnchen, Kartoffeln, Milchprodukten

Magnesium Dieser Stoff wird für hunderte von biochemischen Reaktionen benötigt. Er unterstützt die normale Funktionsweise von Enzymen, Muskeln und Nerven, stärkt Knochen und Zähne und kräftigt den Herzschlag. Enthalten in: Amarant, Avocados, Quinoa (Reismelde), Reis (braunem), Sonnenblumenkernen, Weizenkeimen, Weizenkleie

Makronährstoffe Mit der Nahrung nimmt der Mensch zwei Arten von essenziellen Bau- oder Nährstoffen zu sich, die Makro- und die MIKRONÄHRSTOFFE. Die meisten Lebensmittel bestehen zum größten Teil aus Wasser, einem Makroelement. Alle anderen Makronährstoffe – KOHLENHYDRATE, PROTEINE und FETTE – sind lebensnotwendige Energiespender, die zusammen mit den Mikronährstoffen dazu beitragen, den Körper gesund zu erhalten.

Mangan Dieses Spurenelement ist wichtig für die Bildung von Knochen- und Verbindungsgewebe sowie für die Funktionsweise der Enzyme, die am Kohlenhydratstoffwechsel beteiligt sind. Enthalten in: Amarant, Ananas, Blaubeeren

Mikronährstoffe VITAMINE und MINERALSTOFFE sind essenzielle Nährstoffe, die wir in kleinen Mengen aus der Nahrung aufnehmen. Mikronährstoffe haben keine Kalorien, steuern lebenswichtige biochemische Reaktionen und sind an allen Körpervorgängen beteiligt; sie tragen beispielsweise zur Energiegewinnung aus MAKRONÄHRSTOFFEN bei, übertragen Nervenimpulse und helfen dabei, Infektionen zu bekämpfen.

Mineralstoffe Diese anorganischen Nährstoffe wie KALIUM, KALZIUM und MAGNESIUM gewinnt der Körper aus der Nahrung. Sie sind an unterschiedlichsten Spezialfunktionen beteiligt und spielen für den Körper eine wichtige Rolle, obwohl sie nur in relativ kleinen Mengen benötigt werden. Als Kofaktoren unterstützen sie die körpereigenen Enzyme. Zu den Mineralstoffen zählen auch die Spurenelemente, von denen der Körper pro Tag nur winzige Mengen aufnimmt, beispielsweise EISEN, ZINK, SELEN und MANGAN.

Molybdän Dieses Spurenelement unterstützt verschiedene Enzyme und ist für die Bildung roter Blutkörperchen, eine normale Entwicklung und ein gesundes Wachstum wichtig. Enthalten in: Bohnen, Erbsen, Getreide (ganzem), Linsen, Milch, Nüssen

Monoterpene Zu dieser Gruppe der sekundären Pflanzenstoffe gehören auch LIMONEN, PERILLA-ALKOHOL und Carvon. Derzeit wird untersucht, ob Monoterpene krebserregende Substanzen unschädlich machen, das Wachstum von Krebszellen hemmen und den Cholesterinspiegel senken können. Enthalten in: Dill, Kirschen, Kümmel, Minze (grüner), Zitrusfrüchten

Naringin Dieses FLAVONOID kann krebserregende Verbindungen unschädlich machen, Blutgefäße stärken und das Lungengewebe vor Umweltgiften schützen. Enthalten in: Grapefruit (weißer)

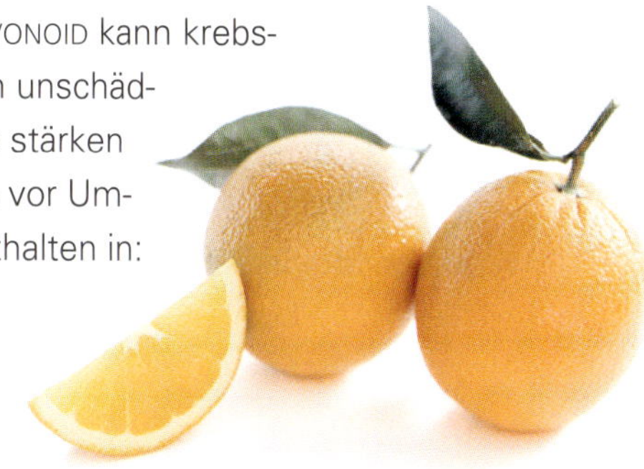

Natrium Der Körper benötigt geringe Mengen an Natrium, um Wasserhaushalt, Blutdruck und Blutmenge im Gleichgewicht zu halten. Die meisten verarbeiteten Lebensmittel enthalten sehr viel Natrium und können daher zu erhöhtem Blutdruck führen. Viele Experten empfehlen, die Aufnahme dieses Mineralstoffs auf 2400 mg pro Tag zu begrenzen. Enthalten in: Fertigprodukten, Tafelsalz

Niacin Dieses B-Vitamin ist für den Energiehaushalt sowie für eine gesunde Haut und eine einwandfreie Funktionsweise des Verdauungs- und Nervensystems wichtig. Enthalten in: Eiern, Fisch, Fleisch, Geflügel, Getreide (ganzem), Milch, Nüssen

Nobiletin Aktuelle Untersuchungen haben gezeigt, dass dieses FLAVONOID entzündungshemmend wirken kann. Enthalten in: Orangen

Oleuropaein Dieses POLYPHENOL hat eine starke antioxidative Wirkung und kann zusammen mit der phytochemischen Substanz HYDROXYTYROSOL vor Herzerkrankungen, hohem Blutdruck, Unfruchtbarkeit und infektiösen Bakterien schützen. Enthalten in: Olivenöl

Mittelmeerküche

Da viele Menschen, die am Mittelmeer leben, eine statistisch gesehen auffällig hohe Lebenserwartung haben und seltener an chronischen Krankheiten wie etwa Krebs, Diabetes und Herz-Kreislauf-Erkrankungen leiden, hat man ihre Ernährungsgewohnheiten genau unter die Lupe genommen.

Auch wenn sich die Essgewohnheiten sogar in den Regionen ein und desselben Landes stark unterscheiden, lassen sich doch Gemeinsamkeiten feststellen, die sich offenbar positiv auf die Gesundheit auswirken: Die Menschen essen sehr wenig Fleisch, konsumieren kaum Milchprodukte mit hohem Fettgehalt und nehmen nur wenig Fertiggerichte zu sich. Stattdessen kochen sie mit frischen Lebensmitteln, die oftmals direkt vor der Haustür wachsen: ganzem Getreide, Hülsenfrüchten, Joghurt, Obst, Gemüse, Nüssen, Samen, Fischen, Oliven, Olivenöl und Rotwein.

Die 10 wichtigsten sekundären Pflanzenstoffe

Pflanzenstoff	stärkt die Gesundheit bei	enthalten in
Anthozyane	Krebs	Äpfeln, Beeren, Granatäpfeln, Kartoffeln, Kirschen, Pflaumen, Roten Beten, Trauben
Flavonoide: **Kaempferol** **Luteolin** **Quercetin** **Zitrusflavonoide**	erhöhtem Cholesterinspiegel, Gedächtnisschwäche, Hämorrhoiden, Impotenz, Krebs, rheumatoider Arthritis, Unfruchtbarkeit	Äpfeln, Beeren, Lauch, Zitrusfrüchten (Zitrusflavonoide), Zwiebeln
Glucosinolate: **Indole** **Isothiozyanate** **Sulforaphan**	Krebs	Brokkoli, Grünkohl, Kohl, Rosenkohl
Karotinoide: **Beta-Karotin** **Lutein u. Zeaxanthin** **Lykopin**	Anämie (Blutarmut), Augenerkrankungen, erhöhtem Cholesterinspiegel, Gedächtnisschwäche, Hautveränderungen, Herz-Kreislauf-Erkrankungen, Immundefekt, Impotenz, Krebs, Prostataleiden, Schilddrüsenleiden, Unfruchtbarkeit	**Beta-Karotin:** Aprikosen, Brokkoli, Melonen, Möhren, Paprika, Spinat, Süßkartoffeln **Lutein, Zeaxanthin:** Erbsen, grünem Blattgemüse, Kiwis, Mais, Winterkürbissen **Lykopin:** Aprikosen, Grapefruit (roten und rosa), Tomaten
Katechin	Krebs	Granatäpfeln, grünem Tee
Phenolverbindungen: **Ellagsäure** **Ferulasäure** **Kaffeesäure** **Kurkumin**	Krebs	Äpfeln, Beeren, Granatäpfeln, grünem Tee
Phytoöstrogene **Lignane** **Soja-Isoflavone** **(Genistein, Daidzein)**	Krebs, Osteoporose, Schilddrüsenleiden	**Lignane:** Leinsamen, Getreide, Hülsenfrüchten, Olivenöl **Soja-Isoflavone:** Sojaprodukten
Resveratrol	Krebs, Schlaganfall	Erdnüssen, Rotwein, Trauben (roten und blauen)
Schwefelhaltige Stoffe: **Ajoene** **Allicin** **Allylsulfide** **Diallylsulfide**	erhöhtem Cholesterinspiegel, Krebs	Knoblauch, Lauch, Schalotten, Schnittlauch, Zwiebeln
Terpene: **Limonen** **Perilla-Alkohol**	Krebs	**Limonen:** Kardamom, Koriander, Kümmel, Minze, Thymian, Zitrusfrüchten (geriebener farbiger Teil der Schale) **Perilla-Alkohol:** Kirschen

Ölsäure Wenn diese EINFACH UNGESÄTTIGTE FETTSÄURE anstelle von gesättigten Fettsäuren verzehrt wird, kann sie den Cholesterinspiegel senken. Enthalten in: Avocados, Olivenöl, Rapsöl

Omega-3-Fettsäuren Hierbei handelt es sich um ESSENZIELLE FETTSÄUREN. Linolensäure ist eine Vorstufe für die Bildung von Omega-3-Fettsäuren und muss über die Nahrung aufgenommen werden. Der Körper wandelt Linolensäure in EPA (Eicosapentaensäure) und DHA (Docosahexaensäure) um. Derzeit untersucht man, wie Omega-3-Fettsäuren das Herz-Kreislauf-System gesund erhalten, entzündungshemmende Prozesse unterdrücken und den Verlauf von Depressionen mildern können. Enthalten in: fettreichem Fisch, Portulak, Schalentieren

Omega-6-Fettsäuren Diese ESSENZIELLEN FETTSÄUREN sind besonders wichtig für die Struktur der Zellmembranen. Der Körper wandelt sie in entzündungshemmende Stoffe um, jedoch auch in einige möglicherweise schädliche Verbindungen, die mit der Entstehung von Krebs in Zusammenhang gebracht werden. Aus diesem Grund raten Ernährungsexperten, zum Ausgleich verstärkt OMEGA-3-FETTSÄUREN zu sich zu nehmen. OMEGA-6-FETTSÄUREN sind enthalten in: Getreide (ganzem), Nüssen, Ölen (pflanzlichen), Samen

Oryzanol Gamma-Oryzanol – wie es häufiger bezeichnet wird – ist eine natürlich vorkommende Substanz, von der man annimmt, dass sie die Symptome der Wechseljahre lindern und den Cholesterinspiegel senken kann. Enthalten in: Getreide (ganzem), Reiskleieöl

Oxalate Sie kommen gehäuft in grünem Gemüse vor und binden KALZIUM, EISEN und ZINK, wodurch deren Absorption eingeschränkt wird. Personen, die zu Nierensteinen neigen, sollten oxalatreiche Lebensmittel meiden. Enthalten in: Cranberries, Erdbeeren, Löwenzahnblättern, Mangold, Nüssen, Petersilie, Rhabarber, Sauerampfer, Schokolade, Spinat, Tee, Weizenkleie

Pantothensäure Dieses B-Vitamin ist an vielen Körpervorgängen beteiligt, beispielsweise an der Freisetzung von Energie aus Makroelementen, an der Übertragung von Nervenimpulsen und an der Synthese von Zellmembranen. Enthalten in: Avocados, Brokkoli, Champignons, Eigelb, Fisch, Geflügel, Hülsenfrüchten, Joghurt

Pektin Dieser LÖSLICHE BALLASTSTOFF trägt dazu bei, die Menge an „schlechtem" LDL-Cholesterin, das die Arterien schädigen kann, zu verringern. Pektin wird darüber hinaus bei der Behandlung von Durchfallerkrankungen und Diabetes eingesetzt. Enthalten in: Äpfeln, Aprikosen, Bananen, Feigen, Kiwis, Möhren, Süßkartoffeln

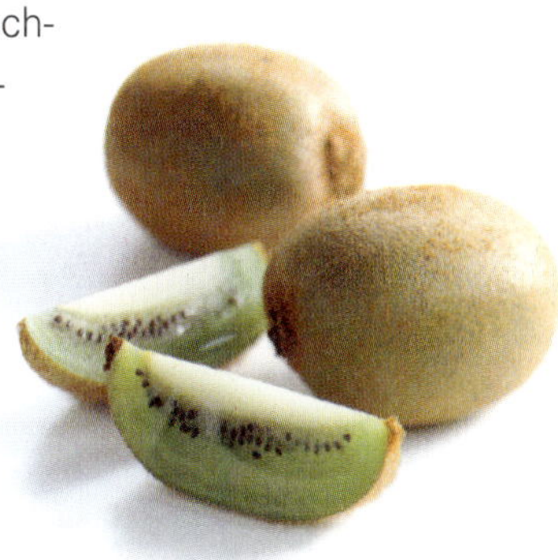

Perilla-Alkohol Man geht davon aus, dass dieser Pflanzennährstoff Tumorzellen abtötet, ohne dabei gesunde Zellen zu schädigen. Enthalten in: Kirschen, Kümmel

Pflanzensterole In ihrem Aufbau ähneln sie dem Cholesterin, doch können Pflanzensterole vor Herz-Kreislauf-Erkrankungen, Krebs und gutartiger Prostatavergrößerung schützen. Enthalten in: Ananas, Feigen, Getreide, Linsen, Nüssen, Samen, Süßkartoffeln

Phenolverbindungen Verschiedene Phenolverbindungen – KAFFEESÄURE, CHLOROGENSÄURE, ELLAGSÄURE und FERULASÄURE – können Krebserkrankungen bekämpfen, indem sie freie Radikale zerstören und Enzyme aktivieren, die die Tumorbildung bereits in einem frühen Stadium unterdrücken. Enthalten in: Äpfeln, Beeren, Granatäpfeln, grünem Tee, Kurkuma (Gelbwurz)

Phosphor Dieser Stoff ist an allen Stoffwechselreaktionen beteiligt und trägt zum Aufbau starker Knochen, Zähne und Muskeln bei. Enthalten in: Fisch, Fleisch, Geflügel, Hülsenfrüchten, Mandeln, Milchprodukten

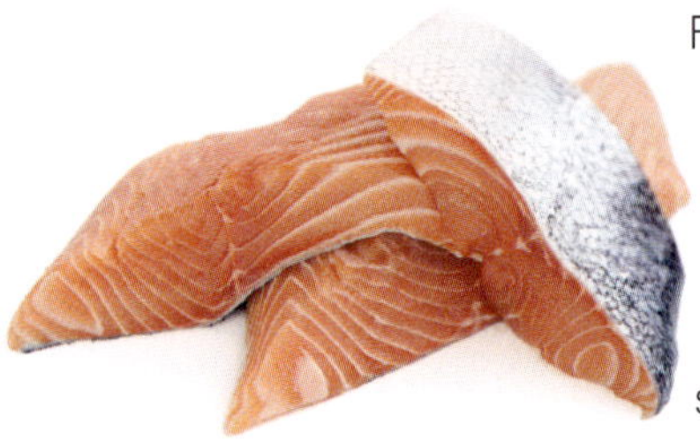

Phthalid (3-n-Butyl-Phthalid) Dieser Phytonährstoff kann den Blutdruck senken. Enthalten in: Sellerie

Phytinsäure Chemisch bezeichnet man diese Säure als Inositolhexaphosphat. Sie bindet Mineralstoffe wie EISEN – ein günstiger Effekt, da zu viel Eisen im Blut die Entstehung freier Radikale begünstigt. Phytinsäuren verlangsamen darüber hinaus die Verdauung von Stärke und stabilisieren den Blutzuckerspiegel. Enthalten in: Getreide, Sojaprodukten

Phytoöstrogene Diese Verbindungen wirken fast wie Östrogen. Sie können das Risiko hormonbedingter Krebsarten senken sowie die bei Arthrose, gutartigen Brustgewebeveränderungen und die in den Wechseljahren auftretenden Symptome lindern. Die wichtigsten Gruppen der Phytoöstrogene sind ISOFLAVONE und LIGNANE. Enthalten in: Bohnen, Granatäpfeln, Leinsamen, Sojaprodukten

Polyphenole Man erforscht derzeit, auf welche Weise diese ANTIOXIDANTIEN das Tumorwachstum hemmen, den Östrogenspiegel ausgleichen, das Schlaganfallrisiko senken und die Plaquesbildung in den Arterien verhindern können. Enthalten in: Äpfeln, Beeren, Feigen, Oliven, Weizen, Zitrusfrüchten

Polysaccharide Diese Kohlenhydratverbindungen (Stärke und Glycogen), zu denen auch LENTINAN gehört, können möglicherweise Krankheiten bekämpfen. Enthalten in: Gemüse, Getreide, Obst

Probiotische Bakterien Die Aufnahme dieser Bakterien kann die Immunreaktion verbessern und außerdem nach Durchfallerkrankungen dazu beitragen, das normale Bakteriengleichgewicht im Darm wiederherzustellen. Enthalten in: Joghurt und fermentierten Milchprodukten mit lebenden Bakterienkulturen

Proteasehemmer Diese Verbindungen behindern die Enzymproduktion in Krebszellen, blockieren die Verbindung von Hormonen mit Zellen und wirken gleichzeitig bösartigen Veränderungen gesunder Zellen entgegen. Sojaprodukte enthalten besonders viel von einem bestimmten Proteasehemmer, dem Bowman-Birk-Hemmer. Enthalten in: Brokkoliröschen, Hülsenfrüchten, Kartoffeln, Sojaprodukten

Proteine Muskeln, Hormone, Gene, Immunzellen, chemische Stoffe im Gehirn und zahllose andere Substanzen bestehen aus AMINOSÄUREN, den Baustoffen von Proteinen. Proteine aus tierischen Nahrungsquellen werden vom Körper leichter aufgenommen als pflanzliche Proteine, doch leider bergen die meisten tierischen Proteinquellen viele gesättigte Fette. Wenig bis gar kein GESÄTTIGTES FETT enthalten Fisch und fettarme Milchprodukte. Von den pflanzlichen Proteinen ist das Protein aus Sojaprodukten am besten verdaulich. Zu den proteinreichsten Getreidesorten zählen Amarant und Quinoa.

Quercetin Dieses FLAVONOID kann das Risiko von Krebs, Herzerkrankungen und grauem Star senken und die Freisetzung von Histamin verhindern, was insbesondere für die Atmung und bei Entzündungen entscheidend ist. Enthalten in: Äpfeln, Beeren, Kirschen, Pflaumen, Tee, Trauben, Wein, roten Zwiebeln (viel)

Resveratrol Wissenschaftler untersuchen die Fähigkeiten dieser Substanz, den Cholesterinspiegel zu senken, Arteriosklerose zu verhindern und die Risiken von Schlaganfällen und Krebs zu mindern. Enthalten in: Erdnüssen, Rotwein, roten Trauben (Schalen und Saft)

Riboflavin Dieses B-Vitamin ist für die Freisetzung von Energie aus Kohlenhydraten und damit für den Stoffwechsel verantwortlich. Es trägt u. a. zum Schutz des Nervensystems und zum Aufbau des Immunsystems bei. Enthalten in: Champignons, Eiern, Fisch, Geflügel, Milchprodukten, Quinoa (Reismelde)

Rutin Aktuelle Untersuchungen haben gezeigt, dass dieses wirksame FLAVONOID die Entstehung von Krebszellen behindern, die Symptome von Arthrose lindern sowie den Blutdruck und den LDL-Cholesterinspiegel („schlechtes" Cholesterin) senken kann. Enthalten in: Äpfeln, Buchweizen (gut verwertbar), Kirschen

Saponine Diese Gruppe sekundärer Pflanzenstoffe scheint Cholesterin und Toxine im Verdauungstrakt zu binden. Saponine können wohl auch die Vermehrung von Krebszellen verhindern und die Zahl der Immunzellen erhöhen. Enthalten in: Haferflocken, Hülsenfrüchten (insbesondere Sojabohnen), Kartoffeln, Spargel

Schwefelverbindungen Zu diesen Stoffen zählen auch ALLYLSULFIDE und AJOENE. Bestimmte Schwefelverbindungen können Enzyme anregen, die Krebs bekämpfen. Enthalten in: Frühlingszwiebeln, Knoblauch, Lauch, Schalotten, Schnittlauch, Zwiebeln

Selen Dieses Spurenelement wirkt antioxidativ, da es hilft, freie Radikale zu neutralisieren. Hierdurch trägt Selen (gemeinsam mit VITAMIN E) dazu bei, beispielsweise Krebs, Herz- und einigen Augenerkrankungen vorzubeugen. Für das Immunsystem und die Schilddrüsenfunktion ist Selen ebenfalls unverzichtbar. Enthalten in: Champignons, Fisch, Getreide (ganzem), Paranüssen, Pute, Schalentieren, Sonnenblumenkernen

Sesaminol-Verbindungen Hierzu zählen Sesamolinol und Pinoresinol. Sie werden im Körper in LIGNANE umgewandelt und scheinen vor Krebs zu schützen und das Herz-Kreislauf-System zu stärken. Enthalten in: Sesamsamen

Shogaole Diese Scharfstoffe können Krebs und Herzerkrankungen bekämpfen, Schmerzen stillen und entzündete Gliedmaßen abschwellen lassen. Enthalten in: Ingwer

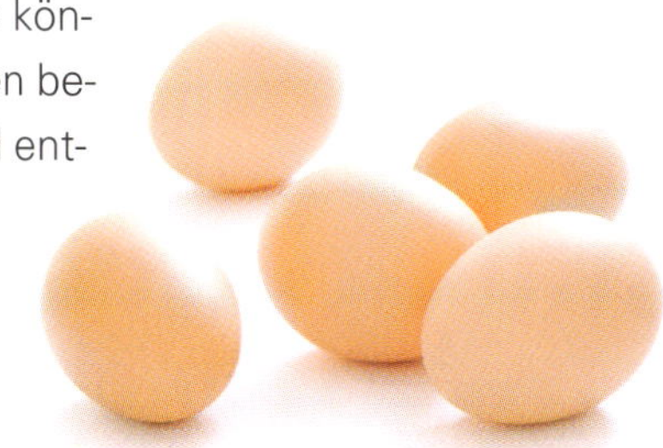

Sojaprotein Protein aus Soja enthält alle essenziellen Aminosäuren. Der Verzehr von 25 g Sojaprotein pro Tag im Rahmen einer fettarmen Ernährung kann einen hohen Cholesterinspiegel senken. Enthalten in: Sojabohnen, Sojaprodukten

Sorbitol Dieser natürliche Zucker wirkt leicht abführend und hilft bei Verstopfung. Übermäßige Aufnahme kann zu Durchfall führen. Enthalten in: Backpflaumen

Sulforaphan Diese SCHWEFELVERBINDUNG zählt zu den GLUCOSINOLATEN. Sie steht im Ruf, das Tumorwachstum zu verlangsamen, krebserregende Stoffe zu blockieren und hormonbedingte Krebsarten zu bekämpfen. Enthalten in: Brokkoli, grünem Blattgemüse, Kohl

Syringasäure Die aktuelle Forschung hat gezeigt, dass diese Substanz UV-Schäden an der Haut bekämpfen kann. Enthalten in: Sesamsamen

Tangeretin Dieses FLAVONOID verlangsamt Laborstudien zufolge das Wachstum von Tumorzellen. Enthalten in: Tangerinen

Tannine Diese auch als Proanthozyanide bezeichneten Stoffe scheinen krebserregende Substanzen unschädlich machen und gefährliche freie Radikale aufspüren zu können. Tannine aus Cranberries schützen vermutlich vor Infektionen der Harnwege, verringern jedoch leider die biologische Verfügbarkeit von EISEN. Enthalten in: Blaubeeren, Brombeeren, Cranberries, Linsen, Tee, Trauben, Wein

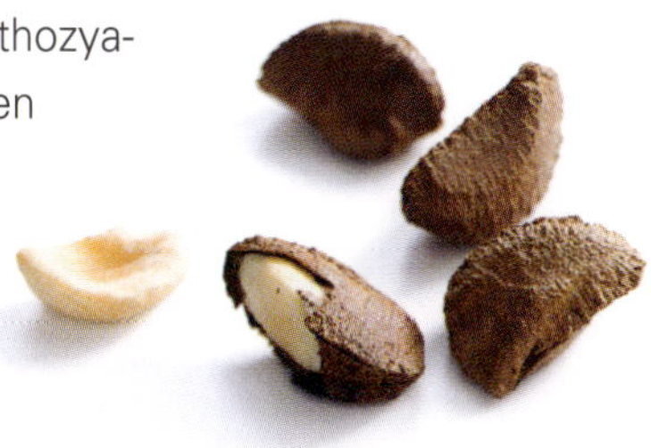

Terpene Zur Gruppe der Terpene zählen Perilla-Alkohol aus Kirschen, Limonen aus der Schale von Zitrusfrüchten, Saponine in Getreide und Gemüse und Eugenol in Gewürznelken und Muskatnuss. Terpene können vermutlich Krebs verhindern, das Immunsystem anregen und Herzerkrankungen bekämpfen.

Thiamin Dieses für Entwicklung und Wachstum unverzichtbare B-Vitamin ist am Energiestoffwechsel beteiligt und für das Funktionieren des Nerven- und Herz-Kreislauf-Systems verantwortlich. Enthalten in: Fisch, Geflügel, Mais, Reis

Thioprolin Derzeit wird dieser Stoff in Bezug auf seine Eignung in der Krebsbekämpfung untersucht. Enthalten in: Shiitakepilzen (frischen)

Trans-Fettsäuren Diese Substanzen entstehen, wenn pflanzliche Öle gehärtet werden. Steht auf einem Lebensmittel „gehärtete pflanzliche Öle", so enthält es Trans-Fettsäuren. Man vermutet, dass die Aufnahme größerer Mengen von Trans-Fettsäuren Herzerkrankungen fördert, da diese den LDL-Cholesterinspiegel („schlechtes" Cholesterin) erhöhen und den HDL-Cholesterinspiegel (*High Density Lipoprotein*, das „gute" Cholesterin) senken. Enthalten in: Backfetten (festen), Backwaren, Bratfetten (verwendet in Fastfood-Restaurants), Erdnussbutter (einige Sorten), Margarine (einige Sorten, besonders Stangenmargarine)

Tryptophan Im Körper wird die essenzielle Aminosäure Tryptophan in das B-Vitamin Niacin umgewandelt. Tryptophan fördert die Bildung von Serotonin, einem Neurotransmitter, der die geistige Gesundheit unterstützt. Komplexe Kohlenhydrate verbessern die Aufnahme und Nutzung von Tryptophan im Gehirn. Enthalten in: Bananen, Erbsen, Fisch, Geflügel, Milchprodukten, Steckrüben

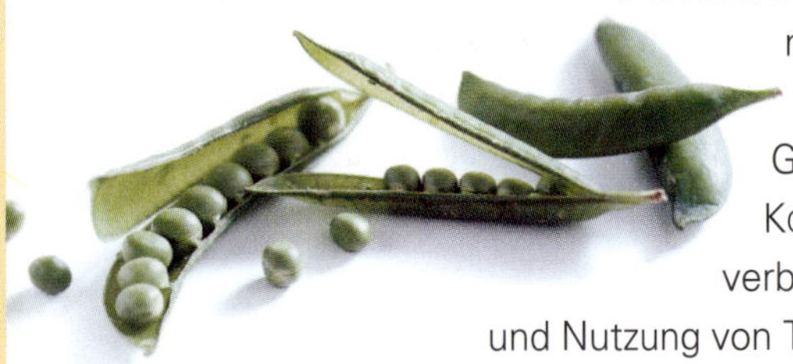

Tyrosin Die nichtessenzielle Aminosäure Tyrosin ist eine Vorstufe der unterschiedlichsten chemischen Botenstoffe (Neurotransmitter) im Gehirn und dient als Baustoff für Proteine. Enthalten in: fettreichem Fisch, Sojaprodukten

Tyrosin-Kinase-Hemmer Zusammen mit löslichen Ballaststoffen tragen diese wichtigen Verbindungen dazu bei, den Blutzuckerspiegel stabil zu halten. Enthalten in: Bohnen, Linsen

Vitamin A Dieses fettlösliche Vitamin fördert die Sehkraft und wird für ein normales Zellwachstum, das Immunsystem und eine gesunde Haut benötigt. Wir nehmen Vitamin A aus tierischen Fetten auf und können es auch im Darm aus Beta-Karotin und anderen Karotinoiden herstellen. Generell sollte Vitamin A über die Nahrung und nicht durch Nahrungsergänzungsmittel aufgenommen werden. Enthalten in: Aprikosen (getrockneten), Kürbissen, Möhren, Süßkartoffeln

Vitamin B_6 Die chemische Bezeichnung dieses Vitamins lautet Pyridoxin. Es ist für die Steuerung geistiger Prozesse erforderlich, trägt zum Ausgleich des Blutzuckerspiegels bei, hält Nerven- und Immunsystem gesund und steuert die Hämoglobinproduktion. Zusammen mit Vitamin B_{12} und Folsäure kann Vitamin B_6 den Spiegel von Homocystein, einem Risikofaktor für Herzerkrankungen, senken. Enthalten in: Avocados, Bananen, Erbsen, Fisch, Geflügel, Kartoffeln, Pflaumensaft

Vitamin B_{12} Cobalamin, wie der chemische Name lautet, ist zur Herstellung der DNA, der genetischen Informationen in allen Zellen, erforderlich. Vitamin B_{12} kann der Vorbeugung von Anämie, Erschöpfungszuständen, Depressionen, Herzerkrankungen und Unfruchtbarkeit dienen; außerdem fördert es die Gesundheit von Nervenzellen und roten Blutkörperchen. Enthalten in: Eiern, Fisch, Fleisch, Geflügel, Milchprodukten, Schalentieren

Vitamin C Die antioxidativ wirkende Ascorbinsäure stärkt das Immunsystem und das Bindegewebe, beugt Schnupfen wirksam vor und verbessert die Wundheilung. Enthalten in: Ananas, Beeren, Brokkoli, Kiwis, Melonen, Paprika, Tomaten, Zitrusfrüchten

Vitamin D Dieses fettlösliche Vitamin fördert die Aufnahme von KALZIUM und PHOSPHOR. Es kann unter Sonneneinwirkung auch vom Körper gebildet werden. Enthalten in: Butter, Eigelb, fettreichem Fisch

Vitamin E In Lebens- und Nahrungsergänzungsmitteln kommt dieses fettlösliche Vitamin in acht verschiedenen Formen vor – hiervon kann der Körper Alphatocopherol am leichtesten aufnehmen. Als starkes Antioxidans bietet Vitamin E Schutz z. B. vor Krebserkrankungen, Sehstörungen, Ekzemen und Arthrose. Vitamin E kann jedoch die Wirkung blutverdünnender Medikamente oder von Aspirin nachteilig beeinflussen. Enthalten in: Avocados, Nüssen, Ölen (pflanzlichen), Olivenöl, Sonnenblumenkernen, Weizenkeimen

Vitamine, fettlösliche Diese Vitamine – A, D, E und K – lösen sich in Fett, bevor sie im Blut transportiert werden. Da sie im Körperfettgewebe gespeichert sind, kann ihre Konzentration auf ein kritisches Niveau ansteigen, wenn sie in Tablettenform eingenommen werden.

Vitamine, wasserlösliche Vitamin C und alle B-Vitamine lösen sich in Wasser und werden nicht langfristig im Körper gespeichert (außer Vitamin B_{12}). Sie werden mit dem Schweiß und dem Urin ausgeschieden. Daher sollten wir jeden Tag Lebensmittel essen, die reich an diesen Vitaminen sind.

Vitamin K Dieses fettlösliche Vitamin fördert die Blutgerinnung und Knochenbildung. Es kommt in der Nahrung als Phylloquinon vor und wird auch im Darmtrakt gebildet. Menschen, die blutverdünnende Medikamente einnehmen, sollten Lebensmittel meiden, die viel Vitamin K enthalten. Enthalten in: Blumenkohl, Brokkoli, grünem Blattgemüse, Kohl, Sojabohnen

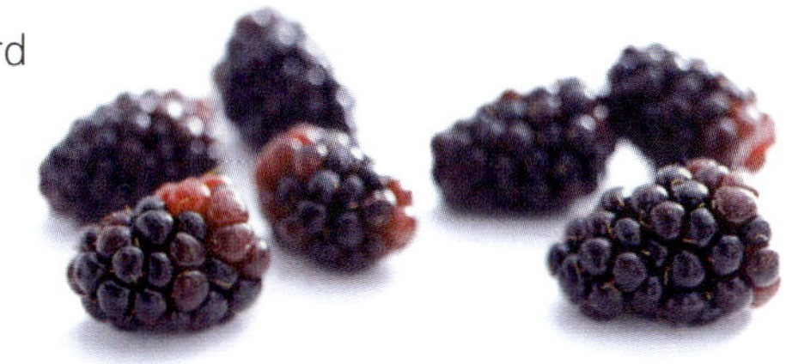

Wasser Etwa 60 % des Körpergewichts gehen auf Wasser zurück. Es reguliert die Körpertemperatur und unterstützt viele Stoffwechselvorgänge. Wir sollten pro Tag etwa acht Gläser Wasser trinken.

Zink Dieses essenzielle Spurenelement hält Haut und Haare gesund und unterstützt das Immunsystem, den Stoffwechsel und die verschiedenen Enzymsysteme. Enthalten in: Bohnen, Fleisch, Geflügel, Getreide (ganzem), Milchprodukten, Nüssen, Samen, Schalentieren, Tofu, Weizenkeimen

Zyanidin Diese ANTHOZYAN-Verbindung stillt Schmerzen, indem sie Entzündungsenzyme blockiert. Enthalten in: Beeren, Kirschen

Zynarin Dieser Stoff unterstützt die Gesundheit der Leber, senkt den Spiegel des "schlechten" Cholesterins und bekämpft vermutlich krebserregende Umweltgifte im Körper. Enthalten in: Artischocken

Die Nahrung ergänzen?

Um sich vor Krankheiten zu schützen oder deren Symptome zu lindern, essen Sie am besten naturbelassene Lebensmittel. Dennoch kann es in bestimmten Fällen sinnvoll sein, zusätzlich Nahrungsergänzungsmittel einzunehmen. So weisen beispielsweise die meisten Lebensmittel, die VITAMIN E enthalten, einen besonders hohen Fettanteil auf. Wer also Vitamin E aufnehmen möchte, ohne viel Fett zu essen, kann nach Rücksprache mit dem Arzt ein Vitamin-E-Präparat einnehmen. Auch dankt es der Körper, wenn man täglich eine Multivitamin-Tablette schluckt – eine solche Tablette kann aber keinesfalls nährstoffreiche Lebensmittel ersetzen!

Auch aus verschiedenen medizinischen Gründen empfiehlt sich die Einnahme bestimmter Nahrungsergänzungsmittel. So raten Mediziner Personen mit einem erhöhten Osteoporose-Risiko dazu, ein Kalziumpräparat zu verwenden. Dies gilt in erster Linie für Frauen nach den Wechseljahren, die das höchste Risiko für diese Krankheit tragen, jedoch auch für Männer höheren Alters.

Was fehlt Ihnen?

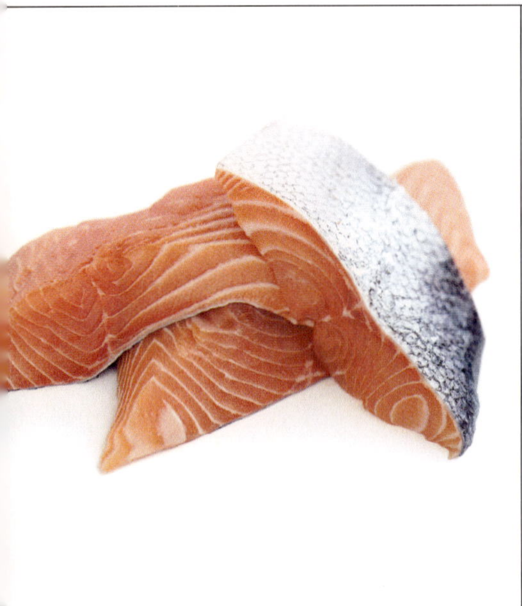

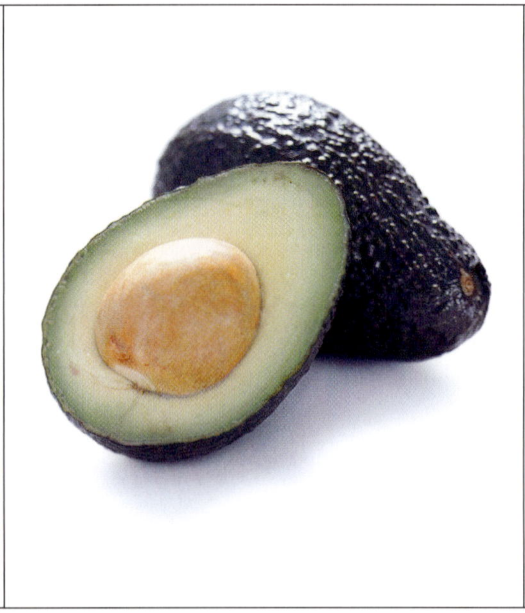

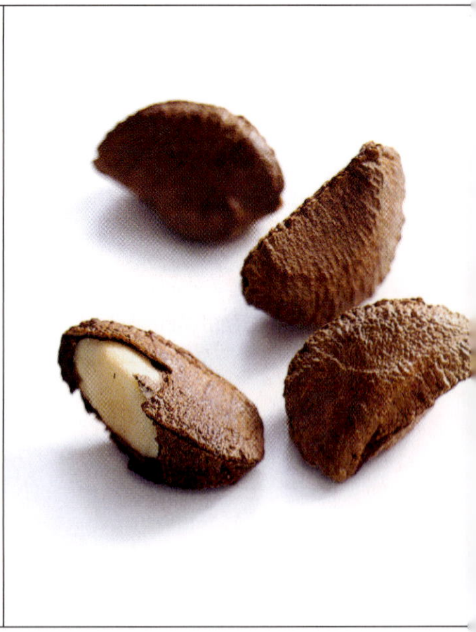

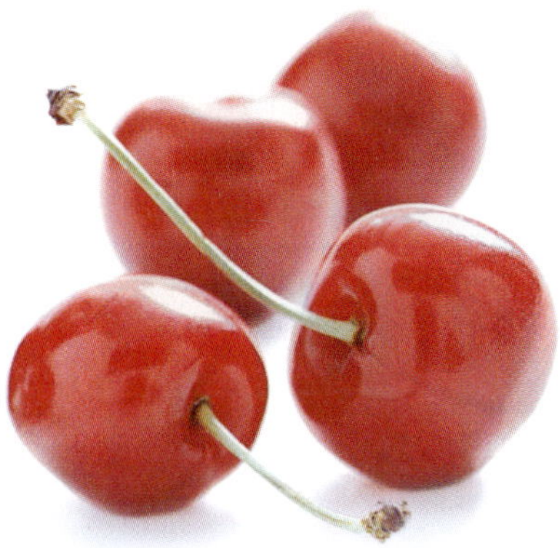
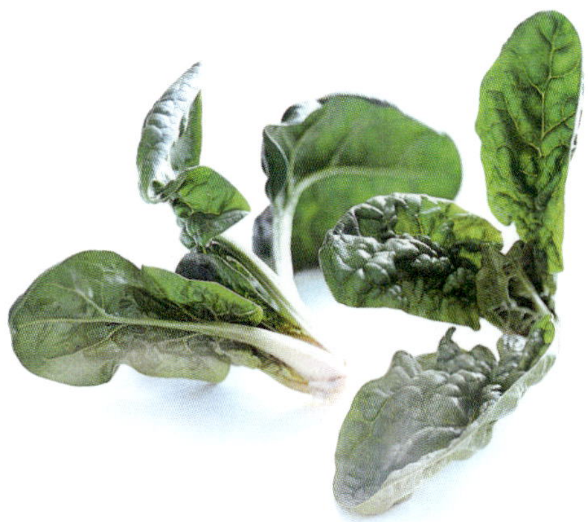
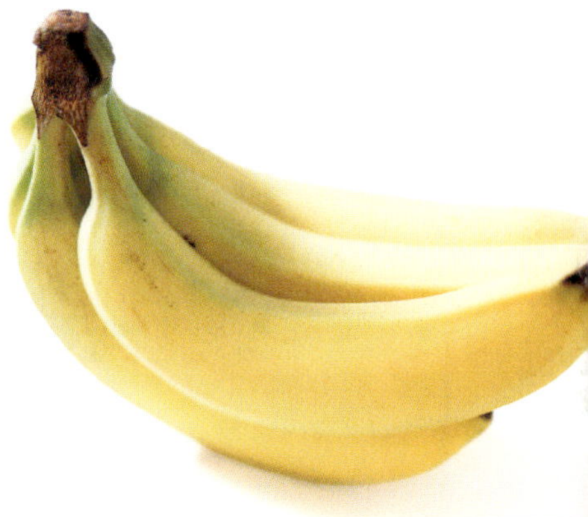

Mit der richtigen Ernährung

können Sie Krankheiten vorbeugen und

ihren Verlauf positiv beeinflussen.

Akne

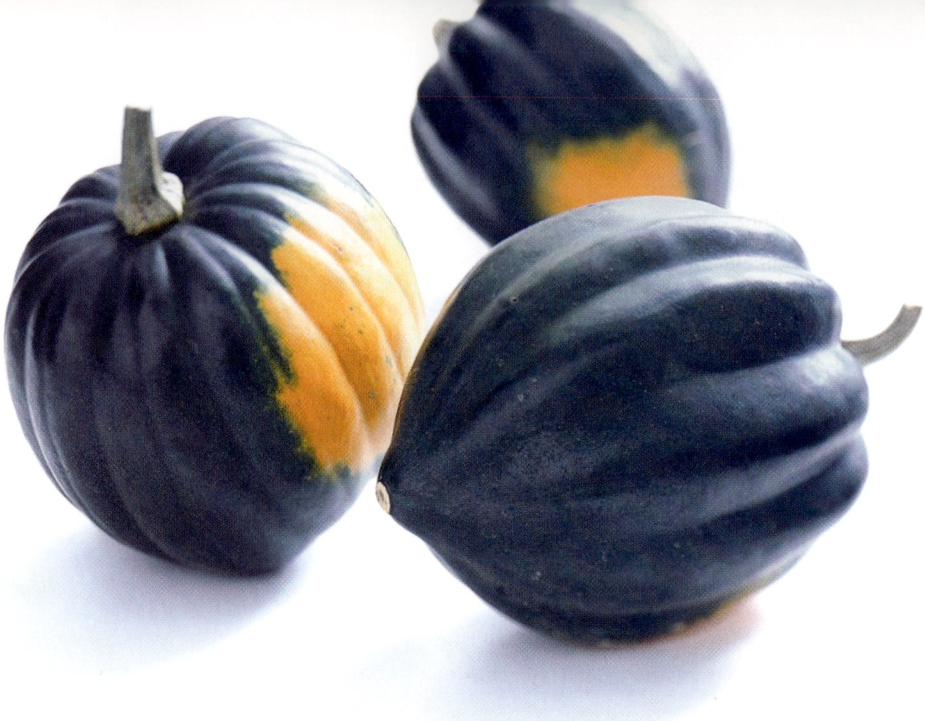

Rezepte

Was ist das?

Akne tritt auf, wenn zu viel Talg (ein öliges, von den Talgdrüsen produziertes Sekret, das der Haut Geschmeidigkeit und Feuchtigkeit verleiht) die Hautporen an den Ansätzen der Haarbälge verstopft. Als Folge erscheinen im Gesicht sowie auf Brust, Schultern und Rücken kleine, eitergefüllte „Hautblüten".

Pickel, Mitesser und weiße Hautknötchen sind die typischen Merkmale dieser Hautstörung, der man durch einfache Körperpflegemaßnahmen, rezeptfreie, äußerlich anwendbare Medikamente oder mit Unterstützung durch einen Hautarzt entgegensteuern kann. Obgleich die Akne in den meisten Fällen nur schwach ausgeprägt ist, können in ihrer schwersten Verlaufsform, der Zystenakne, Hautvertiefungen und Narben zurückbleiben, besonders wenn an den Hautveränderungen herumgekratzt oder -gedrückt wurde.

Bei Akne handelt es sich um eines der häufigsten Hautprobleme. Betroffen sind überwiegend Jugendliche, Teenager und junge Erwachsene, obwohl auch einige ältere Leute daran leiden. Zwar ist Akne keine gefährliche Krankheit; trotzdem kann sie gerade bei jungen Menschen seelisches Leid und Verbitterung hervorrufen. Mögliche Folgen sind ein geringes Selbstwertgefühl, soziale Isolation, Depressionen und Angstzustände.

Was sind die Ursachen?

Akne wird meist durch eine vermehrte bzw. veränderte Hormontätigkeit ausgelöst, die wiederum zu einer erhöhten Talgproduktion führt. Obgleich die hormonellen Veränderungen in der Pubertät in erster Linie Teenager zu Opfern von Akne machen, sind auch Frauen während der Schwangerschaft, Menstruation oder in den Wechseljahren dafür anfällig. Bestimmte Medikamente, die den Hormonhaushalt beeinflussen (z. B. Steroide), können ebenso wie Stress zu einer Überproduktion von Talg und damit zu Akne führen. Bei manchen Menschen trägt noch eine erblich bedingte Komponente zum Auftreten der Krankheit bei.

Wie kann Nahrung helfen?

Längst widerlegt ist die Annahme, dass bestimmte Lebensmittel wie z. B. Schokolade oder Nüsse Akne auslösen. Umgekehrt gibt es allerdings Nahrungsmittel, die der Hautgesundheit förderlich sind.

Viele Hauterkrankungen sprechen auf **Vitamin A** an, das Zellwachstum und Eiterbildung heilsam zu beeinflussen scheint. Die besten Quellen für Vitamin A sind Lebensmittel mit einem hohen Gehalt an **Beta-Karotin,** das vom Körper in Vitamin A umgewandelt wird. Studien lassen darauf schließen, dass Beta-Karotin die Haut vor der Belastung durch freie Radikale schützt. Ob das Provitamin auch eine Drosselung der Talgproduktion bewirkt, wird gegenwärtig noch diskutiert.

Da Entzündungen zu den typischen Merkmalen von Akne gehören, tragen auch **essenzielle Fettsäuren** zur Linderung der Krankheit bei, indem sie die Produktion bestimmter entzündungsfördernder Substanzen hemmen. Auch **Vitamin E** schützt die Haut. Gemeinsam mit **Selen** regt es die Tätigkeit eines Enzyms namens Glutathionperoxidase an, das dazu beiträgt, Entzündungen einzudämmen.

Das Mineral **Zink** steigert die Abwehrkräfte und kann durch seine Beteiligung am Hormonstoffwechsel sowie an Heilungsprozessen vermutlich ebenfalls zu einer Hautverbesserung bei Akne führen.

Schließlich gibt es Hinweise darauf, dass **Vitamin B_6** hormonelle Schwankungen, die Akne auslösen, abmildern kann.

Aus der Forschung

Die (falsche) Annahme, dass Akne eine ernährungsbedingte Erkrankung ist, hält sich hartnäckig. Eine kürzlich in Kanada durchgeführte Umfrage ergab, dass 32 % aller Aknepatienten die Ursache ihrer Erkrankung in der Ernährung sehen.

Heilkraft aus der Küche

Lebensmittel	Nährstoff	Gesundheitlicher Nutzen
Aprikosen **Spargel** **Süßkartoffeln** **Winterkürbis**	Beta-Karotin	Beta-Karotin drosselt vermutlich die Talgproduktion, indem es die Tätigkeit der Talgdrüse beeinflusst. Eine zu hohe Talgproduktion stellt eine der Ursachen für die Entstehung von Akne dar.
Avocados **Bananen** **Kartoffeln** **Lachs**	Vitamin B_6	Indem es regulierend auf die Menge der Hormone einwirkt, die an der Entstehung von Akne beteiligt sind, kann Vitamin B_6 die Schwere des Krankheitsausbruchs mildern.
Austern **Krabben** **Putenfleisch** **Tofu**	Zink	Zink fördert offenbar die Hautgesundheit. Es stärkt die Immunfunktion, wirkt entzündungshemmend, unterstützt die Gewebeerneuerung und sorgt für einen gesunden Hormonspiegel.

Allergien & Asthma

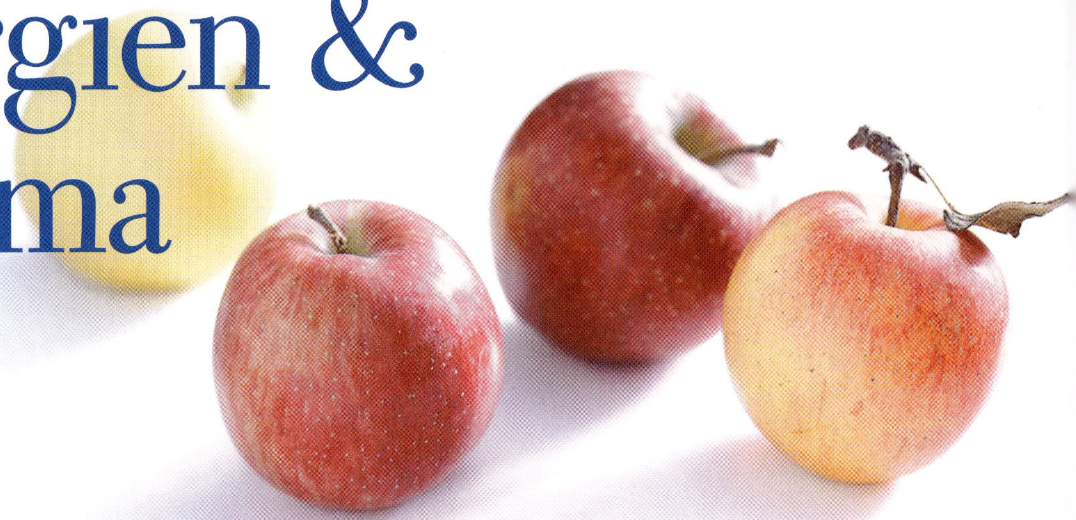

Rezepte

Was ist das?

Allergien und bestimmte Formen von Asthma gehen auf eine durch bestimmte Substanzen ausgelöste Immunreaktion zurück. Allergien äußern sich gewöhnlich in tränenden, juckenden Augen, einer laufenden Nase, Niesanfällen, einem Anschwellen der Schleimhäute, Atemnot und zuweilen auch in Hautquaddeln. Asthma ist dagegen eine chronische entzündliche Atemwegserkrankung, von der etwa 10 % der Kinder und 5 % der Erwachsenen in Industrieländern betroffen sind. Bei einem Asthmaanfall verengen sich die Bronchien, die der Lunge die Atemluft zuleiten. Es entsteht Atemnot, unterbrochen von Hustenattacken und Schleimauswurf. In der Lunge (Bronchien) von Asthmatikern ist selbst bei leichtem Krankheitsbild eine Entzündung vorhanden, die bei allen Verlaufsformen der Erkrankung eine Schlüsselrolle spielt. Auch Menschen, die an Allergien leiden, weisen zum Teil entzündliche Veränderungen der Lunge auf.

Was sind die Ursachen?

Allergien oder Asthma sind oft auf eine genetische Veranlagung zurückzuführen. Erste Forschungsergebnisse deuten darauf hin, dass Asthma auch durch Allergien ausgelöst werden kann (viele Asthmapatienten leiden gleichzeitig an Allergien, doch haben bei weitem nicht alle Menschen mit Allergien auch Asthma). Die Freisetzung von Histamin ist sowohl bei Allergien als auch bei Asthma für viele der körperlichen Symptome verantwortlich. Histamin steht in Zusammenhang mit Entzündungen, Sekretstauungen, übermäßiger Schleimabsonderung, Muskelkrämpfen in den Luftwegen sowie Hautjucken mit Quaddelbildung.

Reizfaktoren wie Staub und Hausstaubmilben, Schimmel, Küchenschaben, Pollen und Tierhaarschuppen können Allergien und Asthma hervorrufen. Zu den weiteren Auslösern zählen u. a. Tabakrauch, kalte Luft, Feuchtigkeit, Überanstrengung, Lebensmittel oder Medikamente, aber auch Atemwegsinfektionen wie Erkältungen, Grippe oder Bronchitis.

Wie kann Nahrung helfen?

Anzuraten ist eine fettarme Ernährung mit vielen Obst- und Gemüsesorten, die der Gesundheit der Atemwege förderlich sind.

Magnesium übt eine entkrampfende, entzündungshemmende Wirkung auf die Lunge aus. Wissenschaftlich ist ebenfalls belegt, dass Magnesium zu einem ruhigen Schlaf verhilft – ein wichtiger Aspekt, denn Allergiker und Asthmatiker sind häufig (meist bedingt durch Husten) von Schlafstörungen betroffen.

Eine verminderte Histaminausschüttung wird wohl durch das Flavonoid **Quercetin** bewirkt, dem lungenschützende Eigenschaften nachgesagt werden. Dies gilt auch für das Flavonoid **Luteolin.** Außerdem scheint Quercetin entzündungshemmende Fähigkeiten zu besitzen.

Das antioxidative Mineral **Selen** beugt in Verbindung mit **Vitamin E** einer Schädigung der Zellen durch freie Radikale vor, wobei vermutet wird, dass dies auch den Bronchialschleimhäuten zugute kommt. Selen sorgt überdies für ausreichende Mengen an Glutathionperoxidase, einem Enzym, das als starker „Radikalfänger" angesehen wird.

Eine Ernährung mit vielen **Omega-3-Fettsäuren** kann zu einer Verminderung von Entzündungen beitragen, während Lebensmittel mit viel **Zink** das Immunsystem stärken. **Vitamin C** fungiert als Antioxidans und bewahrt die Lunge vor Umweltschadstoffen, die bei Asthma oft zu einer Verschlimmerung führen.

Aus der Forschung

Eine jüngere Studie hat gezeigt, dass der Verzehr von mindestens fünf Äpfeln pro Woche zur Stärkung der Lungen führt. An der Studie teilnehmende Männer, die fast jeden Tag einen Apfel aßen, wiesen eine etwas stärkere Lungenfunktion auf als diejenigen, die Äpfel von ihrem Speiseplan gestrichen hatten.

Für dieses Phänomen gibt es einen einleuchtenden Erklärungsansatz: Äpfel enthalten große Mengen gesundheitlich wertvoller Substanzen, darunter Antioxidantien und Flavonoide, die einer Schädigung des Körpers durch freie Radikale entgegensteuern. Wahrscheinlich beruht die lungenstärkende Wirkung von Äpfeln auf der Kombination dieser Bioaktivstoffe. Andere Forscher vertreten die Ansicht, dass Quercetin als starkes Flavonoid den größten Beitrag zur Aufrechterhaltung der Lungengesundheit leistet.

Heilkraft aus der Küche

Lebensmittel	Nährstoff	Gesundheitlicher Nutzen
Amarant **Avocados** **Quinoa (Reismelde)** **Sonnenblumenkerne**	Magnesium	Wissenschaftler vermuten, dass Magnesium zu einer Entspannung der Lungenmuskulatur beiträgt.
Äpfel **Beeren** **Kirschen** **Zwiebeln (rote)**	Quercetin	Erste Studien lassen erkennen, dass die antiallergene Wirkung von Quercetin auf seine Fähigkeit zurückgeht, die Histaminfreisetzung zu reduzieren.
Austern **Fisch** **Paranüsse** **Sonnenblumenkerne**	Selen	Obwohl das letzte Urteil bezüglich der Rolle von Selen bei Asthma noch aussteht, fällt auf, dass im Blut von Asthmatikern meist äußerst geringe Werte dieses Mineralstoffs gemessen werden.
Brokkoli **Erdbeeren** **Paprika & Chili** **Zitrusfrüchte**	Vitamin C	Vitamin C hilft, die schädlichen Auswirkungen von Umweltoxidantien, die eine Verschlimmerung von Allergie- und Asthmasymptomen verursachen können, zu verringern.

Anämie

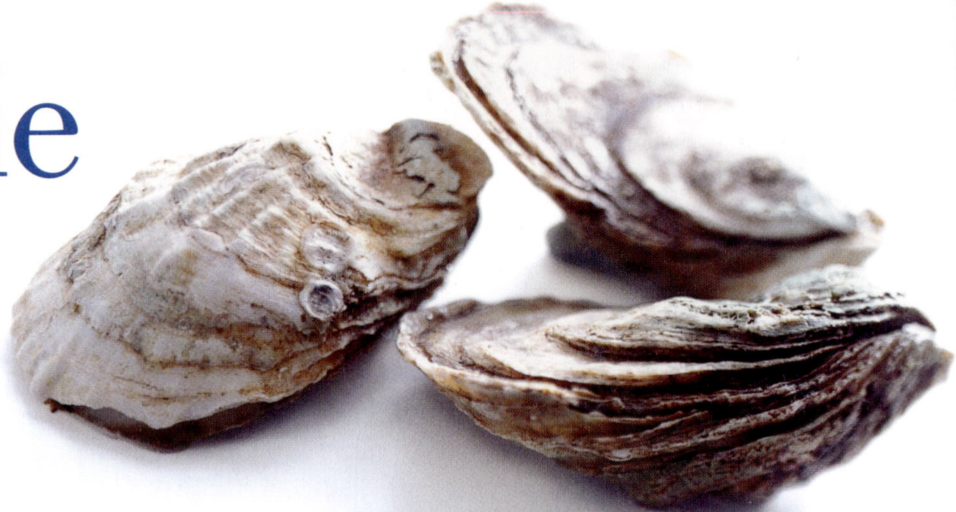

Rezepte

Was ist das?

Anämie oder Blutarmut ist eine verbreitete Erkrankung, die z. B. auftritt, wenn der Körper nicht genug Eisen zur Verfügung hat, um Hämoglobin (das im Blut für den Sauerstofftransport zuständige Protein) für die Erzeugung der roten Blutkörperchen zu produzieren. Eine ausreichende Zahl roter Blutkörperchen stellt die Sauerstoffversorgung von Geweben und Organen sicher. Kommt es zu einer Unterversorgung, fühlt man sich müde und schwach – Symptome der Eisenmangelanämie, dem häufigsten Anämietyp. Daneben gibt es die Folsäuremangelanämie, die bösartige oder perniziöse Anämie und einige seltenere Arten, wie die aplastische und die hämolytische Anämie, die Thalassämie und die Sichelzellenanämie.

Was sind die Ursachen?

Eisenmangelanämie kann auf eisenarme Ernährung (häufig bei Vegetariern), Probleme im Magen-Darm-Trakt (hier wird bei Störungen eine ausreichende Eisenaufnahme durch die Darmschleimhaut verhindert) oder Blutverlust (stark blutende Verletzung, blutende Hämorrhoiden, Regelblutung, Blutungen im Magen-Darm-Trakt) zurückgehen. Kleine Kinder und Frauen im gebärfähigen Alter sind für eine Eisenmangelanämie besonders anfällig. Aufgrund des Eisenbedarfs des Fötus erhöht auch eine Schwangerschaft mitunter das Anämierisiko.

Wie kann Nahrung helfen?

Zur Bildung roter Blutkörperchen benötigt der Körper neben anderen Nährstoffen Eisen, Folsäure und Vitamin B_{12}. Zur Vorbeugung gegen Eisenmangelanämie tragen Lebensmittel bei, die entweder reich an „hämgebundenem" oder „nichthämgebundenem" **Eisen** sind. Hämgebundenes Eisen, das vom Körper leichter aufgenommen wird als nichthämgebundenes, ist vor allem in Fleisch, Geflügel, Fisch und Meeresfrüchten enthalten. Vegetarier müssen darauf achten, ihrem Körper genügend nichthämgebundenes Eisen (in bestimmten pflanzlichen Nahrungsmitteln vorhanden) zusammen mit Vitamin-C-reichen Lebensmitteln zuzuführen, da Vitamin C die Bioverfügbarkeit von nicht-hämgebundenem Eisen verbessert. Zur Erhöhung der körpereigenen Eisenreserven sollte man in Eisentöpfen und -pfannen kochen.

Vitamin C steigert auch die Aufnahme von **Folsäure,** die für den Aminosäurenstoffwechsel sowie die Bildung roter Blutkörperchen benötigt wird und Folsäuremangelanämie vorbeugt. Weil sie wasserlöslich ist und nicht in größeren Mengen gespeichert werden kann, sollte man regelmäßig Lebensmittel mit hohem Anteil an Folsäure essen.

Veganer und Vegetarier haben ein erhöhtes Risiko, an perniziöser Anämie zu erkranken, die auf einen chronischen Mangel an **Vitamin B_{12}** zurückgeht. Es kann hilfreich sein, **beta-karotinreiche** Nahrungsmittel zu essen, da dieses Karotinoid im Körper in **Vitamin A** umgewandelt wird, das für die Bereitstellung von gespeichertem Eisen aus der Leber sorgt. Ebenfalls förderlich sind Nahrungsmittel mit einem hohen Gehalt an **Vitamin B_6**, das bei der Hämoglobinbildung eine wichtige Rolle spielt. Wer unter Anämie leidet, sollte in jedem Fall zum Arzt gehen.

Zu vermeiden

Einige Nahrungsmittel enthalten Substanzen, die die Aufnahme von Eisen im Körper hemmen – so beispielsweise in Tee enthaltene Gerbsäure, Kalziumphosphat in Milchprodukten, Oxalate in Spinat, Rhabarber, Mangold und Schokolade sowie Phytate in Kleie, Erbsen, Samen und Sojabohnen. Auch eine Kost mit hohem Ballaststoffanteil hemmt im Allgemeinen die Eisenaufnahme.

Heilkraft aus der Küche

Lebensmittel	Nährstoff	Gesundheitlicher Nutzen
Amarant **Austern** **Muscheln** **Quinoa (Reismelde)** **Tofu**	Eisen	Eisen wird zur Bildung von Hämoglobin benötigt, das den in den roten Blutkörperchen enthaltenen Sauerstoff zu Organen und Geweben befördert. Die mit einer Eisenmangelanämie verbundenen Symptome wie Erschöpfung, Schwäche und Müdigkeit sind auf eine unzureichende Zahl roter Blutkörperchen zurückzuführen.
Chicorée **Linsen** **Pintobohnen (Wachtel-)** **Spargel**	Folsäure	Folsäure ist zusammen mit anderen Nährstoffen wichtig für die Bildung roter Blutkörperchen. Eine gute Versorgung mit diesem B-Vitamin kann Folsäuremangelanämie vorbeugen. Besonders Alkoholiker und Menschen mit ungesunder Ernährungsweise laufen Gefahr, hieran zu erkranken.
Forellen **Makrelen** **Muscheln** **Naturjoghurt (fettarm)** **Sardinen**	Vitamin B_{12}	Dieses für die Produktion roter Blutkörperchen erforderliche Vitamin verhindert den Ausbruch eines Anämietyps, der oft bei strikten Vegetariern oder Menschen mit sehr einseitiger Ernährung anzutreffen ist.
Brokkoli **Erdbeeren** **Paprika & Chili** **Zitrusfrüchte**	Vitamin C	Folsäure und Eisen aus pflanzlichen Quellen werden vom Körper besser aufgenommen, wenn sie von Vitamin-C-haltigen Nahrungsmitteln begleitet werden.

Angst & Stress

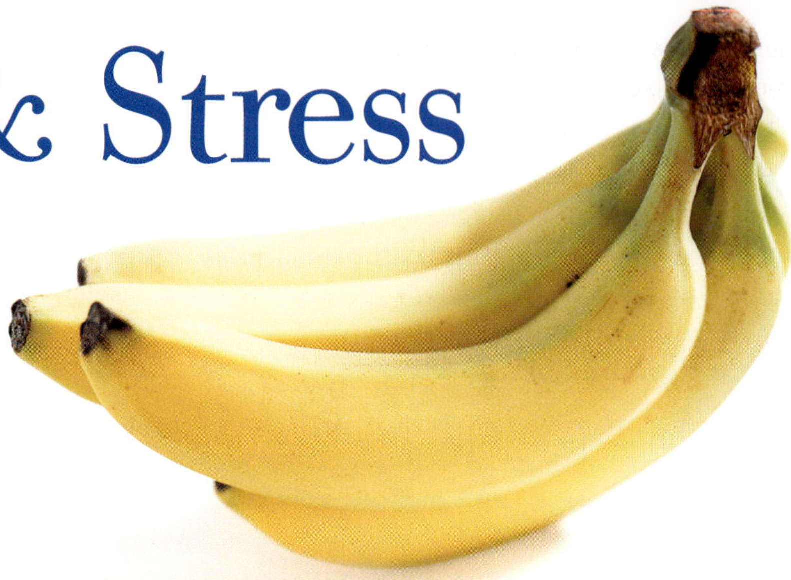

Rezepte

Was ist das?

Obwohl sich die emotionalen Zustände Angst und Stress in einigen Punkten voneinander unterscheiden, stellen sie beide natürliche Reaktionen auf Gefahr oder beunruhigende Situationen dar. Als grundlegender menschlicher Überlebensinstinkt und Überbleibsel aus der Zeit unserer primitiven Vorfahren ist Stress ein automatischer Schutzmechanismus, der uns vor drohender Gefahr warnen soll.

Jedermann hat gelegentlich Stress, doch arten die Reaktionen auf Stress mitunter in Angstzustände aus, die je nach Intensität die Gesundheit beeinträchtigen können. Angstsymptome äußern sich in einer gesteigerten Selbstwahrnehmung und einer übertriebenen Wahrnehmung der Umgebung, in Muskelspannungen, Nervosität, Schlafstörungen, Herzjagen, heftiger Unruhe sowie in Gefühlen von Grauen und Untergang. Anhaltende Angstgefühle deuten auf eine ernsthaftere Störung hin, die zu Depressionen führen kann. Für die meisten Menschen gehören Angst und Stress jedoch zum normalen Alltag.

Was sind die Ursachen?

Unterschiedlichste Faktoren können Angst und Stress verursachen, u. a. Arbeitsplatzwechsel, hormonelle Veränderungen, Medikamente, finanzielle Probleme, Ehekrisen, Krankheiten und der Entzug von Suchtmitteln.

Wie kann Nahrung helfen?

Weil Angst und Stress die Nerven oftmals überreizen und zu Muskelverspannungen führen, kann es hilfreich sein, dem Körper kalzium- und magnesiumreiche Nahrung zuzuführen. **Kalzium** und **Magnesium** ergänzen sich bei der Regulierung der Nervenerregungsleitung und der Muskelkontraktion.

Komplexe Kohlenhydrate können Stress und Angst ebenfalls entgegenwirken. Die Aminosäure **Tryptophan** ist an der Herstellung von Serotonin beteiligt, einem stimmungshebenden, entspannenden Neurotransmitter (Botenstoff).

Komplexe Kohlenhydrate sorgen nicht nur für die wirkungsvolle Aufnahme von Tryptophan, sondern können zudem die Stressreaktion durch eine Erhöhung der Serotoninwerte dämpfen.

Eine Reihe von B-Vitaminen ist dabei behilflich, Energie aus Kohlenhydraten freizusetzen, die Funktion des Nervensystems aufrechtzuerhalten und die Glukosemenge im Blut zu kontrollieren – wichtige Funktionen zur Linderung von Stress und Angst. **Vitamin B_6** spielt eine entscheidende Rolle bei der Synthese von Hirnsubstanzen wie Serotonin, Dopamin und Melatonin, die die Gemütslage beeinflussen.

Weil Stress durch die Freisetzung bestimmter Hormone zeitweise zu hohem Blutdruck führen kann, ist es sinnvoll, den Speiseplan durch Lebensmittel zu ergänzen, die Bluthochdruck entgegenwirken. Als weiterer Nebeneffekt von Angst und Stress treten zuweilen Magen-Darm-Beschwerden wie Durchfall auf.

Wichtig sind auch immunstärkende Nahrungsmittel mit hohem Gehalt an **Vitamin C** und **Zink,** deren Wirkstoffe der Abwehr von Viren (besonders Erkältungs- und Grippeviren) dienen, die in einem von Stress geschwächten Körper eine ideale Angriffsfläche finden. Auch Herpes ist ein häufiger Begleiter von Stress.

Aus der Forschung

Sind Vegetarier psychisch gesünder als Nicht-Vegetarier? Darauf scheint eine jüngere Studie hinzudeuten, an der 40 Vegetarier und 40 Nicht-Vegetarier teilnahmen. Die ernährungstechnische Analyse zeigte, dass die Vegetarier mehr Nahrungsmittel mit einem hohen Gehalt an Antioxidantien zu sich nahmen als die Nicht-Vegetarier. An beiden Gruppen durchgeführte psychologische Tests ergaben interessanterweise, dass Anzeichen von Angst und Depressionen bei erheblich mehr Teilnehmern aus der nichtvegetarischen Gruppe zu erkennen waren. Die Leiter der Studie gehen davon aus, dass dieses Ergebnis mit dem höheren Verzehr von Antioxidantien in der vegetarischen Gruppe zusammenhängt.

Heilkraft aus der Küche

Lebensmittel	Nährstoff	Gesundheitlicher Nutzen
Brokkoli **Feigen** **Grüne Blattgemüse** **Milchprodukte**	Kalzium	Kalzium ist unverzichtbar für die normale Reizübermittlung zwischen Nervenzellen sowie für die Muskelkontraktion.
Bohnen **Kartoffeln** **Reis** **Vollkornprodukte**	Komplexe Kohlenhydrate	Der Verzehr von Speisen mit hohem Anteil an komplexen Kohlenhydraten zusammen mit tryptophanreichen Nahrungsmitteln erleichtert die Aufnahme des Tryptophans durch den Körper.
Amarant **Avocados** **Sonnenblumenkerne** **Weizenkeime**	Magnesium	Magnesium unterstützt die Muskelentspannung.
Bananen **Erbsen** **Geflügel** **Milchprodukte** **Rüben**	Tryptophan	Das Gehirn benötigt Tryptophan zur Produktion von Serotonin, einem stimmungshebenden Neurotransmitter (Botenstoff).
Bananen **Kartoffeln** **Lachs**	Vitamin B_6	Vitamin B_6 ist an der Synthese von Hirnsubstanzen wie Serotonin beteiligt, die dem Körper bei der Bewältigung von Angst und Stress helfen.

Arthrose

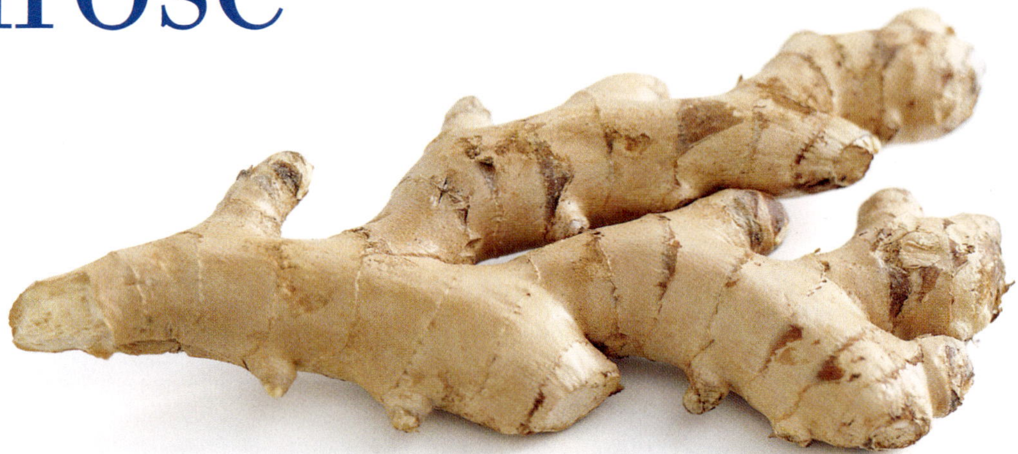

Rezepte

Was ist das?

Mit zunehmendem Alter kommt es zu einem fortschreitenden Verschleiß der Knorpelmasse, worunter man das schwammartige, schützende Polster an den Knochenenden versteht. Dieser Prozess führt schließlich zu Arthrose. Die Anfangssymptome der Erkrankung, Gelenksteife und -schmerzen, sind gewöhnlich nur schwach ausgeprägt, in fortgeschrittenem Stadium führt sie jedoch zu Abrieb, Schmerzempfindlichkeit, Verformungen und Verhärtungen des Gelenks.

Arthrose kann sich in jedem Gelenk entwickeln, aber gewöhnlich tritt sie in den Fußgelenken, Füßen, Fingern, Hüften, Knien, am Hals oder an der Wirbelsäule auf. Wird durch die Gelenksteife die Bewegungsfähigkeit eingeschränkt, führt dies zu einer Schwächung der angrenzenden Muskulatur, was die Gelenkschmerzen und die Steifheit noch vergrößert. Als weit verbreitetes Leiden betrifft Arthrose etwa 75 % aller Menschen über 50 Jahre und nimmt mit steigendem Alter an Häufigkeit zu. Frauen sind stärker betroffen als Männer.

Was sind die Ursachen?

Durch jahrelange Belastung kommt es zu einer Abnutzung des Knorpels und des dazugehörigen Stützgewebes. Die Mechanismen, die normalerweise für die Regeneration des Knorpels und der mit ihm zusammenhängenden Gewebe sorgen, sind mit zunehmendem Alter nicht mehr in der Lage, ihrer Aufgabe gerecht zu werden, und machen damit den Weg frei für die Entstehung von Arthrose. Daneben können auch Übergewicht, Veranlagung, Defekte an den Gelenken oder am Knorpel, Gelenkverletzungen oder sich ständig wiederholende Bewegungsabläufe beim Sport oder bei der Arbeit zu Arthrose führen.

Wie kann Nahrung helfen?

Mehrere Nährstoffe können bei der Arthrosebehandlung unterstützend eingesetzt werden, da sie Gelenkschmerzen und Entzündungen lindern sowie die Reparatur des Knorpels fördern. Forschungsergebnisse haben gezeigt, dass **Vita-**

min C den Abbau der Knorpelschicht verzögert und das Fortschreiten der Arthrose verlangsamt. In klinischen Vorstudien hat sich erwiesen, dass **Vitamin E** Arthrosesymptome abschwächen kann.

Ebenfalls festgestellt wurde ein Zusammenhang zwischen niedrigen **Vitamin-D**-Werten und einem erhöhten Risiko von Arthrose. **Kalzium,** das im Zusammenspiel mit Vitamin C besonders wirksam ist, stärkt tragende Gelenke, die bereits durch Arthrose angegriffen sind, und steuert einem Fortschreiten der Erkrankung entgegen.

Klinische Versuche ließen erkennen, dass die Aufnahme von entzündungshemmenden **Omega-3-Fettsäuren, Shogaolen** und **Gingerolen** die Druckempfindlichkeit und die Gelenkschwellungen bei Arthrose lindern kann. Einige Experten sind der Meinung, dass auch Ananas vor Arthrose schützen und zu einer Besserung der Symptome beitragen kann. Das in der Frucht enthaltene entzündungshemmende Enzym **Bromelain** bringt arthrosebedingte Schwellungen vermutlich zum Abklingen. Bei Frauen scheinen bestimmte Formen von Östrogen die Krankheit zu verschlimmern. Vermutlich unterbinden in Sojaprodukten reichlich enthaltene **Phytoöstrogene** den Einfluss von natürlichem Östrogen auf die Entstehung von Arthrose.

Aus der Forschung

Studien haben gezeigt, dass ältere Menschen, die im Blut zu geringe Werte an knochenstärkendem Vitamin E aufwiesen, ein wesentlich höheres Risiko hatten, eine sich ständig verschlechternde Form von Arthrose in den Knien zu entwickeln. Eine andere Untersuchung deutet darauf hin, dass ältere Frauen mit niedrigen Vitamin-D-Blutwerten ein erhöhtes Risiko von Hüftarthrose besitzen.

Heilkraft aus der Küche

Lebensmittel	Nährstoff	Gesundheitlicher Nutzen
Fettreicher Fisch **Meeresfrüchte**	Omega-3-Fettsäuren	Klinischen Ergebnissen zufolge tragen diese Fette zu einer Verbesserung von Arthrosesymptomen bei, z. B. bei morgendlicher Gliedersteife, Gelenkempfindlichkeit und Müdigkeit.
Ingwer	Shogaole und Gingerole	Diese Stoffe können Schwellungen und Schmerzen bei Arthrose lindern, indem sie die Synthese entzündungsfördernder Substanzen hemmen.
Beeren **Brokkoli** **Kantalupe-Melonen** **Paprika & Chili**	Vitamin C	Dieses Vitamin scheint die Abnutzung der Gelenkknorpelschicht auf ein Mindestmaß zu reduzieren, das Fortschreiten von Arthrose zu verlangsamen und die Gewebereparatur anzuregen.
Fettreicher Fisch **Milch**	Vitamin D	Vitamin D hemmt den Knochenabbau und das Fortschreiten von Arthrose. Wissenschaftler sehen einen Zusammenhang zwischen niedrigen Vitamin-D-Werten und erhöhtem Arthroserisiko.
Avocados **Nüsse** **Olivenöl** **Samen**	Vitamin E	Messwerte deuten darauf hin, dass Vitamin E ein gesundes Knorpelwachstum fördert. In klinischen Vorstudien mit Arthrosepatienten hat Vitamin E eine gesundheitsfördernde Wirkung erzielt.

Bluthochdruck

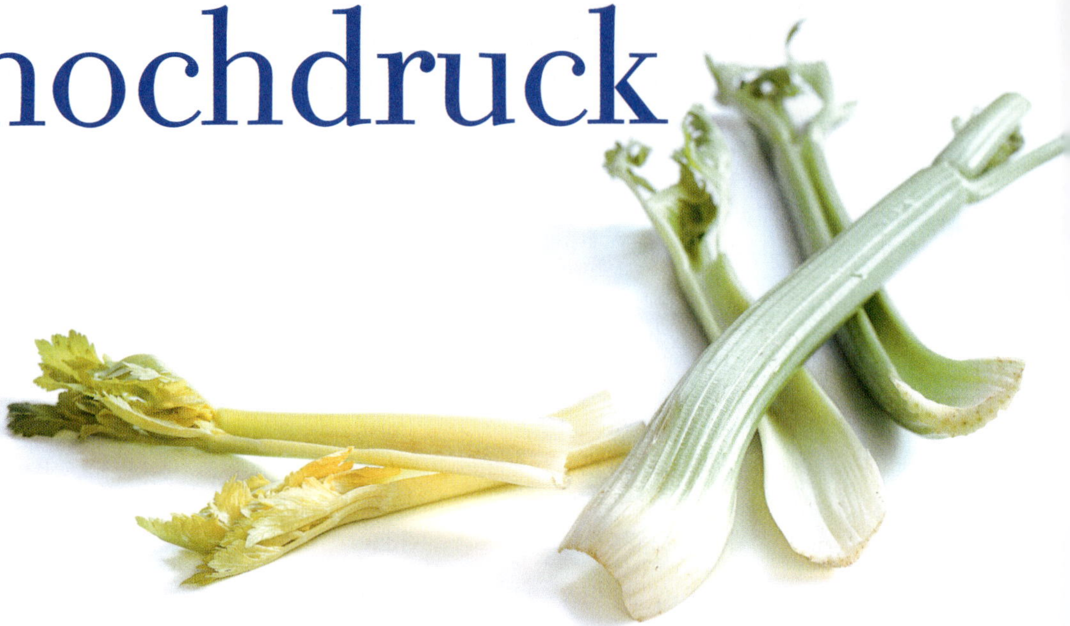

Rezepte

Was ist das?

Unter Blutdruck versteht man die Kraft, mit der das Blut während seines Kreislaufs durch den Körper gegen die Arterienwände drückt. Bluthochdruck (fachsprachlich Hypertonie) wird oft als „schleichender Tod" bezeichnet, weil seine Symptome sich erst bemerkbar machen, wenn bereits eine Schädigung eingetreten ist. Von Bluthochdruck spricht man, wenn bei zwei zeitlich auseinander liegenden Messungen der obere (systolische) Wert jeweils mindestens 140 und der untere (diastolische) Wert mindestens 90 mmHg beträgt.

Was sind die Ursachen?

In der Mehrzahl der Fälle von hohem Blutdruck ist die Ursache unbekannt. Zu den Risikofaktoren für Hypertonie gehören Übergewicht, Rauchen, Geschlecht (männlich), Veranlagung, Stress und kochsalzreiche Ernährung.

Wie kann Nahrung helfen?

Um den Blutdruck unter Kontrolle zu halten, empfehlen Experten eine Ernährung mit einem geringen Anteil an gesättigten Fetten bei gleichzeitiger Vielfalt an naturbelassenen Erzeugnissen, Vollkornprodukten und fettarmen Milchprodukten. In vielen dieser nahrhaften Lebensmittel ist eine ganze Reihe gesundheitsfördernder Nährstoffe enthalten, darunter **Kalzium, Ballaststoffe, Magnesium, Kalium** und **Vitamin C,** die den Blutdruck in erheblichem Maße senken können.

Der Herzgesundheit zuträgliche Fette wie **einfach ungesättigte** und **Omega-3-Fettsäuren** wirken vermutlich blutdrucksenkend und werden als Ersatz für gesättigte und Trans-Fette empfohlen. Diese ungesunden Fette findet man vorwiegend in tierischen Produkten und Fertiggerichten. Sie können arteriosklerotische Gefäßverengungen verursachen und den Blutdruck in die Höhe treiben.

Schon bescheidene Mengen an **Proteinen** können einen gesunden Blutdruck fördern. Hülsenfrüchte, Sojaerzeugnisse und Pseudogetreide wie Amarant oder Quinoa liefern viele Proteine, ohne den Körper mit gesättigten Fetten zu belasten.

Der Eiweißbaustein **Arginin** (in Nüssen, Fisch und Milchprodukten enthalten) wirkt wohl Bluthochdruck entgegen, da er die Menge an Stickoxid erhöht, das bei der Erweiterung der Blutgefäße eine Rolle spielt.

Wissenschaftliche Daten weisen darauf hin, dass eine flavonoidreiche Ernährung (viel Obst und Gemüse) einen gesunden Blutdruck fördert. Offenbar verfügen **Flavonoide** über die Fähigkeit, Blutgefäße zu entkrampfen und so eine Senkung des Blutdrucks herbeizuführen.

Klinischen Erkenntnissen zufolge tragen die **Schwefelverbindungen** in Knoblauch und Zwiebeln zur Erweiterung der Blutgefäße bei und senken den diastolischen sowie den systolischen Blutdruck.

Das in Sellerie vorkommende **Phthalid (3-n-Butylphthalid)** liefert vielversprechende Anhaltspunkte für eine blutdrucksenkende Wirkung. Wahrscheinlich werden durch den Wirkstoff Stresshormone abgebaut, die eine Verengung der Blutgefäße verursachen.

Obgleich seine Wirkung wissenschaftlich nicht belegt ist, scheint **Rutin,** ein in Äpfeln und Buchweizen reichlich vorkommender Bioaktivstoff, den Blutdruck zu senken, indem es die Blutgefäße stabilisiert und übermäßige Flüssigkeitsansammlungen im Körper verhindert.

Zu vermeiden

Die meisten Wissenschaftler raten zu einer kochsalzarmen Ernährungsweise, wenn der Blutdruck gesenkt werden soll. Ein Teil der Bevölkerung, darunter ältere Menschen und Diabetiker, scheinen auf Kochsalz besonders empfindlich zu reagieren und könnten von einer kochsalzarmen Kost überdurchschnittlich profitieren. Der beste Weg, die Salzzufuhr zu reduzieren, besteht darin, auf ein Nachsalzen des Essens bei Tisch zu verzichten, das Salz beim Kochen wegzulassen und Fertiggerichte zu meiden, die normalerweise größere Mengen an Kochsalz enthalten.

Heilkraft aus der Küche

Lebensmittel	Nährstoff	Gesundheitlicher Nutzen
Granatäpfel Linsen Spargel	Ballaststoffe	Einigen Studien zufolge lässt sich ein Zusammenhang zwischen hoher Ballaststoffzufuhr und niedrigeren Blutdruckwerten beobachten.
Avocados Bananen Kartoffeln Quinoa (Reismelde)	Kalium	Ernährungswissenschaftliche Studien zur Bekämpfung von Bluthochdruck bestätigen, dass eine kaliumreiche Ernährung die Blutdruckwerte verbessert und ebenso wichtig ist wie der weitgehende Verzicht auf Kochsalz.
Brokkoli Feigen Grüne Blattgemüse Milchprodukte	Kalzium	Untersuchungen zufolge sind niedrige Kalziumwerte mit einem erhöhten Risiko von Bluthochdruck verbunden. Dies trifft vor allem auf kochsalzempfindliche Personen (ältere Menschen) zu.
Amarant Quinoa (Reismelde) Samen	Magnesium	Untersuchungen wie etwa die Honolulu-Herz-Studie belegen eine Senkung des Blutdrucks durch die reichliche Aufnahme von Magnesium.
Fettreicher Fisch Leinsamen Meeresfrüchte	Omega-3-Fettsäuren	Studien zufolge tragen diese herzschützenden Fette zu einem ungehinderten Blutfluss bei, was eine Senkung des Blutdrucks bewirkt.
Beeren Brokkoli Paprika & Chili Zitrusfrüchte	Vitamin C	Erste klinische Tests legen nahe, dass Vitamin C Bluthochdruck entgegenwirkt, indem es zu einer Erweiterung der Blutgefäße beiträgt und die Ausscheidung von Umweltgiften wie Blei, das als Mitverursacher von hohem Blutdruck gilt, fördert.

Bronchitis

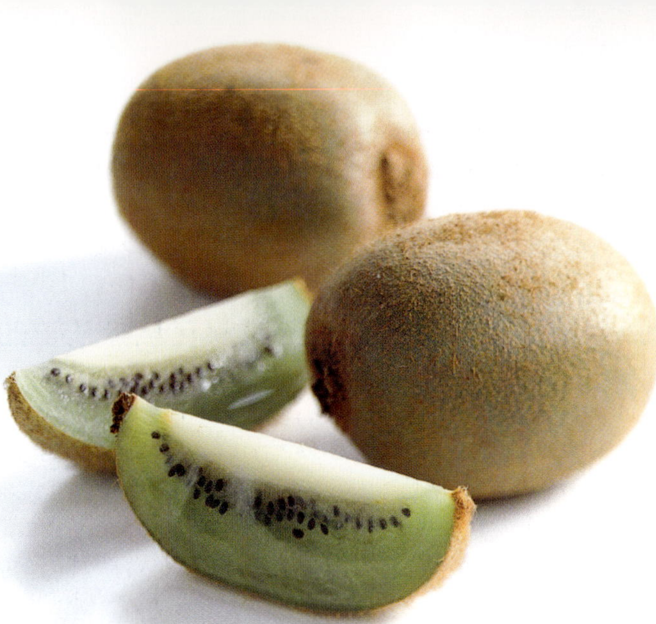

Rezepte

Was ist das?

Unter einer Bronchitis versteht man das durch eine Infektion oder äußere Reizfaktoren verursachte entzündliche Anschwellen der Bronchialschleimhäute, das zu einer Verengung der Luftwege führen kann. Ein ständiger Reizzustand zerstört mit der Zeit die Zellen an den Innenwänden der Luftwege. Ebenfalls geschädigt werden die Zilien genannten Flimmerhärchen, deren Aufgabe es ist, eingedrungene Fremdkörper aufzunehmen und aus den Bronchien zu befördern. Durch die Schädigung der Zilien wird die Schleimproduktion angekurbelt. Es kommt zu hartnäckigem, tief sitzendem Husten und Atemnot.

Man unterscheidet zwischen akuter und chronischer Bronchitis. Die akute Form kommt häufiger vor; oft ist sie die Folge einer schweren Erkältung oder Grippe, sie kann jedoch auch durch Umweltschadstoffe oder eine bakterielle Infektion ausgelöst werden. Obwohl die akute Bronchitis für die meisten Menschen kein ernsthaftes gesundheitliches Risiko darstellt, kann sie für Kinder, ältere Menschen oder Patienten mit geschwächtem Immunsystem oder bestimmten Krankheiten (z. B. mit Herzleiden oder Lungenfunktionsstörungen wie Asthma) durchaus gefährlich werden.

Chronisch wird eine Bronchitis, wenn Symptome wie überhöhte Schleimabsonderung, Husten und keuchende Atmung regelmäßig über einen längeren Zeitraum hinweg auftreten (Husten mit schleimigem Auswurf mindestens 3 Monate jährlich über einen ununterbrochenen Zeitraum von mindestens 2 Jahren). Die chronische Bronchitis betrifft in erster Linie Raucher und kann wegen der fortschreitenden Schädigung der Lunge lebensbedrohlich werden. Lungenentzündung ist eine weitere Komplikation im Zusammenhang mit einer Bronchitis.

Was sind die Ursachen?

Rauchen stellt eine der Hauptursachen dar und ist vermutlich für 80–90 % der Fälle von chronischer Bronchitis verantwortlich. Aber auch Virusinfektionen wie Grippe oder Erkältungen können sich ebenso wie bakterielle Infektionen zu einer Bronchitis ausweiten. Zu den weiteren Faktoren, die eine Bronchitis hervorrufen können, zählt das Einatmen von chemischen Dämpfen, Aerosolprodukten (z. B. Haarsprays, Deodorants und Insektensprays), Staub, Smog und anderen Umweltschadstoffen.

Wie kann Nahrung helfen?

Neben dem Verzicht auf Nikotin trägt eine Ernährung mit viel Obst, Gemüse und Fisch dazu bei, die Lunge vor der Schädigung durch freie Radikale zu bewahren. Der entzündlichen Natur von akuter Bronchitis kann durch die Zufuhr von **Omega-3-Fettsäuren** begegnet werden, die die Produktion entzündungsfördernder Substanzen reduzieren. Obgleich wissenschaftlich nicht belegt, sind alternative Mediziner der Ansicht, dass **Bromelain,** ein in Ananas enthaltenes Enzym, Entzündungen der Atemwege ebenfalls lindern kann.

Vitamin-C-reiche Lebensmittel bieten antioxidativen Schutz gegen freie Radikale in Smog und Zigarettenrauch und schützen die Lunge vor Umweltschadstoffen. Vitamin C sorgt außerdem für ein robustes Immunsystem, das Erkältungen und Viren abwehrt, die oftmals zu einer Bronchitis führen. Auch **Zink** stärkt das Immunsystem.

Aus der Forschung

Zahlreiche Untersuchungen belegen, dass die Lungenfunktion durch einen hohen Konsum an Obst und Gemüse gefördert wird. Eine groß angelegte, in 69 ländlichen Regionen Chinas durchgeführte Studie ergab, dass Teilnehmer mit einem hohen Verzehr an Vitamin-C-reichen Lebensmitteln eine bessere Lungenfunktion und folglich ein niedrigeres Risiko aufwiesen, eine Lungenerkrankung wie Bronchitis zu entwickeln, als Teilnehmer mit geringerer Vitamin-C-Zufuhr. Die Initiatoren der Studie gehen davon aus, dass die antioxidativen Eigenschaften von Vitamin C die Lunge nachhaltig vor einer Schädigung durch freie Radikale schützen.

Erste Studien liefern Anhaltspunkte dafür, dass das in weißen Grapefruits vorkommende Flavonoid **Naringin** die Lunge vor Umweltgiften schützt. Einer oxidativen Schädigung der Lunge beugen auch Nahrungsmittel mit hohem **Vitamin-E**-Gehalt vor.

Heilkraft aus der Küche

Lebensmittel	Nährstoff	Gesundheitlicher Nutzen
Fettreicher Fisch **Meeresfrüchte**	Omega-3-Fettsäuren	Hilfreich können Nahrungsmittel mit hohem Gehalt an Omega-3-Fettsäuren sein. Diese schützen die Lunge, indem sie die körpereigene Produktion entzündungsfördernder Substanzen drosseln.
Ananas **Erdbeeren** **Kiwis** **Zitrusfrüchte**	Vitamin C	Die antioxidativen Fähigkeiten von Vitamin C schirmen die Lunge gegen freie Radikale aus Umweltschadstoffen wie Smog und Zigarettenrauch ab. Außerdem unterstützt Vitamin C das Immunsystem im Kampf gegen Erkältungskrankheiten und Viren, die oft einer Bronchitis vorausgehen.
Bohnen **Geflügel** **Kürbiskerne** **Meeresfrüchte**	Zink	Die immunsteigernden Eigenschaften von Zink helfen bei der Abwehr von Viren, die Erkältungen und Grippe verursachen und oftmals eine akute Bronchitis nach sich ziehen.

Chronisches Müdigkeitssyndrom

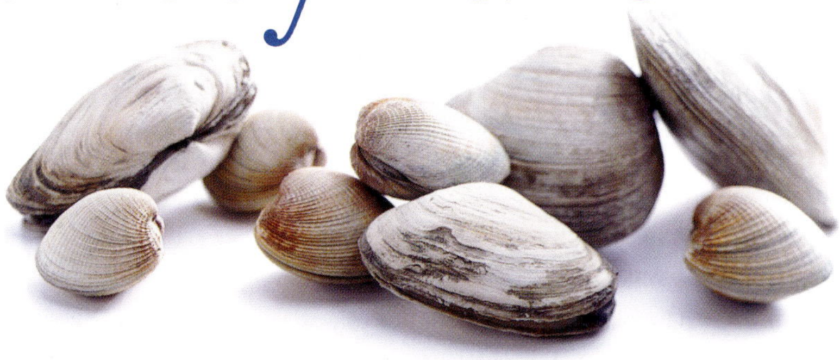

Rezepte

Was ist das?

Das chronische Müdigkeitssyndrom ist durch so viele verschiedene Symptome gekennzeichnet, dass die Diagnose oft schwer fällt. Zahlreiche andere Krankheiten werden von Symptomen begleitet, die denen des chronischen Müdigkeitssyndroms (CFS) täuschend ähnlich sind, z. B. Anämie, Depressionen, Fibromyalgie, Infektionen, Diabetes, Herzleiden, Schilddrüsenerkrankungen und Krebs. Überwältigende und anhaltende Müdigkeit ist das Primärsymptom von CFS, das als Zustand extremer Müdigkeit und körperlichen Unwohlseins definiert wird, der sich durch Bettruhe nicht beheben lässt. Die Symptome bleiben oft über mindestens 6 Monate bestehen und beeinträchtigen den Alltag erheblich.

Was sind die Ursachen?

Die Ursache für CFS liegt noch weitgehend im Dunkeln. Viele Hypothesen bringen CFS mit Infektionen in Zusammenhang. Aber auch Allergien, die durch Zecken übertragene Lyme-Borreliose, gestörte Stoffwechselfunktionen, niedriger Blutdruck, Funktionsstörungen der Nebenniere, Immunschwäche, neurologische Störungen, rheumatische Erkrankungen, Störungen des Zentralnervensystems, Autoimmunkrankheiten, hormonelle Probleme und bestimmte Medikamente werden dafür verantwortlich gemacht. Obgleich noch kein bestimmtes Virus als Auslöser der Erkrankung bestimmt worden ist, berichten viele CFS-Patienten, dass die Beschwerden nach einer grippeartigen Erkrankung begonnen hätten. Nichts deutet darauf hin, dass CFS ansteckend ist.

Wie kann Nahrung helfen?

Obwohl es noch keine bekannte Behandlungsmethode für diese Erkrankung gibt, können bestimmte Nährstoffe eine Linderung der Beschwerden bewirken. Einige Symptome von CFS äußern sich in Lymphdrüsenschwellungen, Gelenkentzündungen und anderen grippeartigen Krankheitszeichen, die sich durch Lebensmittel mit hohem Anteil an **essenziellen Fettsäuren** manchmal vorübergehend abmildern lassen. Essenzielle Fettsäuren hemmen die Freisetzung entzündungsfördernder Substanzen. Man nimmt an, dass manche CFS-Patienten an einer Anomalie des Stoffwechsels der essenziellen Fettsäuren leiden. **Omega-3-Fettsäuren** können auch Depressionen bekämpfen, eine häufige Begleiterscheinung von CFS.

Da ein **Vitamin-B_{12}**-Mangel als mögliche Ursache für Müdigkeit und Depressionen betrachtet wird, ist es möglich, dass eine Vitamin-B_{12}-reiche Kost auch bei CFS eine Linderung dieser Symptome bewirkt. Andere Vitamine der B-Gruppe wie **Thiamin, Vitamin B_6** und **Riboflavin** tragen zum Kampf gegen die Müdigkeit bei, indem sie den Körper bei der Energieproduktion unterstützen.

Weil CFS häufig direkt im Anschluss an eine Erkältung, eine Grippe oder eine Magen-Darm-Infektion auftritt, empfiehlt es sich, dem Körper viel **Vitamin C** zuzuführen, das ein geschwächtes Immunsystem (vielfach als Faktor für die Entstehung von CFS erachtet) wieder aufbaut. Auch **Zink** hemmt die Vermehrung von Viren und dient der Stärkung und Wiederherstellung des Immunsystems.

Aus der Forschung

Während manche Menschen den Ausbruch von CFS auf Faktoren wie Stress schieben, kam man in den USA in mehreren anerkannten wissenschaftlichen Diskussionsforen jüngst einstimmig zu der Schlussfolgerung, dass Stress als Ursache für die Erkrankung ausscheidet. Allerdings scheint es Hinweise zu geben, dass Stress bei bereits bestehendem chronischem Müdigkeitssyndrom zu einer Verschlimmerung der Symptome führen kann. Obwohl eingeräumt wurde, dass die Ursache weiterhin im Dunkeln liege, sahen die Wissenschaftler es als wahrscheinlich an, dass CFS durch eine Infektionskrankheit ausgelöst wird.

Da viele CFS-Patienten über Kopf- und Muskelschmerzen klagen, ist eine **magnesium**reiche Kost ratsam. Zur Bekämpfung der oft mit CFS einhergehenden Schlafstörungen sollte man Lebensmittel mit hohem Anteil an **Tryptophan** (wird im Körper in Serotonin ungewandelt) verzehren. Oft helfen auch **kohlenhydrat**reiche Mahlzeiten, den Serotoninspiegel zu heben.

Heilkraft aus der Küche

Lebensmittel	Nährstoff	Gesundheitlicher Nutzen
Amarant **Avocados** **Quinoa (Reismelde)** **Sonnenblumenkerne**	Magnesium	Magnesium spielt eine Rolle bei der Erzeugung und dem Transport von Energie. Ebenso ist es an der Kontraktion und Entspannung der Muskeln beteiligt, einer wichtigen Funktion, da Menschen mit CFS oft auch unter Muskelschwäche leiden.
Bananen **Erbsen** **Geflügel** **Milchprodukte**	Tryptophan	Zwar ist die Müdigkeit das Hauptsymptom von CFS, doch klagen viele Patienten auch über einen unruhigen Schlaf und Anfälle von Schlaflosigkeit. Hier kann Tryptophan helfen, das im Körper in Serotonin umgewandelt wird, das entspannt und schläfrig macht. Der Verzehr von kohlenhydratreichen Speisen erhöht die Tryptophanaufnahme.
Bohnen **Cashewkerne** **Geflügel** **Kürbiskerne** **Muscheln**	Zink	Lebensmittel, die viel Zink enthalten, unterstützen das Immunsystem, das wiederum zur Abwehr bestimmter Viren beiträgt. Darunter befinden sich auch solche, die für Erkältungen und für Grippe verantwortlich sind, wobei Infektionen als mögliche Auslöser für CFS erachtet werden.

Depressionen

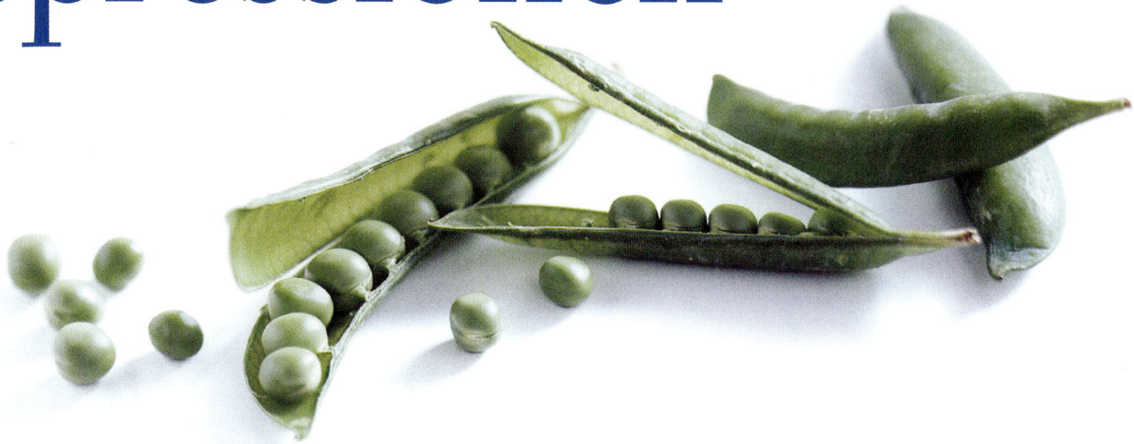

Rezepte

Was ist das?

Depressionen stellen eine Gemütskrankheit dar, von der Millionen Menschen betroffen sind. Eine Depression äußert sich oft in einem Gefühl von Verzweiflung und Niedergeschlagenheit, das einfach nicht vergehen will. Weitere mögliche Symptome sind Hoffnungslosigkeit, Schuldgefühle, Antriebslosigkeit, Konzentrationsschwäche, nervöse Unruhe, Schlafstörungen (entweder Schlaflosigkeit oder zu viel Schlaf), innere Leere, negative Gedanken, Schwierigkeiten, zwischenmenschliche Beziehungen aufrechtzuerhalten, sowie allgemeine Interesselosigkeit am Leben. Die richtige Behandlung kann den meisten Menschen, die an dieser kräftezehrenden Krankheit leiden, Erleichterung bringen.

Was sind die Ursachen?

Viele Ursachen können zur Entwicklung einer Depression führen, darunter erbliche, biologische und umweltbedingte Faktoren, aber auch Schicksalsschläge wie eine schwere Krankheit, der Verlust eines geliebten Menschen oder des Arbeitsplatzes, bestimmte Medikamente, Alkohol- oder Drogenmissbrauch, falsche Ernährung, die Geburt eines Kindes sowie andere hormonelle Veränderungen. Die biologischen Ursachen von Depressionen lassen sich auf Störungen von chemischen Botenstoffen im Gehirn zurückführen. Möglicherweise gibt es noch viele weitere biologische Ursachen, die es noch zu erforschen gilt.

Wie kann Nahrung helfen?

Bestimmte Nährstoffe haben eine positive Wirkung auf die Gemütslage. So spielt die Aminosäure **Tryptophan** offenbar eine wichtige Rolle bei der Aufrechterhaltung der normalen Hirnfunktion, da sie an der Produktion des Botenstoffs Serotonin beteiligt ist, der depressive Verstimmungen offenbar mildert.

Depressive Menschen greifen instinktiv zu Lebensmitteln, die reich an **komplexen Kohlenhydraten** sind, vermutlich einen günstigen Einfluss auf die Produktion von Serotonin haben und dem Körper helfen, Tryptophan aufzunehmen.

Auch durch Lebensmittel mit einem hohen Gehalt an B-Vitaminen lässt sich einem Stimmungstief entgegenwirken. Ein B-Vitamin, das bei depressiven Menschen häufig in zu geringen Mengen vorliegt, ist **Folsäure.** Erste Untersuchungen ergaben, dass Depressive oft auch an einem Mangel an **Vitamin B_{12}** leiden. So könnte ein Zusammenhang bestehen zwischen niedrigen Vitamin-B_{12}- und Folsäure-Werten und einem gestörten Stoffwechsel der Hirnchemikalien, die mit der Stimmungsregulierung in Verbindung gebracht werden.

Im Zusammenwirken mit Vitamin B_{12} und Folsäure trägt **Vitamin B_6** zur Verringerung der Menge an Homocystein bei, einer Aminosäure, die Depressionen hervorrufen kann. Vitamin B_{12} hilft bei der Umwandlung von Homocystein in andere Substanzen und verhindert dadurch eine Anreicherung von Homocystein im Blut. Vitamin B_6 ist möglicherweise an der Herstellung von Enzymen beteiligt, die für den Stoffwechsel bestimmter stimmungsregulierender Hirnchemikalien verantwortlich sind, z. B. Serotonin und Dopamin.

Omega-3-Fettsäuren sind im Gehirn reichlich vorhanden und sorgen für eine normale Hirnfunktion. Obwohl man noch nicht genau weiß, inwiefern Omega-3-Fettsäuren die Stimmungsregulierung beeinflussen, bestätigen jüngste Studien eine Wechselbeziehung zwischen niedrigen Werten an Omega-3-Fettsäuren und Depressionen.

Aus der Forschung

Eine neuere Studie lässt darauf schließen, dass Omega-3-Fettsäuren Depressionen lindern können. 30 an manischer (bipolarer) Depression leidende Patienten bekamen 4 Monate lang zusätzlich zu ihrer normalen Behandlung entweder ein wirkungsloses Placebo (Olivenöl) oder Omega-3-Fettsäuren verabreicht.

Im Ergebnis hatte die Gruppe, die mit Omega-3-Fettsäuren behandelt worden war, mit weniger Rückfällen zu kämpfen als die Vergleichsgruppe. Interessanterweise wurde die Studie früher als geplant beendet, da die heilende Wirkung der Omega-3-Fettsäuren so ausgeprägt war, dass die Forscher es nicht vertreten konnten, den mit einem Placebo behandelten Patienten diese segensreiche Entdeckung noch länger vorzuenthalten.

Heilkraft aus der Küche

Lebensmittel	Nährstoff	Gesundheitlicher Nutzen
Erbsen **Grüne Blattsalate** **Linsen** **Spargel**	Folsäure	Folsäuremangel stellt vermutlich eine der Ursachen für einen gestörten Stoffwechsel der Hirnchemikalien dar, die für die Stimmungsregulierung verantwortlich sind.
Fettreicher Fisch **Meeresfrüchte**	Omega-3-Fettsäuren	Diese Fette sind für eine optimale Hirnfunktion unverzichtbar und bewirken vermutlich ein vermindertes Auftreten von Depressionen.
Bananen **Erbsen** **Geflügel** **Milchprodukte**	Tryptophan	Tryptophan stellt eine Vorstufe von Serotonin dar, einem Neurotransmitter (Botenstoff) im Gehirn, der erwiesenermaßen depressiven Verstimmungen entgegenwirkt.
Bananen **Erbsen** **Kartoffeln**	Vitamin B_6	Dieses B-Vitamin unterstützt die Synthese von Enzymen, die den Stoffwechsel bestimmter stimmungsregulierender Nervenchemikalien steuern.
Fettreicher Fisch **Geflügel** **Meeresfrüchte** **Milchprodukte**	Vitamin B_{12}	Ein Mangel an diesem Vitamin kann offenbar Depressionen hervorrufen.

Diabetes

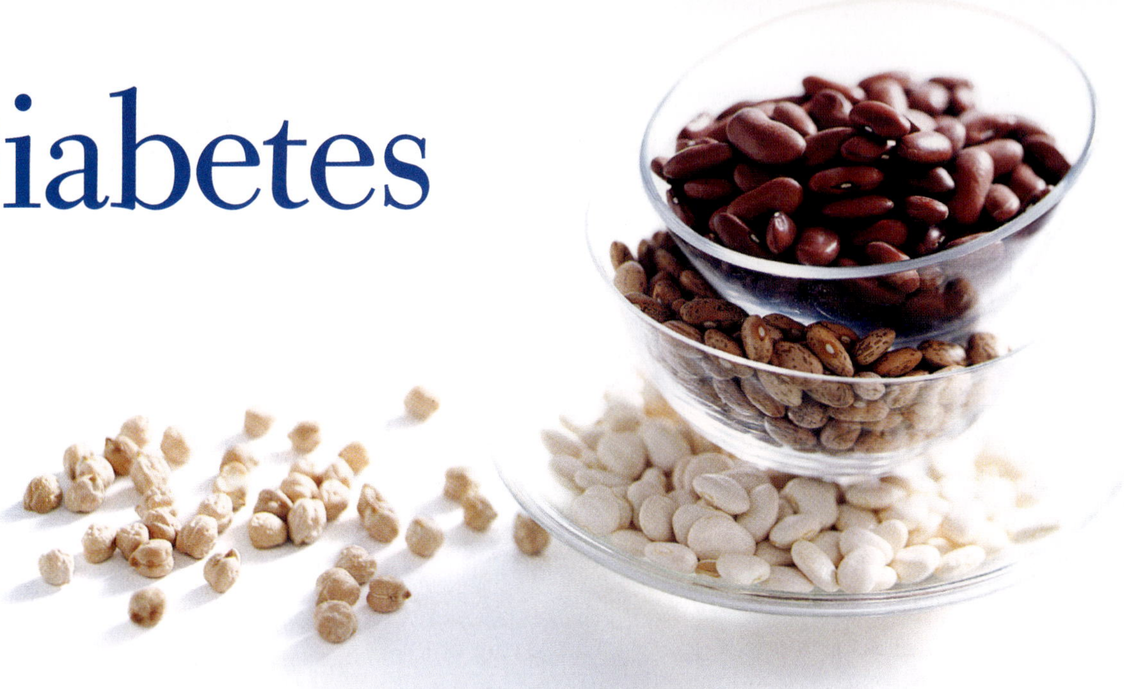

Rezepte

Was ist das?

Typisch für Diabetes sind hohe Werte an Glukose (einem von allen Zellen zur Energiegewinnung benötigten Einfachzucker) im Blut, was entweder auf eine Störung bei der Freisetzung und/oder in der Wirkungsweise von Insulin (dem Hormon, das zur Verarbeitung von Glukose benötigt wird) zurückzuführen ist. Es gibt zwei Arten von Diabetes, Typ I und Typ II. Typ II ist die häufigere Form und für etwa 90 % aller Krankheitsfälle verantwortlich. Im Unterschied zur Typ-I-Diabetes, die gewöhnlich bereits in der Kindheit oder Jugend diagnostiziert wird, tritt Typ-II-Diabetes vorwiegend im Erwachsenenalter auf. Deshalb spricht man hier auch von Altersdiabetes. Typ-II-Diabetes entwickelt sich allmählich und betrifft vorrangig Menschen mit einem Lebensalter von über 40 Jahren, die zu Fettleibigkeit neigen. Krankheitszeichen von *Diabetes mellitus* (dem vollen Namen beider Krankheitsformen) umfassen häufiges und übermäßiges Wasserlassen, unmäßigen Durst, Gewichtsabnahme, Müdigkeit und ein vermehrtes Hungergefühl ebenso wie ständig wiederkehrende Infektionen, z. B. Harnwegsinfektionen und vaginale Hefepilzinfektionen. Beide Diabetesformen können zu Komplikationen führen, darunter Herz-Kreislauf-Erkrankungen, Nervenschädigung, Augen- und Nierenleiden.

Was sind die Ursachen?

Diabetes ist eine komplizierte Erkrankung, über deren Ursachen noch Unklarheit herrscht. Allerdings dürften genetische Faktoren eine Rolle spielen. Bei Typ-II-Diabetes kommen neben der genetischen Komponente Stoffwechselstörungen und Fettleibigkeit als Auslöser infrage. Zahlreiche Studien belegen, dass eine extreme Körperfülle nicht nur die Entstehung von Diabetes begünstigt, sondern auch dem Fortschreiten von Herzerkrankungen Vorschub leistet. Schwangere Frauen entwickeln zuweilen Schwangerschaftsdiabetes, was sie im späteren Leben für Altersdiabetes anfälliger macht. Bei der weniger häufigen Diabetesform vom Typ I greift das Immunsystem irrtümlicherweise die Insulin produzierenden Zellen des Körpers an, was einen Insulinmangel verursacht.

Wie kann Nahrung helfen?

Diabetiker sollten grundsätzlich sämtliche Ernährungsfragen eingehend mit dem Hausarzt erörtern. Jede Diät muss individuell auf den Insulinmangel des einzelnen Patienten zugeschnitten sein.

Lebensmittel mit hohem Anteil an **komplexen Kohlenhydraten** werden in einer Geschwindigkeit verdaut, die eine langsame, aber ständige Abgabe von Glukose in den Blutstrom gewährleistet. Hierdurch wird ein normaler Glukosespiegel aufrechterhalten.

Ballaststoffe verlangsamen die Aufnahme von Glukose und bewirken ein für die Gewichtsabnahme hilfreiches Sättigungsgefühl. **Lösliche Ballaststoffe** tragen darüber hinaus zur Senkung des Serumcholesterinspiegels bei, was wichtig ist, weil viele Diabetiker einem erhöhten Risiko von koronaren Herzerkrankungen ausgesetzt sind.

Da ein niedriger **Magnesium**spiegel im Blutserum ein Vorbote für Typ-II-Diabetes sein könnte, wird zu einer magnesiumreichen Kost geraten.

Den Verzehr herzförderlicher Lebensmittel, die reich an **einfach ungesättigten Fettsäuren** sind, sieht man ebenfalls als hilfreich an, wenn sie an die Stelle von die Arterien verstopfenden gesättigten Fetten treten.

Da Diabetiker oft an Gefäßproblemen leiden, ist eine **Vitamin-C**-reiche Kost zu empfehlen. Außerdem fungiert Vitamin C als Antioxidans und ist deshalb wichtig, weil die Oxidation durch freie Radikale auch bei diabetesbedingten Gewebeschädigungen eine Rolle spielt.

Aus der Forschung

Eine jüngere Studie zeigt, dass Ballaststoffe zur Senkung der Glukosewerte bei Menschen mit Typ-II-Diabetes beitragen. 13 Patienten wurde 6 Wochen lang eine Diät verabreicht, die nur einen geringen Anteil an Ballaststoffen enthielt (8 g lösliche und 16 g unlösliche Ballaststoffe). Danach wurden die Patienten ebenfalls für 6 Wochen auf eine ballaststoffreiche Kost umgestellt (25 g lösliche und 25 g unlösliche Ballaststoffe). Im Zuge dieser Studie fand man heraus, dass eine ballaststoffreiche Kost bei Patienten mit Typ-II-Diabetes zu einer Stabilisierung des Blutzuckers beiträgt, weil sie die Aufnahme von Glukose verlangsamt.

Heilkraft aus der Küche

Lebensmittel	Nährstoff	Gesundheitlicher Nutzen
Bohnen **Linsen** **Spargel**	Ballaststoffe	Lösliche Ballaststoffe senken bei einigen Patienten die Serumcholesterinwerte sowie den Glukosespiegel und beugen Übergewicht vor.
Avocados **Nüsse** **Olivenöl** **Rapsöl**	Einfach ungesättigte Fettsäuren	Diese Fette senken mitunter die Glukosewerte im Blut. Verwendet man sie anstelle von gesättigten Fetten, unterstützen sie die Therapie von Herzleiden und halten das Körpergewicht konstant.
Bohnen **Kartoffeln** **Reis** **Vollkornprodukte**	Komplexe Kohlenhydrate	Komplexe Kohlenhydrate werden nur langsam verdaut und geben nach und nach Glukose an den Blutstrom ab. Dadurch werden die Glukosewerte auf einem konstanten Niveau gehalten.
Amarant **Naturreis** **Sonnenblumenkerne**	Magnesium	Ein niedriger Serummagnesiumspiegel kann auf Typ-II-Diabetes hindeuten. Magnesiumreiche Lebensmittel sind meist auch reich an Ballaststoffen.
Brokkoli **Paprikaschoten** **Zitrusfrüchte**	Vitamin C	Vitamin C dient dem Schutz von Bindegewebe und Venen. Viele Diabetiker haben mit Gefäßproblemen zu kämpfen.

Durchfall

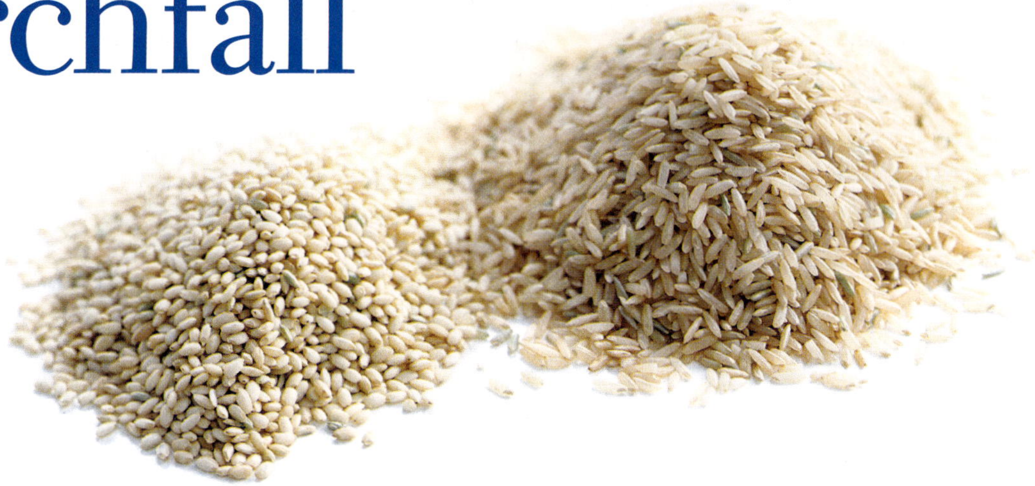

Rezepte

Was ist das?

Jeder von uns hat wohl irgendwann schon einmal Durchfall gehabt. Die Erkrankung kann äußerst quälend sein, zumal sie oft von Bauchschmerzen und starken Krämpfen begleitet wird. Im Extremfall kann Durchfall zu völligem Wasserentzug und Austrocknung führen.

Ist ein Säugling oder Kleinkind von Durchfall betroffen, sollte unbedingt ein Arzt konsultiert werden, da Kinder zu Schwäche und Austrocknung neigen. Auch ältere Menschen und Personen, die an einem Immundefekt oder anderen ernsthaften Krankheiten leiden, sollten zur Behandlung von Durchfall professionelle Hilfe einholen. Für die meisten Menschen sind gelegentliche Durchfallattacken jedoch nicht gefährlich; sie dauern in der Regel nicht länger als 3 Tage. Sollten Sie länger als 3 Tage an Durchfallsymptomen leiden, ist es ratsam, zum Arzt zu gehen und feststellen zu lassen, ob eine ernstere Gesundheitsstörung hinter den Beschwerden steckt.

Was sind die Ursachen?

Die häufigste Form von Durchfall wird durch den Genuss von Speisen oder Trinkwasser verursacht, die durch bestimmte Viren, Bakterien oder Parasiten verunreinigt sind. Nahrungsmittelbakterien (Kolibakterien, Salmonellen oder Listerien) sind oft auch in nicht pasteurisierten Lebensmitteln und an schlecht gereinigten Schneidebrettern und Geschirr anzutreffen. Daher sollte man alle Arbeitsflächen mit heißem Seifenwasser abwaschen, wenn man darauf Fleisch und Geflügel zubereitet hat.

Bei Reisen ins Ausland, besonders in Entwicklungsländer, sollten Sie nur in Flaschen abgefülltes Mineralwasser trinken und ungewaschenes Obst meiden. So schützen Sie sich vor der durch Bakterien oder Parasiten in Trinkwasser, Eis oder ungegarten Nahrungsmitteln hervorgerufenen „Reisediarrhö" .

Durch einwandfreie Hygiene lassen sich viren- und infektionsbedingte Durchfälle vermeiden. Speziell nach dem Gang zur Toilette oder dem Windelwechsel bei Säuglingen ist es ratsam, sich gründlich die Hände zu waschen. Auch Kinder sollte man schon in Hygiene unterweisen und dazu anhalten, sich besonders vor den Mahlzeiten die Hände zu waschen.

Zu den weiteren Faktoren, die Durchfall verursachen können, zählen Laktoseintoleranz, Stress, der Verzehr sorbitolhaltiger Nahrungsmittel, bestimmte Medikamente, überhöhte Dosen an Vitamin C oder Säure neutralisierende Mittel, die Magnesium enthalten.

Durchfall infolge chronischer Erkrankungen kommt seltener vor und geht gewöhnlich mit Krankheiten wie Dickdarmentzündung, Reizdarmsyndrom oder anderen Magen-Darm-Erkrankungen einher.

Zu vermeiden

Wer an Durchfall leidet, sollte koffeinhaltige Lebensmittel meiden, denn diese regen die Darmtätigkeit zusätzlich an. Den Durchfall verschlimmern können auch Dörrpflaumen, Obst und Fruchtsäfte, fettreiche und stark gewürzte Speisen sowie Alkohol. Fern halten sollte man sich von Nahrungsmitteln mit einem hohen Anteil unlöslicher Ballaststoffe, da sie das überschüssige Wasser im Darmtrakt nicht absorbieren, sondern den Durchfall durch Stimulation des Dickdarms verschlimmern.

Wie kann Nahrung helfen?

Eine der ersten Maßnahmen bei Durchfall besteht darin, reichlich Wasser zu trinken, um den Flüssigkeitsverlust auszugleichen. Auch wenn Sie keinen Hunger haben, sollten Sie über den Tag verteilt kleinere Mengen Nahrung zu sich nehmen. Ist der Durchfall so stark, dass Sie keinen Bissen hinunterbekommen, lutschen Sie an Eisstückchen und trinken Sie schlückchenweise kleine Mengen klarer Flüssigkeiten, wie Kraftbrühe und Sportgetränke (oder Mineralwasser mit ein wenig Zucker und Salz).

Milde Kost, die viele **komplexe Kohlenhydrate** enthält (Kartoffelbrei aus geschälten Kartoffeln, Zwieback oder weißer Reis), ist bei Durchfallerkrankungen am besten geeignet, weil sie das Verdauungssystem am wenigsten reizt.

Lebensmittel mit einem hohen Gehalt an dem löslichen Ballaststoff **Pektin,** wie Apfelmus und Bananen, tragen dazu bei, den Stuhl zu festigen. Bananen sind darüber hinaus reich an Kalium, das dem Körper durch die übermäßige Flüssigkeitsausscheidung oft verloren geht.

Wenn Sie Antibiotika einnehmen, können probiotische Nahrungsmittel dabei helfen, die hierdurch zerstörte nützliche Flora im Dickdarm wieder aufzubauen. Gesundheitsfördernde **probiotische Bakterien** in Joghurt mit aktiven oder lebenden Kulturen helfen bei der Wiederherstellung einer gesunden Darmflora.

Heilkraft aus der Küche

Lebensmittel	Nährstoff	Gesundheitlicher Nutzen
Kartoffeln (geschälte) **Reis (weißer)**	Komplexe Kohlenhydrate	Lebensmittel mit einem hohen Anteil an komplexen Kohlenhydraten sind meist mild und leicht verdaulich.
Apfelmus **Bananen**	Pektin	Der lösliche Ballaststoff Pektin hilft bei der Absorption von überschüssiger Flüssigkeit im Verdauungstrakt, verlängert die Verweildauer des Stuhls im Darm und vergrößert sein Volumen.

Ekzeme

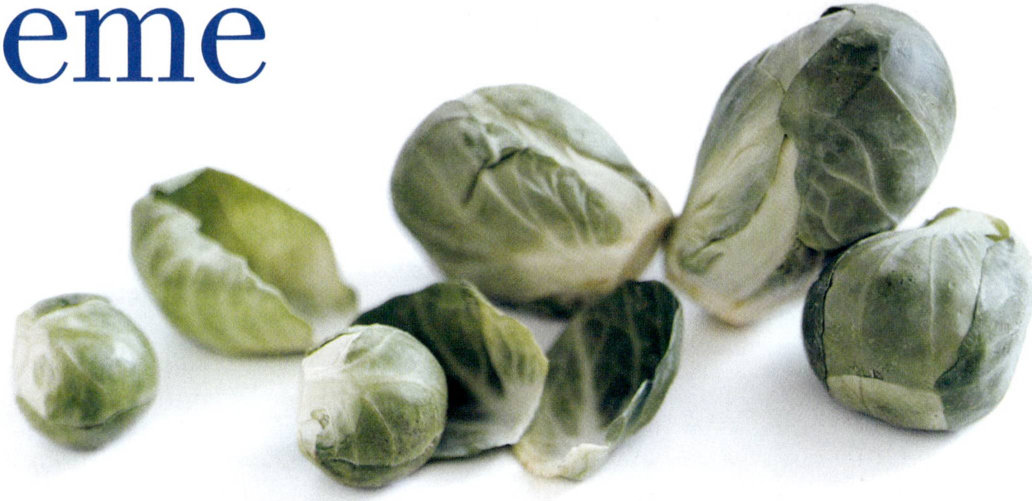

Rezepte

Was ist das?

Ekzeme (Juckflechten) sind entzündliche, aber nicht ansteckende Hautausschläge, die sich in Juckreiz, Schuppenbildung, Trockenheit und Rötung der befallenen Hautpartien äußern. Manchmal bilden sich auch kleine Bläschen, die beim Aufbrechen empfindliche, nässende Partien an der Hautoberfläche hinterlassen. Ständiges Kratzen an der betroffenen Hautstelle kann zu schuppigen und krustigen Flecken führen. Es gibt verschiedene Formen von Ekzemen, wobei Neurodermitis am verbreitetsten ist (weltweit leiden etwa 10 % der Kinder daran). Ekzeme entstehen oft in den Hautfalten der Gelenke, z. B. an der Innenseite von Ellbogen- und Kniegelenken; sie können aber auch an jeder beliebigen anderen Körperstelle auftreten. Kratzen führt zu einer Verschlimmerung des Ekzems und gelegentlich zum Übergreifen auf andere Hautregionen.

Was sind die Ursachen?

Menschen, bei denen Allergien gegen Nahrungsmittel, Pollen, Staub, Milben und Tierhaare familiär gehäuft auftreten, sind für Ekzeme anfälliger. Viele Menschen, die an Ekzemen leiden, haben über dem Normalmaß liegende Werte an Histamin, einer Körperchemikalie, die bei ihrer Ausschüttung eine allergische Abwehrreaktion in Form von Entzündungen der Haut auslöst. Ekzeme, insbesondere Neurodermitis, sind möglicherweise mit Asthma und Heuschnupfen verwandt, obgleich der genaue Zusammenhang noch unklar ist. Das plötzliche Auftreten von Ekzemen kann auch durch Angst, Stress sowie extreme Wetterschwankungen verursacht werden. Menschen mit trockener Haut sind in der Regel empfänglicher für Ekzeme.

Wie kann Nahrung helfen?

Einer der Auslöser (und auch eine Folge) von Ekzemen ist Hauttrockenheit, die durch Nahrungsmittel mit hohem Gehalt an Beta-Karotin, Vitamin E und essenziellen Fettsäuren gelindert werden kann. **Vitamin A** scheint eine günstige Wirkung auf Zellwachstum und -reifung zu haben. Vorbereitende Studien lassen darauf schließen, dass **Beta-Karotin** (eine Vorstufe von Vitamin A) die Haut vor der Belastung durch freie Radikale schützt. Lebensmittel mit hohem Gehalt an **essenziellen Fettsäuren** vermindern vermutlich Schwellungen, indem sie die Synthese hormonähnlicher Substanzen unterstützen – der so genannten Prostaglandine, die eine entzündungshemmende Wirkung besitzen.

Bei manchen Menschen mit Ekzemen wurden Anomalien in der Immunabwehr beobachtet. Diese Patienten (wie übrigens auch Personen mit familiär gehäuftem Auftreten von Allergien, Asthma und Ekzemen) sollten immunsteigernde Nahrungsmittel mit hohem Gehalt an **Zink, Vitamin C** und **Vitamin E** in ihren Speiseplan aufnehmen. Vitamin C und E erfüllen die Aufgabe von Antioxidantien, die den Körper vor freien Radikalen schützen. Die antioxidativen Eigenschaften von Vitamin E scheinen den Heilungsprozess der Haut zu fördern. Vitamin C trägt dazu bei, die Ausschüttung von Histamin zu verringern, einer entzündungsfördernden chemischen Verbindung, die vom Körper als Reaktion auf Allergene freigesetzt wird. Diese entzündliche Reaktion kann durch den Verzehr von Nahrungsmitteln, die als natürliche Antihistaminika fungieren, gemildert werden. Hierzu zählen Lebensmittel mit einem hohen Gehalt an Vitamin C sowie den Flavonoiden **Quercetin** und **Luteolin**.

Aus der Forschung

Eine in kleinem Rahmen durchgeführte Studie ergab, dass der Genuss von drei Tassen Oolongtee pro Tag Ekzeme lindern kann. Da Ekzeme zu den allergieverwandten Hauterkrankungen zählen, vermutet man, dass im Tee enthaltene Polyphenole durch ihre Wirkung als Antioxidantien die allergische Reaktion unterdrücken.

Heilkraft aus der Küche

Lebensmittel	Nährstoff	Gesundheitlicher Nutzen
Mangos **Möhren** **Spinat** **Süßkartoffeln**	Beta-Karotin	Beta-Karotin übernimmt die Aufgabe eines Antioxidans, indem es hautschädigende Substanzen bindet und in ihrer Wirkung neutralisiert.
Fettreicher Fisch **Leinsamen** **Öle (pflanzliche)**	Essenzielle Fettsäuren	Essenzielle Fettsäuren fördern vermutlich die Freisetzung entzündungshemmender Substanzen im Körper; die häufig mit Ekzemen einhergehenden Entzündungen werden dadurch vermindert.
Avocados **Brokkoli** **Sonnenblumenkerne** **Tomatensaft**	Vitamin E	Vitamin E dient der Aufrechterhaltung der Immunfunktion. Ein gesundes Immunsystem fördert die normalen Reaktionen auf ekzemauslösende Allergene.
Bohnen **Geflügel** **Samen** **Vollkornprodukte**	Zink	Da bei manchen Menschen mit Ekzemen Störungen in der Immunabwehr festgestellt wurden, könnte es hilfreich sein, zinkreiche Lebensmittel zu essen, da Zink die Abwehrkräfte stärkt.

Erhöhter Cholesterinspiegel

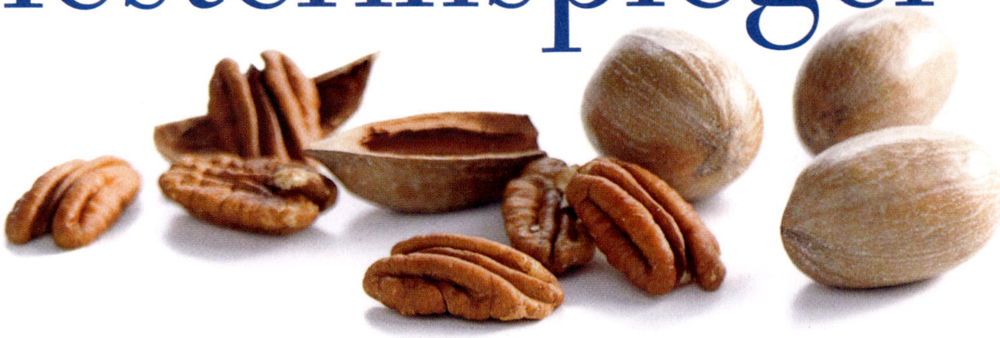

Rezepte

Was ist das?

Cholesterin, eine fettähnliche Substanz, zirkuliert im Blut vorwiegend in zwei Formen. LDL-Cholesterin (das „schlechte" Cholesterin) kann die Arterien verstopfen und zur Entstehung von Herz-Kreislauf-Erkrankungen beitragen; HDL (das „gute" Cholesterin) transportiert das schädliche Cholesterin aus den Arterien heraus. Aus medizinischer Sicht sollte der Gesamtcholesterinspiegel 200 mg pro Deziliter nicht überschreiten, wobei der HDL-Wert nicht niedriger als 40 mg pro Deziliter liegen sollte.

Was sind die Ursachen?

Eine Ernährung, die große Mengen an gesättigten Fettsäuren und Trans-Fetten beinhaltet, ist mit hohen Blutcholesterinwerten verknüpft. Erblich bedingte Faktoren, Rauchen, Bewegungsmangel und Fettleibigkeit erhöhen ebenfalls das Risiko, ungesund hohe Cholesterinwerte zu entwickeln.

Wie kann Nahrung helfen?

Eine vorwiegend pflanzliche Ernährung mit vielen herzförderlichen **einfach ungesättigten Fettsäuren** ist eine ausgezeichnete Strategie zur Reduzierung der Cholesterinwerte: Da tierische Produkte und stark behandelte Lebensmittel viele gesättigte Fette, Trans-Fette und Nahrungscholesterin enthalten, treiben sie den Cholesterinspiegel in die Höhe.

Nüsse sind reich an ungesättigten Fettsäuren. Eine groß angelegte Studie ergab, dass Frauen, die wöchentlich 140 g Nüsse aßen, ihr Risiko, ein Herzleiden zu entwickeln, um ein Drittel verringerten. In einer weiteren Studie konnten Teilnehmer, die anstelle von anderen Fetten täglich 8–11 Walnüsse aßen, ihre „schlechten" LDL- Cholesterinwerte bedeutend senken.

Auch Lebensmittel, die große Mengen an löslichen Ballaststoffen enthalten, dienen dem Abbau von LDL-Cholesterin. Studien zeigen, dass besonders die in Hafer, Möhren und Flohsamen *(Psyllium)* vorkommenden **löslichen Ballast-**

stoffe eine gesundheitsfördernde Wirkung entfalten. So können bereits 3 g **Beta-Glukan** (ein löslicher Ballaststoff in Hafer) pro Tag die Cholesterinwerte bei regelmäßiger Einnahme um 5 % senken.

Nahrungsmittel mit großem Anteil an **Flavonoiden** (z. B. Orangensaft), einschließlich **Lykopin,** tragen ebenfalls dazu bei, den Cholesterinspiegel auf einem gesunden Niveau zu halten.

Auch die in Knoblauch und Zwiebeln enthaltenen **Schwefelverbindungen** scheinen cholesterinsenkende Eigenschaften zu besitzen; so kann laut einer Analyse der regelmäßige Verzehr einer halben bis ganzen Zehe Knoblauch die Cholesterinkonzentration um fast 10 % verringern.

Aus der Forschung

Der in Möhren enthaltene lösliche Ballaststoff Kalziumpektat verfügt über cholesterinsenkende Eigenschaften. Zu diesem Ergebnis kam man im Rahmen einer Studie, bei der die Teilnehmer täglich etwa 135 g Möhren zu sich nahmen. Im Durchschnitt sank der Cholesterinspiegel nach nur 3 Wochen um 11 %.

Eine kleine Studie an gesunden Frauen ergab, dass Teilnehmerinnen, die 1 Woche täglich etwa 90 g frische Shiitakepilze verzehrten, eine Reduktion ihrer Cholesterinwerte um 9–12 % verzeichneten. Shiitakepilze verfügen über mehrere herzförderliche sekundäre Pflanzenstoffe, darunter auch Eritadenin.

Mittlerweile verdichten sich die Hinweise, dass auch pflanzliche Proteine cholesterinreduzierende Fähigkeiten besitzen. So scheint die tägliche Zufuhr von nur 25 g **Sojaprotein** den Cholesterinspiegel zu senken. In der klinischen Forschung haben Leinsamen mit ihrem großen Anteil an pflanzlichen **Proteinen, Lignanen** (Phytoöstrogenen), herzförderlichen Fetten und löslichen Ballaststoffen eine beeindruckende cholesterinsenkende Wirkung bewiesen.

Heilkraft aus der Küche

Lebensmittel	Nährstoff	Gesundheitlicher Nutzen
Bohnen **Hafer** **Leinsamen** **Möhren**	Ballaststoffe (lösliche)	Indem sie Nahrungspartikel im Verdauungstrakt mit einer gelartigen Masse umschließen, verhindern lösliche Ballaststoffe die Absorption von Cholesterin und fördern dessen Ausscheidung.
Avocados **Olivenöl**	Einfach ungesättigte Fettsäuren	Wenn man gesättigte Fette und Trans-Fette durch einfach ungesättigte Fette ersetzt, bewirkt dies einen Rückgang des gefährlichen LDL-Cholesterins.
Äpfel **Zitrusfrüchte** **Zwiebeln**	Flavonoide	Derzeit häufen sich die Hinweise aus der Forschung, dass flavonoidreiche Lebensmittel zu gesunden Cholesterinwerten beitragen.
Aprikosen **Tomaten** **Wassermelonen**	Lykopin	Es gibt erste Hinweise, dass dieses Karotinoid den LDL-Cholesterinspiegel senkt, indem es die Cholesterinsynthese im Körper hemmt.
Knoblauch **Zwiebeln**	Schwefelverbindungen	Zahlreiche Studien kommen zu dem Ergebnis, dass Menschen, die viel Zwiebeln und Knoblauch essen, niedrigere Cholesterinwerte haben.
Sojaprodukte	Sojaprotein	Viele klinische Studien haben bestätigt, dass der tägliche Verzehr von 25–50 g Sojaprotein zu einer Verringerung des LDL-Cholesterins beitragen kann.

Erkältungen & Gripppe

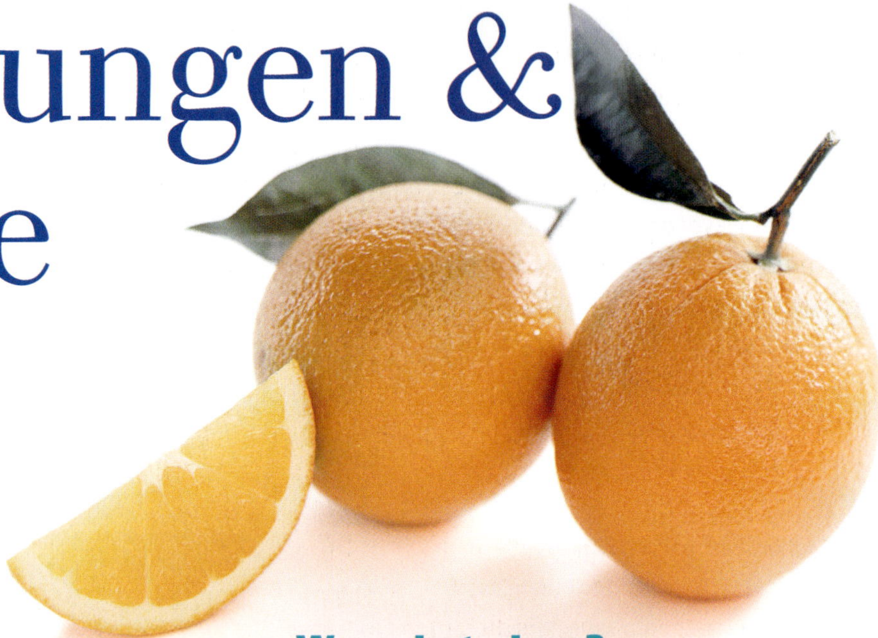

Rezepte

Was ist das?

Die gewöhnliche Erkältung ist eine hochgradig ansteckende Infektion, die oft mit Kratzen im Hals und einer verstopften Nase beginnt und mit roten, tränenden Augen, Niesen, Husten, Rachenentzündung, Schnupfen, Schleimhautschwellungen, leichtem Kopfweh sowie allgemeinem Unwohlsein und einem Gefühl von Abgeschlagenheit ihren Höhepunkt erreicht. Erkältungen verursachen selten ernste Komplikationen, mit Ausnahme von Ohreninfektionen bei Kindern. Allerdings können Erkältungen Asthma verschlimmern und Infektionen der unteren Atemwege (z. B. Bronchitis, Lungenentzündung) hervorrufen. Dies kommt oft bei älteren Menschen vor. Eine Erkältung klingt normalerweise nach 5–10 Tagen ab.

Mit rund 5000–8000 Todesfällen pro Jahr, die allein in Deutschland auf bei Grippe (Influenza) eintretende Komplikationen zurückgehen, ist das ebenfalls hochgradig ansteckende Grippevirus zweifellos gefährlicher als die gewöhnliche Erkältung. Krankheitszeichen bei Grippe umfassen Kopf-, Muskel- und Gelenkschmerzen, hohes Fieber, Abgeschlagenheit, Rachenentzündung und gelegentlich trockenen Reizhusten. Säuglinge, Kleinkinder, ältere Menschen, Patienten mit ernsthaften Vorerkrankungen oder solche, die immunosuppressive Medikamente einnehmen müssen, sind einem erhöhten Risiko ausgesetzt, Komplikationen wie Lungenentzündung oder andere Atemwegsinfektionen zu entwickeln.

Was sind die Ursachen?

Erkältungen und Grippe werden durch verschiedene Virenarten hervorgerufen. Die Viren verbreiten sich über die Luft und durch den Kontakt mit infizierten Gegenständen wie z. B. Türgriffen – deshalb sollte man sich regelmäßig die Hände waschen. Das Infektionsrisiko steigt bei erschöpften, kranken oder anhaltend gestressten Menschen mit geschwächter Immunabwehr. Anfällig wird man auch durch das ständige Einatmen von Schadstoffen wie Tabakrauch oder Smog, da hierdurch die Zilien (für die Reinigung der Luftwege zuständige Flimmerhärchen) geschädigt werden.

Wie kann Nahrung helfen?

Sowohl bei einer gewöhnlichen Erkältung als auch bei einer Grippe sollte man viel trinken, sich unbedingt Ruhe gönnen und auf eine gesunde Ernährung achten.

Luteolin, ein in Rosmarin, Salbei, Thymian und Artischocken vorkommendes Flavonoid, wirkt als ein natürliches Antiallergikum, indem es die Ausschüttung von Histamin hemmt, einer Chemikalie, die als eine der Ursachen für Schleimhautschwellungen und andere Atemwegssymptome identifiziert worden ist. Studien zeigen, dass das Flavonoid **Quercetin** eine ähnliche Wirkung besitzt und darüber hinaus die Gesundheit der Lunge zu unterstützen scheint.

Zur Abwehr von Erkältungs- und Grippeviren ist der Erhalt eines starken Immunsystems von großer Bedeutung. Die Volksmedizin plädiert für die Verwendung von **Knoblauch** zur Vorbeugung gegen gewöhnliche Atemwegsinfektionen; diese dem Knoblauch zugeschriebene Wirkung ist jedoch wissenschaftlich nicht belegt.

Die immunstärkenden Eigenschaften von **Vitamin C** und **Zink** helfen dem Körper bei der Abwehr von Erkältungs- und Grippeviren. Auch Vitamin C entwickelt vermutlich die Wirkung eines natürlichen Antihistaminikums. Weiterhin empfehlenswert sind Speisen mit einem hohen Gehalt an dem antioxidativen Mineral **Selen:** Erste Studien lassen erkennen, dass ein Mangel an Selen die Krankheitsdauer offenbar verlängert.

Wenn man sich bereits angesteckt hat, kann ein Teller Hühnersuppe vorübergehend Erleichterung bringen. Überdies sorgt die Schärfe einiger Lebensmittel, etwa von Chilischoten, Ingwer, Rettich und Senf, für Linderung bei Nasenschleimhautschwellungen, da sie die Nasenwege frei macht.

Hausmittel

Bei einer Erkältung kann ein Teller mit heißer, dampfender Hühnersuppe Wunder wirken. Jüngste wissenschaftliche Studien bestätigen die Heilkraft dieses jahrhundertealten Hausmittels, das Erkältungssymptome deutlich lindern kann.

Wissenschaftler schätzen, dass bereits eineinhalb Tassen Hühnersuppe die Entzündung in der Lunge, eine nicht seltene Begleiterscheinung vieler Atemwegserkrankungen, abschwächen können. Zwar hat man die genaue Wirkungsweise von Hühnersuppe noch nicht ermittelt; es ist aber möglich, dass sie die Aktivität von weißen Blutkörperchen (neutrophilen Leukozyten) hemmt, die eine vermehrte Schleimbildung in der Lunge und damit einen Stauungszustand bewirken.

Offenbar spielt es keine Rolle, ob die Hühnersuppe selbst gekocht wurde oder aus dem Supermarkt stammt – die entzündungshemmende Wirkung ist dieselbe. Auch das Inhalieren des heißen Dampfes der Suppe kann zu einer zeitweisen Öffnung der Nase führen.

Heilkraft aus der Küche

Lebensmittel	Nährstoff	Gesundheitlicher Nutzen
Äpfel **Beeren** **Pflaumen** **Zwiebeln (rote)**	Quercetin	Einige Studien deuten darauf hin, dass dieses Flavonoid die Freisetzung von Histamin drosselt, das mit Schnupfen, Schleimhautschwellungen und tränenden Augen in Verbindung gebracht wird.
Erdbeeren **Kiwis** **Paprika & Chili** **Zitrusfrüchte**	Vitamin C	Auch wenn es weder bei Erkältung noch bei Grippe Heilung verspricht, kann Vitamin C durch die Stärkung der Immunabwehr der Einnistung dieser Viren entgegenwirken. Außerdem scheint es die Dauer der Symptome zu verkürzen.
Cashewkerne **Hühnerfleisch** **Rindfleisch**	Zink	Einiges spricht dafür, dass Zink die Schwere des Krankheitsverlaufes mildert und die Dauer der gewöhnlichen Erkältung verkürzt.

Gedächtnisschwäche

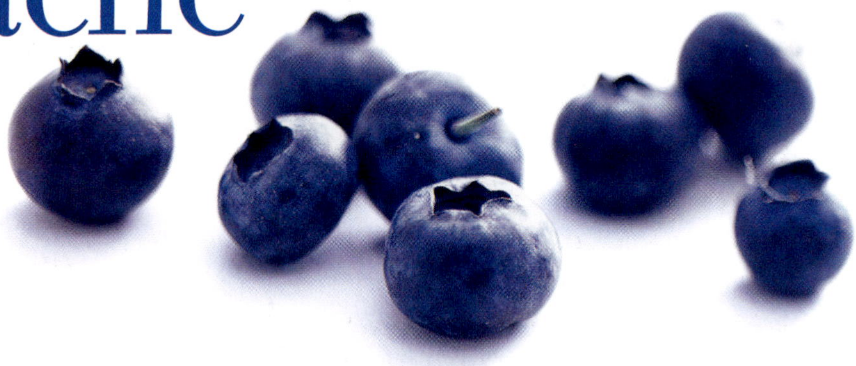

Rezepte

Was ist das?

Leichte Aussetzer im Erinnerungsvermögen, etwa das Vergessen von Namen oder Verlegen von Gegenständen, sind mit fortschreitendem Alter ganz normal, da Teile der kognitiven Fähigkeiten zeitweise versagen können. Tief greifende Gedächtnisschwäche gilt dagegen als ein allumfassendes Symptom von Demenz, wobei die Alzheimer-Krankheit nur eine Form von Demenz darstellt.

Was sind die Ursachen?

Leichte altersbedingte Gedächtnisschwäche kann mit einer Degeneration der Gehirnnerven, einer verminderten Produktion von Hirnchemikalien oder einem eingeschränkten Blutfluss zum Hirngewebe zusammenhängen. Genetische Faktoren, Kopfverletzungen, Viren und Herz-Kreislauf-Erkrankungen sind darüber hinaus mögliche Ursachen für die Alzheimer-Krankheit.

Wie kann Nahrung helfen?

Körperliche Bewegung und eine ausgewogene Ernährung tragen zum Erhalt der geistigen Beweglichkeit bis ins hohe Alter bei. Zu den Nährstoffen, die der Hirnfunktion zugute kommen, zählen **komplexe Kohlenhydrate** und **B-Vitamine,** die für eine reibungslose Nervenimpulsübertragung und gesunde Mengen an Neurotransmittern (Botenstoffen) sorgen. B-Vitamine helfen dabei, die Nahrung in Brennstoff für das Gehirn umzuwandeln. Daneben gibt es in der epidemiologischen Forschung Hinweise auf einen Zusammenhang zwischen der Alzheimer-Krankheit und niedrigen Werten an den Vitaminen **B_6**, **B_{12}** und **Folsäure.**

Wissenschaftler halten es für wahrscheinlich, dass das blutbildende Mineral **Eisen** für die Aktivität der Botenstoffe im Gehirn von Bedeutung ist. In einer Studie wurde festgestellt, dass ein leichter Eisenmangel zu einer Beeinträchtigung des Kurzzeitgedächtnisses führt. Bei einem Vokabel-Lerntest schnitt die Gruppe der Testpersonen mit Eisenmangel im Vergleich zur Kontrollgruppe schlechter ab. Fisch, Geflügel und mageres Fleisch sind ausgezeichnete Eisenquellen.

Heidelbeeren zeigen vielversprechende Ansätze bei der Bekämpfung von altersbedingtem Gedächtnisschwund und scheinen die kognitiven Fähigkeiten zu verbessern. Man nimmt an, dass die in Heidelbeeren enthaltenen **Flavonoide** altersbedingte Gedächtnisschwäche in gewissem Umfang rückgängig machen können, indem sie freie Radikale, die sich in den Gehirnzellen anlagern, unschädlich machen. Sie sind auch in der Lage, den Blutfluss zu dem für die Gedächtnisfunktion zuständigen Hirngewebe zu verbessern. Zu den weiteren antioxidativen Nährstoffen, welche zum Gedächtniserhalt beitragen können, zählen **Beta-Karotin, Isoflavone** und die **Vitamine C** und **E.**

Aus der Forschung

Es gibt immer mehr Beweise, dass hohe Werte an Beta-Karotin und Vitamin C die Gedächtnisleistung von Menschen ab 65 Jahren erheblich steigern. Viele Wissenschaftler sind der Meinung, dass diese Antioxidantien die geistige Beweglichkeit erhöhen, indem sie zerstörerische freie Radikale im Gehirn bekämpfen. Möhren, Süßkartoffeln und Winterkürbis stellen ausgezeichnete Quellen für Beta-Karotin dar; Zitrusfrüchte, Kiwis und Paprika liefern reichlich Vitamin C.

Die Durchblutung des Gehirns spielt für die geistige Fitness eine wesentliche Rolle. Fettablagerungen in den Arterien behindern häufig den Blutfluss zum Gehirn. Das Risiko für die Bildung von Arteriosklerose-Herden lässt sich vermindern, wenn man schädliche **Trans-Fette** und **gesättigte Fette** durch **einfach ungesättigte Fette** ersetzt. Nach wissenschaftlichen Erkenntnissen gebietet eine Ernährung mit hohem Anteil an einfach ungesättigtem Fett altersbedingtem geistigem Verfall Einhalt. Daneben halten herzschützende Nährstoffe wie **lösliche Ballaststoffe** die Blutgefäße frei von Verstopfungen. Ein weiteres der Herzgesundheit zuträgliches Fett, **DHA,** stellt einen wichtigen Baustein für das Hirngewebe dar. Ein Mangel an DHA kann zu Alzheimer-Krankheit und Demenz führen.

Heilkraft aus der Küche

Lebensmittel	Nährstoff	Gesundheitlicher Nutzen
Avocados **Olivenöl**	Einfach ungesättigte Fettsäuren	Vermutlich halten einfach ungesättigte Fettsäuren den ungehinderten Blutfluss zum Gehirn aufrecht und stärken dadurch die Gedächtnisfunktion.
Erdbeeren **Heidelbeeren**	Flavonoide	Die Forschung geht davon aus, dass Flavonoide in Heidelbeeren (möglicherweise auch in Erdbeeren) den altersbedingten geistigen Abbau und die Degeneration von Nervenzellen verlangsamen.
Sojaprodukte	Isoflavone	Isoflavone beugen eventuell der Alzheimer-Krankheit vor, indem sie potenziell krankheitsauslösende Proteinveränderungen verlangsamen.
Bohnen **Kartoffeln** **Reis** **Vollkornerzeugnisse**	Komplexe Kohlenhydrate	Komplexe Kohlenhydrate steigern die Produktion von Neurotransmittern und beeinflussen Proteine im Verdauungstrakt, die als Botenstoffe für Gehirnzellen fungieren und das Gedächtnis stärken.
Avocados **Samen**	Vitamin E	Eventuell kann dieses Antioxidans das Gedächtnis verbessern und das Fortschreiten der Alzheimer-Krankheit verlangsamen.

Gicht

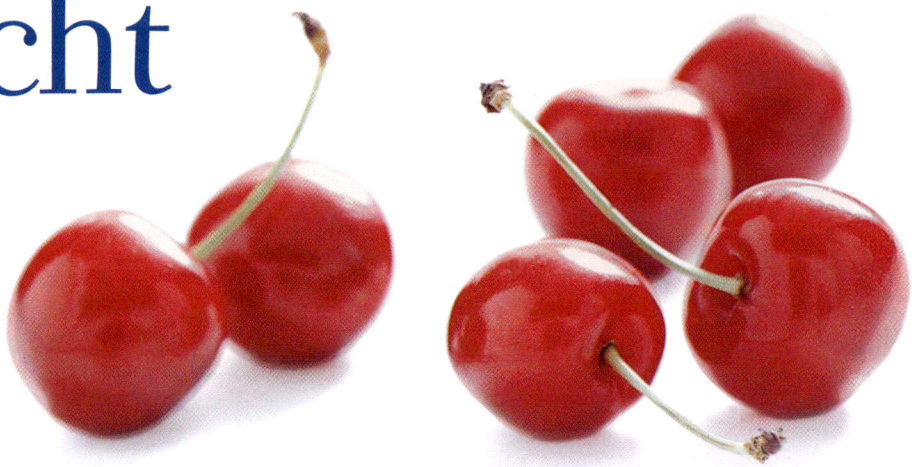

Rezepte

Was ist das?

Das erste Anzeichen von Gicht ist häufig ein plötzlich einsetzender starker, von einer Entzündung begleiteter Schmerz in nur einem Gelenk – im Allgemeinen im Grundgelenk der großen Zehe. Gicht zählt zu den rheumatischen Erkrankungen (schmerzhafte Entzündungen in Gelenken oder Muskeln) und befällt vorwiegend Männer. Allerdings nimmt die Wahrscheinlichkeit, an Gicht zu erkranken, bei Frauen nach der Menopause zu. Anhaltende Gichtanfälle, die über Jahre hinweg immer wieder auftreten, können Knie, Ellbogen, Handgelenke sowie Finger- und Zehengelenke, aber auch andere Körperpartien heimsuchen. Die Haut über dem Gelenk ist geschwollen, gerötet und fühlt sich heiß an.

Nach der ersten Gichtattacke klingen die Symptome meist vollständig wieder ab; bleibt die Gicht jedoch unbehandelt, ist mit häufigen Rückfällen zu rechnen. In diesen Fällen kann Gicht auch andere ernsthafte Erkrankungen wie Nierensteine oder sonstige Nierenleiden nach sich ziehen oder die langsame Zerstörung des befallenen Gelenks bewirken. Als eine in Intervallen auftretende Krankheit bleibt Gicht oft über Jahre hinweg symptomfrei, um dann ohne Vorwarnung in einer schmerzhaften Attacke wieder hervorzubrechen.

Was sind die Ursachen?

Zur Entwicklung von Gicht kommt es, wenn der Körper zu große Mengen an Harnsäure produziert oder diese nicht vollständig abbauen kann. Der Harnsäureüberschuss im Blut lagert sich in Form winziger, Schmerz verursachender Kristalle in den Gelenken ab. Als Abwehrreaktion auf diese Ablagerungen schüttet das Immunsystem Substanzen aus, die Gelenkentzündungen hervorrufen.

Übergewicht, hoher Blutdruck oder hohe Cholesterinwerte stellen ebenfalls Risikofaktoren für Gicht dar. Möglicherweise steht das Auftreten von Gicht auch im Zusammenhang mit Nierenerkrankungen oder der Einnahme bestimmter Medikamente, die die Harnsäureausscheidung hemmen und so den Harnsäurespiegel im Blut anheben. Darunter fallen z. B. Diuretika (harntreibende Mittel),

Immunosuppressiva (die Immunreaktion unterdrückende Mittel) und schon geringe Dosen ASS (Acetylsalicylsäure). Auch Alkoholgenuss oder Fasten kann die Harnsäurewerte in die Höhe treiben. Zum einen enthält Alkohol Purine (siehe *Zu vermeiden*), wodurch die Harnsäureproduktion des Körpers angeregt wird; zum anderen beeinträchtigt Alkohol die Fähigkeit der Niere, Harnsäure auszuscheiden, und entwässert den Körper, wodurch der Harnsäurespiegel im Blut ansteigt.

Zu vermeiden

Bestimmte Nahrungsmittel haben einen hohen Gehalt an Purinen, von denen man annimmt, dass sie Gichtanfälle bei bereits bestehender Erkrankung verschlimmern können. Wer eine Veranlagung für Gicht besitzt oder schon Gichtanfälle hatte, sollte sicherheitshalber purinreiche Lebensmittel wie Anchovis, Innereien, Heringe und Sardinen sowie Alkohol meiden.

Wie kann Nahrung helfen?

Durch geeignete Diätmaßnahmen kann man den Gichtsymptomen bis zu einem gewissen Grad entgegensteuern, wobei der Verzicht auf purinreiche Lebensmittel an erster Stelle stehen sollte (siehe *Zu vermeiden*). Ebenfalls zu vermeiden ist Übergewicht, jedoch verkehren Fastenkuren die gewünschte Wirkung oft ins Gegenteil, indem sie die Harnwerte hochtreiben. Achten Sie darauf, reichlich Wasser zu trinken, um die Ausscheidung der Harnsäurekristalle zu erleichtern.

Zu den Hausmitteln, auf die viele Leute bei Gicht schwören, zählen Sellerie (und/oder Selleriesamen) und/oder täglich ein halbes Pfund dunkle Kirschen.

Auch **Bromelain,** ein in Ananas vorkommendes Enzym, besitzt möglicherweise die Fähigkeit, Entzündungen abzumildern. Das Gleiche gilt für den Verzehr von Nahrungsmitteln mit einem hohen Anteil an **essenziellen Fettsäuren.**

Erste Erkenntnisse lassen außerdem darauf schließen, dass Tofu, das aus Sojabohnen hergestellt wird und eine gute Proteinquelle darstellt, für Menschen mit Gicht geeigneter ist als Eiweiß aus Fleischprodukten.

Heilkraft aus der Küche

Lebensmittel	Nährstoff	Gesundheitlicher Nutzen
Kirschen (dunkle)	Nicht bestimmt	Dunkle Kirschen tragen angeblich zur Linderung von gichtbedingten Entzündungen und Schmerzen bei. Eine ähnliche Wirkung besitzen dem Volksglauben nach auch Heidelbeeren, Himbeeren und Erdbeeren.
Sellerie	Nicht bestimmt	Wissenschaftliche Belege für die Heilwirkung von Sellerie und Selleriesamen bei Gicht gibt es nicht. In der Volksmedizin wird Sellerie jedoch eine harnsäuresenkende und schmerzlindernde Wirkung nachgesagt.

Grauer Star

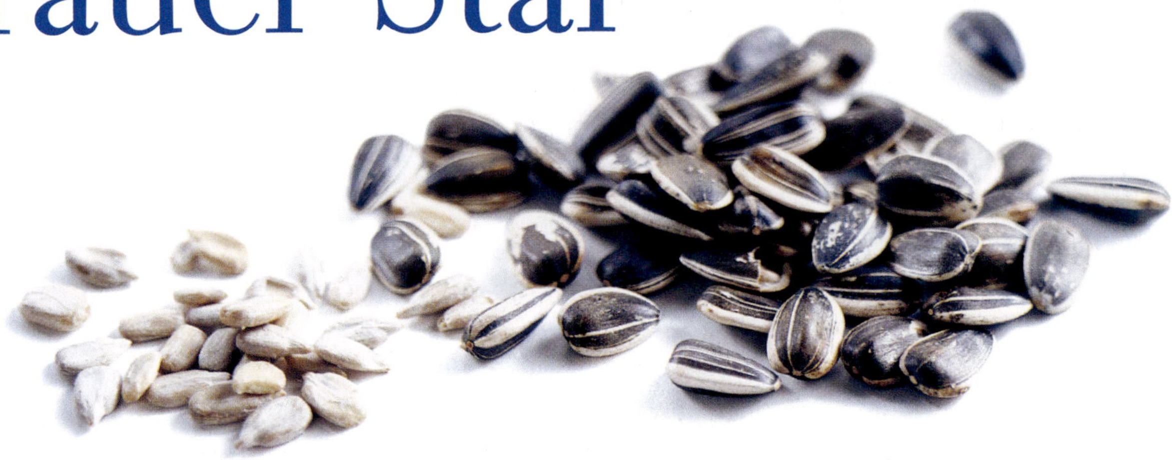

Rezepte

Was ist das?

In den Industrienationen leiden fast alle Menschen mit einem Lebensalter von über 70 Jahren an einer Linsentrübung, 50 % der über 75-Jährigen haben deshalb Sehstörungen. Grauer Star ist eine langsam fortschreitende, altersbedingte Augenkrankheit, bei der die Augenlinse allmählich ihre Durchsichtigkeit verliert. Werden die normalen Proteine im Auge beschädigt, lagern sie sich aneinander und werden undurchsichtig (Cluster-Bildung). Dieser Prozess erzeugt einen trüben Bereich auf der Linse, der zu einer unscharfen und verzerrten Wahrnehmung führt.

Was sind die Ursachen?

Die Wissenschaft geht davon aus, dass die Entstehung von grauem Star auf eine chronische Schädigung durch freie Radikale zurückzuführen ist. Diese Art der Schädigung, die als ursächlich für eine Vielzahl altersbedingter Erkrankungen angesehen wird, resultiert meist aus der jahrzehntelangen Einwirkung von schädlicher ultravioletter Strahlung, Tabakrauch und Umweltschadstoffen. Im Bezug auf das Auge bewirkt die Schädigung durch freie Radikale eine Schwächung der empfindlichen Zellstruktur in der Linse, aus der sich langsam grauer Star entwickelt. Weil grauer Star meist erst in fortgeschrittenem Alter auftritt, können rechtzeitig ergriffene Vorbeugemaßnahmen höchstwahrscheinlich dabei helfen, den Verlauf der Krankheit hinauszuzögern oder diese ganz zu vermeiden. Auch Diabetes ist eine der möglichen Ursachen für grauen Star.

Wie kann Nahrung helfen?

Veränderungen in der Lebensweise tragen dazu bei, die Schädigung durch freie Radikale zu begrenzen. Man sollte sich angewöhnen, eine Sonnenbrille zu tragen, die UV-Strahlen abhält, und das Rauchen aufgeben. Hilfreich ist auch eine Ernährung mit einem hohen Gehalt an Ballaststoffen und Nahrungsmitteln, die viele Antioxidantien enthalten.

Um ein besonders wirkungsvolles Antioxidans handelt es sich bei **Vitamin C,** das verschiedenen Studien zufolge auch daran beteiligt ist, die Cluster-Bildung im Auge – einen Vorgang, der die Entwicklung von grauem Star beschleunigt – zu verhindern.

Im Zusammenwirken mit anderen wichtigen Nährstoffen, z. B. dem Mineralstoff Selen, fungiert auch **Vitamin E** als leistungsstarkes Antioxidans, indem es die Zellmembranen vor der schädlichen Einwirkung des Sonnenlichts schützt. Ebenso bewahrt es das im Auge enthaltene Vitamin A vor der Zerstörung durch UV-Strahlung.

Wissenschaftliche Studien deuten darauf hin, dass **Lutein,** ein in der *Macula lutea* (dem gelben Fleck im Zentrum der Netzhaut) vorhandenes Karotinoid, wie eine körpereigene Sonnenbrille fungiert, indem es die UV-Strahlen aus dem Sonnenlicht filtert. Man nimmt an, dass auch das eng mit dem Lutein verwandte **Zeaxanthin** die Linse vor sonnenbedingter Schädigung durch freie Radikale schützt.

Auch gibt es erste Ansatzpunkte dafür, dass **Quercetin,** ein in vielen Lebensmitteln vorkommendes Flavonoid, vor grauem Star schützen kann. So fand man heraus, dass Quercetin zum Erhalt der Linsentransparenz nach einer Schädigung durch freie Radikale aus dem Sonnenlicht beiträgt.

Ballaststoffreiche Lebensmittel wie beispielsweise Vollkornprodukte können eventuell der Entstehung von Diabetes entgegenwirken, einer weiteren Ursache von grauem Star.

Aus der Forschung

Curcumin, eine in der Gelbwurz vorhandene Substanz, trägt vermutlich zum Schutz vor grauem Star bei. In Tierversuchen wies man nach, dass Curcumin die Augenlinse vor einer Eintrübung bewahren kann.

Noch ist die Art und Weise, durch die Curcumin vor grauem Star schützt, nicht exakt erforscht. Einer Theorie zufolge verstärkt Curcumin das Antioxidans Glutathion in seiner Wirkung. Andere Wissenschaftler vermuten, dass das Curcumin selbst über antioxidative Kräfte verfügt und auf diese Weise Zellschädigungen durch UV-Strahlen verhindert.

Heilkraft aus der Küche

Lebensmittel	Nährstoff	Gesundheitlicher Nutzen
Erbsen **Grünkohl** **Kiwis** **Mais** **Spinat**	Lutein und Zeaxanthin	Lutein schützt das Auge möglicherweise vor der ultravioletten Strahlung in Sonnenlicht, indem es die Lichtwellen herausfiltert, die die Zellen in der Augenlinse zerstören. Zeaxanthin wirkt dagegen Schädigungen durch freie Radikale entgegen.
Äpfel **Kirschen** **Zwiebeln (rote)**	Quercetin	Quercetin übt selbst dann noch eine schützende Wirkung auf die Augen aus, wenn diese bereits schädlichen Sonnenstrahlen ausgesetzt waren.
Brokkoli **Erdbeeren** **Paprikaschoten** **Zitrusfrüchte**	Vitamin C	Vitamin C beugt der Zusammenballung von Proteinen im Auge vor und vermindert so das Risiko, an grauem Star zu erkranken.
Avocados **Mandeln** **Sardinen** **Sonnenblumenkerne** **Weizenkeime**	Vitamin E	Einige Studien deuten darauf hin, dass die antioxidative Wirkung von Vitamin E der Entstehung von grauem Star vorbeugt.

Hämorrhoiden

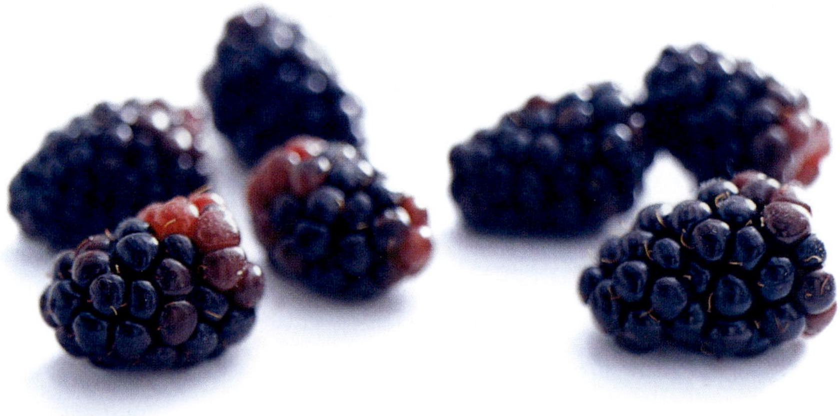

Rezepte

Was ist das?

Hämorrhoiden sind weit verbreitet und können hinsichtlich der Symptome sehr unterschiedlich ausfallen. Die meisten Erwachsenen werden mindestens einmal im Leben von hämorrhoidalen Beschwerden heimgesucht. Hämorrhoiden sind Krampfadern, also geschwächte, geschwollene Venen am After oder im Ausgangsbereich des Mastdarms. Die Beschwerden äußern sich in Jucken, Schmerzen und Bluten. Hämorrhoiden werden nach inneren und äußeren Hämorrhoiden unterschieden und neigen dazu, sich mit der Zeit zu verschlimmern, wenn sie nicht behandelt werden.

Was sind die Ursachen?

Schwangerschaft, Übergewicht oder häufiges schweres Heben erzeugt einen starken Druck auf die rektalen Venen, wodurch diese geschwächt werden und sich zu Hämorrhoiden entwickeln können. Weil starkes Pressen beim Stuhlgang die Venen belastet, führt Verstopfung zu einer Verschlimmerung der Beschwerden. Häufiger Durchfall und längeres Sitzen oder Stehen tragen ebenfalls zu dem Leiden bei. In manchen Familien mit einer Veranlagung zu schwachen Venen ist ein gehäuftes Auftreten von Hämorrhoiden zu beobachten.

Wie kann Nahrung helfen?

Regelmäßiges körperliches Training, eine ballaststoffreiche Ernährung und viel Flüssigkeit sind das A und O bei der Behandlung von Hämorrhoiden. Häufiges sportliches Training festigt das die Venen umgebende Muskelgewebe und erhöht so die Fähigkeit, das Blut vorwärts zu treiben.

Unlösliche Ballaststoffe fördern einen regelmäßigen Stuhlgang; **lösliche** machen den Stuhl weicher und regen die Darmbewegung an. Untersuchungen haben gezeigt, dass eine ballaststoffreiche Ernährung eine bedeutende Verbesserung bei Hämorrhoiden bewirken kann. Ergänzend zu ballaststoffreicher Kost ist es wichtig, mindestens acht Gläser Wasser täglich zu trinken.

Vitamin C trägt vermutlich zur Festigung der Gefäßwände bei und vermindert Venenschwellungen. Man geht davon aus, dass **Flavonoide** die Wirkung von Vitamin C steigern und das Venengewebe stärken, indem sie als starke Antioxidantien der Schädigung durch freie Radikale entgegenwirken und die Häufigkeit von Blutgefäßbrüchen vermindern. Das Zitrusflavonoid **Hesperidin** unterstützt anscheinend die Wirkung von Vitamin C. Es besitzt vermutlich ebenso wie **Diosmin,** ein verwandtes, in Rosmarin und Zitrusfrüchten vorkommendes Flavonoid, venenstärkende Eigenschaften. Experimentelle Studien ergaben, dass **Rutin,** ein in Äpfeln und Buchweizen enthaltenes Flavonoid, die Stützzellen und das Bindegewebe in Blutgefäßen festigt. Das in Grapefruits enthaltene, mit Rutin und Hesperidin verwandte Flavonoid **Naringin** steht in dem Ruf, die Blutgefäße zu kräftigen.

Aus der Forschung

Nach einer Studie an 47 Patienten haben Menschen, die regelmäßig das Frühstück überspringen, ein siebenmal höheres Risiko, Hämorrhoiden zu entwickeln. Experten sind der Meinung, dass das Frühstück wohl eine im Tagesverlauf nicht wiederkehrende Gelegenheit bietet, einen Vorrat an Ballaststoffen anzulegen.

Laboruntersuchungen deuten darauf hin, dass **Quercetin,** ein Flavonoid in roten Zwiebeln, Äpfeln und Heidelbeeren, vermutlich über starke entzündungshemmende Eigenschaften verfügt, die vor Venendefekten schützen können. In Brombeeren enthaltene Gerbsäureverbindungen (Proanthocyanidine) scheinen die Venengesundheit ebenfalls zu fördern, indem sie freie Radikale abwehren.

Der infektionsbekämpfende Mineralstoff **Zink** unterstützt den Heilungsprozess und schirmt das geschädigte Gewebe gegen äußere Reize ab.

Heilkraft aus der Küche

Lebensmittel	Nährstoff	Gesundheitlicher Nutzen
Äpfel **Bohnen** **Möhren** **Pflaumen**	Ballaststoffe (lösliche)	Lösliche Ballaststoffe erleichtern die Ausscheidung, indem sie das Stuhlvolumen vergrößern und die Darmtätigkeit anregen.
Dörrpflaumen **Grüne Blattsalate** **Leinsamen** **Vollkornprodukte**	Ballaststoffe (unlösliche)	Dank dieser Stoffe ist das Pressen während der Darmentleerung überflüssig, wodurch ein erhöhter Druck auf die Venen verhindert wird. Unlösliche Ballaststoffe scheinen auch das die Blutgefäße umgebende Muskelgewebe zu festigen.
Äpfel **Beeren** **Trauben** **Zitrusfrüchte**	Flavonoide	Erkenntnisse aus der Forschung belegen, dass Flavonoide die Blutgefäße stärken und bei hämorrhoidalen Beschwerden Erleichterung bringen.
Erdbeeren **Kiwis** **Paprika & Chili** **Zitrusfrüchte**	Vitamin C	Vitamin C trägt vermutlich zur Festigung der Gefäßwände bei und schützt deren Struktur vor dem zersetzenden Einfluss freier Radikaler.
Geflügel **Meeresfrüchte** **Samen** **Weizenkeime**	Zink	Zink beschleunigt in einigen Fällen die Heilung von Hämorrhoiden.

Harnwegsinfektion

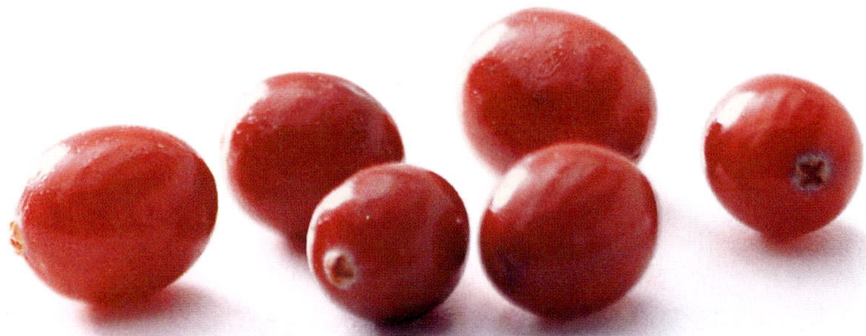

Rezepte

Was ist das?

Harnwegsinfektionen gehören zu den häufigsten bakteriellen Infektionen und sind durch vermehrten Harndrang und schmerzhaftes Brennen beim Wasserlassen gekennzeichnet. Weitere Symptome können sich in leichtem Fieber, Rückenschmerzen, Bauchkrämpfen und Blut im Urin äußern. Die Infektion befällt typischerweise die Blase oder die Harnröhre. Da es ihre kürzere Harnröhre den Bakterien leichter macht, zur Blase hochzuwandern, sind Frauen von Harnwegsinfekten weitaus stärker betroffen als Männer. Harnwegsinfekte kehren häufig wieder, und wenn eine Infektion unbehandelt bleibt, kann sie sich zu einer schwerwiegenden Niereninfektion entwickeln.

Was sind die Ursachen?

Harnwegsinfektionen werden durch Bakterien verursacht, die in die Harnröhre eindringen. Urin ist normalerweise keimfrei, doch können Bakterien vom Genital- oder Afterbereich durch die Harnröhre in den Harntrakt gelangen und dort bis zur Blase aufsteigen, wo sie sich vermehren und eine Infektion verursachen. Wird dem Harndrang keine Beachtung geschenkt, erhöht dies das Risiko einer Harnwegsinfektion. Weitere Ursachen sind eine zu geringe Flüssigkeitsaufnahme, unzureichende Hygiene beim Toilettengang (das Abputzen sollte von vorn nach hinten erfolgen), Schwangerschaft und sexuelle Aktivität.

Wie kann Nahrung helfen?

Weil eine Harnwegsinfektion sich rasch zu einer gefährlicheren Infektion ausweiten kann, sollten Sie sofort einen Arzt aufsuchen, wenn Sie die Erkrankung bei sich feststellen.

Zur Verbesserung des Harnflusses während einer Infektion sollte man stündlich mindestens 250 ml Wasser trinken, um schädliche Keime aus dem Harntrakt zu spülen. Die regelmäßige Aufnahme entsprechender Mengen Wasser kann von vornherein verhindern, dass sich infektiöse Bakterien im Harntrakt einnisten. In der Volksheilkunde wird bei einem Harnwegsinfekt oftmals Petersilie empfohlen. Die darin enthaltenen Verbindungen wie **Myristicin** und **Apid** fungieren als Diuretika, die den Urinfluss anregen.

Aus der Forschung

Ebenso wie der Saft von Cranberries kann auch Heidelbeersaft schädliche Bakterien aus dem Harntrakt schwemmen, denn Heidelbeeren enthalten schützende Gerbsäureverbindungen, die denen von Cranberries ähnlich sind.

Von der Schulmedizin bestätigt wird inzwischen die Wirkung von Cranberrysaft. Einem klinischen Experiment zufolge hatten 153 ältere Frauen, die täglich 300 ml Cranberrysaft tranken, 50 % weniger Bakterien im Urin. Außerdem sank die Wahrscheinlichkeit für infizierten Urin bei den Testpersonen von Monat zu Monat um 25 %.

Die in Cranberrysaft enthaltenen Gerbsäureverbindungen können offenbar wirksam vor Harnwegsinfekten schützen. Vermutlich hindern sie die Bakterien daran, sich an den Blasen- und Nierenwänden festzusetzen, wo sie sich ungehemmt vermehren und eine Infektion verursachen würden. Cranberries scheinen auch den Urin sauer zu machen und dadurch im Harntrakt ein Milieu zu schaffen, in dem schädliche Bakterien schlecht gedeihen können. **Vitamin C** stärkt nicht nur die Abwehrkräfte, sondern säuert auch den Harn an.

Wenn sich infektiöse Bakterien im Genitalbereich ungehemmt vermehren, können sie von den Genitalien in die Harnröhre wandern und einen Harnwegsinfekt herbeiführen. Es ist daher hilfreich, dem Körper **probiotische Bakterien** (nützliche Bakterien) zuzuführen, da diese das Wachstum einer günstigen Flora fördern. Probiotika verdrängen schädliche Mikroben und sondern antiinfektiöse Substanzen ab. Unser Körper beherbergt über 400 nützliche Bakterienarten, die sich von unverdaulichen Kohlenhydraten wie **FOS (Fruktooligosacchariden)** ernähren. Der Verzehr von FOS (beispielsweise in Zwiebeln und Artischocken enthalten) fördert eine günstige Flora im Körper.

Heilkraft aus der Küche

Lebensmittel	Nährstoff	Gesundheitlicher Nutzen
Joghurt	Probiotische Bakterien (Probiotika)	Trotz spärlicher klinischer Messwerte weiß man, dass nützliche Bakterien in „aktiven" Joghurtkulturen das Wachstum von Mikroorganismen, die Harnwegsinfektionen verursachen, hemmen können. Probiotika sind auch nach der Einnahme von Antibiotika empfehlenswert.
Cranberries **Heidelbeeren**	Tannine (Gerbsäure)	Studien deuten darauf hin, dass diese reichlich in Beeren vorkommenden Stoffe infektiöse Bakterien daran hindern, sich im Harntrakt festzusetzen. Dadurch werden Infektionen vermieden.
Beeren **Brokkoli** **Paprika & Chili** **Zitrusfrüchte**	Vitamin C	Dieses unentbehrliche Vitamin stärkt die körpereigenen Abwehrkräfte gegen Infektionen.

Hefepilzinfektion

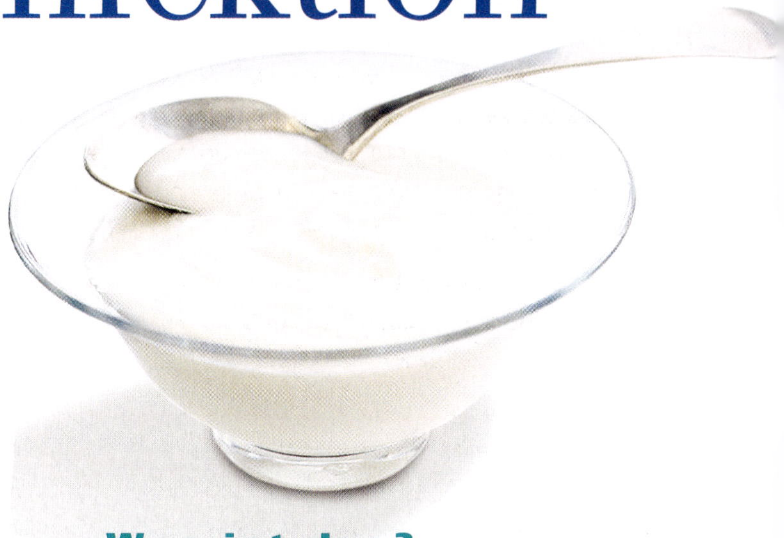

Rezepte

Was ist das?

Irgendwann im Leben machen wohl die meisten Frauen Erfahrungen mit dem lästigen Ausfluss und dem unangenehmen Brennen einer Hefepilzinfektion in der Scheide. Selten entwickeln auch Männer eine Hefepilzinfektion im Genitalbereich; diese zeigt jedoch meist keine sichtbaren Symptome.

Normalerweise besiedelt eine geringe Anzahl harmloser Mikroorganismen die Haut sowie die Schleimhäute von Scheide und Verdauungstrakt. Diese nützlichen Keime unterstützen die Verdauung, bekämpfen Krankheitserreger und helfen bei der Herstellung essenzieller Nährstoffe. Die Scheide bietet vielen Pilzen, besonders Hefepilzen, ein ideales Milieu. Wird das Gleichgewicht der vaginalen Flora gestört, kommt es zu einem übermäßigen, infektiösen Wachstum von Hefepilzorganismen, gewöhnlich *Candida albicans.* Die Folge ist ein unangenehmer, weißer, klumpiger Ausfluss, und im äußeren Genitalbereich treten von Juckreiz begleitete entzündliche Rötungen und Schwellungen auf. Häufig kommt es zu brennenden Schmerzen beim Geschlechtsverkehr.

Was sind die Ursachen?

Gutartige vaginale Hefepilze können sich unkontrolliert vermehren, wenn der pH-Wert (Säure/Basen-Wert) oder das Gleichgewicht zwischen Bakterien und Hefepilzen in der Scheide gestört ist. Hormonelle Veränderungen infolge von Schwangerschaft oder oralen Verhütungsmitteln können ebenfalls den vaginalen pH-Wert beeinflussen und zu Hefepilzinfektionen führen. Auch die Behandlung mit Antibiotika ruft nicht selten Hefepilzinfektionen hervor, weil die nützlichen Bakterien durch die Medikamente dezimiert werden.

Eine Hefepilzinfektion kann auch symptomatisch für ein geschwächtes Immunsystem sein, das durch Stress, Schlafentzug, Chemotherapie oder Krankheiten wie etwa Aids und Diabetes überlastet ist. Auch das Tragen von Nylonunterwäsche oder engen Jeans sowie die Verwendung von spermientötenden Mitteln, Tampons oder Spülungen können das Infektionsrisiko erhöhen.

Wie kann Nahrung helfen?

Durch die Erhöhung der körpereigenen Menge an nützlichen **probiotischen Bakterien** kann einem ausufernden Wachstum infektiöser vaginaler Hefepilze vorgebeugt werden. Probiotika helfen dabei, ein saures Milieu aufrechtzuerhalten, das die lästigen Pilze an einer unkontrollierten Vermehrung hindert. Klinische Untersuchungen bestätigen, dass der Verzehr großer Mengen Joghurt mit lebenden Bakterienkulturen, darunter auch *Lactobacillus acidophilus*, die Symptome einer Hefepilzinfektion lindern und das Rückfallrisiko senken kann.

Hausmittel

Schon ein altes Hausmittel besagt, dass der tägliche Verzehr einer frischen, gehackten Knoblauchzehe chronische Hefepilzinfektionen unterdrücken kann.

Da probiotische Bakterien auf unverdaulichen Zuckern gedeihen, die unter dem Namen **FOS (Fructooligosaccharide)** bekannt sind, fördert deren Aufnahme das Wachstum nützlicher Bakterien.

Als natürliches Anti-Pilzmittel wird auch Knoblauch angesehen. Versuche haben gezeigt, dass diese Knolle die Fähigkeit besitzt, das Wachstum von *Candida albicans,* dem für vaginale Hefepilzinfektionen verantwortlichen Organismus, zu unterbinden. Die hochaktive Substanz **Allicin,** die dem Knoblauch seine Schärfe und seinen durchdringenden Geruch verleiht, ist vermutlich auch für seine pilztötende Wirkung verantwortlich.

Das in Zitrusfrüchten und Paprika reichlich vorkommende **Vitamin C** schützt vor Hefepilzinfektionen, indem es die infektionsbekämpfenden weißen Blutkörperchen aktiviert und auf diese Weise die Abwehrkräfte stärkt.

Bei Untersuchungen im Reagenzglas wurde aus Cayennepfeffer eine Substanz namens CAY-1 isoliert, die möglicherweise eine ganze Reihe von Mikroben unschädlich machen kann, darunter auch den Pilz, der Hefepilzinfektionen verursacht. In der Pflanze verhindert CAY-1 das Eindringen von Pilzen. Soweit man weiß, übt CAY-1 auf menschliche Zellen keinen schädigenden Einfluss aus, sondern macht lediglich Hefepilze unschädlich.

Heilkraft aus der Küche

Lebensmittel	Nährstoff	Gesundheitlicher Nutzen
Knoblauch	Allicin	Im Labor wurde die pilztötende Wirkung von Knoblauch nachgewiesen, die auf den scharfen sekundären Pflanzenstoff Allicin zurückgeht.
Artischocken **Zwiebeln & Lauch**	FOS (Fructooligosaccharide)	Diese Stoffe fördern das Wachstum nützlicher Bakterien in der Scheide, die der übermäßigen Vermehrung von Hefepilzen vorbeugen.
Joghurt	Probiotische Bakterien (Probiotika)	Forschungsergebnisse weisen darauf hin, dass Probiotika das Wachstum von *Candida albicans*, dem für Hefepilzinfektionen verantwortlichen Pilz, unterdrücken.

Herpes

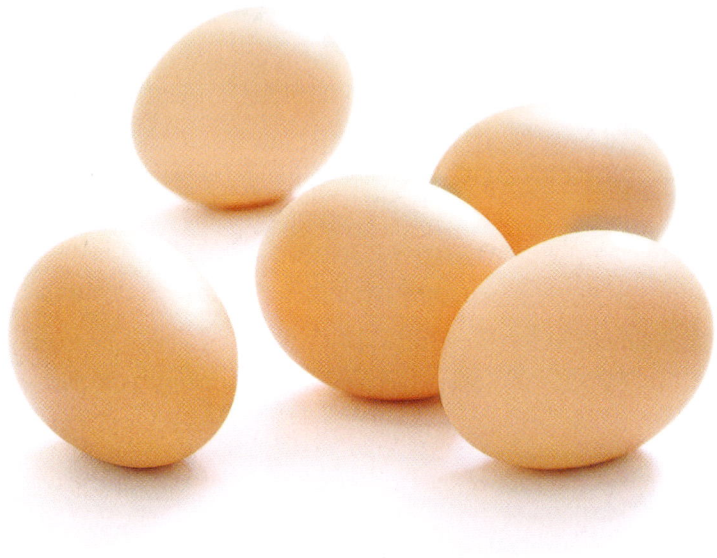

Rezepte

Was ist das?

Unter Herpes – auch als Fieberbläschen bezeichnet – versteht man schmerzhafte Infektionen, die an den Lippen, der Außenseite des Mundes und gelegentlich auch in oder außerhalb der Nase auftreten. 90 % aller Menschen entwickeln im Lauf ihres Lebens mindestens einmal eine Herpesinfektion, doch kommt es nur bei wenigen Patienten zu äußerlich sichtbaren Krankheitszeichen. Meist kündigt sich Herpes durch ein Brennen, Pulsieren oder Jucken der betroffenen Stelle an. Kurze Zeit später erscheint dann ein kleines, flüssigkeitsgefülltes Bläschen, das nach etwa 1 Tag aufbricht und später zu einer bräunlichen Borke eintrocknet. Herpesbläschen halten sich normalerweise 7–10 Tage lang.

Ist man einmal an Herpes erkrankt, bleibt das dafür verantwortliche Virus lebenslang im Körper vorhanden. Es liegt „schlafend" in den Nervenzellen, bis es wieder reaktiviert wird, etwa durch eine Schwächung des Immunsystems, durch erhöhten Stress oder Schlafmangel. Bei den meisten Menschen, die an regelmäßig wiederkehrenden Herpessymptomen leiden, treten die Bläschen immer wieder an derselben Stelle auf wie beim ersten Ausbruch, sind aber dann weniger schmerzhaft.

Was sind die Ursachen?

Wissenschaftler gehen davon aus, dass Gesichtsherpes durch das *Herpes-simplex*-Virus Typ 1 verursacht wird – nicht zu verwechseln mit dem *Herpes-simplex*-Virus Typ 2, das für den durch Sexualkontakte übertragenen Herpes im Genitalbereich verantwortlich ist. Man nimmt an, dass das Gesichtsherpes auslösende Virus durch Berührung auch auf andere Körperteile – in erster Linie auf Augen- und Nasenschleimhäute und in selteneren Fällen auf den Genitalbereich – übertragen werden kann. Speziell wenn sich das Lippenbläschen im Frühstadium befindet, sollte man sich zur Vermeidung einer Ansteckung sorgfältig die Hände waschen und Küsse vermeiden. Ist das Bläschen ins Borkenstadium übergegangen, besteht nur noch eine verminderte Ansteckungsgefahr.

Bestimmte Faktoren können die im Körper vorhandenen Herpesviren aktivieren, beispielsweise körperliche Erschöpfung, zu langes Sonnenbaden, hormonelle Veränderungen, das Immunsystem beeinträchtigende Medikamente, Infektionen und Stress. Eine Umstellung der Ernährung kann die Immunabwehr stärken, was für die Vermeidung wie auch für die Linderung von Gesichtsherpes wichtig ist.

Zu vermeiden

Herpespatienten sollten sich von Schokolade, Erdnüssen, Mandeln, Gelatine, Johannisbrot, Bier und Trauben fern halten. Diese Lebensmittel weisen ein ungünstiges Arginin-Lysin-Verhältnis auf, wodurch das Wiederauftreten von Herpesbläschen begünstigt wird. Einige Ergebnisse lassen darauf schließen, dass argininreiche Nahrungsmittel den Ausbruch von Herpes fördern.

Wie kann Nahrung helfen?

Einige Wissenschaftler vertreten die Theorie, dass eine Ernährung mit einem hohen Anteil an **Lysin** die Häufigkeit der Rückfälle bei Gesichtsherpes vermindern kann. Lysin ist eine Aminosäure, die die Aufnahme von Arginin, einer Aminosäure, die vermutlich für die Replikation der Herpesviren benötigt wird, zu hemmen scheint. So sollte man auf eine lysinreiche Ernährung achten und gleichzeitig Lebensmittel meiden, die Arginin enthalten (siehe *Zu vermeiden*).

Eine weitere Strategie zur Abwehr und Linderung von Herpesrückfällen besteht im regelmäßigen Genuss von Lebensmitteln, die das Immunsystem stärken. Eine Kost mit einem hohen Gehalt an **Vitamin C** und **Zink** enthält antioxidative Substanzen, die dabei helfen, das Gesichtsherpes-Virus abzuwehren. Herpesbläschen scheinen vermehrt dann aufzutreten, wenn der Körper unter Stress steht, was das Immunsystem belasten kann.

Vorbereitende Studien deuten darauf hin, dass auch in Knoblauch enthaltene antivirale Substanzen Schutz vor Herpes bieten.

Heilkraft aus der Küche

Lebensmittel	Nährstoff	Gesundheitlicher Nutzen
Eier Hühnerfleisch Milchprodukte Putenfleisch	Lysin	Lysin ist eine Aminosäure, die zu verhindern scheint, dass Arginin durch die Darmwand aufgenommen wird. Dadurch beugt Lysin möglicherweise dem Ausbruch von Gesichtsherpes vor.
Beeren Kiwis Melonen Zitrusfrüchte	Vitamin C	Vitamin C unterstützt nicht nur die Heilungsprozesse im Körper, sondern stärkt auch die Funktion von Antikörpern und weißen Blutkörperchen, die der Infektions- und Virenabwehr dienen.
Bohnen Geflügel Meeresfrüchte Vollkornprodukte	Zink	Zink hilft bei der Aufrechterhaltung eines starken Immunsystems und versetzt es in die Lage, Viren abzuwehren, die in Phasen körperlicher Erschöpfung versuchen, sich im Körper festzusetzen.

Herz-Kreislauf-Erkrankungen

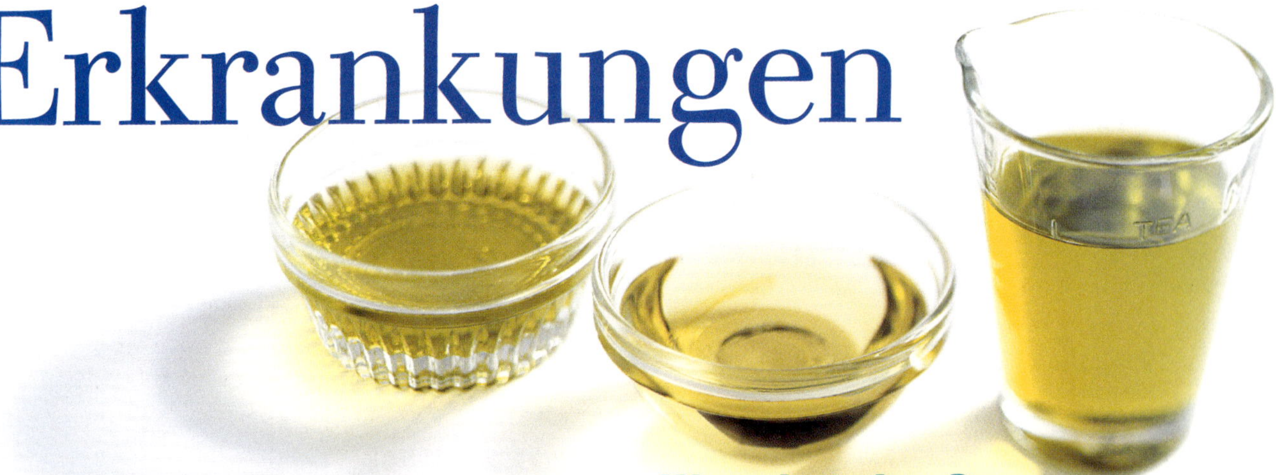

Rezepte

Was ist das?

In den Industrieländern stellen Herz-Kreislauf-Erkrankungen die häufigste Todesursache dar. Sie lassen sich auf die Grundkrankheit Arteriosklerose zurückführen, worunter man Kalk- und Fettablagerungen an der Innenseite der Arterienwände versteht. Diese Ablagerungen behindern den Blutfluss durch die Blutgefäße des Körpers. Wenn sich eine feine Arterie im Herzen verstopft und das Organ von der Sauerstoff- und Nährstoffversorgung abgeschnitten wird, kommt es zu einem oftmals tödlichen Herzinfarkt.

Was sind die Ursachen?

Herz-Kreislauf-Erkrankungen werden häufig durch Faktoren hervorgerufen, die mit der Lebensweise zusammenhängen. Hierzu zählen Bluthochdruck, ein erhöhter Cholesterinspiegel, Fettleibigkeit, Bewegungsmangel, Stress und Rauchen. Sinkende Östrogenmengen, Diabetes, familiäre Veranlagung, zu hohe Blutfettwerte (Triglyceride), oxidative Schädigung durch freie Radikale und fortgeschrittenes Alter begünstigen ebenfalls die Entstehung von Herz-Kreislauf-Erkrankungen.

Wie kann Nahrung helfen?

Eine Ernährung mit viel Olivenöl, Nüssen und fettreichem Fisch kann eine deutliche Verbesserung der Cholesterinwerte bewirken. Fettreicher Fisch ist reich an **Omega-3-Fettsäuren,** die das Todesfallrisiko bei bestimmten Herzinfarktarten möglicherweise senken können. Olivenöl und Nüsse sind gute Lieferanten für **Vitamin E,** das die Oxidation von „schlechtem" LDL-Cholesterin hemmt und der Bildung von Ablagerungen, die zu Arterienverschlüssen führen können, entgegenwirkt. Auch **einfach ungesättigte Fettsäuren** fördern die Herzgesundheit.

Durch die Aufnahme von reichlich **Vitamin C** werden vermutlich die Blutbahnen von schädlichen freien Radikalen befreit, die Blutgefäße gestärkt und der Blutdruck reguliert. Stoffe aus der Gruppe der **Flavonoide** steigern offenbar die antioxidative Wirkung von Vitamin C, und viele Studien geben Hinweise darauf, dass die in Obst, Gemüse, Tee und Rotwein enthaltenen Flavonoide Schutz vor einem Herzinfarkt bieten. Möglicherweise kann ein in Tomaten vorkommendes Flavonoid namens **Lykopin** Arteriosklerose verhindern, indem es die Oxidation von LDL-Cholesterin unterbindet. Eine an über 1000 Männern mittleren Alters durchgeführte Studie ergab, dass diejenigen Personen, die das meiste Lykopin aufnahmen, ihr Herzinfarktrisiko um 50 % verringerten.

Wirkungsvolle **Schwefelverbindungen** in Knoblauch und Lauchgewächsen beugen Herz-Kreislauf-Erkrankungen ebenfalls vor. Nach dem neuesten Stand der Erkenntnisse kann ein regelmäßiger Knoblauchverzehr Fettablagerungen in den Arterien nicht nur verhindern, sondern bestehende Ansammlungen sogar schrumpfen lassen. Einige Fachleute empfehlen eine halbe bis eine Zehe pro Tag.

Folsäure scheint im Zusammenwirken mit den **Vitaminen B_6** und **B_{12}** einen erhöhten Homocysteinspiegel, der offenbar ebenfalls zu Arteriosklerose beiträgt, zu senken. Thunfisch, Avocados und Kartoffeln liefern stattliche Mengen an Vitamin B_6; Geflügel und Meeresfrüchte sind reich an Vitamin B_{12}.

Eine Ernährung mit hohem Anteil an Sojaerzeugnissen und löslichen Ballaststoffen trägt durch die Senkung des schädlichen LDL-Cholesterins erwiesenermaßen zur Verbesserung der Herzgesundheit bei. **Sojaprotein** (25 g täglich) sowie die **löslichen Ballaststoffe** in Hafer (Beta-Glukane), Bohnen, Flohsamenschalen *(Psyllium)* und Leinsamen sind in hohem Maße gesundheitsfördernd.

Aus der Forschung

Ein klinisches Experiment zeigte, dass die Blutgefäße durch den Verzehr einer Schüssel Haferbrei im Anschluss an eine Mahlzeit mit hohem Anteil an gesättigten Fettsäuren vor dem schädlichen Einfluss des Fettes geschützt wurden. Die löslichen Ballaststoffe im Hafer verlangsamen vermutlich die Aufnahme von Fett ins Blut und unterdrücken die Cholesterinabsorption im Verdauungstrakt. Hierdurch wird die nach einer fettreichen Mahlzeit so typische Einschränkung des Blutflusses in den Arterien verhindert.

Heilkraft aus der Küche

Lebensmittel	Nährstoff	Gesundheitlicher Nutzen
Bohnen **Hafer** **Möhren**	Ballaststoffe (lösliche)	Diese Stoffe tragen zur Verbesserung der Cholesterinwerte bei, wodurch das Arterioskleroserisiko gesenkt wird.
Avocados **Olivenöl**	Einfach ungesättigte Fettsäuren	Wann immer möglich, sollte man diese Fette anstelle von gesättigten oder Trans-Fettsäuren verwenden, da sie die Arterien weniger belasten.
Linsen **Spargel**	Folsäure	Folsäure vermindert die Menge an Homocystein, einer Aminosäure, die mit Herz-Kreislauf-Erkrankungen im Zusammenhang steht.
Fettreicher Fisch **Leinsamen** **Meeresfrüchte**	Omega-3-Fettsäuren	Diese herzgesunden Fette senken das Infarktrisiko, indem sie die Blutgerinnung vermindern und die Werte an schädlichen Triglyceriden sowie das Risiko von unregelmäßigem Herzschlag verringern.
Sojaerzeugnisse	Sojaprotein	Nach vielen Studien verbessert die Zufuhr von 25 g Sojaprotein pro Tag die Cholesterinwerte und senkt das Risiko von Herz-Kreislauf-Erkrankungen.

Immundefekt

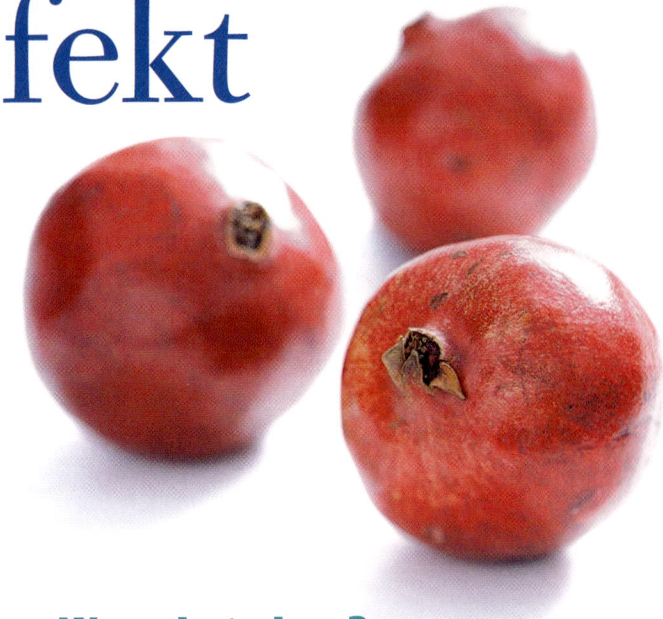

Rezepte

Was ist das?

Unser Körper steht Tag für Tag unzähligen Infektionserregern gegenüber, die es mithilfe von Makrophagen (großen Fresszellen), Killer-T-Zellen und B-Lymphozyten abzuwehren gilt. Ist die körpereigene Abwehr geschwächt oder das Immunsystem überlastet, wird der Körper anfällig für Krankheiten.

Was sind die Ursachen?

Eine Schwächung des Immunsystems kann auf Mangelernährung, Stress, Veranlagung, Alter, Schlafmangel, Fettleibigkeit, Medikamente, Chemotherapie, Kurzzeitinfektionen oder chronische Erkrankungen zurückgehen. Auch eine oxidative Schädigung durch freie Radikale kann die Immunabwehr beeinträchtigen.

Wie kann Nahrung helfen?

Wissenschaftler erforschen derzeit die Zusammenhänge zwischen einer ausgewogenen Ernährung und einem starken Immunsystem. Eine angemessene Zufuhr von **Proteinen** und Kalorien ist hierbei von entscheidender Bedeutung, da sich alle Immunzellen aus Proteinen zusammensetzen. Eine fettarme Kost mit einem möglichst geringen Anteil an gesättigten Fetten begrenzt vermutlich die Anzahl zerstörerischer freier Radikaler, die den Immunzellen mit der Zeit schwere Schädigungen beibringen und sie in ihrer Funktionsfähigkeit beeinträchtigen können. **Essenzielle Fettsäuren** sollen dagegen das Immunsystem stärken.

Viele Nährstoffe, darunter **Eisen, Zink** und die **Vitamine C** und **E,** stärken die Immunzellen. Eine übermäßige Zufuhr von Eisen und Zink bewirkt jedoch vermutlich genau das Gegenteil, nämlich eine Immunschwächung. **B-Vitamine** aus komplexen Kohlenhydraten, Meeresfrüchten, magerem Geflügel und grünem Blattgemüse helfen bei der Aufrechterhaltung der Abwehrkräfte und der Produktion von Antikörpern. Studien geben Hinweise darauf, dass **probiotische Bakterien** in „aktiven" Joghurtkulturen Krankheitserreger bekämpfen und an der Herstellung infektionsbekämpfender Substanzen beteiligt sind.

Knoblauch und Zwiebeln stimulieren anscheinend durch die in ihnen enthaltenen **Schwefelverbindungen** die Wirksamkeit von Makrophagen und T-Zellen. Außerdem sind diese Verbindungen offenbar in der Lage, Enzyme zu blockieren, die das Eindringen von Fremdorganismen in gesundes Gewebe ermöglichen.

Auch Shiitakepilze können eine Immunsteigerung bewirken, was wohl u. a. auf das in den Pilzen enthaltene **Lentinan** zurückgeht. Erste Forschungsergebnisse weisen darauf hin, dass CAY-1, eine in Cayennepfeffer vorliegende Substanz, Mikroorganismen abwehren kann, die Lungenentzündung und Pilzinfektionen hervorrufen.

Nach Expertenmeinung können bestimmte in Vollkornprodukten und Granatäpfeln vorkommende **Flavonoide** die Immunzellen stärken und Krankheitskeime so stark schädigen, dass sie sich nicht mehr vermehren können.

Eine Ernährung mit geringem Anteil an **Karotinoiden,** wie **Lykopin** und **Beta-Karotin,** kann das Immunsystem schwächen. Möhren und Süßkartoffeln sind gute Lieferanten für Beta-Karotin, während Tomatenerzeugnisse große Mengen an Lykopin enthalten, das vermutlich die Lymphozyten vor einer funktionsschädigenden oxidativen Einwirkung zu schützen vermag.

Aus der Forschung

In einer sechswöchigen Klinikstudie tranken über 60 Jahre alte Testpersonen zweimal täglich 200 ml Milch mit zugesetzten Bakterien aus Joghurtkulturen. Im Ergebnis zeigte die Gruppe eine deutlich gesteigerte Immunreaktion, was vermutlich größeren Schutz sowohl vor Viren als auch vor der Entstehung von Krebszellen bietet.

Heilkraft aus der Küche

Lebensmittel	Nährstoff	Gesundheitlicher Nutzen
Fettreicher Fisch **Geflügel** **Linsen**	Eisen	Von diesem Mineralstoff werden ausreichende Mengen für die Herstellung von B- und T-Zellen benötigt.
Fettreicher Fisch **Samen**	Essenzielle Fettsäuren	Diese Fette sind für die Wundheilung und das optimale Funktionieren der T-Zellen notwendig.
Möhren **Süßkartoffeln** **Tomaten**	Karotinoide	Die Forschung geht davon aus, dass die antioxidativen Eigenschaften dieser Stoffe die Immunzellen vor schädlichen freien Radikalen schützen.
Joghurt	Probiotische Bakterien (Probiotika)	Immer mehr Fakten weisen darauf hin, dass diese nützlichen Bakterien die Immunreaktion gegen Viren und Krebszellen verbessern.
Beeren **Paprika & Chili** **Zitrusfrüchte**	Vitamin C	Dieses Vitamin schützt vor oxidativer Schädigung und verbessert vermutlich die Funktionsfähigkeit der Immunzellen.
Avocados **Olivenöl** **Samen**	Vitamin E	Verschiedenen Studien zufolge steigert Vitamin E die Wirksamkeit der T-Zellen und unterstützt den Körper bei der Produktion von Antikörpern.
Geflügel **Meeresfrüchte** **Vollkornprodukte**	Zink	Dieses Mineral trägt neben verschiedenen Enzymen zur Wundheilung bei und stärkt vermutlich die Resistenz des Körpers gegen Erkältungsviren.

Krampfadern

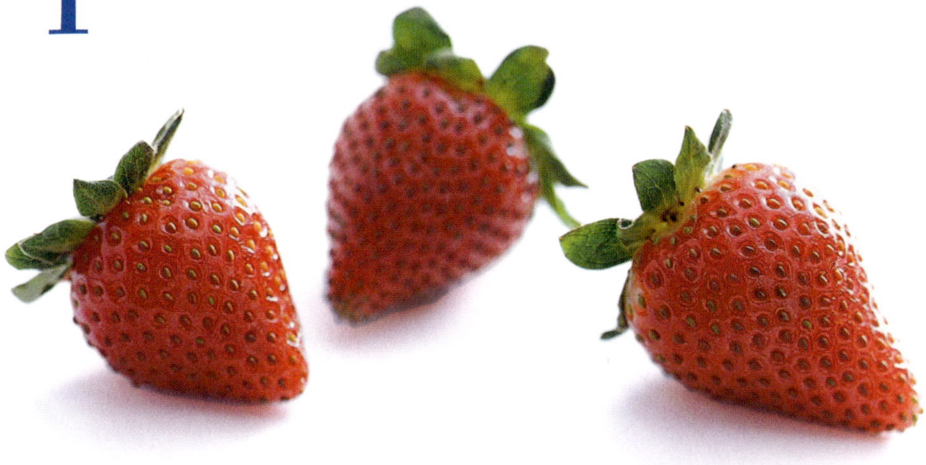

Rezepte

Was ist das?

Krampfadern treten meist an den Beinen auf und gleichen geschwollenen, bläulichen Strängen direkt unter der Hautoberfläche. Vielfach kommt es zu Druckempfindlichkeit und Schmerzen, obgleich diese meist nur schwach ausgeprägt sind. Häufig werden die hervortretenden Venen von geschwollenen Hautpartien umgeben. Hinzu kommen kleine Flecken stark blutender Kapillaren, die in diesem Bereich gehäuft auftreten oder sich an Fußgelenken und Oberschenkeln bilden. Gelegentlich entwickeln sich in Krampfadern Blutgerinnsel; allerdings sind Gerinnsel in diesen oberflächlichen Venen in der Regel nicht lebensbedrohlich. Frauen leiden mindestens doppelt so häufig an Krampfadern wie Männer.

Was sind die Ursachen?

Schwache Gefäßwände oder defekte Venenklappen können die Blutzirkulation behindern, was zu einer Blutstauung und Venenerweiterung führt. In selteneren Fällen werden Krampfadern auch durch Phlebitis (Venenentzündung) oder durch eine vererbte abnormale Venenstruktur hervorgerufen. Die Erkrankung tritt familiär gehäuft auf. Weitere begünstigende Faktoren für Krampfadern sind Hormone, Übergewicht, Schwangerschaft, Bewegungsmangel, fortgeschrittenes Alter und schweres Heben. Auch Verstopfung, enge Kleidung, Überschlagen der Beine sowie langes Sitzen und Stehen erhöhen das Krankheitsrisiko.

Wie kann Nahrung helfen?

Unlösliche Ballaststoffe fördern einen regelmäßigen Stuhlgang. Angestrengtes Pressen leistet der Entstehung von Krampfadern Vorschub, weil dadurch der Rückfluss des Blutes aus den Beinen behindert wird. **Lösliche Ballaststoffe** wie z. B. Pektine und Flohsamen *(Psyllium)* erleichtern die Ausscheidung, indem sie das Stuhlvolumen vergrößern und die Darmbewegung anregen.

Auch **Vitamin C** scheint eine günstige Wirkung bei Krampfadern auszuüben. Im Zusammenwirken mit antioxidativen Flavonoiden festigt es die Gefäßwände und beugt einer oxidativen Schädigung vor. Eine Vielzahl von **Flavonoiden** kräftigt offenbar die Venenstruktur. Das Zitrusflavonoid **Hesperidin** steigert vermutlich die Wirkung von Vitamin C und wird für ein optimales Funktionieren der Kapillaren benötigt. Man nimmt an, dass **Diosmin,** ein in Rosmarin und Zitrusfrüchten vorkommendes Flavonoid, eine Gefäßschwächung verhindert, die zu Krampfadern führen kann. Ein in weißen Grapefruits enthaltenes Flavonoid namens **Naringin** dient ebenfalls der Stärkung der Blutgefäße. Ersten Untersuchungen zufolge fördert **Rutin,** ein in Äpfeln und Buchweizen enthaltenes Flavonoid, die Gesundheit der Blutgefäße, indem es die Stützzellen der Zellmembranen sowie das Strukturgewebe stärkt. In Laborstudien zeigte das in roten Zwiebeln und Heidelbeeren enthaltene hochwirksame Flavonoid **Quercetin** ausgeprägte entzündungshemmende Eigenschaften, die Krampfadern vorbeugen könnten.

Weitere Antioxidantien werden derzeit auf ihren Nutzen für die Venengesundheit hin untersucht, beispielsweise die **Polyphenole** in grünem Tee sowie das in Avocados und Olivenöl zu findende **Vitamin E.** Von diesen Stoffen nimmt man an, dass sie für die Verbesserung der Gefäßfunktion und für die Stärkung der Kapillaren von Bedeutung sein könnten. Auch **Tannine** (Gerbsäureverbindungen) scheinen eine günstige Wirkung im Kampf gegen Krampfadern zu haben.

Hausmittel

Der Genuss von Ananas kann mitunter eine optische Verbesserung der unansehnlichen Krampfadern bewirken. Obgleich der klinische Nachweis bislang fehlt, vermutet man, dass Bromelain, ein in Ananas vorhandenes Enzym, die proteinähnlichen Fibrinablagerungen vermindert, die sich um Krampfadern bilden.

Heilkraft aus der Küche

Lebensmittel	Nährstoff	Gesundheitlicher Nutzen
Granatäpfel **Linsen** **Rote Beten** **Spargel**	Ballaststoffe	Ballaststoffe vermindern den Druck auf die Blutgefäße in den Beinen, indem sie die Darmtätigkeit fördern. Dadurch wird angestrengtes Pressen während der Darmentleerung vermieden.
Äpfel **Beeren** **Trauben** **Vollkornprodukte** **Zitrusfrüchte**	Flavonoide	Experimentelle Forschungsreihen lassen erkennen, dass Flavonoide gemeinsam mit Vitamin C die Blutgefäßmembranen festigen und die Gefäßfunktion verbessern, indem sie die Schädigung der Gefäße durch freie Radikale reduzieren.
Beeren	Tannine (Gerbsäure)	Diese antioxidativen Verbindungen vermindern vermutlich die Gefahr, dass die Blutgefäße porös werden, und schützen die Gefäße vor einer Schädigung durch freie Radikale.
Beeren **Brokkoli** **Paprika & Chili** **Zitrusfrüchte**	Vitamin C	Dieses Vitamin stärkt offenbar die Blutgefäße und schützt die Membranen gegen schädliche freie Radikale. Ein Vitamin-C-Mangel macht die Blutgefäße brüchig.

Krebs

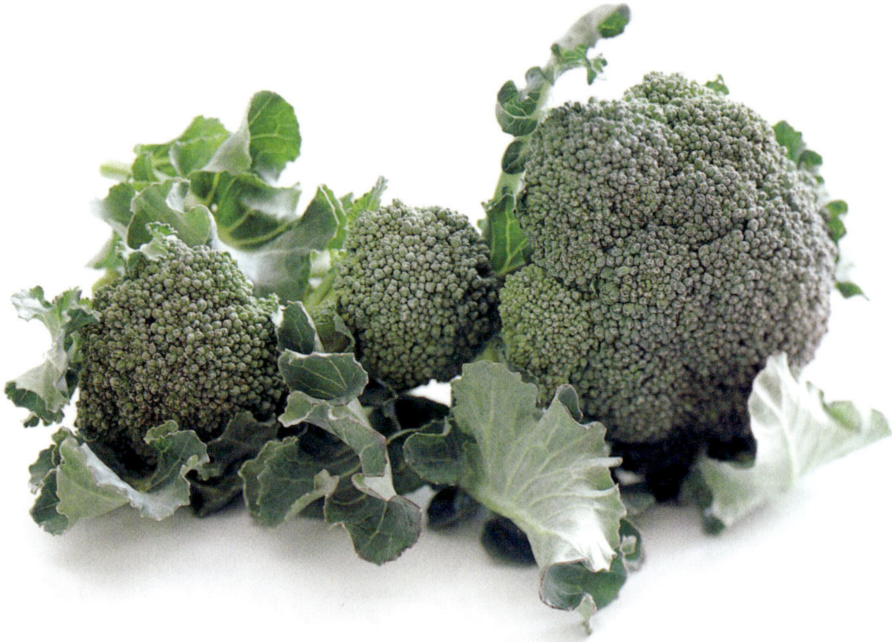

Rezepte

Was ist das?

Als Krebs bezeichnet man eine Gruppe von über 100 verwandten Krankheiten, die durch eine abnormale Wucherung sich fortlaufend teilender Zellen verursacht werden. Dieses unkontrollierte Zellwachstum kann sich ausweiten und auch gesundes Gewebe befallen. Es entsteht eine bösartige Geschwulst, die sich häufig in Form von Metastasen im ganzen Körper verbreitet. Krebs kann altersunabhängig jedermann treffen und sich in jedem Teil des Körpers entwickeln. Nach Herz-Kreislauf-Erkrankungen stellt Krebs die zweithäufigste Todesursache in den Industrieländern dar.

Werden Krebserkrankungen frühzeitig entdeckt, lassen sie sich häufig erfolgreich behandeln. Durch geeignete Vorsorgeuntersuchungen, Erkennen von Symptomen und Risikofaktoren, regelmäßige Selbstuntersuchungen, gesunde Ernährung sowie einen gesunden Lebensstil kann man das Risiko für die Entstehung von Krebs erheblich einschränken. Eine ungesunde Lebensführung spielt bei vielen Krebsfällen eine wesentliche Rolle. Nach Schätzungen des Nationalen Krebsinstituts der USA sind mindestens 35 % aller Krebserkrankungen auf Ernährungsmängel zurückzuführen.

Was sind die Ursachen?

Krebs entsteht oft über Jahre hinweg und tritt vermutlich als Ergebnis des Zusammenwirkens verschiedener Faktoren auf. Hierzu zählen u. a. erbliche Veranlagung, Umwelteinflüsse, Lebensweise und Ernährung. Die Unfähigkeit des Immunsystems, die durch äußere Einflüsse wie z. B. Zigarettenrauch, Umweltschadstoffe, Strahlung (Röntgenstrahlen und ultraviolette Sonnenstrahlen) oder übermäßigen Alkoholkonsum verursachten Schäden zu reparieren, kann normale Zellen dazu veranlassen, zu präkanzerösen Zellen zu mutieren. Diese Zellen wiederum können zu Krebszellen entarten; dies muss aber nicht zwangsläufig der Fall sein. Wiederholter Kontakt mit freien Radikalen bewirkt oftmals eine Grundschädigung der Zellen und leitet den Beginn einer Krebserkrankung ein.

Wie kann Nahrung helfen?

Wer Krebs vorbeugen möchte, sollte das Rauchen aufgeben, regelmäßig Sport treiben und auf eine gesunde Ernährung mit reduziertem Fettanteil achten. Studien zeigen eine verminderte Krebshäufigkeit bei Menschen mit fettarmer Ernährung. Die Verwendung von **einfach ungesättigten Fetten** wie z. B. Olivenöl anstelle gesättigter Fette dient ebenfalls der Vorbeugung gegen Krebs und andere gefährliche Krankheiten. Erste Forschungsergebnisse geben Hinweise darauf, dass **Omega-3-Fettsäuren** vor Brust-, Dickdarm- und Prostatakrebs schützen können, indem sie das Wachstum von Krebszellen unterbinden.

Viele Nahrungsbestandteile werden derzeit wissenschaftlich im Hinblick darauf untersucht, ob sie den Ausbruch von Krebs verhindern oder Krebsgeschwülste in ihrem Wachstum bremsen können. So geht man davon aus, dass eine einzige Frucht hunderte von potenziell gesundheitsförderlichen sekundären Pflanzenstoffen enthält. Der beste Weg, um von krebsbekämpfenden Nährstoffen und sekundären Pflanzenstoffen zu profitieren, besteht darin, eine große Vielfalt an Obst und Gemüse zu verzehren.

Heilkraft aus der Küche

Lebensmittel	Nährstoff	Gesundheitlicher Nutzen
Knoblauch **Zwiebeln & Lauch**	Alliumverbindungen	Diese Schwefelverbindungen stimulieren die natürlichen Abwehrkräfte des Immunsystems gegen Krebs und besitzen möglicherweise die Fähigkeit, das Tumorwachstum einzudämmen.
Äpfel **Beeren** **Kirschen** **Rote Trauben & Wein**	Anthozyane	Diese Pflanzenpigmente aus der Gruppe der Flavonoide wirken als antioxidative Krebshemmer, indem sie freie Radikale unschädlich machen.
Aprikosen **Möhren** **Süßkartoffeln**	Beta-Karotin	Studien lassen darauf schließen, dass dieses Karotinoid als starkes Antioxidans die Zellen vor Schädigungen durch freie Radikale schützt.
Granatäpfel **Grüner Tee** **Schokolade (dunkle)**	EGCG (Epigallokatechingallat)	Das in grünem Tee enthaltene Katechin EGCG kann die Bildung krebserregender Substanzen vermindern, die Abwehrkräfte steigern und das Fortschreiten von Krebserkrankungen hemmen.
Avocados **Erdnüsse/Erdnussöl** **Oliven/Olivenöl** **Walnüsse**	Einfach ungesättigte Fettsäuren	Einfach ungesättigte Fettsäuren sollen Brust- und Dickdarmkrebs vorbeugen; ihr Wirkungsmechanismus ist jedoch noch nicht bekannt. Wissenschaftliche Untersuchungen sind im Gange.
Äpfel **Beeren** **Brokkoli** **Zitrusfrüchte** **Zwiebeln & Lauch**	Flavonoide	Viele Flavonoide fungieren als Antioxidantien; einige besitzen zusätzlich andere krebsbekämpfende Wirkungen, meist im Zusammenhang mit der Umwandlung von Enzymen. Flavonoide sollen auch Schädigungen des Erbguts vorbeugen.

Fortsetzung nächste Seite

Heilkraft aus der Küche

Lebensmittel	Nährstoff	Gesundheitlicher Nutzen
Linsen **Rote Beten** **Spargel**	Folsäure	Dieses wichtige B-Vitamin spielt bei der Synthese und Reparatur der DNA eine entscheidende Rolle. Niedrige Folsäurewerte begünstigen offenbar die Entstehung von Krebs.
Brokkoli **Kohl** **Rosenkohl**	Glucosinolate	Glucosinolate werden in verschiedene schützende Substanzen umgewandelt, die vermutlich die Abwehrkräfte des Immunsystems stärken und krebsfördernde Enzyme blockieren.
Aprikosen **Grapefruits (rote)** **Tomaten** **Wassermelonen**	Lykopin	Als Antioxidans trägt Lykopin dazu bei, gefährliche freie Radikale aufzuspüren und diese unschädlich zu machen. Es wird vermutet, dass Lykopin insbesondere vor Prostatakrebs schützt.
Äpfel **Beeren** **Gelbwurz** **Granatäpfel** **Grüner Tee**	Phenolsäuren	Phenolsäuren wird die Fähigkeit zugesprochen, freie Radikale zu zerstören sowie krebsbekämpfende Enzyme im Körper zu aktivieren und damit der Entwicklung von Tumoren schon in einem frühen Krebsstadium Einhalt zu gebieten.
Granatäpfel **Hülsenfrüchte** **Leinsamen** **Sojaerzeugnisse**	Phytoöstrogene	Phytoöstrogene blockieren körpereigenes Östrogen, wodurch der Östrogenspiegel gesenkt und das Risiko der Entstehung einer hormonbedingten Krebsart (Brust-, Gebärmutter- und Prostatakrebs) eventuell verringert wird. Bei bereits bestehendem Brustkrebs erhöht die Zufuhr von Phytoöstrogenen allerdings möglicherweise das Risiko.
Erdnüsse **Trauben (rote)**	Resveratrol	Resveratrol bekämpft Krebs während verschiedener Krankheitsstadien.
Makrelen **Meeresfrüchte** **Paranüsse** **Speisepilze**	Selen	Dieser Mineralstoff scheint der Entstehung von Lungen-, Prostata- und Dickdarmkrebs vorbeugen zu können, möglicherweise aufgrund seiner antioxidativen Fähigkeiten.
Brokkoli **Grüne Blattgemüse** **Kohlarten**	Sulforaphan	Dieses Isothiozyanat aktiviert vermutlich körpereigene Enzyme zur Bekämpfung von Krebs. Außerdem kann es präkanzeröse Zellen zerstören und Krebserreger in ihrer Wirkung blockieren.
Brokkoli **Paprikaschoten** **Zitrusfrüchte**	Vitamin C	Vitamin C trägt dazu bei, die Teilung und das Wachstum von Krebszellen zu hemmen und krebserregende Nitrosamine zu neutralisieren.
Nüsse **Olivenöl** **Pseudogetreide** **Sonnenblumenkerne**	Vitamin E	Vitamin E vermag offenbar Zellen vor freien Radikalen zu schützen. Es ist vermutlich auch an der Stimulierung der Immunreaktion im Zusammenhang mit Zellveränderungen beteiligt.

Antioxidative Vitamine und Spurenelemente: Freie Radikale sind Moleküle, die im Körper durch Zellreaktionen zwischen Sauerstoff und Glukose entstehen. Sie werden auch durch Umweltfaktoren erzeugt und können den Zellen direkten Schaden zufügen, z. B. Krebs auslösen. Nahrungssubstanzen, die als Antioxidantien wirken, verbinden sich mit den freien Radikalen und machen sie damit unschädlich. So verhindern sie, dass Zellen zu Krebszellen entarten. Zu den wichtigsten Antioxidantien gehören **Vitamin C, Vitamin E** und das Spurenelement **Selen.**

Flavonoide: Diese große Gruppe sekundärer Pflanzenstoffe lässt sich in zahlreiche Kategorien untergliedern. Jeder Flavonoid-Typ funktioniert auf eine andere Weise, wobei viele Flavonoide als Antioxidantien wirken. Außerdem verbessern Flavonoide die Aufnahme des antioxidativ wirkenden Vitamin C. Zu den Flavonoiden, deren krebsbekämpfendes Potenzial bereits wissenschaftlich belegt ist, zählen **Anthozyane, Zitrusflavonoide, Quercetin, Isoflavone** (in Soja) und **Katechine** (in Tee).

Glucosinolate: Hierbei handelt es sich um natürliche Substanzen, die in Kreuzblütlergemüse wie Brokkoli und Kohl vorkommen. Zu den Glucosinolaten gehören auch **Indole** und **Isothiozyanate,** die als Vorstufen einiger wirksamer krebsbekämpfender Substanzen gelten. Man geht davon aus, dass Glucosinolat-Derivate die körpereigenen Abwehrkräfte gegen Krebs stärken.

Aus der Forschung

Beim Grillen oder Braten von Fleisch, Fisch oder Geflügel über offenem Feuer können krebserregende Verbindungen, so genannte PAK (polyzyklische aromatische Kohlenwasserstoffe), entstehen. Tierversuche deuten darauf hin, dass sich die Menge dieser Krebserreger verringern lässt, wenn man dem Grillgut Knoblauch oder Kirschen beigibt. Auch Vitamin E aus natürlichen Quellen trägt ebenso wie das Gewürzkraut Rosmarin zur Verminderung dieser krebserregenden Stoffe bei. Man kann die Bildung gefährlicher PAK auch hemmen, indem man die Zeit, die das Grillgut im Rauch verbringt, reduziert: Man gart es vor und legt es nur kurz auf den Grill, bis es außen knusprig und innen saftig ist.

Karotinoide: Auch diese Pflanzenfarbstoffe helfen dem Immunsystem bei der Abwehr schädlicher freier Radikale. Außerdem scheinen sie den Prozess der für Krebszellen typischen unkontrollierten Zellteilung zu unterbrechen. Studien belegen, dass einige Karotinoide die Aktivität der natürlichen Killerzellen des Immunsystems stimulieren. Zwei Karotinoide, deren krebsbekämpfende Eigenschaften derzeit erforscht werden, sind **Beta-Karotin** und **Lykopin.**

Phenolsäuren: Diese Verbindungen haben die Fähigkeit, sowohl freie Radikale zu zerstören als auch krebsbekämpfende körpereigene Enzyme in ihrer Wirkung zu verstärken. Außerdem sind sie in der Lage, der Bildung von Krebserregern, etwa den in Tabakrauch oder gepökelten Fleischerzeugnissen enthaltenen Nitrosaminen, entgegenzuwirken. Wirksame Phenolsäuren im Kampf gegen Krebs sind **Curcumin** sowie **Kaffee-, Chlorogen-, Ferula-** und **Ellagsäure.**

Phytoöstrogene: Diese oft als „Pflanzenöstrogene" bezeichneten Substanzen hemmen die Wirkung des körpereigenen Östrogens. Hohe Östrogenwerte werden im Zusammenhang mit bestimmten hormonbedingten Krebsarten gesehen. Es gibt zwei Hauptgruppen von Phytoöstrogenen: **Isoflavone,** z. B. **Genistein** in Sojaerzeugnissen, und **Lignane** in Leinsamen, Roggen und Sesamsamen.

Schwefelverbindungen (Alliumverbindungen): Die für die Schärfe von Lauchgewächsen verantwortlichen Substanzen kräftigen das Immunsystem, hemmen das Wachstum von Krebszellen sowie die Bildung von Nitrosaminen, gefährlichen, in Tabakrauch und gepökeltem Fleisch vorkommenden Krebserregern.

Makuladegeneration

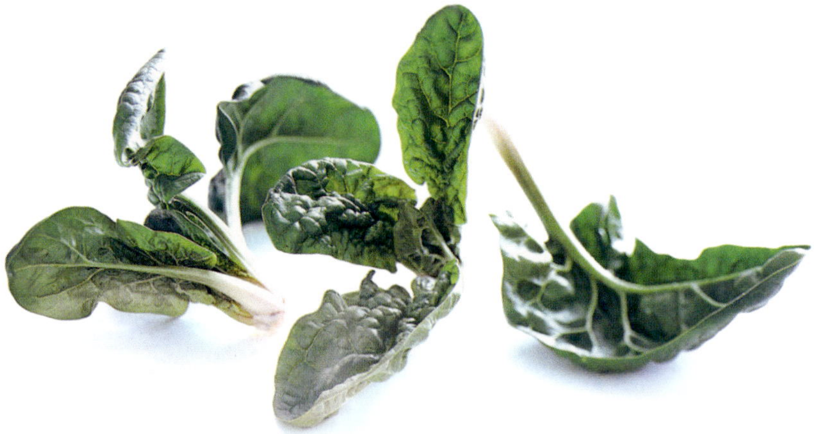

Rezepte

Was ist das?

Makuladegeneration ist die häufigste Ursache für Altersblindheit und betrifft einen von drei Menschen im Alter von über 75 Jahren. Die Erkrankung führt zu einer Schädigung der Makula, des zentralen Teiles der Augennetzhaut, der gleichzeitig der Ort des schärfsten Sehens ist. Mit fortschreitender Krankheit erscheinen nach und nach weiße Flecken auf dem zentralen Sehfeld. Etwa 90 % aller Patienten mit Makuladegeneration leiden an der „trockenen" Form. Die übrigen Fälle sind der schwerwiegenderen „nassen" Form zuzurechnen.

Was sind die Ursachen?

Viele Mediziner glauben, dass eine Schädigung der Netzhaut durch freie Radikale (instabile Sauerstoffmoleküle) zur Makuladegeneration führt. Vermutlich tragen auch altersbedingte Veränderungen und erbliche Veranlagung zu dem Leiden bei. Sonneneinstrahlung, Luftverschmutzung, Zigarettenrauch und eine fettreiche Ernährung können die Anzahl der freien Radikale im Auge gefährlich erhöhen. Auch Herz-Kreislauf-Erkrankungen oder Diabetes steigern die Anfälligkeit für Makuladegeneration, da diese den Blutfluss zum Auge behindern.

Wie kann Nahrung helfen?

Natürliche Schutzpigmente in der Makula filtern die schädlichen Lichtstrahlen, die als Mitverursacher für Makuladegeneration gelten. Die in Pflanzenfarbstoffen reichlich enthaltenen Karotinoide **Lutein** und **Zeaxanthin** finden sich in hoher Konzentration im Makulapigment und in der Netzhaut. Studien zufolge lässt sich der Makuladegeneration durch eine lutein- und zeaxanthinreiche Ernährung in gewissem Maß vorbeugen. Die beiden Wirkstoffe scheinen sogar das Fortschreiten der Erkrankung aufhalten zu können. Durch den Verzehr von dunkelgrünem, karotinoidreichem Blattgemüse (besonders Spinat und Grünkohl), das viele schützende Wirkstoffe wie Lutein und Zeaxanthin, aber auch **Beta-Karotin** enthält, sinkt vermutlich das Risiko, an Makuladegeneration zu erkranken.

Lykopin, ein weiterer Naturfarbstoff aus der Gruppe der Karotinoide, ist bei der Bekämpfung oxidativer Schädigungen im Zusammenhang mit Makuladegeneration besonders wirksam. Erste Studien an Menschen ergaben, dass geringe Lykopinwerte mit einem erhöhten Risiko von Makuladegeneration verbunden sind.

Nach Meinung vieler Wissenschaftler schützt auch eine ausreichende Zufuhr antioxidativer Vitamine und Mineralien wie **Vitamin C** und **E, Selen** und **Zink** vor Makuladegeneration, weil sie die Netzhaut von freien Radikalen befreit. Vitamin C kommt im Auge in sehr hoher Konzentration vor. Es wird immer deutlicher, dass diese Nährstoffe eine wichtige Rolle bei der Gesunderhaltung des Auges spielen.

Aus der Forschung

Eine groß angelegte Studie an 55–80 Jahre alten Männern und Frauen zeigte, dass diejenigen Teilnehmer, die die meisten Karotinoide aufnahmen, mit einer 40 % geringeren Häufigkeit an Makuladegeneration erkrankten. Ganz offensichtlich war die Wirkung bei Personen, die viel Spinat und Grünkohl verzehrten.

Heilkraft aus der Küche

Lebensmittel	Nährstoff	Gesundheitlicher Nutzen
Möhren **Spinat** **Winterkürbis**	Beta-Karotin	Das in orangefarbenem Gemüse und dunkelgrünem Blattgemüse enthaltene Beta-Karotin senkt das Risiko, an Makuladegeneration zu erkranken.
Grünkohl **Paprika & Chili** **Spinat** **Süßkartoffeln**	Lutein und Zeaxanthin	Diese antioxidativen Farbstoffe kommen in konzentrierter Form in Makula und Netzhaut vor und schützen vermutlich die Sehzellen vor einer oxidativen Schädigung. Studien zufolge kann eine lutein- und zeaxanthinreiche Ernährung das Risiko von Makuladegeneration senken.
Aprikosen **Tomaten** **Wassermelonen**	Lykopin	Für Menschen mit geringen Werten an diesem antioxidativen Karotinoid besteht ersten Ergebnissen zufolge ein etwa doppelt so hohes Risiko, an Makuladegeneration zu erkranken.
Garnelen **Geflügel** **Gerste** **Paranüsse**	Selen	Einige Studien geben Hinweise darauf, dass Personen mit einem hohen Konsum von antioxidativen Mineralien wie z. B. Selen seltener von Makuladegeneration betroffen sind.
Beeren **Brokkoli** **Paprika & Chili** **Zitrusfrüchte**	Vitamin C	Forschungsergebnisse belegen, dass eine Ernährung mit viel Vitamin C die Entstehung von Makuladegeneration abwenden kann. Vitamin C beugt Schädigungen des Auges durch freie Radikale vor, die vielfach zur Makuladegeneration führen.
Avocados **Nüsse** **Olivenöl**	Vitamin E	Hohe Blutwerte an Tokopherolen (Vitamin-E-Verbindungen) verhindern vermutlich ein frühzeitiges Auftreten der Makuladegeneration.
Bohnen **Geflügel** **Meeresfrüchte** **Vollkornprodukte**	Zink	Nach ersten Erkenntnissen begünstigen niedrige Zinkwerte die Entstehung der Makuladegeneration. Zink unterstützt die Stoffwechselfunktion von Enzymen, die die Netzhaut benötigt.

Mastopathie

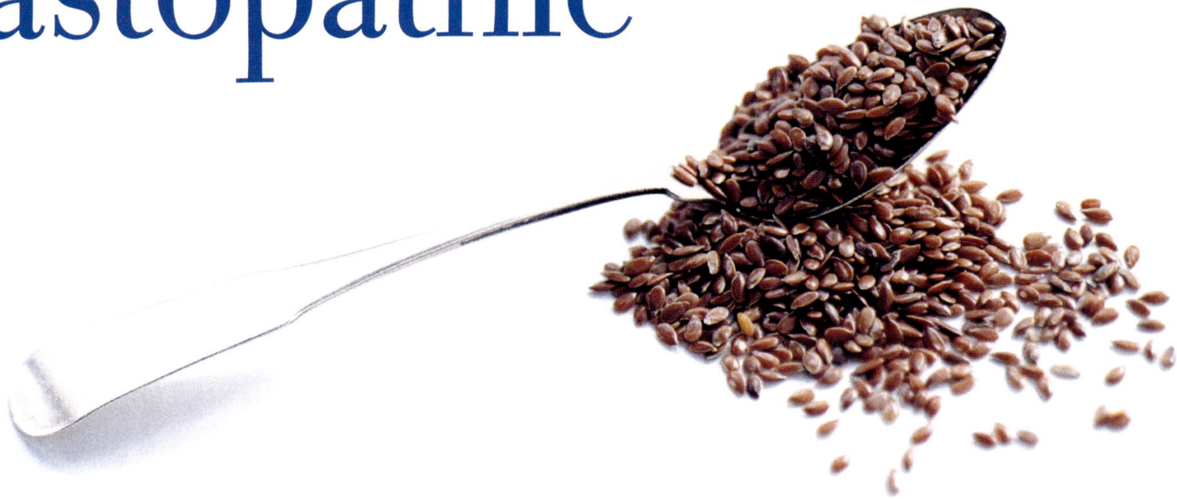

Rezepte

Was ist das?

Bei Mastopathie handelt es sich nicht um eine Krankheit, sondern um eine Störung, die bei vielen Frauen im Alter von 25–50 Jahren auftritt. Mastopathische Veränderungen beinhalten im Allgemeinen knotige Verhärtungen in der Brust.

Die Symptome von Mastopathie gelten in den meisten Fällen als hormonbedingt und treten etwa 7–10 Tage vor dem Einsetzen der Menstruation auf. Sie scheinen in engem Zusammenhang mit dem prämenstruellen Syndrom (PMS) zu stehen. Druckempfindlichkeit der Brüste, Schmerzen, ein Gefühl von Schwere, Schwellungen und Knoten (Zysten) sind typische Symptome, die meist nach der Regelblutung wieder zurückgehen. Die Brustveränderungen verschwinden gewöhnlich nach den Wechseljahren (es sei denn, Sie unterziehen sich einer Hormonbehandlung), vermutlich durch die Umstellung im Hormonhaushalt.

Obgleich nur die ausgeprägte Form der Mastopathie mit einem erhöhten Brustkrebsrisiko einhergeht, können solche Veränderungen zuweilen die Brustkrebsdiagnose erschweren (eine Mammographieaufnahme von fibrozystischen Brüsten ist für Radiologen und Brustspezialisten oft schwierig zu deuten). In jedem Fall müssen Sie jeden Knoten, den Sie in Ihrer Brust entdecken, vom Arzt untersuchen lassen.

Was sind die Ursachen?

Die Ursachen von Mastopathie sind noch nicht vollständig geklärt, obwohl man heute davon ausgeht, dass Brustveränderungen durch ein gestörtes Gleichgewicht von Östrogen und Progesteron hervorgerufen werden. Einige Forschungsergebnisse lassen erkennen, dass mastopathische Brustveränderungen bei Frauen mit überdurchschnittlich hohen Spitzenöstrogenwerten vor dem Eisprung und überdurchschnittlich starker Progesteronabnahme nach dem Eisprung ausgeprägter sind. Diese hormonellen Schwankungen führen zu einem Überschuss an Prolaktin, einem Hormon, das u. a. die Brüste nicht stillender Frauen anschwellen lässt und druckempfindlich macht.

Wie kann Nahrung helfen?

Obwohl gesicherte Erkenntnisse über den Zusammenhang zwischen Ernährung und Mastopathie dürftig sind, gibt es Anhaltspunkte dafür, dass **essenzielle Fettsäuren** Schwellungen vermindern, indem sie die Produktion an entzündungsfördernden Substanzen drosseln.

Da eventuell ein Zusammenhang zwischen erhöhten Östrogenwerten und den Symptomen der Mastopathie besteht, könnte eine Ernährung mit hohem Anteil an **Isoflavonen** aus Sojaerzeugnissen sowie anderen **Phytoöstrogenen** wie z. B. **Lignanen** (aus Leinsamen) hilfreich sein. Phytoöstrogene sind eine Gruppe von sekundären Pflanzenstoffen, die eine östrogenähnliche Wirkung haben. Sie blockieren die vom Körper hergestellten Östrogene, indem sie sich an bestimmte Körperstellen, so genannte Rezeptor-Orte, anlagern, die normalerweise von den körpereigenen Östrogenen beansprucht werden.

Eventuell verlängert das in Sojabohnen vorkommende Isoflavon **Genistein** den Menstruationszyklus und verkürzt dadurch die Zeit, in der der Körper der Wirkung von Östrogen ausgesetzt ist. Dies könnte eine Verringerung mastopathischer Brustveränderungen zur Folge haben.

Auch der Verzehr von Lebensmitteln mit einem hohen Anteil an **Ballaststoffen** bei gleichzeitigem Verzicht auf Speisen mit **gesättigten Fettsäuren** scheint die Menge des im Blutstrom zirkulierenden Östrogens zu verringern. Allerdings sind noch weitere Studien erforderlich, um die genaue Wirkung einer ballaststoffreichen Ernährung auf den Östrogenspiegel zu bestimmen.

Aus der Forschung

Auch wenn sich eine positive Wirkung von Vitamin E bei mastopathischen Brustveränderungen wissenschaftlich nicht belegen lässt, schwören manche Frauen auf den wohltuenden Einfluss dieses Vitamins, der sich in einer Verringerung der Schmerzen, der Druckempfindlichkeit und der Knotengröße äußert.

Bedauerlicherweise werden große Teile der Bevölkerung aufgrund ihrer Ernährungsweise nicht ausreichend mit Vitamin E versorgt. In Europa gilt das für etwa 20–30 % der älteren Menschen. Gute Quellen für dieses antioxidative Vitamin stellen z. B. Weizenkeime, Mandeln und Nüsse, Pflanzenöle, Olivenöl und grüne Blattgemüse dar.

Leider weisen die besten Nahrungsquellen für Vitamin E einen hohen Fettgehalt auf. Deshalb sollte man einen Arzt befragen, ob es nicht ratsam ist, auf ein Vitamin-E-Präparat zurückzugreifen.

Manche Frauen haben die Erfahrung gemacht, dass Koffein (enthalten u. a. in Kaffee, Tee, Cola und Schokolade) die Druckempfindlichkeit der Brüste und das schlechte Allgemeinbefinden steigert. Dasselbe gilt für stark gesalzene Speisen.

Heilkraft aus der Küche

Lebensmittel	Nährstoff	Gesundheitlicher Nutzen
Äpfel **Kidneybohnen** **Linsen** **Vollkornprodukte**	Ballaststoffe	Eventuell ist Mastopathie auf einen Östrogenüberschuss zurückzuführen. Studien haben gezeigt, dass bei betroffenen Frauen, die auf eine ballaststoffreiche, fettarme Diät umgestellt wurden, eine Verringerung der Östrogenwerte festzustellen war.
Fettreicher Fisch **Leinsamen** **Nüsse** **Samen**	Essenzielle Fettsäuren	Essenzielle Fettsäuren reduzieren möglicherweise die mit der Mastopathie verbundene Brustschwellung, indem sie die körpereigene Produktion von entzündungsfördernden Substanzen hemmen.

Migräne

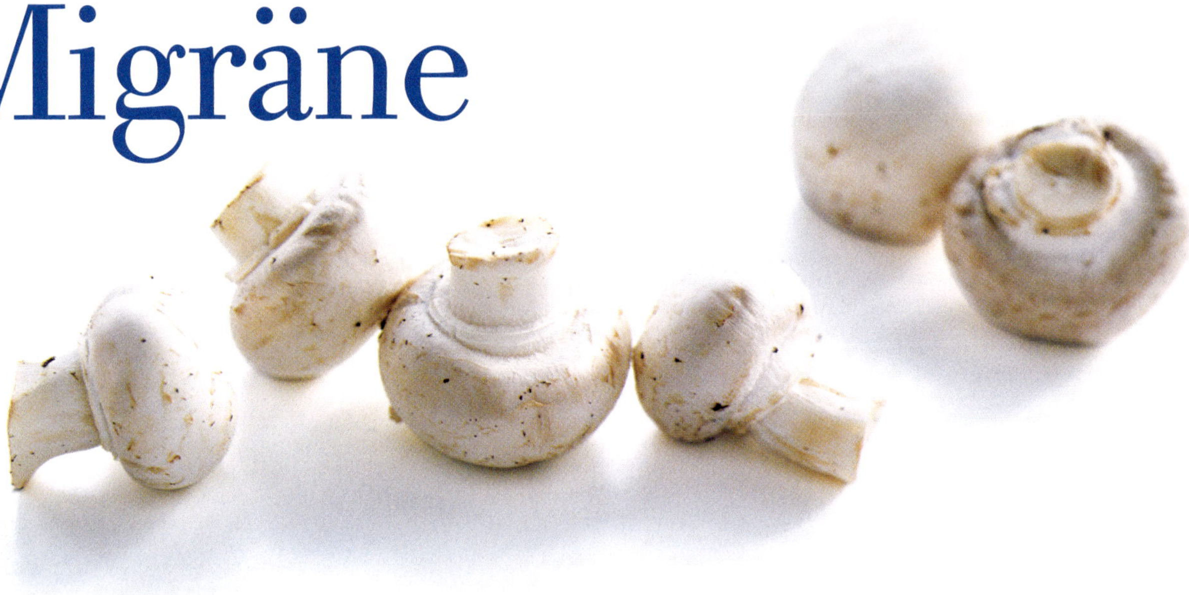

Rezepte

Was ist das?

Die klassischen Anzeichen eines Migräneanfalls bestehen in pochenden, plötzlich einsetzenden starken Kopfschmerzen, die meist an Stirn oder Schläfe beginnen und sich rasch auf eine oder beide Schädelhälften ausbreiten (der Begriff Migräne geht auf das griechische Wort *hemikrania* = Kopfhälfte zurück). Bleibt die Migräne unbehandelt, kann ein einzelner Anfall bis zu 3 Tagen dauern, wobei der Schmerz durch körperliche Aktivität meist noch verschlimmert wird. Eine Migräneattacke kündigt sich mitunter durch Sehstörungen an. Hierzu zählen z. B. die Wahrnehmung eines hellen Lichts (Aura), blinde Flecken im Gesichtsfeld und der zeitweilige Verlust der peripheren Sehkraft. Zu den weiteren Frühwarnzeichen gehören vorübergehende Übelkeit, Schwäche sowie Geräusch- und Lichtempfindlichkeit.

Was sind die Ursachen?

Bei einem Migräneanfall sind die Blutgefäße im Gehirn Krämpfen ausgesetzt, die ein Zusammenziehen und anschließend eine plötzliche Erweiterung der Gefäße bewirken. Hierdurch werden Hirnchemikalien freigesetzt, die Entzündungen und pochende Schmerzen hervorrufen. Auch erbliche Faktoren tragen erheblich zu dem Leiden bei, von dem Frauen stärker betroffen sind als Männer.

Koffeinentzug, helles Licht, Verhütungsmittel wie die Pille, gefäßerweiternde Medikamente, Wasserverlust, Änderungen im Schlafmuster, Stress, hormonelle Veränderungen und bestimmte Nahrungsmittel können Migräneattacken auslösen. Einiges deutet darauf hin, dass auch ein aus dem Gleichgewicht geratener Serotoninspiegel (ein Botenstoff im Gehirn) Migräneanfälle begünstigt.

Wie kann Nahrung helfen?

Offenbar kann auch ein niedriger Blutzuckerspiegel Migräne auslösen. Um die Blutzuckerwerte möglichst konstant zu halten, sollten Migränepatienten regelmäßig essen und keine Mahlzeit auslassen.

Mitunter wird vor oder während eines Migräneanfalls ein Absinken der Magnesiumwerte beobachtet; auch hat man festgestellt, dass Migränepatienten im Allgemeinen unter einem Mangel an diesem Mineralstoff leiden. Deshalb können Lebensmittel, die viel **Magnesium** enthalten, dazu beitragen, den Migräneschmerz zu lindern. Da viele Migränepatienten zu Kraft- und Antriebslosigkeit neigen, sollten sie auf eine ausreichende Versorgung mit dem Vitamin **Riboflavin** achten, das die Energiereserven erhöht, indem es Kohlenhydrate in Energie umwandelt und an der Herstellung roter Blutkörperchen mitwirkt.

Einigen Studien zufolge ist der stimmungsregulierende Neurotransmitter Serotinin bei Migränepatienten in zu geringer Menge vorhanden. Abhilfe schaffen können hier Lebensmittel mit einem hohen Gehalt an **Tryptophan.** Gleichzeitig sollte man Nahrungsmittel mit reichlich komplexen Kohlenhydraten zu sich nehmen, da hierdurch die Bioverfügbarkeit von Tryptophan erhöht wird.

Aufgrund ihrer entzündungshemmenden Eigenschaften sind mitunter auch **Omega-3-Fettsäuren** bei der Migränebehandlung von Nutzen. Wenn Sie an Übelkeit leiden, wählen Sie Speisen, die mit Ingwer zubereitet sind – ein Gewürz, das in vielen Fällen bei Magenverstimmungen Erleichterung bringt.

Da bestimmte Stoffe in der Nahrung Migräneanfälle hervorrufen können, finden es manche Patienten hilfreich, täglich über die konsumierten Speisen und Getränke sowie über die Umstände und den Verlauf von Migräneattacken Buch zu führen. So lassen sich bestimmte Lebensmittel leichter als mögliche Migräneauslöser identifizieren (siehe *Zu vermeiden*). Ist ein Lebensmittel als verdächtig aufgefallen, sollte man es ein paar Wochen lang vom Speiseplan streichen und danach wieder einführen. So kann man feststellen, ob ein Migräneanfall mit dem Verzehr des betreffenden Lebensmittels in Zusammenhang steht.

Zu vermeiden

Zu den Substanzen, die Migräneanfälle hervorrufen können, zählen Nitrite (in Speck und geräucherten Fleischprodukten), Tyramine (in Pepperoni, Rotwein, Hühnerleber, Zubereitungen mit aktiven Hefekulturen und Käsesorten mit langer Reifezeit), Gerbsäure (in Nüssen, Apfelsaft, Trauben, Beeren, Kaffee, Rotwein und Tee) und Sulfite (Konservierungsmittel in Wein und Trockenobst).

Auch Natriumglutamat, das als Geschmacksverstärker in der chinesischen Küche und in vielen Fertigprodukten Verwendung findet, kommt als Auslöser für Migräne in Betracht. Unter Verdacht steht auch der künstliche Süßstoff Aspartam. Obwohl auch Schokolade als möglicher Migräneverursacher gilt, ist die Wissenschaft diesbezüglich geteilter Meinung. Einige Studien belegen, dass Schokolade harmloser ist als ursprünglich angenommen.

Heilkraft aus der Küche

Lebensmittel	Nährstoff	Gesundheitlicher Nutzen
Amarant **Avocados** **Reis** **Winterkürbis**	Magnesium	Migränepatienten leiden häufig an einem gestörten Magnesiumstoffwechsel und haben zu wenig Magnesium im Blut. Zur Deckung des Bedarfs sollte man jedoch keine Nüsse essen. Diese sind zwar gute Quellen für Magnesium, enthalten aber Gerbsäure, die Migräne verursachen kann.
Geflügel **Pilze** **Quinoa (Reismelde)**	Riboflavin	Riboflavin besitzt die Fähigkeit, die Energiereserven in Gehirnzellen zu erhöhen, die bei Migränepatienten häufig eingeschränkt sind.

Mund- und Zahnerkrankungen

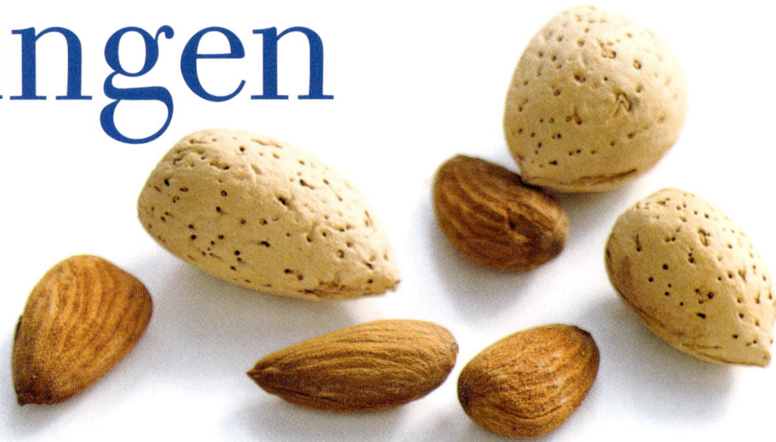

Rezepte

Was ist das?

Zahnfleischerkrankungen, Karies (Zahnfäule), Mundschleimhaut-Aphthen und schlechter Atem (Halitosis) fallen allesamt unter die Kategorie Mund- und Zahnerkrankungen. Zahnfleischentzündung (Gingivitis) entsteht, wenn sich Bakterien in den kleinen Spalten zwischen Zahnfleisch und Zähnen festsetzen und dort Infektionen hervorrufen. Das Zahnfleisch wird typischerweise rot und schwillt an. Bleibt die Erkrankung unbehandelt, kann sie zu Zahnausfall führen.

Eine der Hauptursachen von Zahnverlust ist Zahnkaries, der auf Zahnbelag, hervorgerufen durch Bakterien, Speisereste, Speichel und Säuren, zurückgeht. Die Säuren lösen allmählich den Zahnschmelz auf und bilden Vertiefungen in den Zahnoberflächen. Mundschleimhaut-Aphthen sind kleine oberflächliche weiße Geschwüre, die plötzlich an Zahnfleisch, Zunge, weichem Gaumen oder an der Innenseite der Wangen auftreten. Schlechter Atem ist oft die Folge von mangelnder Zahnhygiene, Mundtrockenheit oder unregelmäßigem Essen oder Trinken.

Was sind die Ursachen?

Neben mangelnder Zahnhygiene kann auch das zunehmende Lebensalter oder eine erbliche Veranlagung für eine schlechte Zahngesundheit verantwortlich sein. Faktoren wie z. B. unangenehm riechende, infektiöse Bakterien, Stress, Rauchen, eine mangelhafte oder zuckerreiche Ernährung und chronische Krankheiten tragen ebenfalls zu Zahn- und Munderkrankungen bei.

Wie kann Nahrung helfen?

Der Verzehr großer Mengen von Lebensmitteln wie Saft, Limonade und Bonbons erhöht zweifellos das Risiko von Karies. Experten empfehlen, den Zuckerkonsum einzuschränken und die Zähne nicht über einen längeren Zeitraum dem Einfluss zuckerhaltiger Nahrungsmittel und Getränke auszusetzen. Auf der anderen Seite gibt es eine Fülle von Nahrungsmitteln, die der Zahngesundheit förderlich sind. Nüsse, Käse, Tee und faserreiches Gemüse wie z. B. Sellerie beugen Zahnfäule vor, weil diese Lebensmittel von den Karies verursachenden Bakterien nicht leicht vergoren werden können.

Erste Forschungsergebnisse deuten darauf hin, dass das in grünem Tee enthaltene **Katechin EGCG** das Bakterium *Streptococcus mutans,* den Hauptverursacher von Zahnfäule, daran hindert, sich an den Zahnschmelz zu heften und dort die Kariesbildung in Gang zu setzen.

Auch gibt es Hinweise, dass eine in **Shiitakepilzen** enthaltene kohlenhydratähnliche Verbindung die Bildung von Zahnbelag vermindern kann. Das Kauen von zuckerfreiem Zahnpflegekaugummi beugt Karies vor, indem es das Wachstum von Bakterien, die Zahnfäule verursachen, hemmt und den Zahnbelag reduziert.

Kalzium ist das Fundament für harte, starke Zähne und beugt Zahnfleischentzündungen vor. Erwachsene, besonders im Alter zwischen 20 und 40 Jahren, die ihrem Körper zu wenig Kalzium zuführen (unter 500 mg täglich), werden doppelt so häufig von Zahnfleischentzündungen heimgesucht wie Personen mit normalem Kalziumkonsum. Offenbar verbessert Kalzium die Widerstandskraft gegen Infektionen u. a. dadurch, dass es den Kieferknochen stärkt und die Zahnstruktur aufrechterhält.

Ballaststoffreiche Lebensmittel, die man gut kauen muss wie z. B. rohe Möhren, reinigen die Zähne und regen gleichzeitig das Zahnfleischgewebe an.

Auch **Vitamin C** ist für gesundes Zahnfleisch von großer Bedeutung. Einige Experten vertreten die Ansicht, dass eine geringe Konzentration der Aminosäure **Lysin** zur Entstehung von Mundschleimhaut-Aphthen beiträgt.

Hausmittel

Bei schlechtem Atem hilft ein selbst gemachtes Mundwasser. In einer hitzebeständigen Schüssel übergießt man mehrere grob gehackte Stängel Petersilie mit 470 ml kochendem Wasser und fügt einen Viertel Teelöffel Nelkenpulver bzw. zwei ganze Nelken hinzu. Umrühren und auf Zimmertemperatur abkühlen lassen, abseihen und mehrmals täglich als Mundspülung zum Gurgeln benutzen. Im Kühlschrank aufbewahren. Es wird vermutet, dass der Chlorophyllgehalt von Petersilie und das in den Nelken enthaltene Eugenol (eine Art sekundärer Pflanzenstoff) den üblen Mundgeruch vertreiben.

Heilkraft aus der Küche

Lebensmittel	Nährstoff	Gesundheitlicher Nutzen
Brokkoli **Grüne Blattsalate** **Sellerie**	Ballaststoffe (unlösliche)	Unlösliche Ballaststoffe lösen Speisereste aus Zahnzwischenräumen und Zahnfleischtaschen.
Brokkoli **Grüne Blattgemüse** **Mandeln** **Milchprodukte**	Kalzium	Dieses knochenbildende Mineral ist für starke Zähne unverzichtbar. Bei Erwachsenen mit niedrigem Kalziumkonsum besteht ein bedeutend höheres Risiko von Zahnfleischentzündungen.
Granatäpfel **Grüner Tee**	Katechine	Die in grünem Tee enthaltenen Polyphenole, insbesondere EGCG, verhindern vermutlich, dass Karies auslösende Bakterien die Zähne angreifen.
Bohnen **Eier und Milchprodukte**	Lysin	Ein Mangel an dieser Aminosäure kann offenbar Mundschleimhaut-Aphthen hervorrufen.
Beeren **Paprika & Chili** **Zitrusfrüchte**	Vitamin C	Dieses Vitamin fördert die Wundheilung im Mund und ist ein wesentlicher Bestandteil des Bindegewebes zwischen Zähnen und Knochen.

Nasennebenhöhlen-entzündung

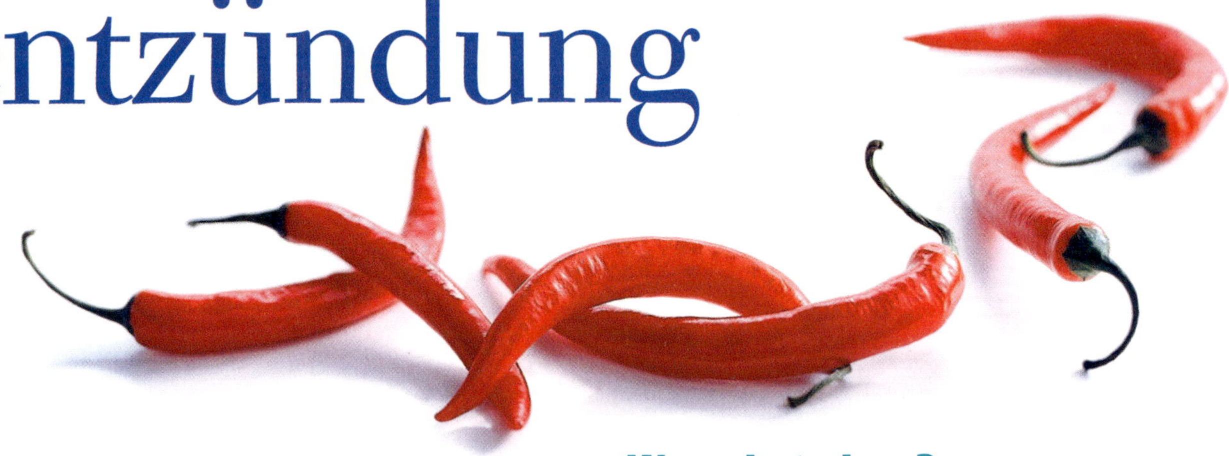

Rezepte

Was ist das?

Unter einer Nasennebenhöhlenentzündung (Sinusitis) versteht man eine Infektion und Entzündung der Schleimhäute einer oder mehrerer Nasennebenhöhlen. Es gibt zwei Formen der Sinusitis: eine akute, die nach höchstens 3 Wochen abklingt, und eine chronische, die meist 3–8 Wochen andauert, sich aber auch länger hinziehen kann. Jedes Jahr erkranken allein in Deutschland 9 Mio. Menschen an Sinusitis. Beide Sinusitis-Formen sind äußerst unangenehm, wobei die Beschwerden von heftigen Schmerzen bis zu allgemeinem Unwohlsein reichen.

Bei Sinusitis schwillt das Gewebe an, und die Zellen produzieren dicken Schleim, der nicht richtig abfließen kann. Die Folge ist ein starker Druck, der allmählich zunimmt und die für Sinusitis charakteristischen Kopfschmerzen im Stirnbereich verursacht. Hinzu kommen vestopfte Nase, hartnäckiger Husten, Müdigkeit, druckempfindliche Wangenknochen und Schmerzen um die Nasennebenhöhlen herum. Der typische Kopfschmerz fängt morgens meist leicht an und verschlimmert sich im Lauf des Tages. In der Regel wird er von Fieber, laufender Nase, Nasenschleimhautschwellungen, Reizungen und einem Gefühl von allgemeiner Abgeschlagenheit und Schwäche begleitet.

Was sind die Ursachen?

Sowohl die akute als auch die chronische Sinusitis entwickeln sich oft, wenn eine Infektion der oberen Atemwege (Erkältung oder Grippe) auf die Nasennebenhöhlen übergreift. Man nimmt an, dass einige Formen der chronischen Sinusitis durch eine Reaktion des Immunsystems auf in der Nase natürlich vorkommende Pilze zurückgehen. Studien lassen auch einen Zusammenhang zwischen Asthma und Sinusitis erkennen.

Als weitere mögliche Ursachen für Sinusitis kommen Allergien, Bakterien, die Infektionen im Mund, am Gaumen oder an den Zähnen verursachen, Luftschadstoffe wie Tabakrauch, Smog, Schimmelsporen oder Staub sowie in den Nasenhöhlen vorhandene Polypen in Betracht.

Wie kann Nahrung helfen?

Da die Nasennebenhöhlenentzündung oft im Gefolge einer Erkältung oder Grippe auftritt, ist es wichtig, das Immunsystem zu stärken, um derartige Infektionen zu vermeiden. Lebensmittel, die das Antioxidans **Vitamin C** enthalten, regen die Tätigkeit von Antikörpern und Immunzellen an. In der Nahrung vorkommendes **Zink** hilft dem Körper ebenfalls bei der Abwehr von Viren und Infektionen; außerdem besitzt es vermutlich entzündungshemmende Eigenschaften.

Eines der Krankheitssymptome äußert sich in einer durch Allergene hervorgerufenen Entzündung entlang der Nasenwege. Diese Allergene setzen eine Immunreaktion in Gang, durch die Histamine und andere Chemikalien ausgeschüttet werden, denen man eine schwellungsfördernde Wirkung nachsagt. Die entzündungshemmenden Eigenschaften von Flavonoiden wie **Luteolin** und **Quercetin** lassen die Schwellungen in manchen Fällen abklingen, indem sie die körpereigene Histaminfreisetzung einschränken.

Auch der Verzehr von Ananas kann hilfreich sein, da diese Frucht das vermutlich entzündungshemmende Enzym **Bromelain** enthält. Ananas ist auch eine gute Quelle für Vitamin C, das ebenfalls Entzündungen lindern soll.

Eine Tasse heißer Tee verringert schwellungsbedingte Verstopfungen. Einerseits bewirkt der Dampf eine zeitweilige Öffnung der Nasenwege, andererseits enthalten Teeblätter **Theophyllin,** von dem man annimmt, dass es die Muskeln der Atemwegswände entspannt. Auch scharfe Nahrungsmittel wie Rettich, Senf und Ingwer wirken abschwellend. **Allylisothiocyanat,** eine scharfe Substanz in Rettich und Senf, trägt zur Verdünnung des Schleims bei. Grundsätzlich sollte man bei Sinusitis viel trinken, um den Schleim flüssig zu halten.

Hausmittel

Chilischoten enthalten ebenso wie der daraus hergestellte Cayennepfeffer den Scharfstoff Capsaicin, der als Schleimlöser fungiert, indem er die Schleimstruktur aufbricht und den Schleimfluss fördert. So kann der Verzehr von ein paar Chilischoten den Druck in den Nasennebenhöhlen zeitweilig lindern.

Heilkraft aus der Küche

Lebensmittel	Nährstoff	Gesundheitlicher Nutzen
Ananas **Beeren** **Paprika & Chili** **Zitrusfrüchte**	Vitamin C	Vitamin C stärkt das Immunsystem im Kampf gegen Erkältungskrankheiten, die einer Sinusitis oft vorausgehen. Indem es die Freisetzung von Histamin verhindert, reduziert Vitamin C die Schwellungen der Schleimhäute, mit denen die Nasennebenhöhlen ausgekleidet sind.
Bohnen **Geflügel** **Krabben** **Weizenkeime**	Zink	Die das Immunsystem unterstützenden Eigenschaften von Zink tragen dazu bei, Viren abzuwehren, die oft als Mitverursacher von Nasennebenhöhlenerkrankungen fungieren.

Nierenstein-leiden

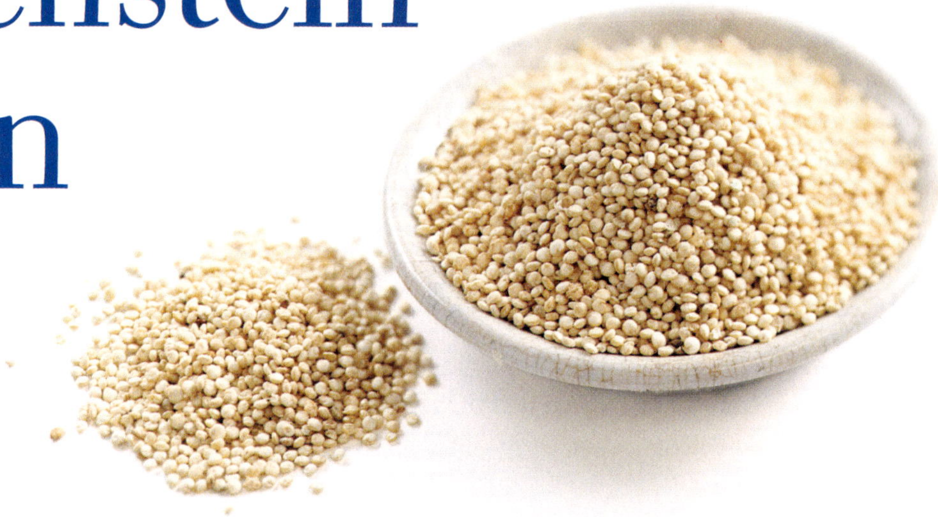

Rezepte

Was ist das?

Millionen von Europäern leiden an Nierensteinen *(Calculi renali)*, die auftreten, wenn steinbildende Substanzen aus dem Harn sich in den Nieren anreichern und zu Salzen auskristallisieren. Die Steine bestehen typischerweise aus Kalzium in Verbindung mit Phosphat oder Oxalat. Weniger häufig sind so genannte Struvitsteine, die sich infolge von Nieren- oder chronischen Harnwegsinfektionen entwickeln können; noch seltener kommt es zur Bildung von gichtbedingten Uratsteinen. Wird ein Stein im Verlauf eines akuten Steinanfalls ausgeschieden, so ist die Wahrscheinlichkeit groß, dass sich weitere Steine bilden.

Was sind die Ursachen?

Die Bildung von Nierensteinen wird vermutlich durch eine vererbte Anlage sowie durch chronischen Flüssigkeitsmangel begünstigt. Die genaue Ursache steht bislang noch nicht fest. Bestimmte Faktoren und Erkrankungen können Menschen für Nierensteine anfällig machen, z. B. eine sitzende Lebensweise. Manche Menschen neigen zu einer erhöhten Kalziumkonzentration im Urin, was die Kristallbildung fördert. Zu den weiteren Risikofaktoren zählen Nierenleiden, chronische Darmentzündungen, Darmoperationen und Medikamente wie etwa Diuretika (harntreibende Mittel). Bei Menschen, die von Natur aus für Nierensteine empfänglich sind, kann deren Entstehung durch die Aufnahme von Oxalaten und Purinen angeregt werden.

Wie kann Nahrung helfen?

Eine ausreichende Zufuhr von Flüssigkeit, besonders von Wasser, ist der wohl wichtigste Ratschlag zur Vorbeugung und Behandlung von Nierensteinen. Wasser verdünnt den Urin und macht es für die darin gelösten Salze schwieriger, auszukristallisieren und Steine zu bilden. Die Färbung des Urins sollte nicht dunkler sein als blassgelb, und dementsprechend hoch ist die Flüssigkeitsaufnahme zu bemessen. Um Nierensteinen vorzubeugen, raten die Experten dazu, mindestens 2 l Wasser am Tag zu trinken.

Forschungsergebnisse deuten darauf hin, dass auch Orangensaft und Zitronenlimonade zur Vermeidung von Nierensteinen beitragen können. Neben dem Wasseranteil enthalten diese Getränke alkaline Substanzen, so genannte **Zitrate,** die vermutlich steinbildende Säuren an sich binden und somit die Entstehung kalziumhaltiger Nierensteine verhindern. In Orangensaft und Zitronenlimonade findet man auch den Mineralstoff **Kalium,** von dem man annimmt, dass er ebenfalls zur Senkung der Häufigkeit von Nierensteinen beiträgt.

Zur Vorbeugung gegen Struvitsteine ist der Verzehr von gerbsäurereichen Heidelbeeren zu empfehlen. Obwohl auch Cranberries **Tannine** (Gerbsäure) enthalten, sollten sie von Personen, die zu Nierensteinleiden neigen, wegen ihres hohen Oxalatgehalts gemieden werden. Die Betroffenen sollten ihren Proteinbedarf stärker aus pflanzlichen als aus tierischen Quellen decken, da tierisches Eiweiß die Konzentration von nützlichen Zitraten im Körper verringert und im Verdacht steht, die Kalzium- und Oxalatwerte im Urin hochzutreiben.

Lebensmittel mit einem hohen Anteil an **unlöslichen Ballaststoffen** binden offenbar überschüssige Oxalate und Kalzium im Verdauungstrakt und verhindern so deren Anreicherung im Urin. Eine ähnliche Funktion erfüllt auch **Magnesium,** das im Darm Oxalate an sich bindet. Trotzdem sollte man einen Arzt zu Rate ziehen, bevor man seine Ernährung radikal auf ballaststoffreiche Kost umstellt, denn ein Absinken der Kalziumwerte im Blut kann in bestimmten Fällen das Osteoporoserisiko erhöhen.

Trotz der Erkenntnis, dass das in der Nahrung enthaltene Kalzium die Kalziumwerte im Urin erhöht, kamen zwei groß angelegte Studien zu dem Ergebnis, dass die Personen mit der kalziumreichsten Ernährung am wenigsten von kalziumhaltigen Nierensteinen betroffen waren. Eine Erklärung für dieses Phänomen könnte darin liegen, dass Nahrungskalzium die Aufnahme von schädlichen Oxalaten hemmt. Wird Kalzium jedoch in Form von Präparaten zusätzlich zur Nahrung aufgenommen, so erhöht dies tatsächlich das Risiko von Nierensteinen.

Zu vermeiden

Bestimmte Nahrungsmittel sollten Menschen mit Nierensteinleiden nur eingeschränkt verzehren oder völlig meiden. Hierzu gehören raffinierte Kohlenhydrate, stark kochsalzhaltige Speisen, Alkohol, Lebensmittel mit hohem Anteil an tierischem Eiweiß sowie purin- und oxalatreiche Nahrung. Purinreiche Nahrungsmittel sind z. B. Innereien, Anchovis, Sardinen und Hering. Viel Oxalat enthalten Rote Beten und deren Blätter, Schokolade, Mangold, Preiselbeeren, Löwenzahnblätter, Nüsse, Petersilie, Rhabarber, Spinat, Erdbeeren, Tee und Weizenkleie.

Heilkraft aus der Küche

Lebensmittel	Nährstoff	Gesundheitlicher Nutzen
Brokkoli **Erbsen**	Ballaststoffe (unlösliche)	Üppige Mengen dieser Stoffe können offenbar steinbildende Oxalate und Kalzium binden.
Bananen **Kartoffeln**	Kalium	Eine hohe Kaliumzufuhr scheint das Risiko, Nierensteine zu entwickeln, herabzusetzen.
Avocados **Quinoa (Reismelde)**	Magnesium	Dieser wertvolle Mineralstoff senkt vermutlich die Menge an schädlichen Oxalaten, den Hauptbestandteilen vieler Nierensteine.
Heidelbeeren	Tannine (Gerbsäure)	Diese Stoffe schützen vor Harnwegsinfekten und dienen so auch der Vorbeugung von Struvitsteinen, die durch chronische Infektionen entstehen.

Osteoporose

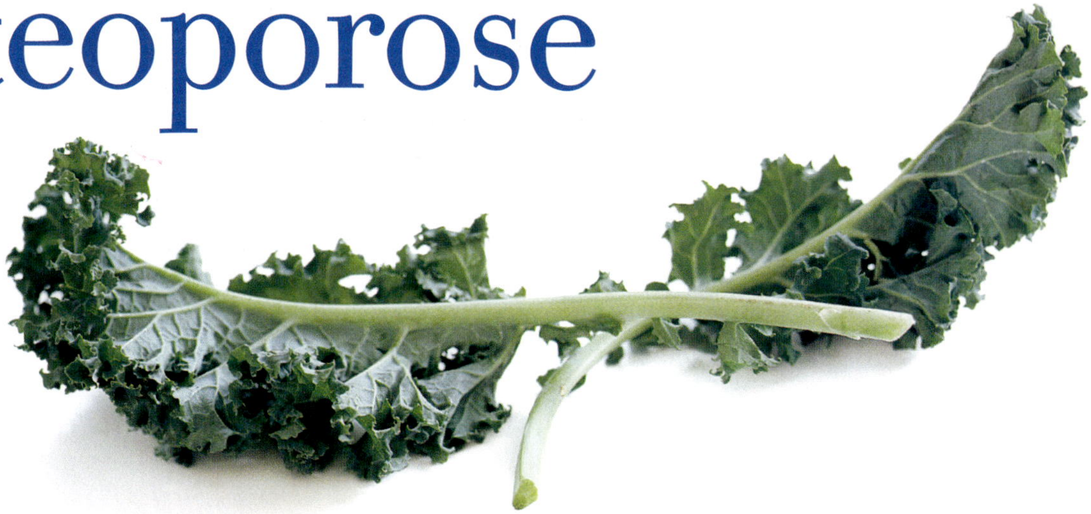

Rezepte

Was ist das?

Unter Osteoporose versteht man eine langsam fortschreitende Erkrankung des Skeletts, bei der die Knochen allmählich ihre Mineraliendichte und Stärke verlieren. Allein in Deutschland sind etwa 8–10 Mio. Menschen, mehrheitlich Frauen, betroffen; für viele andere besteht ein hohes Risiko, diese Krankheit zu entwickeln, die in fortgeschrittenem Stadium zu Knochenbrüchen und Deformationen von Wirbelsäule und anderen Skelettteilen führen kann.

Was sind die Ursachen?

Ein Mangel an Hormonen (gewöhnlich Östrogen), an Bewegung und/oder Kalzium schwächt die Knochengrundsubstanz und hemmt die Knochenneubildung. Der Östrogenspiegel sinkt nach den Wechseljahren ab und setzt insbesondere Frauen, die einen leichten Knochenbau oder Untergewicht haben, einem erhöhten Osteoporoserisiko aus. Unausgewogene Ernährung, Veranlagung, Einnahme von Steroiden, Rauchen und bei Männern niedrige Testosteronwerte tragen ebenfalls zur Entstehung der Krankheit bei.

Wie kann Nahrung helfen?

Eine lebenslange qualitativ hochwertige Ernährung mit viel **Kalzium** stärkt die Knochen. Der Großteil der körpereigenen Kalziumvorräte ist im Skelett eingelagert. Die Aufnahme einer ausreichenden Menge an Kalzium während der Kindheit und im frühen Erwachsenenalter hilft beim Aufbau eines Maximums an Knochenmasse, womit der im späteren Lebensalter einsetzende Knochenverlust ausgeglichen werden kann. Bei Erwachsenen ist die tägliche Einnahme von Kalzium zur Stärkung der Knochendichte empfehlenswert.

Eine Vielzahl der in Lebensmitteln enthaltenen Nährstoffe, darunter Phytoöstrogene aus der Gruppe der **Isoflavone** und **Lignane** sowie die **Vitamine C, D** und **K,** dient ebenfalls der Stärkung der Knochen. Das in Ananas üppig vorhandene Spurenelement **Mangan** verbessert vermutlich die Aufnahme anderer knochenbildender Mineralien. Tierversuche lassen erkennen, dass **Omega-3-Fettsäuren** aus fettreichem Fisch die Bildung von neuem Knochenprotein, einem Baustein des Knochengewebes, anregen.

Da hohe Homocysteinwerte die Entstehung von Osteoporose offenbar begünstigen, ist es sinnvoll, dem Körper größere Mengen der B-Vitamine **Folsäure, B_6** und **B_{12}** zuzuführen. Diese Vitamine sorgen dafür, dass Homocystein in eine weniger gefährliche Substanz umgewandelt wird. Linsen und Grüngemüse enthalten viel Folsäure. Bananen und Reis liefern Vitamin B_6, während Fisch und Geflügel gute Quellen für Vitamin B_{12} darstellen.

Es gibt immer mehr Anzeichen dafür, dass eine obst- und gemüsereiche Ernährung bis zu einem gewissen Grad vor Osteoporose schützen kann. So scheinen die in Obst und Gemüse vorliegenden Mineralstoffe **Kalium** und **Magnesium** die Knochenfestigkeit zu erhalten. Lebensmittel mit hohem Kalium-Gehalt tragen offenbar auch zur Senkung von hohem Blutdruck bei, der nach Expertenmeinung die Kalziumausscheidung anregt und so die Gefahr vergrößert, dass die Knochen brüchig werden.

Generell empfehlenswert ist eine nicht allzu **protein**reiche Ernährung mit mehr pflanzlichem als tierischem Eiweiß, da tierisches Protein und eine zu reichliche Proteinzufuhr das Risiko von osteoporosebedingten Knochenbrüchen erhöhen.

Aus der Forschung

Eine auf 10 Jahre angelegte Studie an Frauen mittleren Alters zeigte, dass Teilnehmerinnen, die mit der Nahrung das meiste Vitamin K aufnahmen, das Risiko, sich einen Oberschenkelhalsbruch zuzuziehen, um 30 % vermindern konnten.

Zu den besten Quellen für Vitamin K zählen Grünkohl, Rosenkohl, Kopfsalat, Brokkoli und Spinat. Grünkohl liefert die größte Menge dieses Vitamins.

Heilkraft aus der Küche

Lebensmittel	Nährstoff	Gesundheitlicher Nutzen
Linsen Sojaerzeugnisse	Isoflavone	Diese östrogenähnlichen Verbindungen scheinen zum Erhalt der Knochenmasse beizutragen, besonders während der Wechseljahre und danach.
Grüne Blattgemüse Milchprodukte	Kalzium	Als Grundsubstanz für gesunde Knochen erhöht Kalzium die Knochendichte und schützt somit vor Knochenbrüchen.
Leinsamen	Lignane	Eine Studie an Frauen in den Wechseljahren, die keine Hormonersatzpräparate einnahmen, lässt erkennen, dass Lignane zum Erhalt der Knochenmasse beitragen und dem Kalziumverlust über die Harnausscheidung vorbeugen.
Beeren Paprika & Chili Zitrusfrüchte	Vitamin C	Vitamin C erhöht die Knochendichte und trägt zur Bildung der Bindegewebsgrundsubstanz (Kollagen) bei, wodurch die Knochen gestärkt werden.
Fettreicher Fisch Milchprodukte	Vitamin D	Dieses für eine optimale Kalziumaufnahme benötigte Vitamin erhöht die Festigkeit der Knochen.
Grünkohl Spinat	Vitamin K	Vitamin K stärkt offenbar die Knochensubstanz, indem es das Protein Osteokalzin, das Kalzium bindet, in seiner Wirkung unterstützt.

Prämenstruelles Syndrom

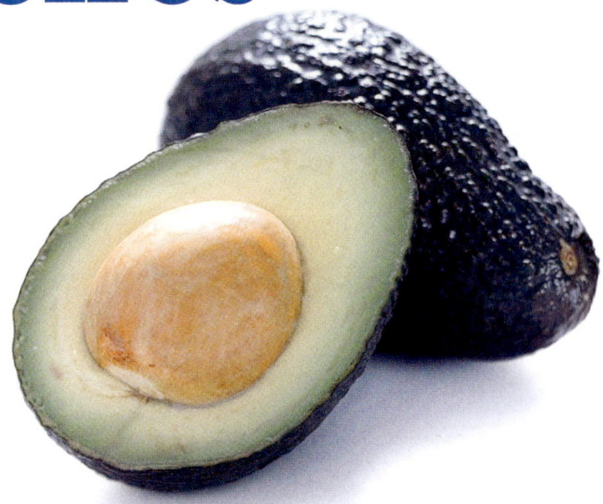

Rezepte

Was ist das?

75 % aller menstruierenden Frauen haben bereits Erfahrungen mit den körperlichen und emotionalen Symptomen des prämenstruellen Syndroms (PMS) gemacht. Zu den Beschwerden zählen Übellaunigkeit, Weinerlichkeit, Reizbarkeit, Schwellungen durch Wassereinlagerungen, Schlafstörungen, Abgeschlagenheit, heftiges Verlangen nach bestimmten Nahrungsmitteln, Kopfschmerzen (zuweilen Migräne), Empfindlichkeit der Brüste und Depressionen. Im Allgemeinen beginnen die Beschwerden 1 Woche oder wenige Tage vor der Monatsblutung und setzen sich in den ersten Tagen der Menstruation fort. Wenn die Symptome den Alltag beeinträchtigen, sollte man den Arzt aufsuchen.

Was sind die Ursachen?

Die genaue Ursache von PMS ist derzeit noch unbekannt, doch wird vermutet, dass die Beschwerden auf ein hormonelles Ungleichgewicht zurückgehen. Möglicherweise besteht ein Zusammenhang zwischen PMS und einer abnormalen Umwandlung von Prostaglandinen (hormonähnlichen Substanzen) oder dem Hormon Progesteron. Auch ist es denkbar, dass PMS auf eine zu niedrige Produktion der Hirnchemikalie Serotonin zurückzuführen ist, die eine wichtige Rolle bei der Regulierung von Stimmung, Appetit und Wohlbefinden spielt.

Wie kann Nahrung helfen?

Obgleich sich PMS nicht durch eine bestimmte Ernährung verhindern lässt, können einige in Lebensmitteln enthaltene Stoffe Linderung verschaffen. Einschränken sollten Sie bei PMS-Symptomen den Kaffee- und Kochsalzkonsum.

Kalzium hilft mitunter bei PMS-bedingten Störungen der Gemütslage, Bauchkrämpfen, Schwellungen und Muskelverspannungen. Vermutlich nimmt es Einfluss auf die Hirnchemikalien und Hormone, die für die wechselnden Stimmungen zuständig sind. Von PMS betroffene Frauen haben oft niedrige **Magnesiumwerte**, was sie für PMS-bedingte Kopfschmerzen empfänglich macht.

Lebensmittel mit hohem Anteil an **komplexen Kohlenhydraten** regen die Produktion von Serotonin an und tragen zu einem gleich bleibenden Niveau des Glukosespiegels bei, der bei Frauen mit PMS häufig Schwankungen unterworfen ist.

Einige Studien haben gezeigt, dass Nahrungsmittel, die viel **Vitamin B_6** enthalten, die Serotoninproduktion ankurbeln und den durch PMS verursachten depressiven Verstimmungen entgegenwirken können. Auch erhöht Vitamin B_6 offenbar die Menge des von den Körperzellen aufgenommenen Magnesiums.

Einer der Gründe, weswegen PMS in asiatischen Ländern weniger häufig vorkommt, könnte darin liegen, dass die asiatische Küche sehr viele Sojaerzeugnisse verwendet. In Soja enthaltene Isoflavone wie **Genistein** (ebenso wie **Lignane** in Leinsamen) sind Phytoöstrogene, die die Menge an körpereigenem Östrogen senken, das vermutlich an der Entstehung von PMS beteiligt ist.

Der Verzehr von Speisen mit hohem Anteil an **Omega-3-Fettsäuren,** z. B. Fisch oder Meeresfrüchten, bewirkt bei manchen Frauen eine Abschwächung der Regelschmerzen, da Omega-3-Fettsäuren die Produktion entzündungshemmender Prostaglandine fördern. Außerdem bringen sie Linderung bei Depressionen.

Aus der Forschung

Während einer neueren Studie verzichteten 33 Frauen 2 Monate lang auf Fleisch und kehrten dann zu den alten Essgewohnheiten zurück. Während der fleischlosen Zeit litten sie deutlich weniger an PMS-Symptomen: Die Bauchkrämpfe und die Wasseransammlungen im Gewebe fielen schwächer aus, die Cholesterinwerte sanken und die Frauen verloren an Gewicht.

Nachdem die Testpersonen ihre alten Ernährungsgewohnheiten wieder aufgenommen hatten, traten die PMS-Symptome erneut auf, begleitet von einer Gewichtszunahme. Man vermutet, dass die verminderte Aufnahme von Fett und die vegetarische Kost eine Veränderung der Östrogenwerte bewirkt haben.

Heilkraft aus der Küche

Lebensmittel	Nährstoff	Gesundheitlicher Nutzen
Milch (entrahmt) **Naturjoghurt (fettarm)** **Tofu**	Kalzium	Studien zufolge kann dieses Mineral Verstimmungen, Verkrampfungen und Wassereinlagerungen im Zusammenhang mit PMS lindern.
Bohnen **Kartoffeln** **Reis** **Rüben** **Vollkornprodukte**	Komplexe Kohlenhydrate	Komplexe Kohlenhydrate bewirken ein anhaltendes Sättigungsgefühl, was besonders solchen Frauen zugute kommt, die von PMS-bedingten Heißhungerattacken geplagt werden. Darüber hinaus erhöhen komplexe Kohlenhydrate vermutlich die Menge der Hirnchemikalie Serotonin, die für eine ausgeglichene Gemütslage sorgt.
Amarant **Avocados** **Quinoa (Reismelde)** **Sonnenblumenkerne**	Magnesium	Mehrere Studien belegen, dass Frauen, die mit PMS zu kämpfen haben, häufig an einem Magnesiummangel leiden.
Avocados **Bananen** **Kartoffeln** **Lachs**	Vitamin B_6	Man vermutet, dass dieses Vitamin Unruhe und Depressionen mildern kann, indem es die Menge von Serotonin und anderen Hirnchemikalien, die Einfluss auf die Gemütslage nehmen, erhöht.

Prostata-leiden

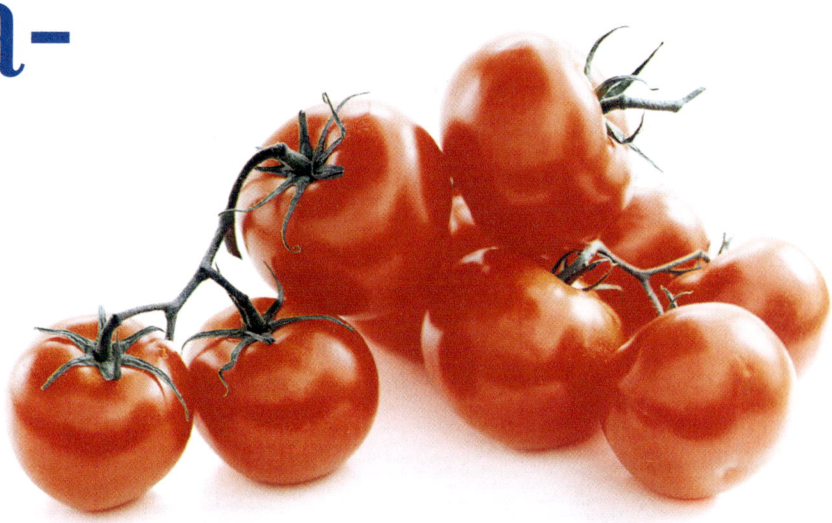

Rezepte

Was ist das?

Unter Prostataleiden versteht man in der Regel entweder eine gutartige Prostatavergrößerung oder Prostatakrebs. Obgleich es noch weitere Erkrankungen der Prostata gibt, wie z. B. Prostataentzündung, kommen Prostatavergrößerung und Prostatakrebs am häufigsten vor. Da die beiden Krankheitsbilder anfangs ähnliche Symptome aufweisen, sollte unbedingt ein Arzt zu Rate gezogen werden, um die Diagnose zu stellen und geeignete Behandlungsmethoden festzulegen.

Die gutartige Prostatahyperplasie, gemeinhin als Prostatavergrößerung bekannt, ist eines der häufigsten Gesundheitsprobleme, mit denen Männer über 60 Jahre zu kämpfen haben. Hierbei erweitert sich die Prostatadrüse und übt Druck auf die Harnröhre aus. Zu den bei Prostatavergrößerung typischen Beschwerden zählen Schwierigkeiten beim Wasserlassen (Abgabe von Harn in einem kurzen, ständig unterbrochenen Strahl), Blasenreizung, vermehrter Harndrang (besonders nachts), Harnträufeln und das Gefühl einer unvollständigen Entleerung der Blase.

Prostatakrebs stellt die am häufigsten diagnostizierte geschlechtsspezifische Krebsart bei Männern dar. Vorsorgeuntersuchungen sind ratsam, besonders bei Schmerzen oder Schwierigkeiten beim Urinieren, Blut im Urin, schmerzhaftem Samenerguss, Impotenz oder Kreuzschmerzen.

Was sind die Ursachen?

Die Prostatavergrößerung zählt zu den normalen Alterserscheinungen und entwickelt sich über Jahre hinweg. Möglicherweise ist auch eine hormonelle Komponente an der Krankheit beteiligt. Auch zur Entstehung von Prostatakrebs könnten hormonelle Faktoren beitragen; allerdings steckt die Forschung diesbezüglich noch in den Kinderschuhen. Des Weiteren kommt eine genetische Veranlagung als Ursache in Betracht. Männer, in deren Familie die Krankheit gehäuft vorkommt, weisen ein höheres Krankheitsrisiko auf als Männer, die keine Verwandten mit Prostatakrebs haben. Schlussendlich dürften auch Umweltfaktoren eine gewisse Rolle spielen.

Wie kann Nahrung helfen?

Obgleich auf diesem Gebiet noch viel Forschungsarbeit geleistet werden muss, deutet einiges auf einen Zusammenhang zwischen Ernährungsfaktoren und Prostatagesundheit hin.

Studien belegen, dass das antioxidative Mineral **Selen** vor Prostatavergrößerung schützen und vermutlich auch das Risiko von Prostatakrebs senken kann, indem es die Zellen der Prostatadrüse vor oxidativer Schädigung bewahrt. Selen scheint seine krebsbekämpfende Wirkung bereits in sehr frühen Krankheitsstadien zu entwickeln; es kann aber auch das Wachstum bereits vorhandener Tumoren hemmen, indem es den Tod von Krebszellen (Apoptose) herbeiführt.

Im Zusammenwirken mit Selen trägt auch **Vitamin E** zum Schutz der Prostata vor freien Radikalen bei. Auch scheint es die Konzentration von Androgenen im Blut senken zu können, die als Hormone offenbar an der Entstehung von Prostatakrebs beteiligt sind.

Das Isoflavon **Genistein,** das in Sojaprodukten vorkommt, lässt sich vermutlich ebenfalls im Kampf gegen Prostatakrebs einsetzen, da es das Tumorwachstum hemmt. Auch **Lykopin** vermag die DNA-Schädigung von Prostatagewebezellen einzudämmen.

Laboruntersuchungen haben ergeben, dass das Flavonoid **Quercetin** sowohl bei der Vorbeugung als auch bei der Behandlung von Prostatakrebs gute Dienste leisten könnte. Quercetin blockiert wahrscheinlich die hormonelle Aktivität von Androgen-Rezeptoren in Prostatazellen und verhindert dadurch das Wachstum von Krebszellen. Studien lassen darauf schließen, dass Quercetin auch Beschwerden bei Prostataentzündung lindern kann.

Aus der Forschung

In einer an der Harvard-Universität durchgeführten Studie wurde ein auffälliger Zusammenhang zwischen Lykopin und einem verminderten Auftreten von Prostatakrebs entdeckt. Diejenigen Testpersonen, welche die größte Menge an Lykopin zu sich genommen hatten, konnten ihr Prostatakrebsrisiko um 21 % senken. Männer, die wöchentlich mehr als zehn Portionen lykopinreicher Tomatenerzeugnisse aßen, weisen ein 35 % geringeres Krankheitsrisiko auf als die Personen, die nur eineinhalb Portionen davon verzehrten.

Allerdings lieferte die Studie keinerlei Anhaltspunkte dafür, dass Lykopin auch vor einer Prostatavergrößerung oder -entzündung schützt. Diese Erkrankungen können durch die in Tomatenprodukten enthaltene Säure sogar noch verschlimmert werden.

Heilkraft aus der Küche

Lebensmittel	Nährstoff	Gesundheitlicher Nutzen
Sojaprodukte	Genistein	Studien zeigen, dass dieses Isoflavon durch hormonelle Einflüsse vermutlich das Wachstum von Prostatakrebszellen hemmen kann.
Aprikosen **Tomaten** **Wassermelonen**	Lykopin	Vieles deutet darauf hin, dass Lykopin vor Prostatakrebs schützt, was vermutlich auf seine antioxidativen Eigenschaften zurückzuführen ist.
Garnelen **Paranüsse** **Vollkornprodukte**	Selen	Vermutlich verzögert Selen das Fortschreiten von Prostatakrebs, indem es den Tod von Krebszellen herbeiführt, ohne gesunde Zellen zu schädigen.
Sardinen **Sonnenblumenkerne** **Weizenkeime**	Vitamin E	Aufgrund seiner antioxidativen Fähigkeiten scheint Vitamin E die Prostatadrüse zu schützen.

Reizdarmsyndrom

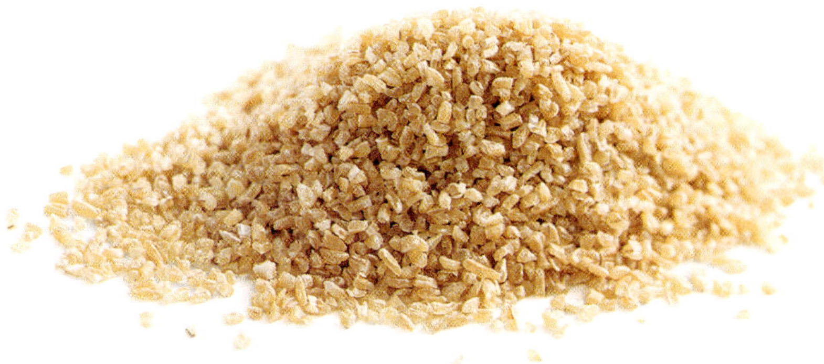

Rezepte

Was ist das?

Rund 20 % aller Erwachsenen leiden irgendwann im Leben an wechselnden Anfällen von Verstopfung und Durchfall, den typischen Anzeichen des Reizdarmsyndroms. Als die häufigste chronische Magen-Darm-Störung in den Industrienationen tritt das Reizdarmsyndrom auf, wenn die Muskeln des Darmtrakts sich in abnormalen, unkoordinierten Krämpfen zusammenziehen. Bauchschmerzen, Völlegefühl, Blähungen und Schleim im Stuhl sind die üblichen Begleiterscheinungen. Manche Menschen haben vorwiegend mit Verstopfung, andere mit Durchfall zu kämpfen, während wieder andere abwechselnd von beiden heimgesucht werden. In einigen Fällen verursachen die Symptome der Erkrankung nur leichte Beschwerden; in anderen Fällen führen sie zu völliger Entkräftung. Allerdings ist das Reizdarmsyndrom weder lebensbedrohlich noch ein Anzeichen oder eine Vorstufe für schwere Krankheiten wie z. B. Dickdarmkrebs.

Was sind die Ursachen?

In der Fachwelt werden viele mögliche Ursachen für das Reizdarmsyndrom diskutiert, darunter Stress und der zu häufige Gebrauch von Antibiotika. Unabhängig von der zugrunde liegenden Krankheitsursache scheint Stress die Symptome zu verschlimmern. Da sich das Reizdarmsyndrom in sehr unterschiedlichen Beschwerden äußert, erfolgt die Diagnose im Normalfall durch den Ausschluss von Erkrankungen mit ähnlichen Symptomen. Zur Behandlung gehören Stressbewältigungstechniken, Medikamente sowie eine Ernährungsumstellung.

Wie kann Nahrung helfen?

Experten raten dazu, häufiger kleine Mahlzeiten einzunehmen, langsam zu essen und gründlich zu kauen. Pfefferminz- oder Ingwertee trägt dazu bei, ein nervöses Verdauungssystem zu beruhigen. Allgemein empfiehlt sich eine fettarme, ballaststoffreiche Kost. Von Durchfall geplagte Reizdarmpatienten sollten jedoch unlösliche Ballaststoffe weitgehend meiden.

Ballaststoffe verbessern die Verdauung und fördern eine regelmäßige Darmtätigkeit. **Unlösliche Ballaststoffe** vergrößern das Stuhlvolumen, erleichtern die Ausscheidung und beugen somit reizdarmbedingter Verstopfung vor. Dagegen entziehen Lebensmittel mit hohem Anteil an **löslichen Ballaststoffen** dem Stuhl Wasser und sind daher besonders nützlich bei der Bekämpfung von Durchfall. Bei einigen Patienten scheinen Flohsamen *(Psyllium)* Linderung zu bringen. Flohsamen vergrößern durch ihr Quellvermögen das Stuhlvolumen und nehmen Wasser auf. Zur Verminderung der Darmbeschwerden sollte man den Faseranteil der Mahlzeiten allmählich erhöhen und mindestens acht Gläser Wasser täglich trinken.

Da reizdarmbedingter Durchfall die Zahl nützlicher Bakterien im Dickdarm verringern kann, erscheint es sinnvoll, die gesunde Flora durch Zufuhr **probiotischer Bakterien** wiederherzustellen. Erste Ergebnisse deuten darauf hin, dass z. B. in Bananen enthaltene **FOS (Fruktooligosaccharide)** das Wachstum nützlicher Bakterien unterstützen. Zwar sind FOS auch in anderen Lebensmitteln enthalten, aber Bananen scheinen die geringste Reizwirkung auf den Verdauungstrakt auszuüben.

Blähungen lassen sich abschwächen, indem man Lebensmittel wie z. B. Brokkoli, Blumenkohl oder Bohnen vor dem Kochen in Wasser einweicht. Danach sollte man das Weichwasser abgießen und das betreffende Gemüse gut abspülen. Zum Kochen ist dann wieder frisches Wasser zu verwenden. Übrigens kann man die blähende Wirkung auch durch Dämpfen vermindern.

Häufig führen Nahrungsmittelunverträglichkeiten, insbesondere des Milchzuckers Laktose, zu Reizdarmsymptomen. Zur Bestimmung von Laktoseintoleranz sollte man mehrere Tage lang laktosehaltige Speisen und Getränke meiden. Danach trinkt man auf nüchternen Magen zwei Gläser fettarme Milch. Achten Sie 4 Stunden lang auf eventuell auftretende Symptome und wiederholen Sie den Test anschließend mit Milch, der das Laktose spaltende Enzym Laktase zugesetzt ist, oder nehmen Sie zusätzlich ein laktasehaltiges Präparat ein.

Zu vermeiden

Alkohol, Koffein, Fett und das insbesondere in Dörrpflaumen und Fertiggerichten enthaltene Sorbitol können Reizdarmsymptome verschlimmern. Experten raten auch, sich auf Unverträglichkeiten gegen den Milchzucker Laktose und gegen Fruktose (in Früchten enthalten) testen zu lassen. Blähende Gemüsesorten wie Brokkoli, Blumenkohl und Zwiebeln führen ebenfalls zu einer Verschlechterung der Symptome von Reizdarmpatienten.

Heilkraft aus der Küche

Lebensmittel	Nährstoff	Gesundheitlicher Nutzen
Bohnen **Möhren**	Ballaststoffe (lösliche)	Lösliche Ballaststoffe bringen bei reizdarmbedingten Durchfallattacken Linderung.
Bulgur **Grüne Blattsalate** **Süßkartoffeln**	Ballaststoffe (unlösliche)	Eine verstärkte Aufnahme unlöslicher Ballaststoffe ist bei reizdarmbedingter Verstopfung hilfreich.
Joghurt	Probiotische Bakterien (Probiotika)	Untersuchungen deuten darauf hin, dass diese Bakterien die Entwicklung einer gesunden Darmflora fördern, die bei Menschen mit Reizdarmsyndrom oftmals beeinträchtigt ist.

Rheumatoide Arthritis

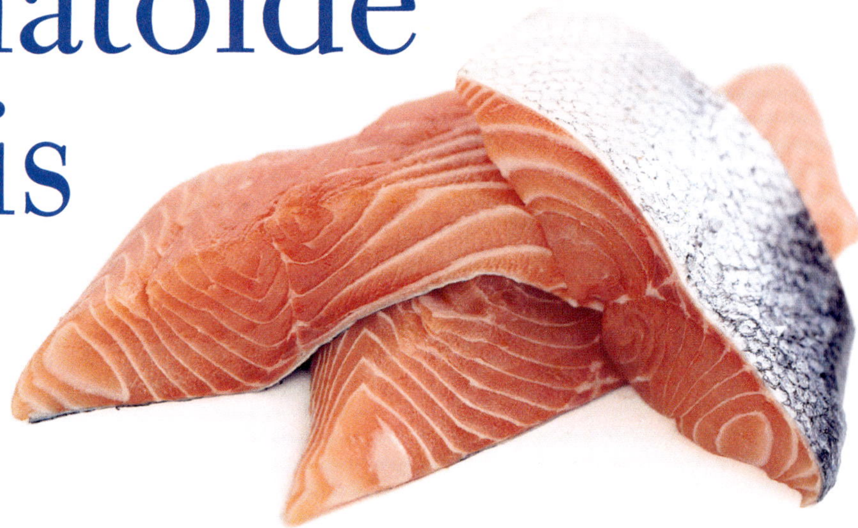

Rezepte

Was ist das?

Bei der rheumatoiden Arthritis (Rheuma) handelt es sich um eine chronische entzündliche Gelenkerkrankung. Sie stellt die schwerwiegendste Form der Arthritis dar und kann den ganzen Körper befallen. Fieber, Appetitlosigkeit und ein allgemeines Krankheitsgefühl treten häufig als Begleiterscheinungen von entzündeten, steifen Gelenken auf.

Was sind die Ursachen?

Rheuma stellt eine Art Autoimmunerkrankung dar. Der Krankheit liegt eine abnormale Immunreaktion zugrunde, bei der körpereigene Immunzellen den schützenden Überzug von Gelenken und manchmal sogar innere Organe angreifen und Entzündungen hervorrufen. Vermutlich wird die Erkrankung durch Viren sowie hormonelle, genetische und ernährungsbedingte Faktoren verursacht.

Wie kann Nahrung helfen?

Nach Meinung der Volksheilkunde senkt eine Ernährung mit viel Obst, Gemüse und Vollkornprodukten das Risiko, an schwerem Rheuma zu erkranken. Bei rheumabedingten Schmerzen verschafft angeblich eine vegetarische Kost Linderung. Weiterhin soll durch eine Senkung des Fettanteils sowie der Gesamtkalorienzufuhr eine Besserung der Symptome erzielt werden.

In der Tat kann eine vitamin- und mineralstoffreiche Kost viel zur Vorbeugung und Behandlung von Rheuma beitragen, wobei hier besonders **Vitamin C** und **E** hervorzuheben sind. **Selen** steigert die antioxidative Wirkung von Vitamin E und unterstützt ein wichtiges entzündungsbekämpfendes Enzym namens Glutathionperoxidase. Niedrige Werte an Selen, **Zink** und **Beta-Karotin** spielen vermutlich bei der Entstehung von Rheuma eine Rolle.

Einiges deutet darauf hin, dass Zink zur Linderung rheumatischer Beschwerden beitragen könnte. Es besitzt antioxidative Eigenschaften und leistet einen wesentlichen Beitrag zur körpereigenen Abwehr freier Radikale.

Weil einige gegen Rheuma verschriebene Arzneimittel dem Körper das wichtige B-Vitamin **Folsäure** entziehen, raten Experten zum Verzehr folsäurereicher Produkte.

Mehrere Studien sehen einen Zusammenhang zwischen einem niedrigen antioxidativen Potenzial und einem erhöhten Risiko von Rheuma. So kann es hilfreich sein, den Speiseplan durch antioxidative **Flavonoide,** wie sie z. B. in grünem Tee vorkommen, zu bereichern. Die schützende Wirkung wird den antioxidativen Polyphenolen in grünem Tee zugeschrieben. Einiges lässt darauf schließen, dass die wirkungsvollen Antioxidantien in Gelbwurz in der Lage sind, entzündungsauslösende Verbindungen zu modifizieren und die körpereigenen entzündungshemmenden Mechanismen zu aktivieren.

Aus der Forschung

Frauen, die mindestens eine Portion Fisch pro Woche essen, haben ein erheblich niedrigeres Risiko, an Rheuma zu erkranken. Mit einiger Wahrscheinlichkeit ist diese schützende Wirkung auf Omega-3-Fettsäuren zurückzuführen, die in fettreichem Fisch in beachtlichen Mengen enthalten sind.

Bromelain, Omega-3-Fettsäuren und Ingwer zeigen in einigen Fällen ebenfalls einen heilsamen Einfluss auf die Erkrankung. Vermutlich unterbinden Omega-3-Fettsäuren die Synthese von entzündungsauslösenden Verbindungen, namentlich Prostaglandinen und Leukotrienen, und offenbar bewirken schon 5 g frischer Ingwer pro Tag eine bedeutende Linderung von Rheumabeschwerden.

Heilkraft aus der Küche

Lebensmittel	Nährstoff	Gesundheitlicher Nutzen
Ananas	Bromelain	Über die entzündungshemmende Wirkung von Bromelain wurde bereits mehrfach berichtet. Möglicherweise blockiert Bromelain die Bildung von Substanzen, die Entzündungen auslösen.
Äpfel **Beeren** **Zitrusfrüchte** **Zwiebeln**	Flavonoide	Weil sie offenbar das Bindegewebe unterstützen und Entzündungen verhindern, tragen Flavonoide zur Linderung von rheumatischen Symptomen bei.
Lachs **Makrelen** **Thunfisch**	Omega-3-Fettsäuren	Studien demonstrieren eine heilsame Wirkung dieser Fette auf Rheumasymptome wie Gelenksteife, Druckempfindlichkeit und Müdigkeit.
Ingwer	Shogaole und Gingerole	Vermutlich unterdrückt der stark antioxidativ wirkende Ingwer die Entstehung entzündungsfördernder Substanzen.
Erdbeeren **Paprika** **Zitrusfrüchte**	Vitamin C	Dieser Nährstoff stärkt das Bindegewebe in den Gelenken, wirkt antioxidativ und scheint bei der Bekämpfung von Entzündungen zu helfen.
Avocados **Nüsse** **Samen** **Vollkornprodukte**	Vitamin E	Ersten klinischen Erkenntnissen zufolge ist dieses wirkungsvolle Antioxidans imstande, Schmerzen und Gliedersteife bei rheumatoider Arthritis zu lindern.

Rosazea

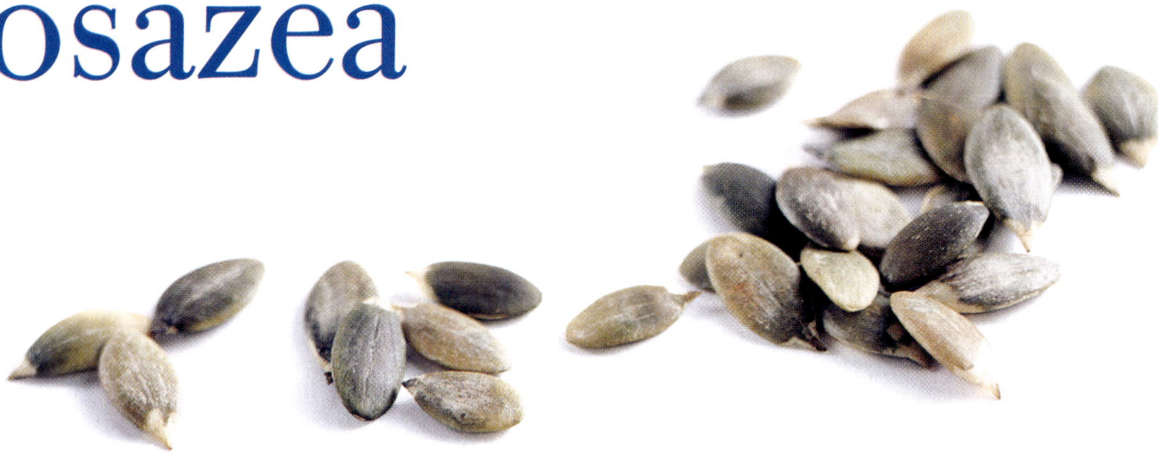

Rezepte

Was ist das?

Rosazea ist eine chronische, entzündliche Hauterkrankung, von der in Mitteleuropa etwa 2–5 % aller Menschen betroffen sind. Charakteristisch für die Krankheit sind dauerhafte Rötungen und akneähnliche Knötchen und Pusteln auf Wangen, Stirn, Nase, Kinn oder im Augenbereich. Rosazea befällt vermehrt hellhäutige Frauen im Alter zwischen 30 und 60 Jahren.

In den frühen Stadien von Rosazea treten sporadische, oft irrtümlich als Schamesröte interpretierte Rötungen im Gesicht auf. Bleibt die Erkrankung unbehandelt, schwellen winzige Gefäßreiser an und bewirken eine dauerhafte Gesichtsrötung. Männliche Rosazea-Patienten entwickeln bei ausbleibender Behandlung oft eine dicke rote Knollennase. Aufgrund der Rötungen und der Knollennase wird Rosazea zu Unrecht oft auf übermäßigen Alkoholkonsum zurückgeführt. Wer vermutet, an Rosazea zu leiden, sollte sich so rasch wie möglich in ärztliche Behandlung begeben, um die Krankheit zu bekämpfen.

Was sind die Ursachen?

Obwohl noch keine eindeutige Ursache feststeht, scheinen manche Menschen eine erblich bedingte Neigung zur Entwicklung von Rosazea zu besitzen. Eventuell wird Rosazea durch eine erhöhte Anzahl mikroskopisch kleiner Milben, die in der menschlichen Haut leben, verursacht. Diese winzigen Organismen verstopfen die Öffnungen der Talgdrüsen und rufen so Entzündungen hervor. Immer wieder wird berichtet, dass sich Rosazea bei Stress verschlimmert.

Möglicherweise liegen der Krankheit auch Anomalien des Immunsystems zugrunde. Hormonelle Veränderungen in den Wechseljahren kommen ebenfalls als Ursache in Betracht. Histamine, also Chemikalien, die der Körper als natürliche Reaktion auf Allergene freisetzt, verursachen Entzündungen und können die Rosazea gleichfalls zum Ausbruch bringen. Zu den häufigen Auslösern für die bei Rosazea typische Gesichtsrötung zählen Stress, Hitze, Sonne, Wind, Kälte, scharfe Speisen sowie bestimmte Medikamente.

Wie kann Nahrung helfen?

Bislang wurden noch keine größeren wissenschaftlichen Projekte in Angriff genommen, um herauszufinden, inwiefern die Ernährung zur Vorbeugung oder Linderung von Rosazea beitragen kann. Man weiß aber, dass bestimmte Lebensmittel die Gesundheit der Haut im Allgemeinen günstig beeinflussen. So sind Nahrungsmittel mit hohem Gehalt an **Beta-Karotin** und **Vitamin E** offenbar gut für die Haut, weil sie als Antioxidantien wirken und gefährliche Substanzen, welche die Haut angreifen, unschädlich machen können.

Lebensmittel, die viel **Vitamin B_6** enthalten, scheinen den Stressabbau zu unterstützen und eine wichtige Rolle bei der Herstellung bestimmter Hirnchemikalien zu spielen, die für eine ausgeglichene Stimmung sorgen. Da Stress Rosazea auslösen oder verschlimmern kann, ist eine gute Versorgung mit Vitamin B_6 wichtig.

Rosazea wird oft auch im Zusammenhang mit geschwollenen Blutgefäßen gesehen. Deshalb sollte man Speisen mit hohem Anteil an **essenziellen Fettsäuren** in die Ernährung einbauen, denn diesen Fetten werden entzündungshemmende Eigenschaften zugesprochen.

Vitamin C steigert die Immunabwehr und besitzt einen hohen Gehalt an Antioxidantien. Dadurch schützt es die Haut vor freien Radikalen und histaminbedingten Entzündungen. Lebensmittel, die Vitamin C enthalten, dienen auch dem Schutz der Venen. **Zink**reiche Nahrungsmittel fördern den Heilungsprozess und steigern die Funktionsfähigkeit des Immunsystems.

Zu vermeiden

Auch wenn die genaue Ursache von Rosazea bislang noch nicht bekannt ist, sollten betroffene Personen auf scharfe Gerichte, heiße Getränke und Alkohol verzichten. Dabei muss man heißen Kaffee oder Tee nicht gänzlich aufgeben; man sollte ihn nur vor dem Trinken etwas abkühlen lassen.

In jedem Fall ist es hilfreich, Buch darüber zu führen, wann Gesichtsrötungen aufgetreten sind und welche Speisen kurz zuvor verzehrt wurden. So lässt sich leichter bestimmen, welche Lebensmittel als Auslöser für die Erkrankung infrage kommen.

Heilkraft aus der Küche

Lebensmittel	Nährstoff	Gesundheitlicher Nutzen
Fettreicher Fisch **Kürbiskerne** **Leinsamen**	Essenzielle Fettsäuren	Wird Rosazea von Hautentzündungen begleitet, können Lebensmittel hilfreich sein, die reich an essenziellen Fettsäuren sind. Diese besitzen eine abschwellende Wirkung, weil sie im Körper Substanzen erzeugen, die Entzündungen lindern.
Beeren **Brokkoli** **Kiwis** **Zitrusfrüchte**	Vitamin C	Die antioxidativen Eigenschaften von Vitamin C schützen die Haut vor einer Schädigung durch freie Radikale. Vitamin C kann die Freisetzung von Histamin blockieren, einer Substanz, die als Reaktion des Immunsystems auf Allergene Entzündungen hervorruft.

Schilddrüsen-überfunktion

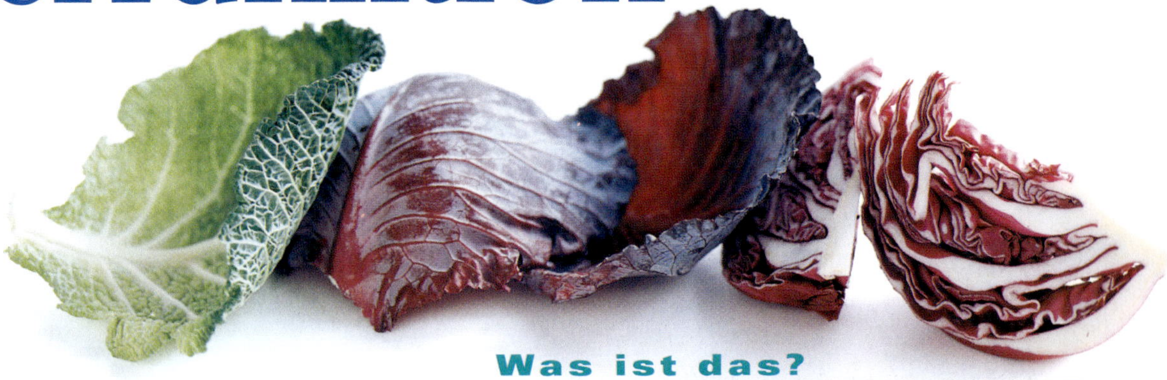

Rezepte

Was ist das?

Starkes Herzklopfen, Schlaflosigkeit, Gewichtsverlust und Schwitzen sind typische Anzeichen einer überaktiven Schilddrüse (Hyperthyreose). Die Krankheit tritt auf, wenn die vor dem oberen Ende der Luftröhre gelegene schmetterlingsförmige Schilddrüse zu viel Schilddrüsenhormon produziert und ins Blut abgibt. Diese lebenswichtige Drüse hält normalerweise ein empfindliches Gleichgewicht des im Blut zirkulierenden Schilddrüsenhormons aufrecht, das für die Regulierung der gesamten Stoffwechselvorgänge im Organismus zuständig ist. Ein Hormonüberschuss beschleunigt den Energiestoffwechsel, wodurch alle Vorgänge im Körper schneller ablaufen als normal. Frauen leiden weitaus häufiger an Schilddrüsenüberfunktion als Männer. Richtig behandelt (einschließlich verschreibungspflichtiger Medikamente), lässt sich die Krankheit jedoch weitgehend beherrschen.

Was sind die Ursachen?

Eine überaktive Schilddrüse kann verschiedene Ursachen haben. Bei der Basedow-Krankheit (einer Form von Schilddrüsenüberfunktion) führt eine Autoimmunstörung zu einer Überproduktion von Schilddrüsenhormon. Ein Überschuss dieses Hormons kann aber auch durch abnormale Knötchen in der Schilddrüse oder durch eine Drüsenentzündung verursacht werden. In seltenen Fällen ist eine Krebsgeschwulst oder eine Funktionsstörung der Hirnanhangdrüse (Hypophyse), welche die Hormonsynthese der Schilddrüse steuert, der Grund für die Schilddrüsenüberfunktion.

Wie kann Nahrung helfen?

Ein Patient mit Schilddrüsenüberfunktion muss in der Regel 15–20 % mehr Kalorien aufnehmen als ein gesunder Mensch. Sobald die verschreibungspflichtigen Medikamente Wirkung zeigen, kann die zusätzliche Kalorienzufuhr wieder reduziert werden. Empfehlenswert sind Lebensmittel mit großer Eiweiß- und

Nährstoffdichte, damit dem Körper durch den beschleunigten Stoffwechsel nicht sämtliche Energiereserven entzogen werden.

Die in rohem Kreuzblütlergemüse, etwa in Kohl, enthaltenen **Goitrogene** hemmen die Jodaufnahme und können deshalb bei einer Schilddrüsenüberfunktion hilfreich sein. Da **Jod** ein wichtiger Bestandteil des Schilddrüsenhormons ist, können Synthese und Ausschüttung dieses Hormons durch eine reduzierte Jodaufnahme gedrosselt werden. Empfehlenswert sind auch Lebensmittel, die reichlich **Beta-Karotin** enthalten, wie z. B. Möhren, Winterkürbis und Süßkartoffeln. Beta-Karotin wird zu Vitamin A umgewandelt, das die Jodverwertung im Körper ebenfalls reduziert.

Aus der Forschung

Neue Ergebnisse belegen, dass ein Überschuss an Schilddrüsenhormon das Osteoporoserisiko erhöht. Eine Vorstudie zeigte, dass für Frauen mit Schilddrüsenüberfunktion ein doppelt so hohes Risiko von Hüftbrüchen bestand wie für gesunde Frauen. Eine zu große Menge an Schilddrüsenhormon beschleunigt offenbar die Knochenumbildung, was zu einer Schwächung der Knochensubstanz führt.

Mittlerweile verdichten sich die Hinweise darauf, dass eine überaktive Schilddrüse den Kalziumstoffwechsel im Skelett verändert. Infolgedessen steigt für den Patienten das Risiko, an Osteoporose zu erkranken. Eine **kalzium**reiche Ernährung trägt dazu bei, dieses Risiko so gering wie möglich zu halten. Eine gute Versorgung mit **Vitamin D** ist ebenfalls anzuraten, da dieses Vitamin die Kalziumaufnahme fördert. Zu den weiteren Nährstoffen, die einen Beitrag zu starken Knochen leisten, zählen **Vitamin K** (z. B. aus Grünkohl), **Omega-3-Fettsäuren** (aus fettreichem Fisch und Walnüssen) und in Obst und Gemüse enthaltene Mineralstoffe wie **Magnesium, Mangan** und **Kalium.**

Vitamin C verbessert nicht nur die Knochendichte, sondern ist darüber hinaus auch wichtig für die Bindegewebsmatrix (Kollagen), welche die Knochen zusammenhält. Vermutlich fördern östrogenähnliche pflanzliche Stoffe wie **Isoflavone** (aus Sojaprodukten) und **Lignane** (aus Leinsamen) ebenfalls die Knochenstärke und beugen Knochenbrüchen vor. Oft wird eine Überaktivität der Schilddrüse von Verdauungsstörungen wie Durchfall begleitet.

Heilkraft aus der Küche

Lebensmittel	Nährstoff	Gesundheitlicher Nutzen
Brokkoli **Feigen** **Grüne Blattgemüse** **Milchprodukte**	Kalzium	Eine kalziumreiche Ernährung ist von großer Bedeutung, da eine Schilddrüsenüberfunktion oft zu einem gesteigerten Kalziumverlust führt, der die Knochensubstanz schwächt.
Beeren **Melonen** **Paprika & Chili** **Zitrusfrüchte**	Vitamin C	Die Forschung sieht einen Zusammenhang zwischen Schilddrüsenüberfunktion und niedrigen Vitamin-C-Werten im Blut. Vitamin C kann vermutlich die Krankheitssymptome lindern.
Avocados **Nüsse** **Samen** **Vollkornprodukte**	Vitamin E	Anhand von Tierversuchen wurde nachgewiesen, dass dieses antioxidative Vitamin vor einer mit der Schilddrüsenüberfunktion einhergehenden oxidativen Schädigung schützen kann.

Schilddrüsen-unterfunktion

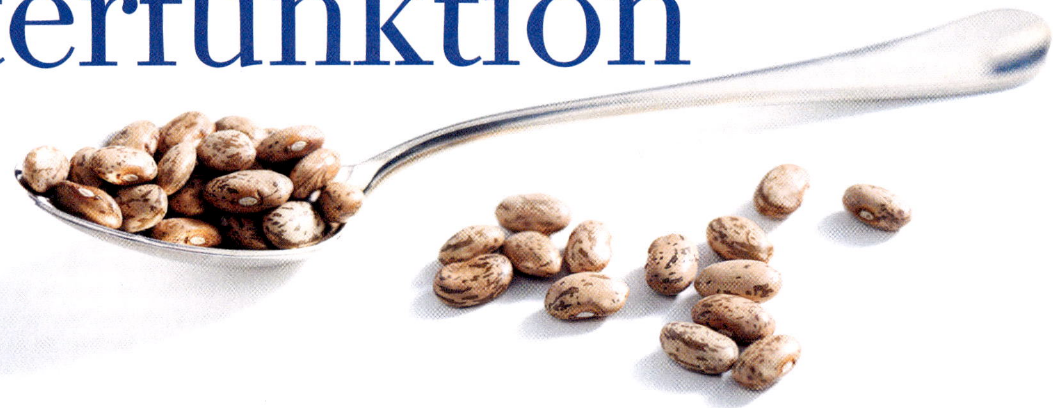

Rezepte

Was ist das?

Eine gesunde Schilddrüse reguliert den gesamten Energiestoffwechsel im Organismus, indem sie immer genau die richtige Menge an Schilddrüsenhormon erzeugt und in den Blutstrom abgibt. Bei Schilddrüsenunterfunktion (Hypothyreose) wird zu wenig Schilddrüsenhormon hergestellt oder freigesetzt, was zu einer allgemeinen Verlangsamung der Körperfunktionen führt. Das Absinken des Schilddrüsenhormonspiegels bewirkt eine Verminderung der Leistungsfähigkeit, beeinträchtigt die Nährstoffaufnahme und fördert die Gewichtszunahme. Verstopfung, Depressionen, Kropfbildung infolge Schilddrüsenvergrößerung, trockene Haut, ein übergroßes Schlafbedürfnis und Kälteempfindlichkeit sind die gängigen Begleiterscheinungen dieser Krankheit. Menschen, die daran leiden, haben vermutlich auch ein erhöhtes Risiko von Herz-Kreislauf-Erkrankungen, weil sich in ihrem Blut große Mengen von Cholesterin ansammeln.

Nach Schätzungen dürften etwa 0,5 bis 1,5 % der erwachsenen Bevölkerung an einer manifesten Schilddrüsenunterfunktion leiden, wobei vorwiegend ältere Personen betroffen sind. Frauen erkranken mit einer bis zu zehnmal höheren Wahrscheinlichkeit an einer inaktiven Schilddrüse als Männer.

Was sind die Ursachen?

Die häufigste Ursache für die Schilddrüsenunterfunktion stellt eine Autoimmunkrankheit namens *Thyreoïditis Hashimoto* (chronische Schilddrüsenentzündung) dar, bei der sich Immunzellen im Schilddrüsengewebe anreichern und die Bildung von Schilddrüsenhormon hemmen. Behandlungen wegen Schilddrüsenüberfunktion, operative Eingriffe an der Schilddrüse, Bestrahlungen, ein hormonelles Ungleichgewicht, Medikamente oder genetische Faktoren können ebenfalls zu einer inaktiven Schilddrüse führen. Mitunter wird die Schilddrüsenunterfunktion auch durch eine zu geringe Aufnahme des Mineralstoffs Jod, eines Hauptbestandteils des Schilddrüsenhormons, verursacht. Da Deutschland als Jodmangelgebiet gilt, wird häufig die Verwendung von jodiertem Speisesalz empfohlen.

Wie kann Nahrung helfen?

Wegen ihres verlangsamten Stoffwechsels benötigen Menschen mit Schilddrüsenunterfunktion meist nur die Hälfte der Kalorien, die ein gesunder Erwachsener durchschnittlich aufnimmt – zumindest so lange, bis die Wirkung der medikamentösen Behandlung einsetzt. Eine **ballaststoff**reiche Ernährung mit großer Nährstoffdichte spart Kalorien und bewirkt dennoch ein hohes Maß an Sättigung. Die mit der Schilddrüsenunterfunktion häufig verbundene Gewichtszunahme lässt sich dadurch vermeiden. Eine vorwiegend pflanzliche Kost mit großem Anteil an **komplexen Kohlenhydraten** kann die mit dem Krankheitsbild oft einhergehenden depressiven Verstimmungen lindern und die Gewichtsabnahme unterstützen.

Zu vermeiden

Da Goitrogene offenbar die Aufnahme von Jod und damit die Synthese von Schilddrüsenhormon hemmen, sollten von einer Schilddrüsenunterfunktion betroffene Patienten goitrogenreiche Lebensmittel meiden. Hierzu gehören u. a. rohes Kreuzblütlergemüse, Erdnüsse, Pinienkerne und Sojabohnen. Durch Erhitzen wird die biologische Wirksamkeit der Goitrogene zerstört.

Eine Unterversorgung mit **Jod** kann zu einer Schilddrüsenunterfunktion führen, da dieser Mineralstoff zur Bildung von Schilddrüsenhormon benötigt wird. Wenn er fehlt, schwillt die Schilddrüse zu einem Kropf an, um mehr Jod einfangen zu können. Obwohl der Bedarf des Menschen an Jod gering ist, muss dieser unbedingt gedeckt werden, da das Schilddrüsenhormon den gesamten Energiehaushalt reguliert.

Auch das z. B. in Geflügel und Meeresfrüchten enthaltene **Zink** ist im Zusammenwirken mit **Vitamin E** aus Sonnenblumenkernen und Weizenkeimen an der Synthese von Schilddrüsenhormon beteiligt. Geringe Zinkwerte bergen besonders bei älteren Menschen ein erhöhtes Risiko für die Entwicklung einer Schilddrüsenunterfunktion. Für die Synthese von Schilddrüsenhormon und die Jodaufnahme ebenfalls unverzichtbar ist das in Bananen und Lachs vorhandene **Vitamin B_6**. Der Mineralstoff **Selen,** den man in Nüssen und Vollkornerzeugnissen findet, unterstützt das Schilddrüsenhormon in seiner Funktion.

Oftmals ist bei Menschen mit Schilddrüsenunterfunktion ein erhöhter Cholesterinspiegel feststellbar. Zur Linderung von Verstopfung, einer typischen Begleiterscheinung der Schilddrüsenunterfunktion, empfiehlt es sich, große Mengen Wasser zu trinken und eine Kost mit hohem Anteil an Ballaststoffen zu wählen.

Heilkraft aus der Küche

Lebensmittel	Nährstoff	Gesundheitlicher Nutzen
Bohnen **Granatäpfel** **Linsen** **Rote Beten**	Ballaststoffe	Ballaststoffe schaffen Erleichterung bei Verstopfung, einer Begleiterscheinung der Schilddrüsenunterfunktion. Außerdem können sie vor hohen Cholesterinwerten und Gewichtszunahme schützen, die oft mit der Erkrankung verbunden sind.
Jodsalz **Meeresgemüse** **Salzwasserfische**	Jod	Dieser Mineralstoff ist für die Herstellung von Schilddrüsenhormon unverzichtbar. Ein Übermaß an Jod ist der Gesundheit jedoch abträglich.

Schlafstörungen

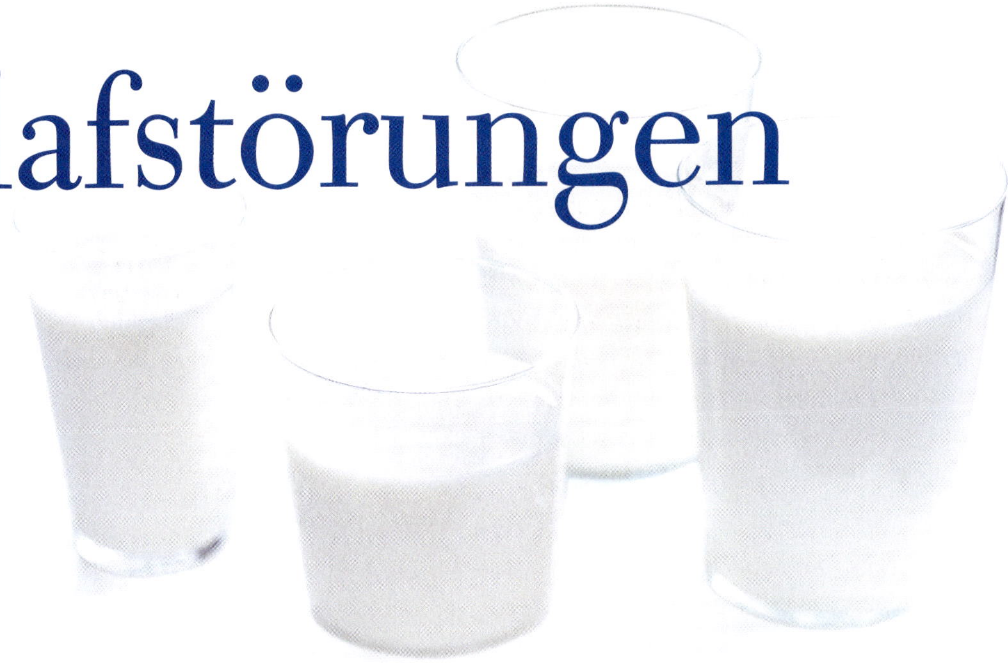

Rezepte

Was ist das?

Schlafstörungen gehören zu den am weitesten verbreiteten gesundheitlichen Beschwerden. Weltweit leidet mehr als ein Drittel der erwachsenen Bevölkerung daran. Schlafstörungen äußern sich sowohl in vorzeitigem Erwachen als auch in Schwierigkeiten, ein- oder durchzuschlafen. Sie sind keine Krankheit, sondern häufig das Symptom gesundheitlicher oder emotionaler Probleme. Chronischer Schlafmangel geht zulasten der Gesundheit, da ausreichende Ruhezeiten für das körperliche und seelische Wohlbefinden von ausschlaggebender Bedeutung sind. Umstellungen in der Ernährung und der Lebensweise tragen häufig dazu bei, Schlafstörungen und ihre Auswirkungen wie Abgespanntheit und Reizbarkeit in Grenzen zu halten.

Was sind die Ursachen?

Stress, Angst und Depressionen sind die Hauptursachen für vorübergehende Schlafstörungen. Medikamente und ernsthafte chronische Erkrankungen können den Schlaf ebenfalls beeinträchtigen. Übrigens ändern sich mit fortgeschrittenem Alter auch die Schlafmuster. Zu den weiteren Auslösern für Schlafstörungen zählen körperlich anstrengende Nachtarbeit, Schwangerschaft, Sodbrennen, Alkohol und zu viel Koffein.

Wie kann Nahrung helfen?

Es gibt eine ganze Reihe schlaffördernder Nährstoffe, mit deren Hilfe sich Schlafstörungen lindern lassen. So bewirkt beispielsweise die in vielen eiweißreichen Lebensmitteln enthaltene Aminosäure **Tryptophan** oftmals einen Zustand der Schläfrigkeit, wenn sie zusammen mit stärkehaltigen Nahrungsmitteln aufgenommen wird. Tryptophan steigert die Produktion von Serotonin, einer Hirnchemikalie, die Entspannung, Wohlbefinden und innere Ruhe fördert. **Vitamin B_6** und der Mineralstoff **Magnesium** unterstützen die Umwandlung von Tryptophan in Serotonin. Daneben trägt Vitamin B_6 zur Herstellung weiterer Hirnchemikalien bei, z. B. Melatonin und Dopamin, die Schlaf und Stimmung regulieren. Von Bedeutung scheint auch die Versorgung mit **Kalzium** zu sein, da ein Kalziummangel Schlafstörungen offenbar begünstigt.

Komplexe Kohlenhydrate versprechen einen ruhigen Schlaf, weil sie die Aufnahme von schlafförderndem Tryptophan im Gehirn steigern. Sie beugen auch Sodbrennen vor, einer Gesundheitsstörung, die bei Millionen Menschen die Ursache für Schlafstörungen darstellt. **Thiamin** (Vitamin B_1) ist dabei behilflich, komplexe Kohlenhydrate in Energie umzuwandeln, und fördert eine gesunde Nervenfunktion. Zu niedrige Werte dieses B-Vitamins beeinträchtigen offenbar den Nachtschlaf.

Hausmittel

Ein Glas warme Milch mit Honig ist ein altes Hausmittel gegen Schlafstörungen. Milch liefert viel Tryptophan und Kalzium, während der kohlenhydratreiche Honig die Verfügbarkeit von Tryptophan erhöht.

Lebensmittel, die viele B-Vitamine enthalten, helfen in einigen Fällen bei der Überwindung von Stimmungstiefs, die ebenfalls eine häufige Ursache für Schlafstörungen sind. B-Vitamine regen im Gehirn die Produktion von Neurotransmittern an, die für erholsamen Schlaf zuständig sind. Depressive Menschen weisen zuweilen einen Mangel an **Folsäure** und **Vitamin B_{12}** auf. Folsäure kommt reichlich in Linsen und Spargel vor, und Vitamin B_{12} ist in Meeresfrüchten und magerem Geflügel enthalten. Außerdem wird immer deutlicher, dass Folsäure und Vitamin B_{12} im Zusammenwirken mit Vitamin B_6 die Menge der Aminosäure Homocystein senken, die als Mitauslöser für Depressionen gilt. Das in Geflügel und Fisch vorhandene **Niacin** soll bei depressionsbedingten Schlafstörungen ebenfalls Linderung bringen. Der klinische Nachweis steht jedoch noch aus.

Einiges deutet darauf hin, dass **Omega-3-Fettsäuren,** die z. B. in fettreichem Fisch, Leinsamen und Walnüssen vorkommen, eine Schlüsselrolle bei verschiedenen Prozessen spielen, die die Stimmungslage und das Schlafverhalten beeinflussen. Man hat herausgefunden, dass die Entstehung von Depressionen durch eine unzureichende Aufnahme dieser gesunden Fette begünstigt wird.

Schlafstörungen während der Wechseljahre werden oft durch das Absinken des Hormonspiegels ausgelöst. Durch eine entsprechende Behandlung lassen sich die Symptome in der Regel lindern. Studien haben ergeben, dass der Verzehr von Lebensmitteln mit einem hohen Anteil an **Phytoöstrogenen** (pflanzlichen Östrogenverbindungen) die Beschwerden vor und nach der Menopause, z. B. Hitzewallungen, abmildert. Bevölkerungsstudien ergaben, dass Frauen, die regelmäßig Isoflavone (Phytoöstrogene in Sojaerzeugnissen) zu sich nehmen, in den Wechseljahren weit weniger an unliebsamen Symptomen leiden.

Heilkraft aus der Küche

Lebensmittel	Nährstoff	Gesundheitlicher Nutzen
Bohnen **Kartoffeln** **Vollkornprodukte**	Komplexe Kohlenhydrate	Lebensmittel mit einem hohen Anteil komplexer Kohlenhydrate lösen durch die erhöhte Tryptophanabsorption oft ein Gefühl von Müdigkeit aus.
Geflügel **Milchprodukte**	Tryptophan	Der Körper wandelt diese Aminosäure in die schlaffördernde Hirnsubstanz Serotonin um.

Schlaganfall

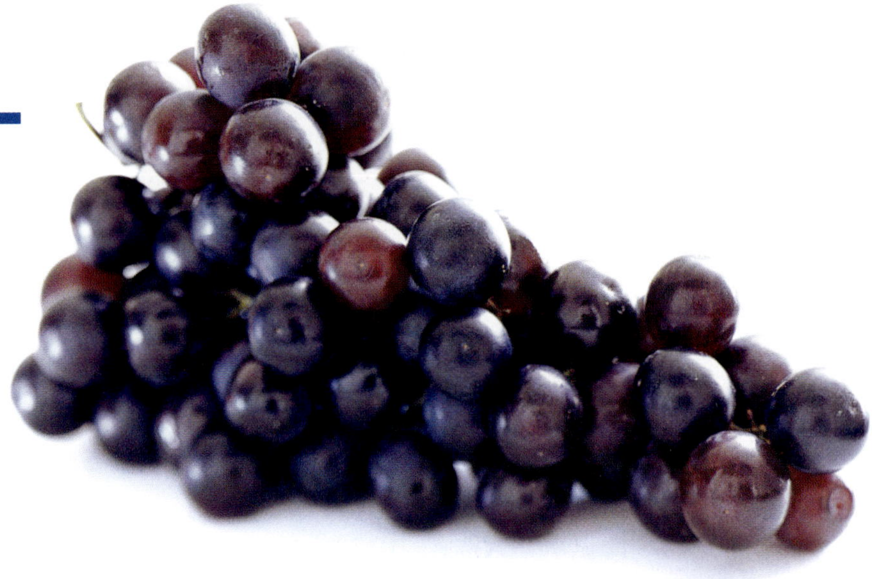

Rezepte

Was ist das?

Ein Schlaganfall tritt auf, wenn das Gehirn durch eine verstopfte oder zerrissene Arterie nicht mehr mit sauerstoffreichem Blut versorgt wird, was oft zu bleibenden Beeinträchtigungen des körperlichen und emotionalen Wohlbefindens führt. Sprache, Sehvermögen und Bewegungsfähigkeit werden durch einen Schlaganfall sehr häufig in Mitleidenschaft gezogen.

Was sind die Ursachen?

Der am weitesten verbreitete ischämische Schlaganfall wird durch einen Blutpfropf verursacht, der den Blutfluss zum Gehirn blockiert. In der Regel bildet sich ein Blutgerinnsel infolge von Fettablagerungen, die eine Verengung der Arterien im Gehirn oder in Hirnnähe zur Folge haben, was den Blutkreislauf behindert. Ein solcher Blut- oder Fettpfropf kann auch an anderer Stelle im Körper entstehen, mit dem Blutstrom wandern und sich in einem Blutgefäß festsetzen, das für die Versorgung des Gehirns verantwortlich ist. Hämorrhagische Schlaganfälle, die durch eine geplatzte, blutende Arterie im Gehirn hervorgerufen werden, kommen seltener vor.

Wie kann Nahrung helfen?

Zahlreiche Studien deuten darauf hin, dass eine fettarme Ernährung mit viel Obst und Gemüse einen wesentlichen Beitrag zum Schutz vor Schlaganfällen leistet. Offenbar können Menschen, die fast täglich Gemüse verzehren, ihr Schlaganfallrisiko um mehr als 50 % senken. Auch eine vollkornreiche Kost reduziert die Wahrscheinlichkeit, einen Schlaganfall zu erleiden; verantwortlich hierfür sind verschiedene Nährstoffe und sekundäre Pflanzenstoffe wie etwa **Ballaststoffe, Flavonoide, Kalium, Kalzium, Magnesium, Omega-3-Fettsäuren, Resveratrol** und **Vitamin C**. Wissenschaftliche Erkenntnisse stützen die Vermutung, dass antioxidative Radikalfänger wie Resveratrol und **Selen** vor ischämischen Schlaganfällen schützen. Auch **Vitamin E** scheint Schlaganfällen vorzubeugen, indem es freie Radikale unschädlich macht und so die Oxidation von „schlechtem" LDL-Cholesterin verhindert, die zu Arterienverstopfungen und Schlaganfall führen kann.

Allmählich verdichten sich die Hinweise darauf, dass erhöhte Werte der Aminosäure Homocystein das Schlaganfallrisiko in die Höhe treiben. Durch das Zusammenspiel der B-Vitamine **Folsäure, Vitamin B_6** und **Vitamin B_{12}** scheint der Homocysteinspiegel gesenkt werden zu können. Zitrusfrüchte und Linsen sind hervorragende Quellen für Folsäure; Meeresfrüchte enthalten reichlich Vitamin B_6 und Vitamin B_{12}. Bluthochdruck und ein erhöhter Cholesterinspiegel vergrößern das Schlaganfallrisiko zusätzlich.

Aus der Forschung

Eine über 14 Jahre angelegte Studie an fast 80 000 Frauen (34–59 Jahre) ergab, dass Teilnehmerinnen, die zwei- bis viermal pro Woche 120 g Fisch aßen, ihr Risiko eines gerinnselbedingten Schlaganfalls um 50 % senken konnten. Am stärksten profitierten Frauen, die sehr viel fettreichen Fisch verzehrten.

Heilkraft aus der Küche

Lebensmittel	Nährstoff	Gesundheitlicher Nutzen
Linsen **Rote Beten** **Spargel**	Ballaststoffe	Offenbar senkt eine ballaststoffreiche Ernährung mit viel Obst und Gemüse das Schlaganfallrisiko. Besonders lösliche Ballaststoffe scheinen Arteriosklerose und Blutgerinnseln vorzubeugen, die zu einem ischämischen Schlaganfall führen können.
Äpfel **Beeren** **Zwiebeln**	Flavonoide	Studien deuten darauf hin, dass Flavonoide, insbesondere Quercetin, Fettablagerungen an den Arterienwänden, die den Blutfluss zum Gehirn unterbrechen können, vermindern.
Bananen **Kartoffeln** **Orangensaft**	Kalium	Indem es zu einem niedrigeren Blutdruck beiträgt und die Entstehung von Blutgerinnseln hemmt, scheint Kalium das Schlaganfallrisiko zu senken.
Brokkoli **Feigen** **Milchprodukte**	Kalzium	Eine Analyse von 42 Studien ergab, dass Kalzium einen begrenzten, aber günstigen Einfluss auf den Blutdruck hat. Zudem verhindert Kalzium Blutgerinnsel, die einen Schlaganfall auslösen können.
Fettreicher Fisch **Meeresfrüchte**	Omega-3-Fettsäuren	Der häufige Verzehr von fettreichem Fisch kann das Risiko von bestimmten Schlaganfallarten um 50 % senken. Wissenschaftler gehen davon aus, dass die in fettreichem Fisch reichlich vorhandenen Omega-3-Fettsäuren die Bildung von Blutgerinnseln verhindern.
Erdnüsse **Rotwein** **Trauben (blaue)**	Resveratrol	Erste Erkenntnisse deuten darauf hin, dass dieser sekundäre Pflanzenstoff Blutgerinnseln vorbeugt und zur Entspannung der Blutgefäße beiträgt.
Kiwis **Melonen** **Zitrusfrüchte**	Vitamin C	Einer Studie zufolge weisen Menschen mit sehr niedrigen Vitamin-C-Werten im Blut ein um 70 % erhöhtes Schlaganfallrisiko auf. Die schützende Wirkung von Vitamin C scheint weit über seine antioxidativen Eigenschaften hinauszugehen.

Schuppenflechte

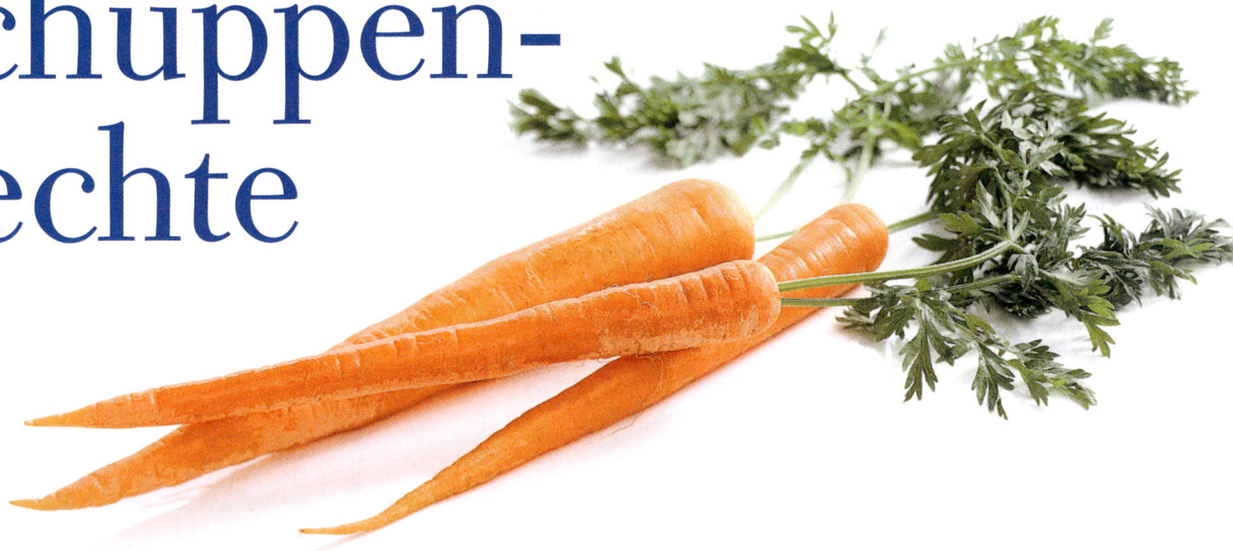

Rezepte

Was ist das?

Gesunde Hautzellen teilen sich langsam und wandern in die oberste Schicht der Haut, wo sie alte Zellen ersetzen. Bei Schuppenflechte (Psoriasis) ist die Hauterneuerung beschleunigt; die Hautzellen vermehren sich zu schnell, lagern sich aneinander und bilden Herde in Form von erhabenen, roten Hautstellen. Sie treten bevorzugt an Kopf, Ellbogen, Knien und Rücken auf. Die Hautveränderungen sind nicht ansteckend und typischerweise weder schmerzhaft noch mit besonderem Juckreiz verbunden.

Etwa 15 % aller Patienten mit Schuppenflechte weisen ausgeprägte Herde auf, die sich über den ganzen Körper verteilen und sie im Tagesablauf stark beeinträchtigen. Arthritisähnliche Symptome wie zermürbende Gelenkschmerzen und Entzündungen treten bei mindestens 5 % der Betroffenen auf. Schuppenflechte ist eine chronische Krankheit, die meist zwischen dem 10. und 30. Lebensjahr ausbricht und Männer und Frauen gleichermaßen betrifft.

Was sind die Ursachen?

Die Fachwelt ist sich über die genaue Ursache von Schuppenflechte noch im Unklaren. Die Krankheit tritt familiär gehäuft auf, insbesondere unter hellhäutigen Menschen. Außerdem hat man mehrere genetische Faktoren entdeckt, die bestimmte Personen für Schuppenflechte empfänglich machen.

Allmählich verdichten sich die Hinweise darauf, dass viele der Zwischenstufen, die zu dieser Krankheit führen, ihre Ursache in einer übersteigerten Immunreaktion haben. In Psoriasisherden wurde eine ungewöhnlich hohe Anzahl von Immunzellen festgestellt. Offenbar dringt eine ganze Armee infektionsbekämpfender Zellen in gesundes Hautgewebe ein und ruft dort Entzündungen hervor. Emotionaler Stress und bestimmte Arzneimittel können die Schuppenflechte zum Ausbruch bringen oder sie verstärken. Als weitere Auslöser kommen schlechte Ernährung, Hautverletzungen, Sonnenbrand, Hormone, Krankheiten, Alkohol und kaltes, trockenes Wetter in Betracht.

Wie kann Nahrung helfen?

Auch wenn die Erkenntnisse zur Wechselwirkung zwischen Schuppenflechte und Ernährung noch viele Fragen offen lassen, ist sicher, dass eine gesunde, obst- und gemüsereiche Ernährung mit hohem Anteil an **Antioxidantien** der allgemeinen Hautgesundheit zugute kommt. Lebensmittel, die viel **Vitamin C** enthalten, verfügen über antioxidative Eigenschaften, welche die Haut vor einer Schädigung durch freie Radikale aus Umweltschadstoffen schützen können.

Viele Patienten mit Schuppenflechte weisen niedrige Werte an **Selen, Zink** und **Vitamin A** auf. **Beta-Karotin** wird vom Körper in Vitamin A umgewandelt, das für eine optimale Hautgesundheit unverzichtbar ist. Beta-Karotin und Selen fungieren als Antioxidantien. Das mit der Nahrung aufgenommene Zink steigert nicht nur die Immunabwehr, sondern beschleunigt auch den Heilungsprozess der Haut.

Einige Studien zeigen, dass Menschen mit Schuppenflechte eine ungewöhnlich große Menge an Entzündungserregern (Leukotriene) aufweisen, die im Verdacht stehen, an der Entwicklung und dem Fortschreiten der Krankheit beteiligt zu sein. Aus diesem Grund sollte man reichlich **Omega-3-Fettsäuren** zu sich nehmen. Einige Lieferanten von Omega-3-Fettsäuren (z. B. Lachs, Makrelen und Sardinen) enthalten gleichzeitig **Vitamin D;** niedrige Blutwerte an diesem Vitamin wurden bereits mit Schuppenflechte in Zusammenhang gebracht.

Vorbereitende Studien lassen darauf schließen, dass einige Patienten von einer glutenfreien Ernährung profitieren können. Allerdings ist es ratsam, vor einer Ernährungsumstellung einen Diätetiker oder Dermatologen zu befragen. Auch die Gesamtkalorienzufuhr dürfte eine Rolle spielen; einige Studien weisen einen Zusammenhang zwischen Übergewicht und Schuppenflechte nach.

Aus der Forschung

Laut einer in Italien durchgeführten Studie hat eine Ernährung mit reichlich Möhren, Tomaten und frischem Obst eine heilsame Wirkung auf Patienten, die an Schuppenflechte leiden. Vermutlich geht die gesundheitsfördernde Wirkung dieser Lebensmittel auf darin enthaltene Karotinoide und Vitamine mit antioxidativen Eigenschaften zurück. Außerdem enthalten Nahrungsmittel mit hohem Gehalt an Antioxidantien meist auch sekundäre Pflanzenstoffe, die der Gesundheit ebenfalls in vielerlei Hinsicht förderlich sind.

Heilkraft aus der Küche

Lebensmittel	Nährstoff	Gesundheitlicher Nutzen
Brokkoli **Möhren** **Süßkartoffeln** **Tomaten**	Antioxidantien	Antioxidantien wie Beta-Karotin, Vitamin C und E sowie der Mineralstoff Selen schützen den Körper vor freien Radikalen, die der Haut Schaden zufügen können.
Fettreicher Fisch **Meeresfrüchte**	Omega-3-Fettsäuren	Man vermutet, dass Omega-3-Fettsäuren der Bildung von entzündungsfördernden Substanzen, so genannten Leukotrienen, entgegenwirken können.

Schwangerschafts-beschwerden

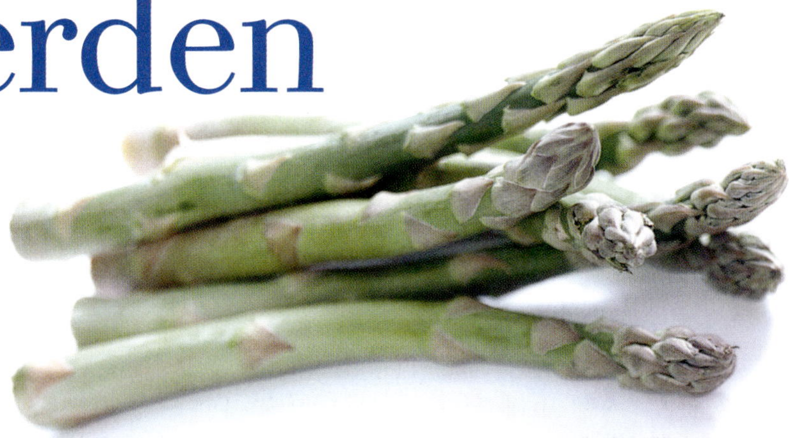

Rezepte

Wie kann Nahrung helfen?

Eine vernünftige Lebensweise mit einer ausgewogenen Ernährung trägt entscheidend zu einem guten Verlauf der Schwangerschaft bei und kann Beschwerden vorbeugen. Obgleich man sich während der gesamten Schwangerschaft gesund ernähren sollte, ist dies während des ersten Drittels besonders wichtig, weil in dieser Zeit Rückenmark, Herz, Gehirn und die meisten fötalen Gewebe angelegt werden. Gesund ernähren sollte man sich auch schon vor der Empfängnis. So können Nährstoffreserven an Vitaminen, Mineralien (z. B. Folsäure, Eisen, Kalzium und Vitamin B_{12}) und anderen Substanzen, die der Fötus für sein Wachstum benötigt, aufgebaut werden. Auf diese Reserven kann der Embryo dann später zurückgreifen, ohne die Versorgung der Mutter zu gefährden.

Die physiologischen Anforderungen der Schwangerschaft verlangen ein breites Spektrum an Nährstoffen, die dem Körper helfen, Schwangerschaft, Entbindung und Stillzeit gut zu überstehen. Die tägliche Kost sollte reichlich Vollkornerzeugnisse, Gemüse, Hülsenfrüchte, Obst, Milchprodukte, Proteine aus fettarmen Quellen und etwa 2–2,5 l Wasser beinhalten. Süßigkeiten und gesättigte Fette sollten nur sehr eingeschränkt verzehrt werden. Im Allgemeinen brauchen schwangere Frauen ihre tägliche Energiezufuhr nur um 300 Kalorien zu erhöhen.

Kalzium ist besonders wichtig, weil der Fötus diesen Mineralstoff für die Entwicklung der Zähne, der Knochen und des Skeletts benötigt. Nimmt eine Frau nicht genügend Kalzium zu sich, deckt der Fötus seinen Bedarf aus den in den Knochen eingelagerten mütterlichen Reserven. Frauen, die stillen möchten, benötigen Kalzium außerdem für die Milchbildung.

Schwangere brauchen **Eisen,** um die Menge an roten Blutkörperchen zu ergänzen und dem vergrößerten Blutvolumen anzupassen. Der Körper einer schwangeren Frau wird stärker durchblutet, damit der wachsende Fötus mit Nährstoffen versorgt werden kann; zum Transport von Sauerstoff sowohl im Körper der Mutter als auch in dem des Babys bedarf es einer angemessenen Eisenmenge. Lebensmittel mit hohem Gehalt an **Vitamin C** erleichtern die Eisenaufnahme.

Zur Sicherstellung einer ausreichenden Eisenversorgung werden Schwangeren häufig Eisenpräparate verordnet.

Folsäure ist ein B-Vitamin, das zur Vermeidung angeborener Missbildungen wie Spina bifida (offener Rücken) oder Fehlbildungen des Gehirns beiträgt. Um sicherzustellen, dass dieses Vitamin in ausreichender Menge vorhanden ist, sollte man bereits 3 Monate vor einer geplanten Schwangerschaft mit der Einnahme von Folsäurepräparaten beginnen. Da viele Schwangerschaften ungeplant sind, wird die Einnahme von Folsäure für alle gebärfähigen Frauen empfohlen.

Proteine werden für die Plazenta und die Zellentwicklung des Fötus benötigt. Mageres Geflügel stellt nicht nur eine Eiweißquelle dar, sondern liefert zudem **Vitamin B_{12}** und **Zink,** die für einen gesunden Schwangerschaftsverlauf eine entscheidende Rolle spielen. Der genaue Eiweißbedarf sollte mit einem Arzt abgeklärt werden.

Komplexe Kohlenhydrate helfen der Frau, ihren Energiebedarf zu decken, und liefern außerdem Glukose, die der Fötus für die normale Entwicklung seines Nervensystems braucht. Daneben enthalten diese Lebensmittel wertvolle Vitamine, Mineral- und Ballaststoffe.

Wenn man stets kleine Mahlzeiten einnimmt und regelmäßig isst, kann man der Übelkeit, die oft im ersten Schwangerschaftsdrittel auftritt, ein wenig abhelfen. Mitunter hilft es, gleich nach dem Aufstehen und kurz vor dem Zubettgehen ein Stück Knäckebrot oder Zwieback zu essen. Als Zwischenmahlzeiten sollten nährstoff- und eiweißreiche Snacks eingeplant und Lebensmittel mit hohem Salz- oder Fettgehalt gemieden werden. Ebenso wie Ingwer dienen Nahrungsmittel mit hohem Gehalt an **Vitamin B_6** als natürliches Mittel gegen Übelkeit. Zur Vorbeugung gegen Verstopfung wählen Sie nahrhafte, ballaststoffreiche Lebensmittel wie Brokkoli, Linsen, Vollkornprodukte, Trockenobst und Leinsamen.

Zu vermeiden

Studien zur Wirkung von Koffein auf das ungeborene Kind haben zu widersprüchlichen Ergebnissen geführt. Da Koffein ein Aufputschmittel ist, sollten koffeinhaltige Speisen und Getränke jedoch nur in Maßen genossen werden. Auf alkoholische Getränke sollte man völlig verzichten, ebenso wie auf das Rauchen.

Obgleich Fisch gesunde Öle enthält, ist es für Schwangere nicht ratsam, zu große Mengen davon zu essen, weil in Fisch enthaltenes Methylquecksilber das sich entwickelnde Nervensystem des Ungeborenen schädigen kann. Meiden sollte man auch unpasteurisierte Milchprodukte, da diese oftmals Listerien (eine Art von Bakterien) beherbergen. Obst und Gemüse sollte man außerdem sorgfältig waschen und keinen unpasteurisierten Apfelsaft trinken.

Heilkraft aus der Küche

Lebensmittel	Nährstoff	Gesundheitlicher Nutzen
Amarant **Muscheln** **Quinoa** **Tofu**	Eisen	Durch zusätzliches Eisen wird der Bestand an roten Blutkörperchen dem durch die erhöhte Blutmenge gestiegenen Bedarf angepasst. Auch legt der Fötus bereits Eisenvorräte an.
Linsen **Rote Beten** **Spargel**	Folsäure	Folsäure trägt zur Vermeidung von Neuralrohrdefekten (z. B. offener Rücken) bei, die im ersten Monat nach der Empfängnis entstehen können.
Brokkoli **Grüne Blattgemüse** **Milch (fettarm)** **Naturjoghurt (fettarm)**	Kalzium	Eine optimale Versorgung mit Kalzium ist wichtig, weil der Körper bei unzureichender Zufuhr den eigenen Knochen Kalzium entzieht, um das Ungeborene zu versorgen. Der Fötus benötigt dieses knochenbildende Mineral zum Skelettaufbau.

Sodbrennen

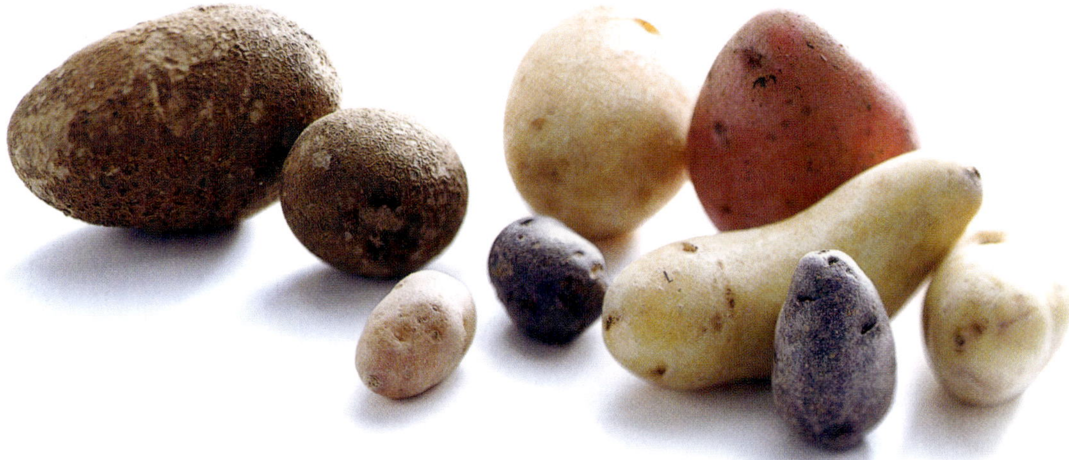

Rezepte

Was ist das?

Sodbrennen tritt gewöhnlich nach dem Essen auf und entsteht, wenn Magensäure in der Speiseröhre (Ösophagus) hochsteigt und diese reizt. Der heftige Schmerz strahlt in vielen Fällen über den ganzen Brustkorb aus und zieht sich vom rückwärtigen Brustbein bis in den Rachen hinauf. Saures Aufstoßen, Blähungen und Übelkeit sind die typischen Begleiterscheinungen von Säurerückfluss, wobei dieser unangenehme Zustand bis zu 4 Stunden anhalten kann.

Wiederkehrende Verdauungsstörungen (mindestens zweimal in der Woche) werden in der Medizin als gastroösophagealer Reflux (Refluxkrankheit) bezeichnet und können ernste Folgen haben. Die Symptome umfassen Sodbrennen, krankhaft vermehrten Speichelfluss, chronische Heiserkeit und ein Wiederhochkommen des Speisebreis. Wird die Refluxkrankheit nicht behandelt, kann die ätzende Magensäure allmählich die empfindliche Speiseröhrenschleimhaut angreifen, ein Vorgang, der u. a. zur Entstehung von Speiseröhrenkrebs führen kann. Glücklicherweise lässt sich das weit verbreitete Sodbrennen durch eine Änderung der Essgewohnheiten oftmals in den Griff bekommen.

Was sind die Ursachen?

Ein muskuläres Rückschlagventil in Form eines Schließmuskels am unteren Ende der Speiseröhre (Magenmund) hält den Mageninhalt unter Verschluss, indem es den Rückfluss des mit Säure vermischten Speisebreis in die Speiseröhre verhindert. Rauchen sowie übermäßiger Druck auf den Oberbauch infolge von Schwangerschaft oder Fettleibigkeit schwächen mitunter den Schließmuskel, sodass er nicht mehr richtig schließt; auch bestimmte Medikamente können diesen Effekt haben. Weitere Auslöser für Sodbrennen sind säurereiche Lebensmittel wie Tomaten, Zitrusfrüchte und Fruchtsäfte, die die Produktion von überschüssiger Magensäure anregen, aber auch zu reichliches Essen, eng sitzende Kleidung und Hinlegen oder Bücken nach dem Essen. Auch eine Ausweitung der Speiseröhrenöffnung (Hiatusbruch) kann die Refluxkrankheit auslösen.

Wie kann Nahrung helfen?

Schon einfache Änderungen der Essgewohnheiten, z. B. der Verzicht auf Speisen, die erwiesenermaßen Sodbrennen verursachen, können dazu beitragen, den Rückfluss unter Kontrolle zu halten. Häufige Auslöser für Sodbrennen sind Kaffee (sowohl koffeinfreier als auch normaler), Alkohol, Pfefferminze, Schokolade, Zwiebeln und Tomatenerzeugnisse. Häufig ziehen auch scharfe, fettreiche oder stark säurehaltige Speisen Sodbrennen nach sich. Zur Vermeidung von Sodbrennen ist es ratsam, zwischen den Mahlzeiten und nicht während des Essens zu trinken. Achten Sie außerdem darauf, nach den Mahlzeiten für mindestens 1 Stunde in aufrechter Haltung zu bleiben und 2 oder 3 Stunden vor dem Zubettgehen nichts mehr zu essen.

Hausmittel

Wenn man nach den Mahlzeiten Kaugummi (vorzugsweise zuckerfreie) kaut, kann der auf diese Weise produzierte Speichel aufsteigende saure Magensäfte binden und in den Magen zurückspülen. Von übermäßigem Kaugummigenuss wird jedoch abgeraten, da beim Kauen vermehrt Luft geschluckt wird, was zu Aufstoßen und Säurerückfluss führen kann.

Viele Experten empfehlen, über den Tag verteilt mehrere kleine, möglichst fettarme Mahlzeiten einzunehmen. Zu üppige Mahlzeiten dehnen den Magen und erhöhen die Refluxwahrscheinlichkeit. Auch sollte man langsam essen, da ein zu hastiges Hinunterschlingen der Mahlzeit den Schließmuskel am Magenmund überlastet und das Ventil aufdrückt, wodurch ätzende Säfte in die Speiseröhre gelangen. Fettreiche Nahrung ist schwerer verdaulich und verschlimmert oft den Säurerückfluss, weil sie durch ihre längere Verweildauer im Magen den Schließmuskel schwächt.

Einige Fachleute halten es für möglich, dass milder Ingwertee vor Sodbrennen schützt. Obwohl Ingwer selbst recht scharf ist, stärkt er vermutlich das Schließmuskelventil und verhindert einen Säurerückfluss in die Speiseröhre.

In der Regel haben stark übergewichtige Menschen vermehrt mit Sodbrennen zu tun. Stark ausgeprägte Fettpolster in der Bauchgegend scheinen den Schließmuskel zu überlasten. **Ballaststoff**reiche Lebensmittel unterstützen die Gewichtsabnahme, indem sie rasch ein Sättigungsgefühl herbeiführen und das Bedürfnis zur Aufnahme weiterer Kalorien unterbinden. Eine Ernährung mit einem hohen Anteil an ballaststoffreichen **komplexen Kohlenhydraten** erleichtert offenbar die Verdauung und beugt Sodbrennen vor. Experten raten dazu, verstärkt fettarme komplexe Kohlenhydrate, wie sie in Bohnen, Gemüse und Vollkornprodukten enthalten sind, zu sich zu nehmen.

Heilkraft aus der Küche

Lebensmittel	Nährstoff	Gesundheitlicher Nutzen
Granatäpfel **Linsen** **Rote Beten**	Ballaststoffe	Ballaststoffe erzeugen ein Sättigungsgefühl und fördern so die Gewichtsabnahme, was das Auftreten von Sodbrennen verhindern kann.
Bohnen **Kartoffeln** **Reis** **Vollkornprodukte**	Komplexe Kohlenhydrate	Komplexe Kohlenhydrate tragen dazu bei, Sodbrennen zu lindern, weil sie in der Regel magenfreundlich und leicht verdaulich sind.

Übergewicht

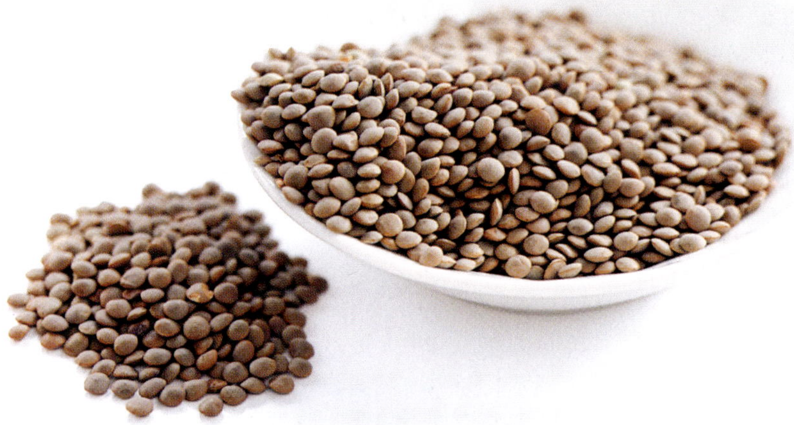

Rezepte

Was ist das?

Übergewicht wird als Body Mass Index (BMI = Körpergewicht (kg):Körpergröße (m)^2) von 25,1–29,9 definiert und stellt ein ernst zu nehmendes gesundheitliches Problem dar. Erwachsene und Kinder mit einem BMI über 30 leiden an Fettleibigkeit. Ihr Gewicht liegt ungefähr 15–20 kg über der normalen Gewichtsspanne, und sie sind in besonderem Maß anfällig für Krankheiten. Experten beobachten mit Sorge, dass die Menschen zunehmend schwerer werden, was mit einem immer größer werdenden Risiko von Diabetes, bestimmten Krebsarten, hohem Blutdruck, Herz-Kreislauf-Erkrankungen und verschiedenen chronischen Krankheiten, darunter Krampfadern und Arthrose, einhergeht.

Was sind die Ursachen?

Eine zu hohe Kalorienzufuhr bei zu geringem Energieverbrauch führt zu einer Gewichtszunahme. Die Hauptursachen für Fettleibigkeit liegen in einer sitzenden Lebensweise, hochkalorischen Ernährung und genetischen Veranlagung.

Wie kann Nahrung helfen?

Ein gesundes Essverhalten und eine Steigerung der körperlichen Aktivität sind entscheidend für ein ausgewogenes Verhältnis zwischen Energieaufnahme und -verbrauch. Im Hinblick auf eine dauerhafte Gewichtsreduktion sind sich die Experten einig, dass eine langsame Gewichtsabnahme am ehesten zum Erfolg führt. Hierzu muss man lernen, gesunde Mahlzeiten zuzubereiten; auf Hungersignale zu achten, kleine Portionen zu essen, kalorienüberfrachtete Fertignahrung zu vermeiden, vermehrt zu Gewürzen anstelle von Kochsalz zu greifen sowie den Alkoholgenuss einzuschränken. Da der Magen etwa 20 Minuten benötigt, um dem Gehirn zu melden, dass er gefüllt ist, sollte man langsam und mit Pausen essen.

Der Körper speichert Nahrungsfett offensichtlich bereitwilliger als Eiweiß oder Kohlenhydrate. Daher bewirken Kalorien in Form von Fett eher eine Gewichtszunahme. Erste Erkenntnisse deuten darauf hin, dass **Kalzium** den Fettabbau anregt, indem es Hormone unterdrückt, die den Körper dazu veranlassen, überschüssiges Fett nicht zu verbrennen, sondern als Fettpolster zu speichern. Unverzichtbar für die richtige Kalziumverwertung ist außerdem **Vitamin D.** Forschungsergebnisse deuten darauf hin, dass es für fettleibige Menschen besonders wichtig ist, Vitamin-D-reiche Lebensmittel zu essen, da sie nur geringe Mengen an bioverfügbarem Vitamin D besitzen. Dieses fettlösliche Vitamin ist nämlich in dem übermäßigen Körperfett gespeichert, wodurch es für die Erfüllung seiner gesundheitlichen Aufgaben, z. B. die Stärkung des Skeletts, nicht zur Verfügung steht.

Aus der Forschung

Optisch größer erscheinende Portionen führen zu einem reduzierten Hungergefühl. In einer Studie bot man gesunden Männern mit Luft schaumig geschlagene Milchshakes an. Sie fühlten sich schneller satt und aßen anschließend weniger als eine Vergleichsgruppe, die die gleiche Kalorienzahl zu sich genommen hatte, aber in einer weniger großen Portion.

Mehrere Studien belegen, dass eine Ernährung, die auf fettarmen **komplexen Kohlenhydraten** wie Obst, Gemüse und Vollkornprodukten mit vielen Ballast- und Nährstoffen basiert, einer Gewichtszunahme vorbeugt. Zur Vermeidung überschüssiger Pfunde empfehlen Ernährungswissenschaftler mindestens fünf Portionen Obst und Gemüse täglich. Eine 150 g schwere, mit Schale gebackene Kartoffel hat etwa 60 % weniger Kalorien, dafür aber weit mehr Ballaststoffe als eine mittlere Portion (etwa 100 g) Pommes frites.

Weil sie schneller satt machen und normalerweise länger gekaut werden müssen, unterstützen ballaststoffreiche Lebensmittel die Gewichtsabnahme. Ist der Magen mit einem ballaststoffreichen Speisebrei gefüllt, bleibt kaum noch Platz für fettreiche, hochkalorische Lebensmittel. Es gibt Hinweise darauf, dass **lösliche Ballaststoffe** an der Regulierung des Blutzuckers mitwirken und damit Hungergefühle unter Kontrolle halten. Außerdem bremst eine ballaststoffreiche Kost vermutlich auch die Fettaufnahme. In einer Studie aßen Testpersonen täglich 36 g Ballaststoffe und nahmen infolgedessen bis zu 130 Kalorien weniger auf, was sich in einem bedeutenden Gewichtsverlust niederschlug.

Ersten Ergebnissen zufolge fördern in grünem Tee enthaltene **Katechine** die Gewichtsabnahme. Tierversuche bestätigen, dass diese Substanzen die Gewichtsreduktion durch Stimulation der Fettverbrennung unterstützen.

Heilkraft aus der Küche

Lebensmittel	Nährstoff	Gesundheitlicher Nutzen
Linsen **Rote Beten** **Spargel**	Ballaststoffe	Ballaststoffreiche Mahlzeiten führen bei geringerer Kalorienaufnahme schneller zu einem Sättigungsgefühl als solche mit wenig Ballaststoffen.
Brokkoli **Feigen** **Grüne Blattgemüse** **Milchprodukte**	Kalzium	Die experimentelle Forschung hat herausgefunden, dass dieses unverzichtbare Mineral die Verbrennung von Kalorien anregt und verhindert, dass sie als Körperfett gespeichert werden.
Bohnen **Reis** **Vollkornprodukte**	Komplexe Kohlenhydrate	Eine Ernährung mit hohem Anteil an fettarmen komplexen Kohlenhydraten hilft dabei, ein gesundes Körpergewicht zu halten.

Unfruchtbarkeit & Impotenz

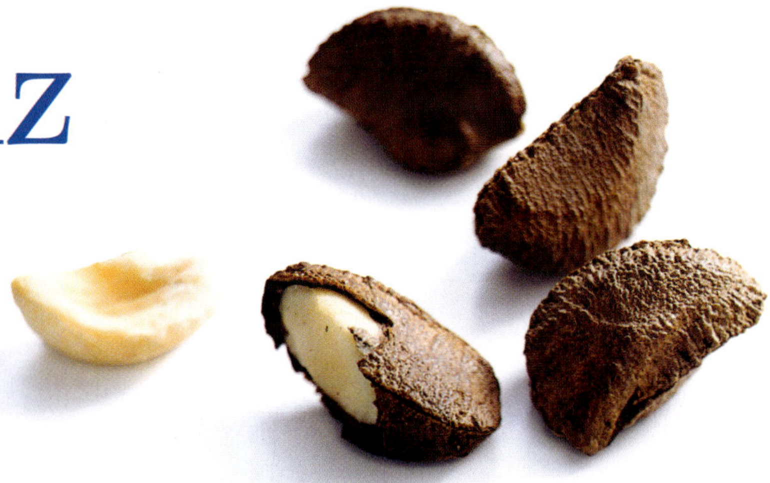

Rezepte

Was ist das?

Von Unfruchtbarkeit spricht man, wenn in einer Partnerschaft bei regelmäßigem, ungeschütztem Geschlechtsverkehr nach mindestens einem Jahr keine Empfängnis eintritt. Schätzungsweise 15 % aller Paare in der westlichen Welt sind von diesem Problem betroffen. Auch wiederholte Fehlgeburten gelten als eine Form von Unfruchtbarkeit. Unter Impotenz (auch als Erektionsstörung bezeichnet) versteht man die andauernde Unfähigkeit, eine Erektion zu erreichen oder zu halten. Impotenz tritt vorwiegend bei Männern über 50 Jahren auf.

Was sind die Ursachen?

Die Empfängnisunfähigkeit einer Frau kann auf ein hormonelles Ungleichgewicht, Ovulationsprobleme, Gewichtsschwankungen, intensives Training, Stress, Schilddrüsenkrankheiten oder Nikotinkonsum zurückgehen. Bei Männern ist die Unfruchtbarkeit meist in geschädigtem Sperma, einer ungenügenden Anzahl von Spermien oder einer Hodenstörung begründet. Die häufigste Ursache für Impotenz stellt ein eingeschränkter Blutfluss zum Penis dar.

Wie kann Nahrung helfen?

Das B-Vitamin **Folsäure,** das Frauen in den Wochen vor einer möglichen Empfängnis und während der Schwangerschaft empfohlen wird, unterstützt auch die männliche Fortpflanzungsfähigkeit. Nach neuesten Erkenntnissen besteht ein Zusammenhang zwischen einer unzureichenden Spermienzahl und geringen Folsäurewerten bei ansonsten gesunden Männern.

Das antioxidative Mineral **Selen** steuert vermutlich im Zusammenspiel mit **Vitamin E** einer oxidativen Schädigung der Fortpflanzungsorgane entgegen. Selen dient der Aufrechterhaltung einer normalen Spermafunktion. Bei Frauen führen geringe Selenwerte nicht selten zu Fehlgeburten.

Auch **Vitamin B_{12}** und **Eisen** können vor Unfruchtbarkeit schützen. Ein Vitamin-B_{12}-Mangel, der die Fruchtbarkeit beeinträchtigt und zu Sterilität führen kann, kommt jedoch nur selten vor (z. B. bei perniziöser Anämie). Es gibt aber Hinweise darauf, dass eine erhöhte Zufuhr von Vitamin B_{12} sogar bei Männern, die keinen Mangel an diesem Vitamin aufweisen, die Anzahl der Spermien erhöht und deren Beweglichkeit verbessert. Zu geringe Mengen des blutbildenden Minerals Eisen können die Empfängnis bei Frauen ebenfalls erschweren.

Da Impotenz oft auf Arteriosklerose zurückgeht, lässt sich durch einen Abbau der Fettansammlung in den Arterien der Blutfluss zum Penis verbessern und das Problem der Impotenz lösen. Deshalb sollten Betroffene anstelle von gesättigten und Trans-Fetten **einfach ungesättigte Fette** und viel **Vitamin C** aufnehmen, das offenbar die Blutzirkulation fördert. **Flavonoide** scheinen die Wirkung von Vitamin C zu stärken.

Aus der Forschung

Ein erhöhter Lykopinkonsum scheint die Spermienkonzentration und -beweglichkeit bei gesunden Männern beachtlich zu steigern. Zahlreiche Wissenschaftler vermuten, dass die antioxidativen Eigenschaften von Lykopin dabei eine entscheidende Rolle spielen.

Heilkraft aus der Küche

Lebensmittel	Nährstoff	Gesundheitlicher Nutzen
Bohnen **Grüne Blattsalate** **Spargel** **Spinat**	Folsäure	Offenbar besteht bei gesunden Männern ein Zusammenhang zwischen niedrigen Folsäurewerten und verringerter Spermienzahl. Bei Frauen könnte eine Unterversorgung auch Ursache von Fehlgeburten und eingeschränkter Fruchtbarkeit sein.
Guaven **Tomaten** **Wassermelonen**	Lykopin	Dieses in den Hoden konzentriert vorliegende Karotinoid könnte besonders bei Männern mit niedrigen Lykopinwerten im Blut die Spermienzahl erhöhen und deren Beweglichkeit verbessern.
Meeresfrüchte **Paranüsse** **Samen** **Vollkornprodukte**	Selen	Ein Mangel an diesem antioxidativen Mineral kann erwiesenermaßen zu Fruchtbarkeitsproblemen, einschließlich Fehlgeburten, führen. Wissenschaftler glauben, dass Selen auch Teil einer wichtigen Strukturkomponente von Sperma ist.
Beeren **Brokkoli** **Paprika & Chili** **Zitrusfrüchte**	Vitamin C	Dieses Vitamin schützt vor oxidativer Schädigung, durch die die Spermien beeinträchtigt und dezimiert werden können. Auch scheint Vitamin C die Blutgefäße gesund zu halten und den durch Arteriosklerose (ein häufiges Grundleiden bei Impotenz) behinderten Blutfluss zu verbessern.
Avocados **Nüsse** **Olivenöl** **Samen**	Vitamin E	Tierversuche liefern Hinweise darauf, dass dieses Vitamin altersbedingte Unfruchtbarkeit bei Frauen hinauszögern kann. Außerdem schützt es vermutlich die Spermamembran vor oxidativer Schädigung und kann die Befruchtung erleichtern.
Bohnen **Geflügel** **Meeresfrüchte**	Zink	Dieses lebenswichtige Mineral wird für den Eisprung, die Entwicklung und Reifung von Spermien sowie für die Befruchtung benötigt.

Verstauchungen & Zerrungen

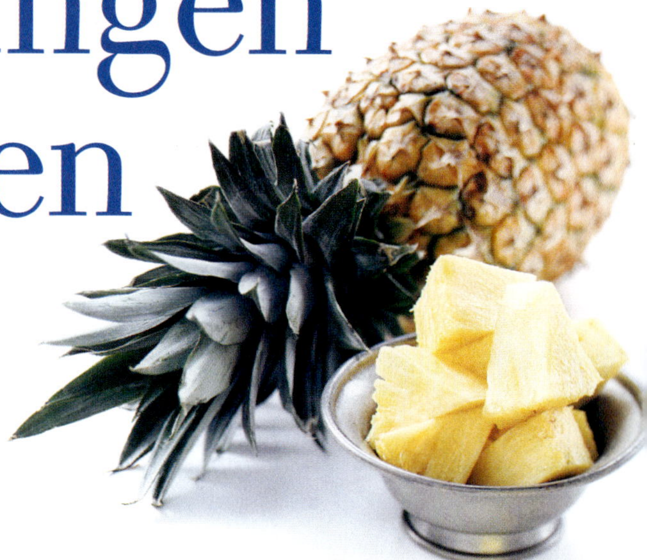

Rezepte

Was ist das?

Von Verstauchungen und Muskelzerrungen können junge wie alte, sportliche wie unsportliche Menschen betroffen sein. Unter einer Verstauchung versteht man die Verletzung eines Ligaments, eines Bandes, das einen Knochen mit dem anderen verbindet, die Gelenkkapsel verstärkt und der Beweglichkeit dient. Eine Verstauchung tritt gewöhnlich als Folge der Überdehnung eines Ligaments auf. In schweren Fällen ist die Gelenkkapsel mitunter eingerissen oder zerrissen. Eine Zerrung kann auch eine Sehne, die Muskeln mit Knochen verbindet, oder einen Muskel betreffen. Wie lange der Heilungsprozess dauert, hängt von der Schwere der Verletzung ab. Im Allgemeinen gilt jedoch, dass eine Muskelzerrung im Verhältnis langwieriger ist, da beschädigte Muskelfasern längere Zeit zur Heilung benötigen.

Der Grad der Schwere und der körperlichen Beeinträchtigung kann sowohl bei Verstauchungen als auch bei Muskelzerrungen variieren. Beide Verletzungsarten können heftige Schmerzen verursachen und die Bewegungsfähigkeit stark einschränken. Die Fußgelenke sind am anfälligsten für Verstauchungen, während die Oberschenkelmuskeln am stärksten von Zerrungen betroffen sind. Verstauchungen und Muskelzerrungen werden beide von Schwellungen begleitet.

Was sind die Ursachen?

Verstauchungen und Muskelzerrungen sind oftmals das Ergebnis einer plötzlichen extremen Anspannung und Überdehnung, typischerweise infolge einer Drehbewegung. Sie treten häufig bei Sportarten wie Joggen, Sprinten oder Basketball auf. Auch durch das Heben schwerer Gewichte oder das Überstrecken von Muskeln und Sehnen (beispielsweise, wenn man mit einem Golf- oder Tennisschläger weit ausholt) werden Verletzungen verursacht. Übergewichtige Personen und Menschen mit vorwiegend sitzender Lebensweise sind von Verstauchungen und Muskelzerrungen besonders oft betroffen.

Wie kann Nahrung helfen?

Obwohl sich Verstauchungen und Zerrungen durch das Essen natürlich nicht vermeiden lassen, belasten überzählige Pfunde die Gelenke und erhöhen das Risiko von Muskel- und Bänderverletzungen.

Um sicherzustellen, dass die Muskeln genügend Brennstoff erhalten, sollte man Lebensmittel mit einem hohen Gehalt an **komplexen Kohlenhydraten** zu sich nehmen. Glukose aus komplexen Kohlenhydraten wird nur langsam umgewandelt und liefert die für eine dauerhafte Anstrengung, etwa beim Sport, notwendige Energie.

Proteine dienen der Gesunderhaltung von Muskeln und Gelenken. Fettarme Proteinquellen, etwa Sojaerzeugnisse und Pseudogetreide wie Amarant und Quinoa (Reismelde), sind ausgezeichnete pflanzliche Alternativen zu tierischem Eiweiß. **Vitamin C** stärkt Bänder und Sehnen und unterstützt die Reparatur von geschädigtem Gewebe.

Omega-3-Fettsäuren unterstützen offenbar den Heilungsprozess von Verstauchungsverletzungen (siehe *Aus der Forschung*) und besitzen vermutlich eine entzündungshemmende Wirkung. Auch das in Ananas vorkommende Enzym **Bromelain** kann nach wiederholten Erfahrungsberichten Schwellungen lindern. Daneben ist die Ananas ein ausgezeichneter Lieferant für Vitamin C, das für die Bildung des Gerüsteiweißes Kollagen benötigt wird.

Magnesium, Kalzium und **Phosphor** sind an der Knochenbildung beteiligt, während **Mangan** bci der Synthese von Knorpel- und Bindegewebe unverzichtbar ist. **Zink** fördert Gewebereparatur und -wachstum. **Vitamin D** ist an der Regulierung der Kalzium- und Phosphorwerte im Blut beteiligt und dient der Aufrechterhaltung der Knorpel- und Knochengesundheit. Auch benötigt der Körper Vitamin D zur optimalen Aufnahme von Kalzium aus der Nahrung.

Aus der Forschung

Eine Laborstudie hat gezeigt, dass Omega-3-Fettsäuren den Heilungsprozess von Bindegewebszellen des Bandapparates beschleunigen. Verglichen wurden Arachidonsäure (eine Omega-6-Fettsäure), Eicosapentaensäure (eine Omega-3-Fettsäure) und eine dritte Substanz, die zur Kontrolle diente.

Während sowohl bei den mit Arachidonsäure als auch bei den mit Eicosapentaensäure behandelten Zellen innerhalb von 72 Stunden eine verbesserte Zellheilung nachweisbar war, zeigte die Eicosapentaensäure eine wesentlich größere Fähigkeit, die Bildung neuer Zellen in der verletzten Region voranzutreiben und die Kollagensynthese anzuregen. Dieses Experiment lässt darauf schließen, dass Omega-3-Fettsäuren in der Nahrung den Heilungsprozess auch im Falle von Bänderverletzungen bei Verstauchungen beschleunigen können.

Heilkraft aus der Küche

Lebensmittel	Nährstoff	Gesundheitlicher Nutzen
Bohnen **Kartoffeln** **Reis** **Vollkornprodukte**	Komplexe Kohlenhydrate	Komplexe Kohlenhydrate liefern Brennstoff, und da sie langsamer verdaut werden als einfache Kohlenhydrate, eignen sie sich besonders gut für eine lang anhaltende Versorgung mit Energie.
Amarant **Fisch** **Milchprodukte (fettarme)** **Sojaprodukte**	Proteine	Proteine sind wichtig für die Gesundheit von Muskeln und Gelenken sowie für die Reparatur von Geweben. Sie sind in fettarmen, nährstoffreichen Lebensmitteln enthalten.
Ananas **Beeren** **Kiwis** **Zitrusfrüchte**	Vitamin C	Dieses Vitamin hilft beim Aufbau und beim Erhalt von Kollagen, den Eiweißfasern, die das Gewebe zwischen Sehnen, Bändern, Knochen und Knorpeln bilden.

Verstopfung

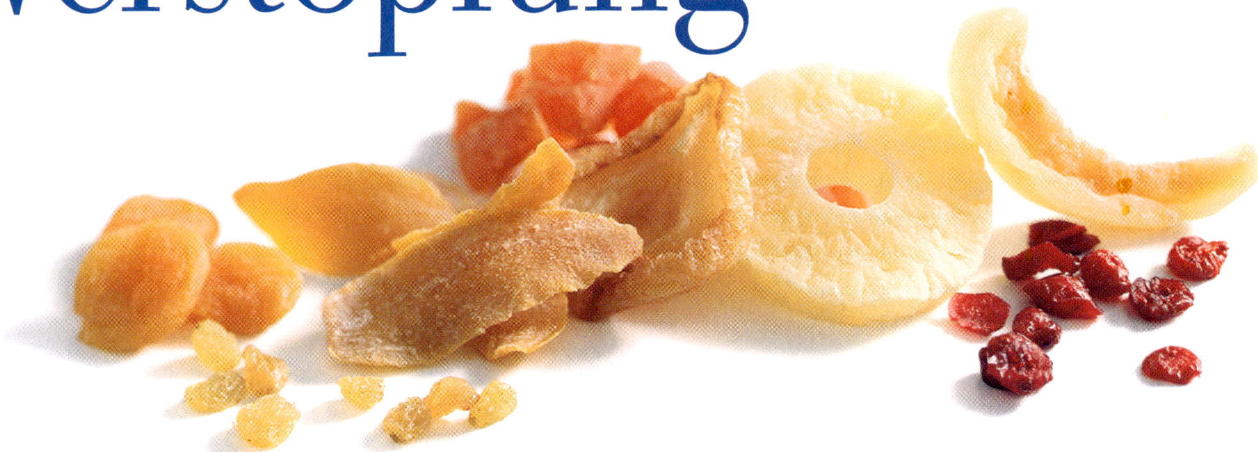

Rezepte

Was ist das?

Verstopfung ist durch unregelmäßige oder träge Darmbewegungen und harten, trockenen Stuhl gekennzeichnet, der oft das Ergebnis einer übermäßigen Wasserabsorption im Darm ist. Dazu kommt es, wenn die Dickdarmmuskulatur sich zu langsam zusammenzieht und die Darmpassage zu lange dauert. Damit die Verdauung zügiger abläuft, sollte man große Mengen Wasser trinken. Verstopfung wird häufig von Blähungen, Bauchdehnung, Überanstrengung durch verstärktes Pressen und dem Gefühl einer unvollständigen Entleerung begleitet. Als Folge des übermäßigen Pressdrucks können Hämorrhoiden entstehen.

Die Häufigkeit der Darmentleerung ist von Mensch zu Mensch unterschiedlich. Die Spanne reicht von dreimal täglich bis zu dreimal pro Woche. Allgemein gilt, dass weniger als drei Darmentleerungen pro Woche ein Zeichen für Verstopfung sind. Ein weit verbreiteter Irrtum besteht in der Annahme, dass täglicher Stuhlgang unbedingt notwendig sei. Verstopfung und unregelmäßige Darmperistaltik sind gängige Beschwerden, besonders bei älteren Erwachsenen und Kindern.

Was sind die Ursachen?

Verstopfung kann durch viele Faktoren ausgelöst werden. Häufige Ursachen bestehen in einer familiären Veranlagung, Bewegungsmangel, bestimmten Medikamenten, emotionalem Stress, einer Ernährung mit hohem Anteil an tierischen Fetten und Fertigprodukten, einer zu geringen Zufuhr an ballaststoffreicher Kost sowie einer zu geringen Aufnahme von Flüssigkeit.

Natürlich kann Verstopfung auch ein Symptom einer bestimmten Grunderkrankung darstellen. Ebenfalls verantwortlich können ungesunde Gewohnheiten im Zusammenhang mit der Darmentleerung sein, etwa das Unterdrücken des Stuhlgangs. Auch ein zu häufiger Gebrauch von Abführmitteln bewirkt mit der Zeit eine Beeinträchtigung der natürlichen Fähigkeit der Dickdarmmuskulatur, sich zusammenzuziehen. Hierzulande zählt die Verstopfung zu den häufigsten Leiden im Bereich des Verdauungsapparates.

Wie kann Nahrung helfen?

Unlösliche Ballaststoffe zeichnen sich dadurch aus, dass sie die Darmtätigkeit anregen, indem sie dem Stuhl unverdauliche Bestandteile hinzufügen und das Stuhlvolumen vergrößern. Sie sind auch dabei behilflich, die Abfallprodukte schneller durch den Darm zu schleusen, und sorgen für eine reibungslose Ausscheidung. **Lösliche Ballaststoffe** wirken im Darm wie ein Gel, das den Wassergehalt des Stuhls erhöht und diesen weicher macht. Beide Ballaststoffarten sind bei der Behandlung einer Verstopfung hilfreich. Trockenobst wie getrocknete Aprikosen, Feigen, Dörrpflaumen und Birnen besitzen einen besonders hohen Anteil an Ballaststoffen und anderen wertvollen Nährstoffen.

Fette und Fertigprodukte sind in der Regel ballaststoffarm. In zu großen Mengen verzehrt, können sie zu Verstopfung führen. Bei der Auswahl von ballaststoffreichen Lebensmitteln sollte man darauf achten, dass diese noch weitere Nährstoffkomponenten enthalten. Gut geeignet sind Trockenobst, Erbsen, Bohnen, Linsen, Brokkoli und Süßkartoffeln. Da viele ballaststoffreiche Nahrungsmittel Blähungen und Darmgase erzeugen, ist es ratsam, den Konsum dieser Art von Kost stufenweise zu erhöhen, sodass sich der Körper auf die zusätzliche Ballaststoffmenge einstellen kann. Außerdem sollte man darauf achten, reichlich Wasser zu trinken, damit das Verdauungssystem nicht träge wird.

Lebensmittel, die viel **Magnesium** enthalten, können eine Verstopfung ebenfalls lindern, da Magnesium vermutlich leicht abführende Eigenschaften besitzt. Auch Pflaumensaft, Dörrpflaumen und frische Pflaumen sind im Kampf gegen Verstopfung wirksam. Neben einem hohen Anteil an beiden Ballaststoffarten enthalten sie **Sorbitol,** einen natürlichen Zuckerstoff, der die Verdauung ankurbelt und vermutlich auch abführende Wirkung besitzt.

Hausmittel

Ein gleich nach dem Aufstehen genossenes heißes Getränk beugt Verstopfung vor und stimuliert den Darm. Kräutertee oder heißes Wasser mit ein wenig Zitronensaft und Honig haben sich meistens als hilfreich erwiesen.

Heilkraft aus der Küche

Lebensmittel	Nährstoff	Gesundheitlicher Nutzen
Aprikosen **Bohnen** **Feigen** **Pflaumen**	Ballaststoffe (lösliche)	Dank ihrer Fähigkeit, im Darm als wasserbindendes Gel zu fungieren, sorgen diese Stoffe für eine weiche Stuhlkonsistenz.
Brokkoli **Kohlarten** **Leinsamen** **Süßkartoffeln**	Ballaststoffe (unlösliche)	Unlösliche Ballaststoffe fördern eine regelmäßige Darmperistaltik, indem sie den Stuhl durch unverdauliche Bestandteile anreichern und die Menge vergrößern. So erleichtern sie die Darmpassage und sorgen für eine reibungslose Ausscheidung.

Wechseljahres-beschwerden

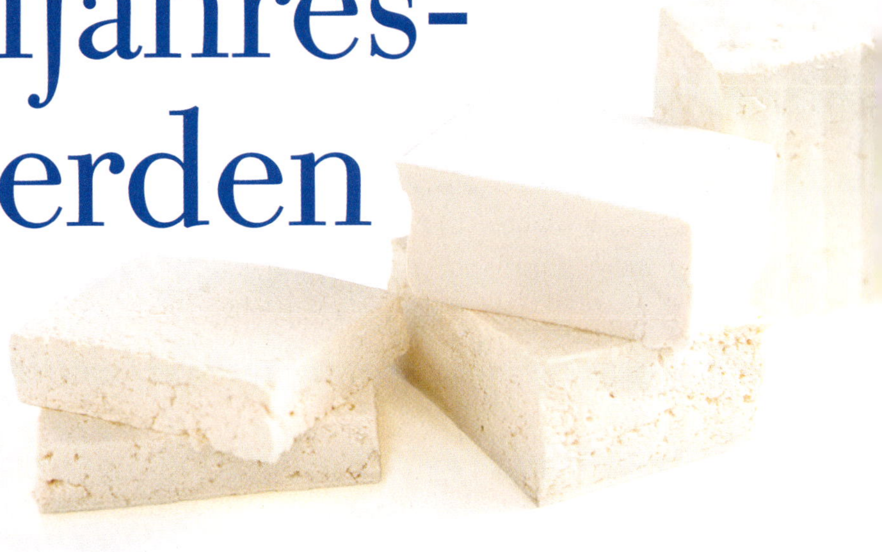

Rezepte

Was ist das?

Schon lange vor Ausbleiben der Regelblutung (Menopause) kommt es zu hormonellen Schwankungen, die sich bis zu 10 Jahre hinziehen können. Diese Phase bezeichnet man als Klimakterium oder gemeinhin als „Wechseljahre". Eine Frau im Klimakterium hat zwar noch ihre Monatsblutung; es treten aber bereits Symptome auf, die im Zusammenhang mit einer nachlassenden Hormonbildung stehen. Während der Menopause produziert der Körper weniger Fortpflanzungshormone; es findet kein Eisprung und keine Monatsblutung mehr statt. Zu den Beschwerden im Klimakterium und während der Menopause zählen Hitzewallungen, Stimmungsschwankungen, Nachtschweiß, Schlafstörungen und Trockenheit der Scheide.

Was sind die Ursachen?

Das Klimakterium setzt ein, wenn die Eierstöcke allmählich immer geringere Mengen der weiblichen Sexualhormone Östrogen und Progesteron produzieren. Ein Mangel an Eierstockhormonen bringt die Ovulation, die Freisetzung eines befruchtungsfähigen Eis, zum Stillstand und beendet die Zeit der Menstruation. Eine Frau hat die Menopause hinter sich, wenn sie während 6–12 aufeinander folgenden Monaten keine Periode mehr hatte.

Wie kann Nahrung helfen?

Der Verzehr von Nahrungsmitteln mit einem hohen Gehalt an **Phytoöstrogenen** (natürliche östrogenähnliche Substanzen in pflanzlichen Lebensmitteln) kann sowohl im Klimakterium als auch in der Menopause zu einer Linderung der einschlägigen Beschwerden führen. Einiges deutet darauf hin, dass **Isoflavone,** eine in Sojaprodukten enthaltene Östrogenart, bei menopausalen Hitzewallungen und Scheidentrockenheit Abhilfe schaffen können. So leiden beispielsweise Frauen in China und Japan, die täglich Soja-Phytoöstrogene verzehren, in weit geringerem Maß an Wechseljahresbeschwerden.

Viele Wissenschaftler nehmen auch an, dass durch Soja-Isoflavone das Risiko von Herzleiden gesenkt werden kann. Nach der Menopause steigt die Herzinfarktrate bei Frauen, bedingt durch die abnehmende Östrogenmenge, um das Zehnfache an. Um dieser Gefahr vorzubeugen, wird zu einer Ernährung auf vegetarischer Basis mit einem hohen Anteil an cholesterinsenkenden **löslichen Ballaststoffen, einfach ungesättigten Fetten** und **Omega-3-Fettsäuren** geraten. Der Ersatz von gesättigten und Trans-Fetten durch einfach ungesättigte Fette trägt zur Senkung des Cholesterinspiegels bei und schützt vor Arteriosklerose. Mehrere Studien belegen, dass der Verzehr von Omega-3-Fettsäuren, die in fettreichem Fisch und Walnüssen enthalten sind, auch vor Herzinfarkt und Schlaganfall schützt.

Sinkende Östrogenwerte während des Klimakteriums und der Menopause machen Frauen anfällig für Osteoporose (Knochenschwund). Zur Vorbeugung sollte man dem Körper viel knochenbildendes **Kalzium** und **Vitamin D** zuführen. Frauen, die dies beherzigen, sind nach der Menopause weniger von Knochenschwund und -brüchen betroffen.

Aus der Forschung

Eine sechswöchige Studie zeigte, dass Frauen in den Wechseljahren, die täglich 20 g Sojaprotein (mit 34 mg Phytoöstrogenen) zu sich nahmen, einen bedeutenden Rückgang von LDL- und Gesamtcholesterin verzeichneten. Gleichzeitig sank der Blutdruck, und die typischen Wechseljahresbeschwerden – Hitzewallungen eingeschlossen – wurden schwächer. Vermutlich können bereits 180–240 g Tofu (entspricht 60 mg Isoflavonen) täglich eine bedeutende Besserung der menopausalen Beschwerden bewirken.

Zur Linderung von Schlafstörungen und depressiven Verstimmungen, die oft als menopausale Begleiterscheinungen auftreten, empfehlen sich tryptophanreiche Produkte wie Milch, Geflügel und Nüsse. Die Aminosäure **Tryptophan** wird in die Hirnchemikalie Serotonin umgewandelt, die für Entspannung sorgt. Auch leichte Depressionen lassen sich manchmal durch Tryptophan abmildern. **Komplexe Kohlenhydrate** in Bohnen, Kartoffeln und Getreide können ebenfalls helfen, da sie die Verfügbarkeit von Tryptophan im Gehirn erhöhen. Lebensmittel, die reichlich **B-Vitamine** enthalten, dienen in einigen Fällen der Überwindung von Stimmungstiefs; niedrige Werte an diesem Vitamin können Depressionen verursachen. B-Vitamine fördern außerdem einen erholsamen Schlaf.

Heilkraft aus der Küche

Lebensmittel	Nährstoff	Gesundheitlicher Nutzen
Brokkoli **Milchprodukte**	Kalzium	Frauen nach der Menopause sind besonders anfällig für Osteoporose, der u. a. durch Kalzium vorgebeugt wird.
Fettreicher Fisch **Leinsamen** **Meeresfrüchte**	Omega-3-Fettsäuren	Weil das Risiko von Herz-Kreislauf-Erkrankungen bei Frauen nach der Menopause stark ansteigt, werden diese gesunden Fette zur Vorbeugung von Herzkrankheit und Schlaganfall empfohlen.
Leinsamen **Sojaprodukte**	Phytoöstrogene	Diese Stoffe lindern bei manchen Frauen die Symptome von Klimakterium und Menopause.
Fettreicher Fisch **Milchprodukte**	Vitamin D	Durch die Förderung der Kalziumaufnahme trägt dieses Vitamin zur Festigung der Knochen bei.

Nahrung als Medizin

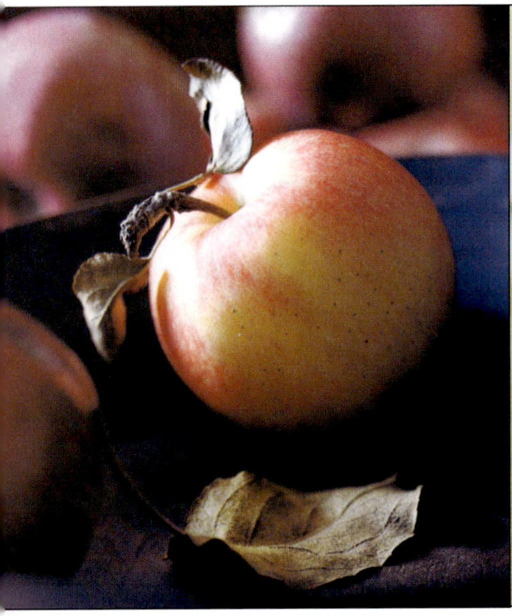
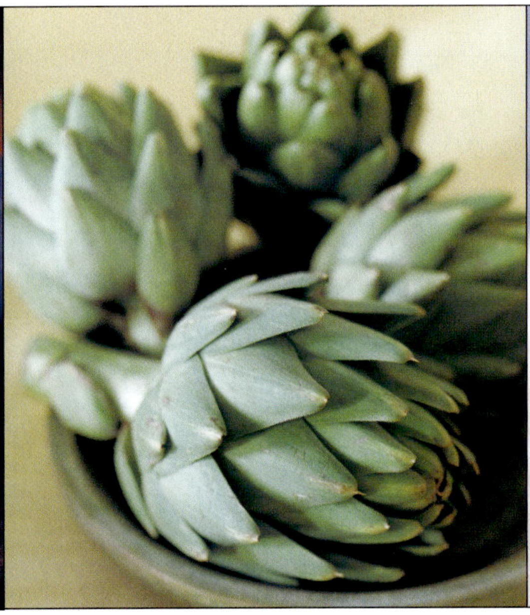
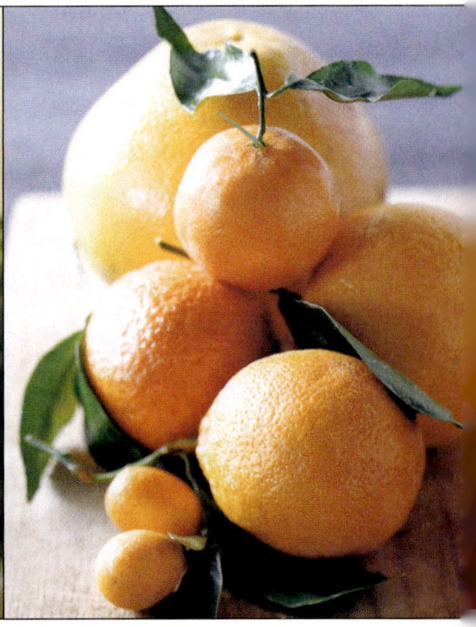

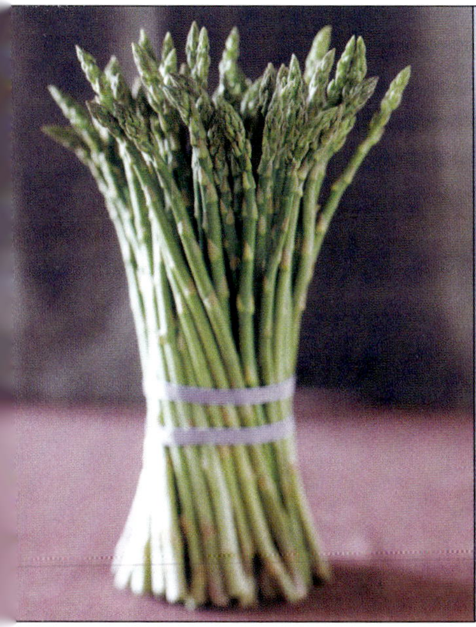 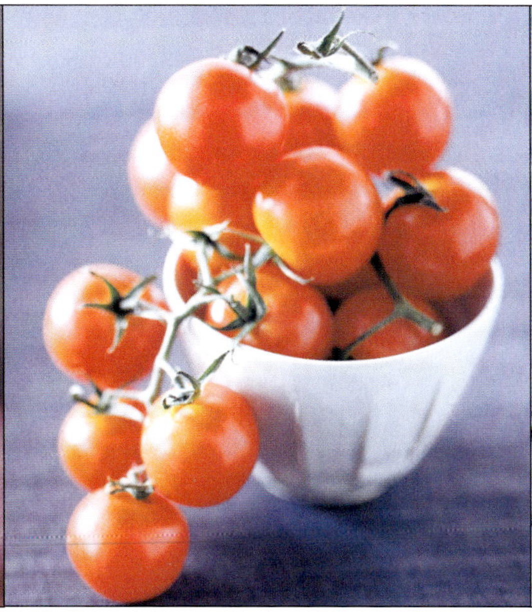 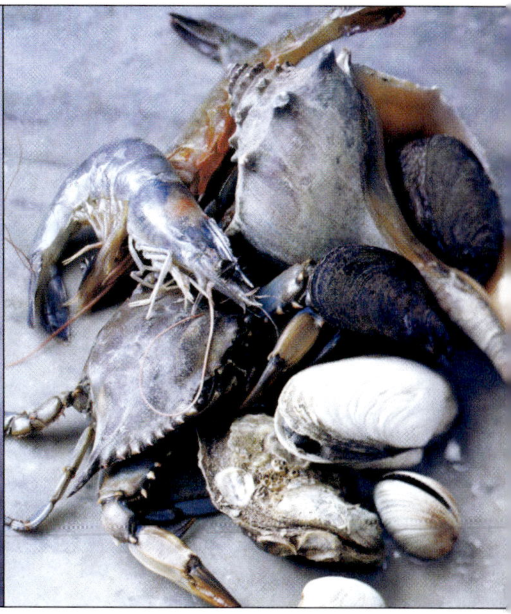

In diesen Lebensmitteln sind

Nährstoffe enthalten, die Ihren Körper

optimal vor Krankheiten schützen.

Ananas

Lange Zeit nutzte man diese Tropenfrucht zur Linderung von Darmbeschwerden und Verstopfung. Heute weiß man, dass sie auch bei Entzündungen hilft, das Immunsystem unterstützt und Knochen sowie Herz und Kreislauf gesund hält.

Häufiger auf den Speiseplan

- Bereiten Sie eine Ananas-Salsa: Ananas, Paprikaschoten und rote Zwiebel fein hacken. Mit Ingwer, Honig und Limettensaft mischen. Passt zu Fleisch, Geflügel oder Fisch.
- Ersetzen Sie den Essig in einem Salatdressing durch Ananassaft.
- Kochen Sie zerkleinerte Ananas in ungesüßtem Ananassaft, bis eine dickflüssige Masse entsteht. Nach dem Erkalten wird diese als fruchtiger Brotaufstrich ohne Zuckerzusatz verwendet.
- Dünne Ananasscheiben eignen sich gut zur Verfeinerung von Sandwiches mit gegrilltem Hähnchen- oder Putenfleisch.
- Für ein Ananasgetränk pürieren Sie Ananas mit Buttermilch oder Joghurt und etwas Honig.
- Rezepte siehe u. a. S. 240, S. 271, S. 274, S. 328

Wertvolle Inhaltsstoffe

Ballaststoffe, lösliche Der hohe Gehalt an Pektin kann den Cholesterinspiegel senken und die Darmtätigkeit fördern.

Bromelain Dieses entzündungshemmende Enzym ist in Ananas im Überfluss vorhanden und trägt zur Linderung von Gewebeschwellungen und Entzündungen im Zusammenhang mit Arthrose, Bronchitis, Husten, Krampfadern, rheumatoider Arthritis, Verstauchungen und Zerrungen bei. Vieles deutet darauf hin, dass die entzündungshemmende Eigenschaft von Bromelain Blutgerinnseln entgegenwirkt und dadurch das Schlaganfall- und Infarktrisiko senkt.

Ferulasäure Ananas ist eine üppige Quelle für diesen sekundären Pflanzenstoff, der dazu beiträgt, die Bildung von krebserregenden Substanzen zu verringern.

Mangan Etwa 225 g Ananas enthalten 2,6 mg Mangan, was 128 % des Tagesbedarfs an diesem knochenbildenden Mineral entspricht.

Pflanzensterole Diese pflanzlichen Verbindungen können zur Senkung des Cholesterinspiegels und des Risikos von Herz-Kreislauf-Erkrankungen beitragen.

Vitamin C Frische Ananas liefert viel Vitamin C (24 mg pro 225 g Ananas), das die Immunabwehr steigert, die Wundheilung beschleunigt sowie Herz-Kreislauf-Erkrankungen und Augenleiden vorbeugt.

So holen Sie das Beste heraus

Um optimal von dem **Vitamin-C**-Gehalt zu profitieren, sollte man Ananas roh essen. Allerdings wird das ebenfalls in Ananas vorhandene lösliche **Pektin** erst durch den Kochvorgang für den Körper erschlossen.

Einsatzgebiete

- Arthrose
- Bronchitis
- Krampfadern
- Rheumatoide Arthritis
- Verstauchungen & Zerrungen

Pluspunkte für die Gesundheit

Erste Untersuchungen deuten darauf hin, dass Bromelain bei reisebedingtem Durchfall (Reisediarrhoe) Abhilfe schaffen kann: Es verdrängt eines der für die Krankheit verantwortlichen Bakterien, *Escherichia coli*, von den Rezeptoren in der Darmwand.

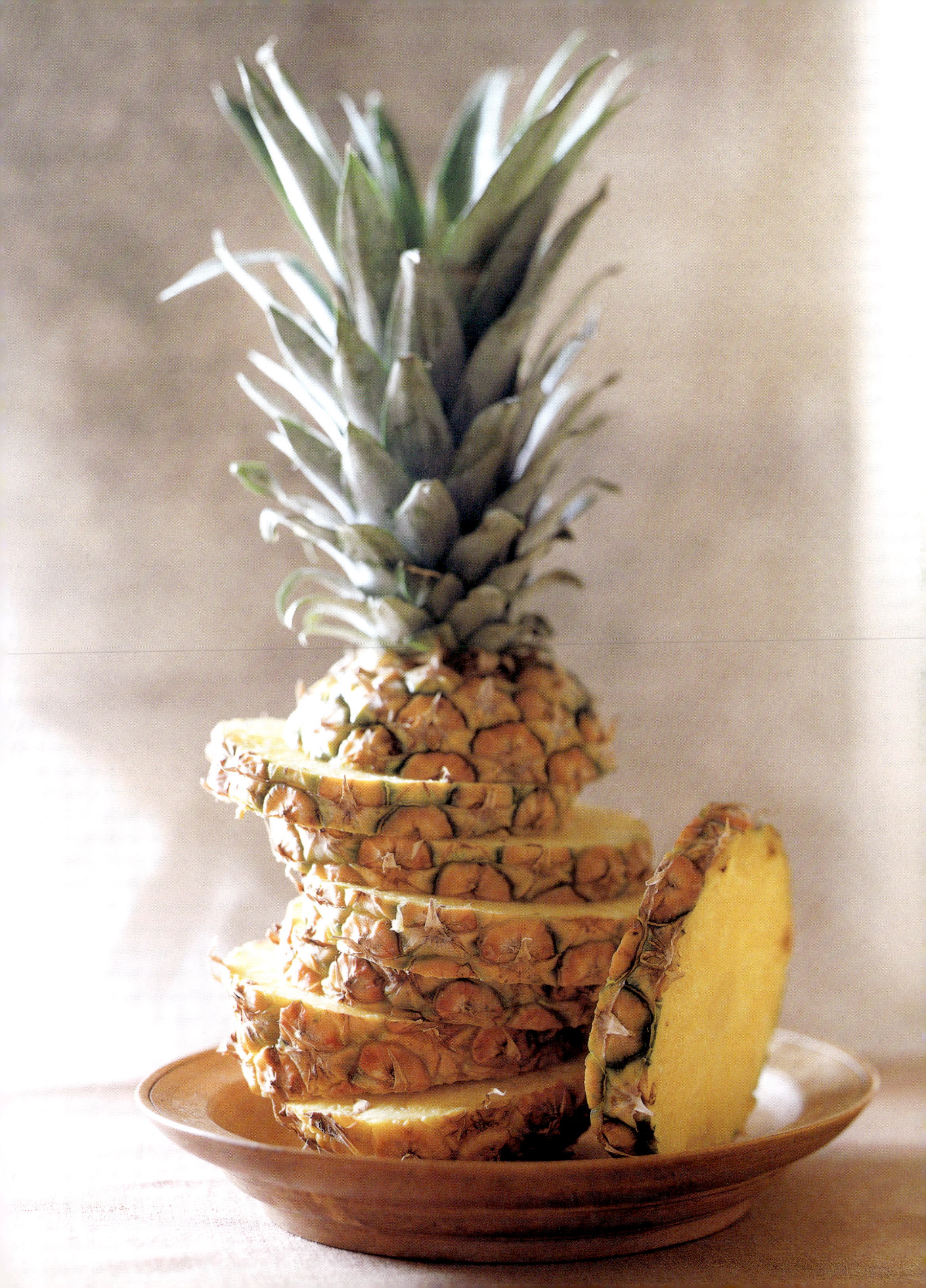

Äpfel

Äpfel sind reich an wertvollen Stoffen wie Pektin, Vitamin C und vielen pflanzlichen Substanzen, die vorbeugend gegen Herzkrankheiten und bestimmte Krebsarten wirken sowie die Symptome von Allergien und Asthma lindern können.

Häufiger auf den Speiseplan

- Garnieren Sie Pfannkuchen oder Waffeln nicht mit Zucker, sondern mit Apfelmus.
- Mischen Sie Apfelstückchen unter Ihr Frühstücksmüsli.
- Gefrieren Sie Ihr bevorzugtes Apfelmus in einer Eismaschine zu einem cremigen Sorbet.
- Ersetzen Sie in Backwaren die Rosinen durch getrocknete Apfelstückchen.
- Entfernen Sie das Kerngehäuse und schneiden Sie die Äpfel quer in dünne Ringe. Sie eignen sich hervorragend als frischer, knackiger Belag für Sandwiches.
- Streuen Sie gehackte Äpfel über eine selbst gebackene Käsepizza.
- Kochen Sie Apfelstücke mit wenig Wasser oder Saft auf kleiner Flamme. In etwa 15 Minuten ist Ihr Apfelmus fertig.
- Rezepte siehe u. a. S. 242, S. 272, S. 330

Wertvolle Inhaltsstoffe

Anthozyane Als natürliche Nahrungsmittelpigmente entfalten Anthozyane eine antioxidative Wirkung und können vor krebserregenden Substanzen schützen, die Menge an „schlechtem" LDL-Cholesterin senken und Blutgerinnseln vorbeugen.

Glutathion Diese zu den Antioxidantien zählende Substanz kann Krebs vorbeugen und das Immunsystem stärken.

Pektin Dank dieses löslichen Ballaststoffs wird offenbar das die Arterien schädigende LDL-Cholesterin im Blut gesenkt. Das in Apfelmus enthaltene Pektin hilft auch bei Durchfall. Ein einziger ungeschälter Apfel liefert fast 4 g Ballaststoffe, von denen annähernd die Hälfte aus herzförderlichem Pektin besteht.

Phenolverbindungen Äpfel enthalten Kaffee-, Chlorogen-, Ellag- und Ferulasäure sowie weitere krebsbekämpfende Polyphenole.

Quercetin Dieses Flavonoid scheint Krebs und grauem Star vorzubeugen und Atemwegserkrankungen zu lindern.

Rutin Zusammen mit Vitamin C trägt dieses Flavonoid zur Gesunderhaltung der Blutgefäße bei.

So holen Sie das Beste heraus

Wer **Vitamin C** und **Glutathion** aufnehmen möchte, sollte Äpfel roh essen, da diese Nährstoffe durch Hitze teilweise zerstört werden. **Pektin** wird dagegen erst freigesetzt, wenn die Zellwände der Äpfel durch Kochen weich werden. Legt man Wert auf den Erhalt der unlöslichen **Ballaststoffe** und **Anthozyane**, die in der Schale vorkommen, sollte man ungeschälte Äpfel verwenden (ggf. Obst aus biologischem Anbau).

Einsatzgebiete

- Durchfall
- Erhöhter Cholesterinspiegel
- Grauer Star
- Immundefekt
- Krebs (u. a. Lungen-)

Pluspunkte für die Gesundheit

Wer oft Äpfel isst, hat wahrscheinlich ein vermindertes Risiko, an Lungenkrebs zu erkranken. Für die krebshemmende Wirkung ist wohl Quercetin, ein starkes Flavonoid, verantwortlich. Dem Schutz der Lungen dienen auch die in Äpfeln vorhandenen Phenolsäuren und Vitamin C.

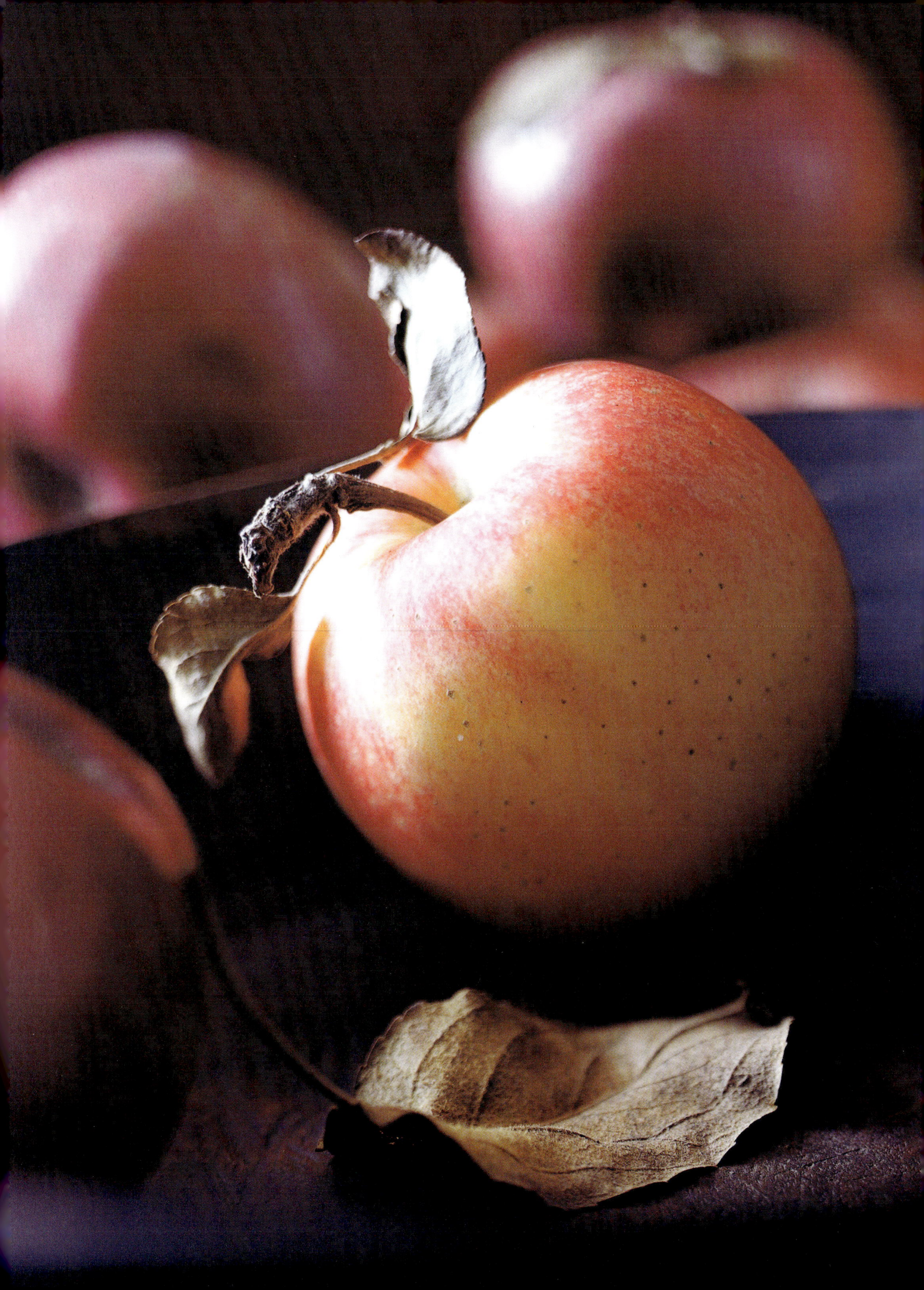

Aprikosen

Ihre satte, goldgelbe Farbe verdanken die Aprikosen den Karotinoiden, insbesondere dem Beta-Karotin. Wegen ihrer Nährstoffdichte sind getrocknete Aprikosen für die Gesundheit noch besser als frische Früchte.

Häufiger auf den Speiseplan

- Kochen Sie getrocknete Aprikosen in Apfel- oder weißem Traubensaft, bis sie ganz weich sind. Wenn Sie die Früchte pürieren, erhalten Sie selbst gemachte Marmelade – ohne Zuckerzusatz.
- Verwenden Sie in Kuchen und Keksen Aprikosenstücke statt Rosinen.
- Als schmackhafte Obstbeilage zu gegrilltem Fleisch oder Geflügel: Frische Aprikosen entsteinen, vierteln und in Olivenöl mit ein wenig gehacktem Knoblauch leicht anbraten.
- Bereichern Sie Fleisch- oder Geflügeleintöpfe mit frischen Aprikosenhälften oder gewürfelten Trockenaprikosen.
- Stellen Sie Ihr eigenes Studentenfutter her, indem Sie getrocknete Aprikosenstücke etwa mit Mandeln, Walnüssen und Kürbiskernen mischen.
- Rezepte siehe u. a. S. 249, S. 255, S. 268, S. 314, S. 321

Wertvolle Inhaltsstoffe

Beta-Karotin Aufgrund seiner antioxidativen Wirkung kann dieses Karotinoid der Krebsvorbeugung dienen. Man nimmt an, dass Beta-Karotin der Schädigung durch freie Radikale entgegenwirkt und zur Stärkung des Immunsystems beiträgt.

Eisen Trockenaprikosen sind ein guter Eisenlieferant – etwa 30 g enthalten 1,5 mg oder 8 % des Tagesbedarfs an Eisen. Eine ausreichende Versorgung mit diesem Mineral ist gerade für schwangere Frauen und Kinder wichtig. Eisenmangel kann zu Müdigkeit und Anfälligkeit für Infektionen infolge verminderter Immunreaktion führen.

Ellagsäure Derzeit wird untersucht, inwieweit Ellagsäure das Wachstum von Tumorzellen hemmen kann.

Kalium Dieses wichtige Mineral kann Bluthochdruck vorbeugen und dient der Gesunderhaltung von Nerven und Muskeln.

Lykopin Aprikosen enthalten kleine Mengen dieses antioxidativen Wirkstoffs, von dem man annimmt, dass er die Menge an „schlechtem" LDL-Cholesterin senkt und vor Prostatakrebs schützt.

Pektin Pektin ist ein löslicher Ballaststoff. Er kann den LDL-Cholesterinspiegel senken, der als ursächlich für die gefährliche Arteriosklerose angesehen wird.

So holen Sie das Beste heraus

Das meiste **Vitamin C** nimmt man beim Verzehr frischer Aprikosen auf (Vitamin C geht durch Erhitzen und durch Trocknen der Aprikosen verloren). Andere Substanzen, beispielsweise **Beta-Karotin**, **Lykopin** und **Pektin**, werden erst durch das Kochen frischer oder getrockneter Aprikosen für den Körper erschlossen.

Einsatzgebiete

- Bluthochdruck
- Eisenmangelanämie
- Erhöhter Cholesterinspiegel
- Immundefekt
- Krebs (u. a. Prostata-)

Pluspunkte für die Gesundheit

Um zu vermeiden, dass sich die Aprikosen beim Trocknen braun färben, werden die Früchte oft mit Schwefeldioxid oder Sulfiten behandelt. Wenn Sie auf diese Konservierungsstoffe empfindlich reagieren, fragen Sie beispielsweise in Bioläden nach sulfitfreien Aprikosen.

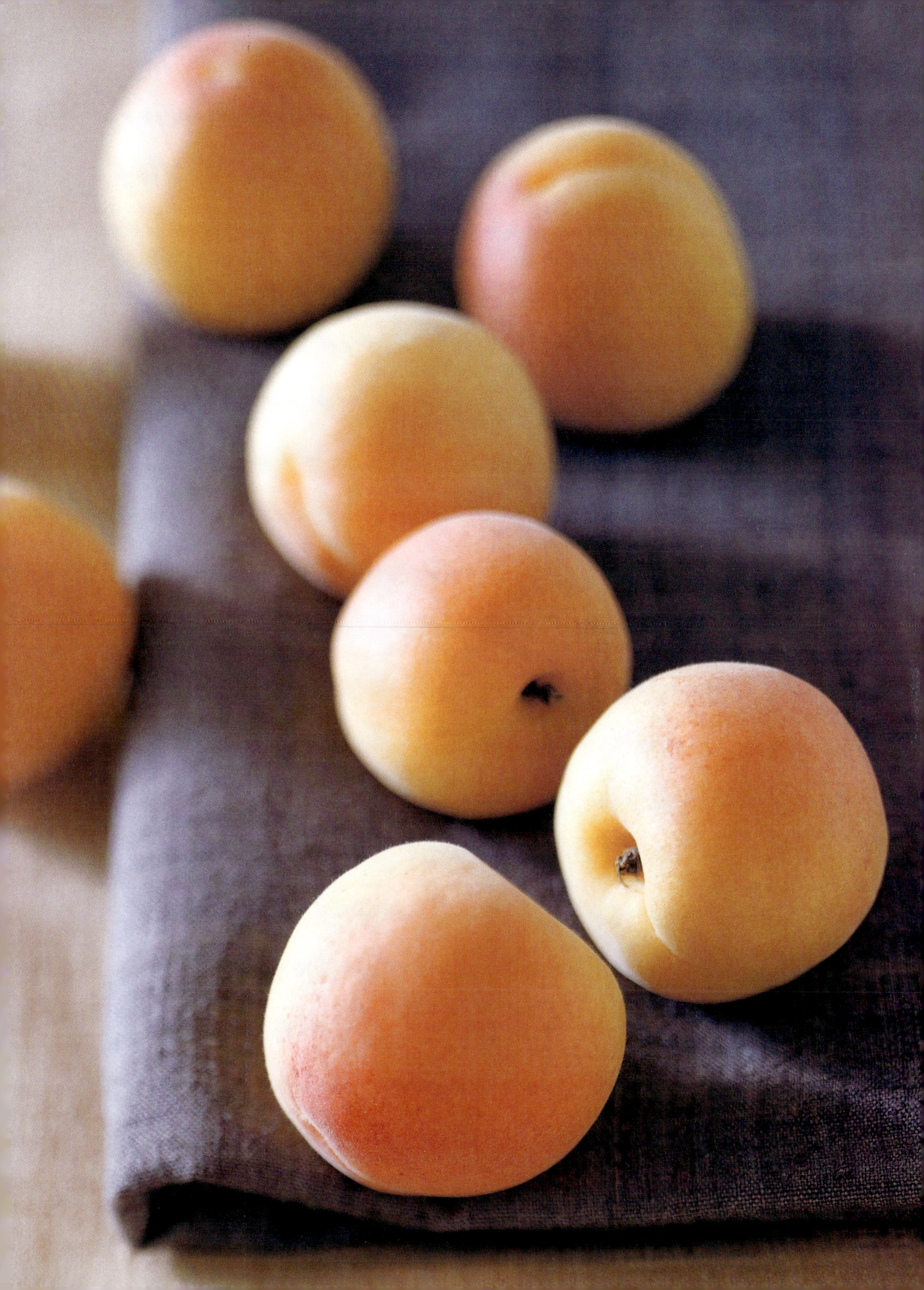

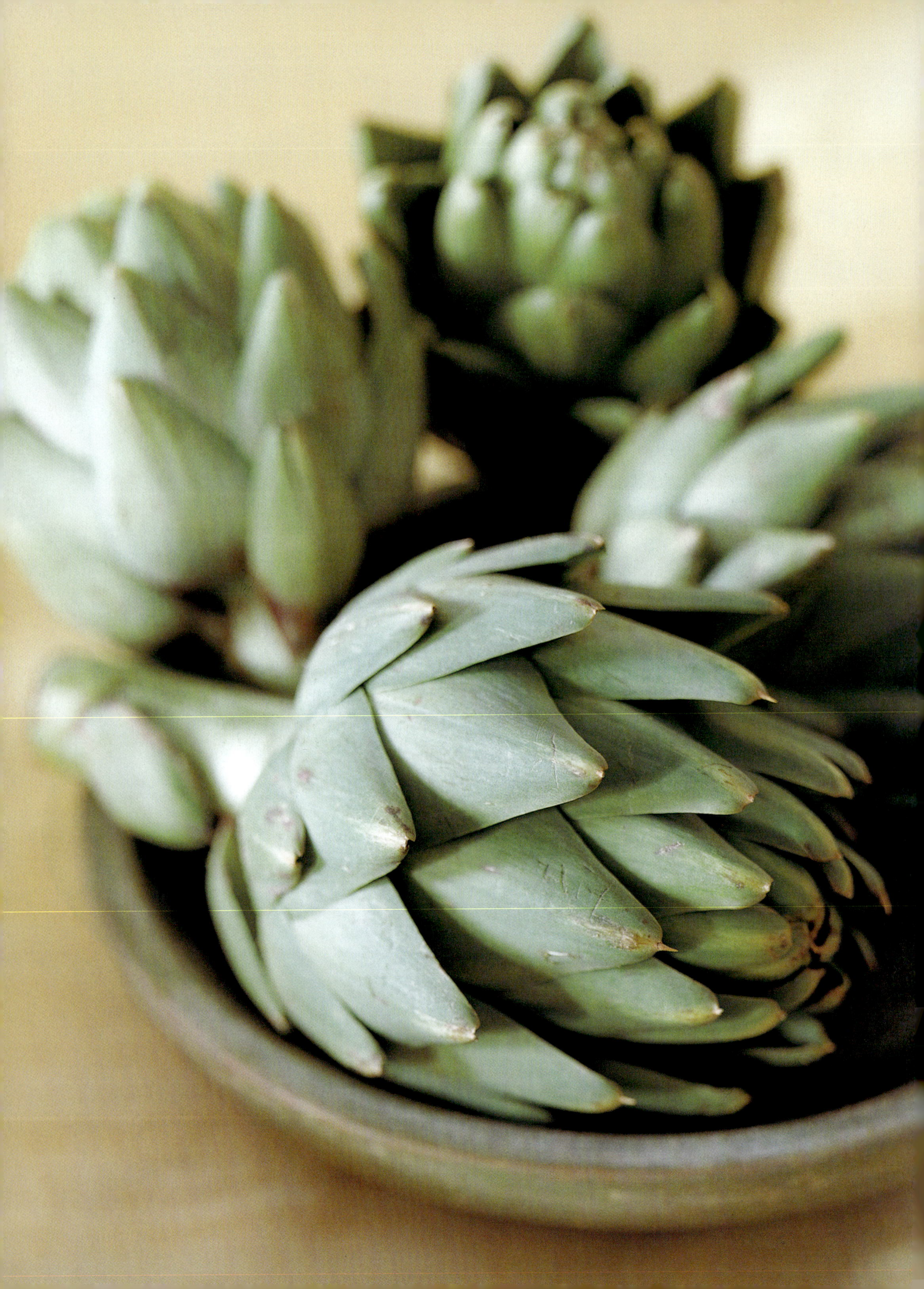

Artischocken

Dieses Gemüse enthält mehrere die Gesundheit stärkende Substanzen. Früher setzte man es zur Förderung der Verdauung und zur Stärkung der Leber ein. Heute nutzt man auch die cholesterinsenkenden Eigenschaften der Artischocke.

Wertvolle Inhaltsstoffe

Folsäure Dieses B-Vitamin senkt das Risiko von Herz-Kreislauf-Erkrankungen, indem es die Konzentration von Homocystein reduziert, einer an der Entstehung von Arteriosklerose beteiligten Aminosäure. Folsäure scheint auch der Entstehung von Krebs vorzubeugen (ein zu niedriger Folsäurespiegel kann die DNA schädigen) und Missbildungen am ungeborenen Kind zu verhindern. Eine Artischocke liefert 110 Mikrogramm oder 28 % des täglichen Bedarfs an Folsäure.

Luteolin Indem es die Oxidation von „schlechtem" LDL-Cholesterin verhindert, vermag dieses Flavonoid das Risiko von Herz-Kreislauf-Erkrankungen zu senken. Vieles deutet darauf hin, dass Luteolin auch die Freisetzung von Histaminen blockieren kann, die eine häufige Ursache für Blutandrang und Entzündungen ist.

Zynarin Durch seine antioxidativen Eigenschaften schützt dieser sekundäre Pflanzenstoff vor krebserregenden Substanzen und Umweltgiften, wie sie etwa durch Rauchemissionen freigesetzt werden. Zynarin kann auch der Leber zugute kommen, indem es den Gallenfluss fördert, der bei der Entfernung von Giftstoffen aus dem Körper behilflich ist, und Fettablagerungen in der Leber verhindert.

Häufiger auf den Speiseplan

- Wenn Sie ganze Artischocken dämpfen, fügen Sie dem Wasser eine Kräutermischung zu (z. B. Rosmarin, Estragon und Thymian).
- Statt Artischockenblätter in zerlassene Butter zu tauchen, bereiten Sie ein Püree aus zerstoßenem, angebratenem Knoblauch, schwarzem Pfeffer, weichem Tofu und Zitronensaft zu.
- Für eine schnelle Artischockenvorspeise pürieren Sie eingemachte Artischocken (gewaschen und abgetropft) mit Knoblauch, fettarmer Mayonnaise und Magermilchjoghurt. Als Dip zusammen mit Rohkost servieren.
- Frische Jungartischocken werden gedämpft oder gedünstet und anschließend im Ganzen mit ein paar Tropfen Zitronensaft und ein wenig kaltgepresstem nativem Olivenöl verzehrt.
- Rezepte siehe u. a. S. 261, S. 300, S. 317

So holen Sie das Beste heraus

Obgleich von Artischocken oft nur die so genannten „Herzen" tiefgefroren oder in Konserven angeboten werden, sollte man ganzen Artischocken den Vorzug geben und diese frisch zubereiten. Nur so profitiert man von den sekundären Pflanzenstoffen in den Blättern. Damit so viel wie möglich von der wasserlöslichen **Folsäure** erhalten bleibt, empfiehlt es sich, Artischocken zu dämpfen anstatt sie zu kochen.

Pluspunkte für die Gesundheit

Sowohl das zarte „Herz" als auch die den Blütenkorb umgebenden fleischigen Hochblätter der Artischocke sind essbar und liefern wichtige Nährstoffe. Viele der sekundären Pflanzenstoffe sind auch in den Laubblättern dieses Gemüses zu finden.

Einsatzgebiete

- Entzündungen
- Herz-Kreislauf-Erkrankungen
- Krebs
- Leberstörungen

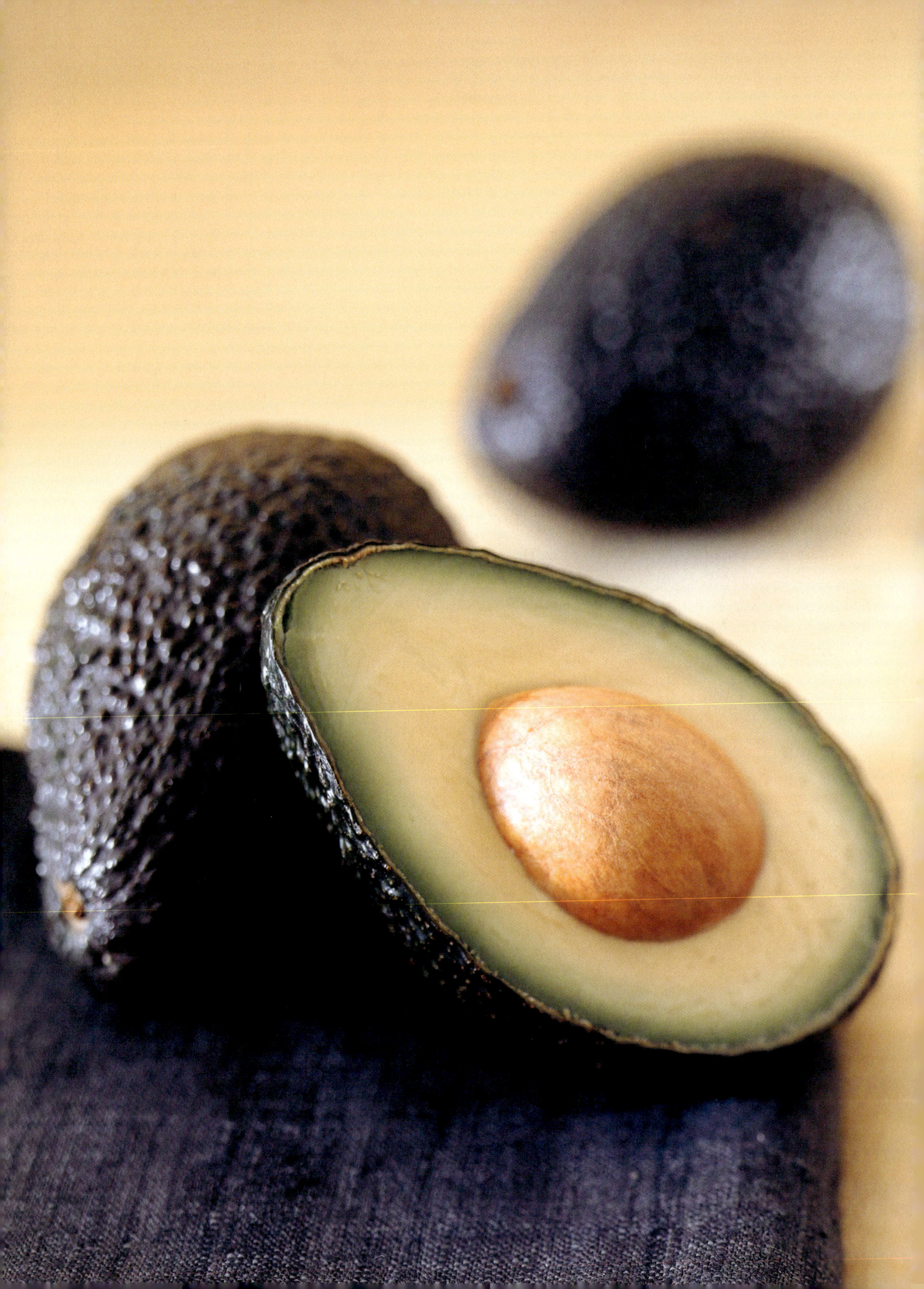

Avocados

Die köstlichen, weichen Avocados sind eine so reichhaltige Quelle für Vitamine, Mineralien, gesunde Fette und sekundäre Pflanzenstoffe, dass man diese Frucht ruhig öfter auf den Speiseplan setzen sollte.

Wertvolle Inhaltsstoffe

Ballaststoffe Eine Avocado liefert 34 % des täglichen Bedarfs an Ballaststoffen. Die löslichen Ballaststoffe entfernen das überschüssige Cholesterin aus dem Körper, während die unlöslichen Ballaststoffe das Verdauungssystem anregen und auf diese Weise eine Verstopfung verhindern.

Beta-Sitosterol Diese Verbindung blockiert die Cholesterinaufnahme und lindert die Beschwerden bei gutartiger Prostatavergrößerung. Derzeit wird untersucht, ob Beta-Sitosterol auch Brustkrebs vorbeugen kann.

Folsäure Dieses B-Vitamin spielt eine Rolle bei der Vermeidung von Neuralrohrdefekten (z. B. offener Rücken) bei Föten und dient der Vorbeugung von Krebs und Herz-Kreislauf-Erkrankungen. Eine Avocado liefert 57 Mikrogramm Folsäure oder 14% des täglichen Bedarfs.

Glutathion Durch ihre Wirkung als Antioxidans kann diese Verbindung zellschädigende freie Radikale neutralisieren.

Magnesium Dieses Mineral lindert die Beschwerden bei prämenstruellem Syndrom (PMS), Migräne, Angstzuständen und anderen gesundheitlichen Störungen.

Ölsäure Diese in Avocados vorkommende ungesättigte Fettsäure kann den Cholesterinspiegel senken, wenn sie in der Ernährung an die Stelle gesättigter Fettsäuren tritt.

Häufiger auf den Speiseplan

- Für ein Salatdressing pürieren Sie Avocadofleisch mit fettarmem Naturjoghurt, Limettensaft, wahlweise Essig, Salz und ggf. mit einer scharfen Sauce.
- Geben Sie Avocadofleisch, Milch, einen Spritzer Süßstoff und ein paar Eiswürfel in ein Mixgerät und stellen Sie eine erfrischende Avocado-Creme her.
- Bereiten Sie ein Dessert zu, indem Sie Honig über gewürfeltes Avocadofleisch träufeln und es mit einer Hand voll Nüssen bestreuen.
- Zerdrücken Sie Avocadofleisch mit einer Prise Salz (und eventuell etwas Senf) und verwenden Sie die Mischung als Mayonnaiseersatz in Thunfisch- oder Geflügelsalat.
- Rezepte siehe u. a. S. 280, S. 283, S. 333

So holen Sie das Beste heraus

Avocadofleisch wird schnell braun und damit unansehnlich. Dies lässt sich vermeiden, indem man Zitronen- oder Limettensaft über die Frucht träufelt.

Pluspunkte für die Gesundheit

Avocados haben einen hohen Anteil an gesundheitsförderlichen einfach gesättigten Fettsäuren, die – wenn sie in der Ernährung anstelle von gesättigten Fettsäuren verwendet werden – den Cholesterinspiegel senken und das Risiko von Herz-Kreislauf-Erkrankungen mindern.

Einsatzgebiete

- **Erhöhter Cholesterinspiegel**
- **Herz-Kreislauf-Erkrankungen**
- **Krebs**
- **Migräne**
- **Verstopfung**

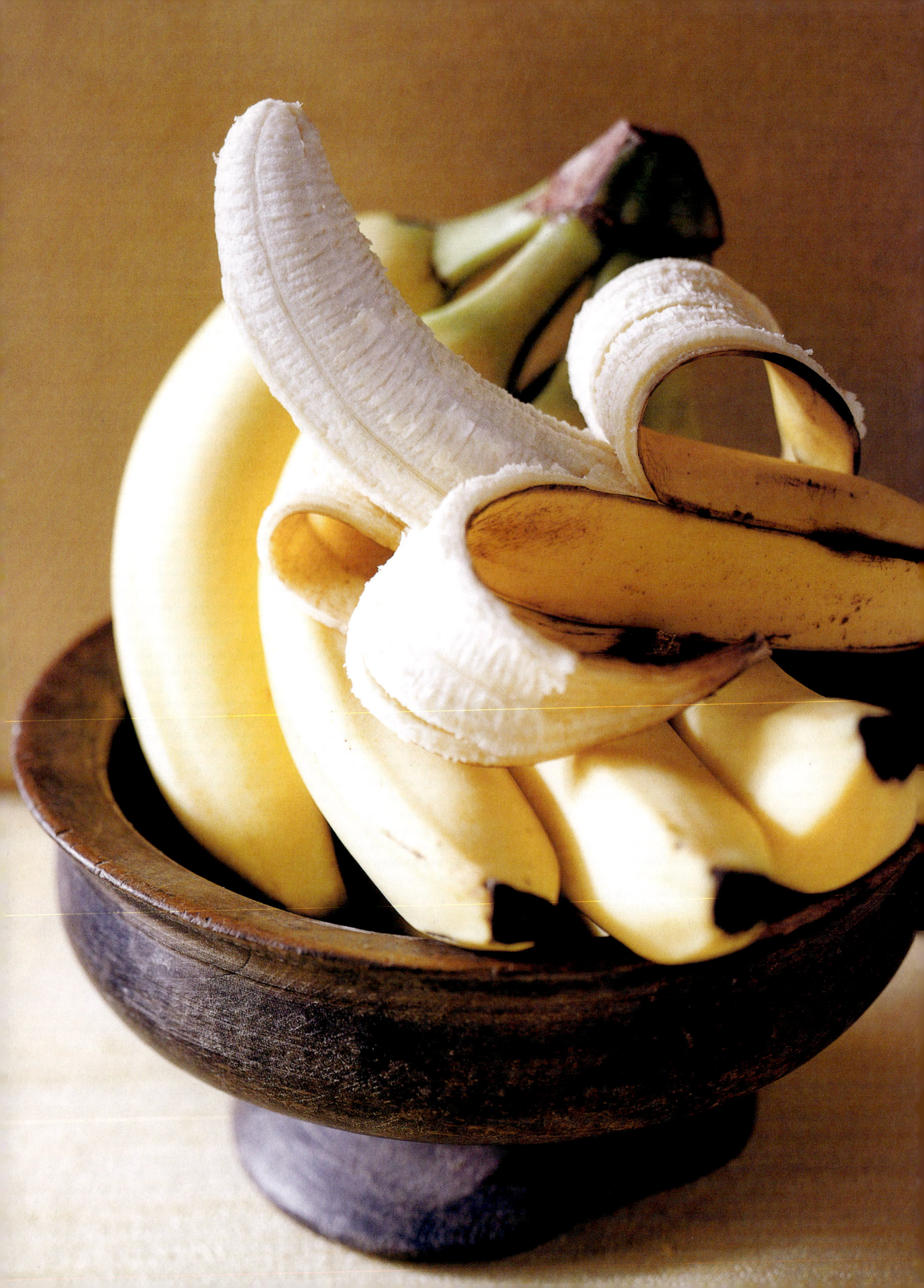

Bananen

Wenn Sie gestresst oder unruhig sind, essen Sie eine Banane: Sie enthält Vitamin B_6 sowie geringe Mengen Tryptophan – Substanzen, die der Entspannung dienen. Bananen können auch vor Herz-Kreislauf-Erkrankungen, Schlaganfällen und bestimmten Magen-Darm-Beschwerden schützen.

Wertvolle Inhaltsstoffe

Kalium Dieses Mineral zeichnet sich durch mehrere gesundheitsfördernde Eigenschaften aus. So kann Kalium zur Senkung des Blutdrucks beitragen und Schlaganfällen vorbeugen. Eine Banane enthält 467 mg Kalium; dies entspricht 16 % der empfohlenen Tagesmenge.

Pektin Neben seiner herzförderlichen Wirkung ist dieser lösliche Ballaststoff äußerst hilfreich bei der Bekämpfung von Durchfall.

Tryptophan Diese Aminosäure regt die Produktion von Serotonin an, einem Neurotransmitter (chemischen Botenstoff), der eine beruhigende Wirkung ausübt. Auf diese Weise hilft Tryptophan bei der Überwindung von Depressionen, Angstzuständen und Schlaflosigkeit. Die Aufnahme von Tryptophan wird durch eine kohlenhydratreiche Ernährung (z. B. Nudeln, Reis, Bohnen) begünstigt.

Vitamin B_6 Dieses Vitamin erleichtert das Zusammenspiel zwischen Muskeln und Nerven. Außerdem ist es am Aufbau der roten Blutkörperchen beteiligt und kann bei depressiven Verstimmungen in Zusammenhang mit dem prämenstruellen Syndrom (PMS) helfen. Eine Banane enthält 0,7 mg Vitamin B_6; dies entspricht 34 % des Tagesbedarfs.

Häufiger auf den Speiseplan

- Bananenstücke verleihen mit Curry zubereiteten Gerichten Süße und betonen den Geschmack des Currygewürzes.
- Mischen Sie Bananenstücke mit Schalotten, Cayennepfeffer, Limettensaft und Honig und servieren Sie die Salsa zu Fisch- oder Geflügelgerichten.
- Pürieren Sie gefrorene Bananenstücke mit etwas Muskatnuss und Limettensaft in einem Mixgerät zu einem schnell zubereiteten Sorbet.
- Zerdrücken Sie Bananen mit gehacktem Knoblauch und scharfer Sauce. Auf diese Weise entsteht ein pikanter Dip zu Geflügel- oder Fleischgerichten.
- Diese Salat-Beilage passt zu scharf gewürzten Speisen: Mischen Sie gewürfelte Bananen, Naturjoghurt, dünne Schalottenscheiben und eine Prise Currypulver. Gut gekühlt servieren.
- Rezepte siehe u. a. S. 240, S. 328, S. 333, S. 334

So holen Sie das Beste heraus

Durch Kochen wird **Vitamin B_6** teilweise zerstört; wer seelische Störungen bekämpfen will, sollte Bananen daher roh essen. Geht es dagegen um eine Extradosis **Pektin**, greift man zu gekochten Bananen, da dieser lösliche **Ballaststoff** durch das Kochen für den Körper besser erschlossen wird.

Pluspunkte für die Gesundheit

Studien deuten darauf hin, dass die in Bananen enthaltenen Zuckermoleküle (Fruktooligosaccharide) das Wachstum nützlicher Bakterien im Darm fördern, die Nährstoffaufnahme verbessern und Gifte abbauen, die im Dickdarm erzeugt werden können.

Einsatzgebiete

- **Angst & Stress**
- **Bluthochdruck**
- **Durchfall**
- **Herz-Kreislauf-Erkrankungen**
- **Schlaflosigkeit**

Beeren

Gesunde Inhaltsstoffe sind in Beeren in Hülle und Fülle enthalten – darunter Folsäure, Ballast- und sekundäre Pflanzenstoffe, die das Risiko von Herz-Kreislauf-Erkrankungen und Krebs mindern und dem Gedächtnis auf die Sprünge helfen.

Häufiger auf den Speiseplan

- Bereichern Sie schmackhafte Reisgerichte wie Pilaws oder Risotto durch die Zugabe von Erdbeeren.
- Bereiten Sie Ihr eigenes Cranberry-Kompott und verwenden Sie es anstelle von Marmelade.
- In einem gemischten grünen Salat sorgen Beeren für Abwechslung. Sehr gut schmeckt auch ein Salat, der nur aus Beeren besteht. Servieren Sie ihn mit einer Zitronen-Vinaigrette.
- Rühren Sie frische oder gefrorene Cranberries in Suppen oder Eintöpfe.
- Beeren lassen sich hervorragend als Grundlage für scharfe Saucen oder Chutneys verwenden.
- Rezepte siehe u. a. S. 240, S. 249, S. 327, S. 330

Wertvolle Inhaltsstoffe

Anthozyane Diese natürlichen in Beeren vorkommenden Pflanzenpigmente wirken als starke Antioxidantien, die freie Radikale daran hindern, den Körper zu schädigen.

Ellagsäure Man nimmt an, dass Ellagsäure dazu beiträgt, krebserregende Substanzen unschädlich zu machen. Brombeeren, Himbeeren und Erdbeeren scheinen besonders gute Lieferanten für diese chemische Verbindung zu sein.

Kaempferol Das in Beeren vorkommende Flavonoid inaktiviert vermutlich die schädliche Wirkung krebserregender Substanzen und kann zur Senkung des Cholesterinspiegels beitragen.

Quercetin Dieses viel untersuchte Flavonoid gilt als vorbeugendes Mittel gegen Herz-Kreislauf-Erkrankungen, Krebs und möglicherweise auch grauen Star. Außerdem kann es die bei Allergien und Asthma auftretenden Beschwerden lindern.

Tannine Die in Cranberries und Preiselbeeren vorkommenden Tannine (auch unter der Bezeichnung Gerbsäure bekannt) können Bakterien daran hindern, sich in den Harnwegen einzunisten, wie Untersuchungen gezeigt haben. Brombeeren sind ebenfalls reich an Tanninen.

Vitamin C Dieses wichtige Vitamin trägt neben anderen Funktionen zur Stärkung des Immunsystems und zum Schutz des Bindegewebes bei. Erdbeeren und Cranberries stellen besonders reiche Vitamin-C-Quellen dar.

So holen Sie das Beste heraus

Soweit man weiß, wird in Beeren enthaltene **Ellagsäure** durch den Kochprozess nicht zerstört. **Folsäure** und **Vitamin C** gehen dagegen teilweise verloren.

Einsatzgebiete

- Gedächtnisschwäche
- Harnwegsinfektionen
- Herz-Kreislauf-Erkrankungen
- Immundefekt
- Krebs

Pluspunkte für die Gesundheit

Heidelbeeren scheinen eine altersbedingte Gedächtnisschwäche verhindern und sogar rückgängig machen zu können. Die Wissenschaftler gehen davon aus, dass das antioxidative Potenzial der Frucht die Gehirnzellen vor einer Schädigung durch freie Radikale schützen kann.

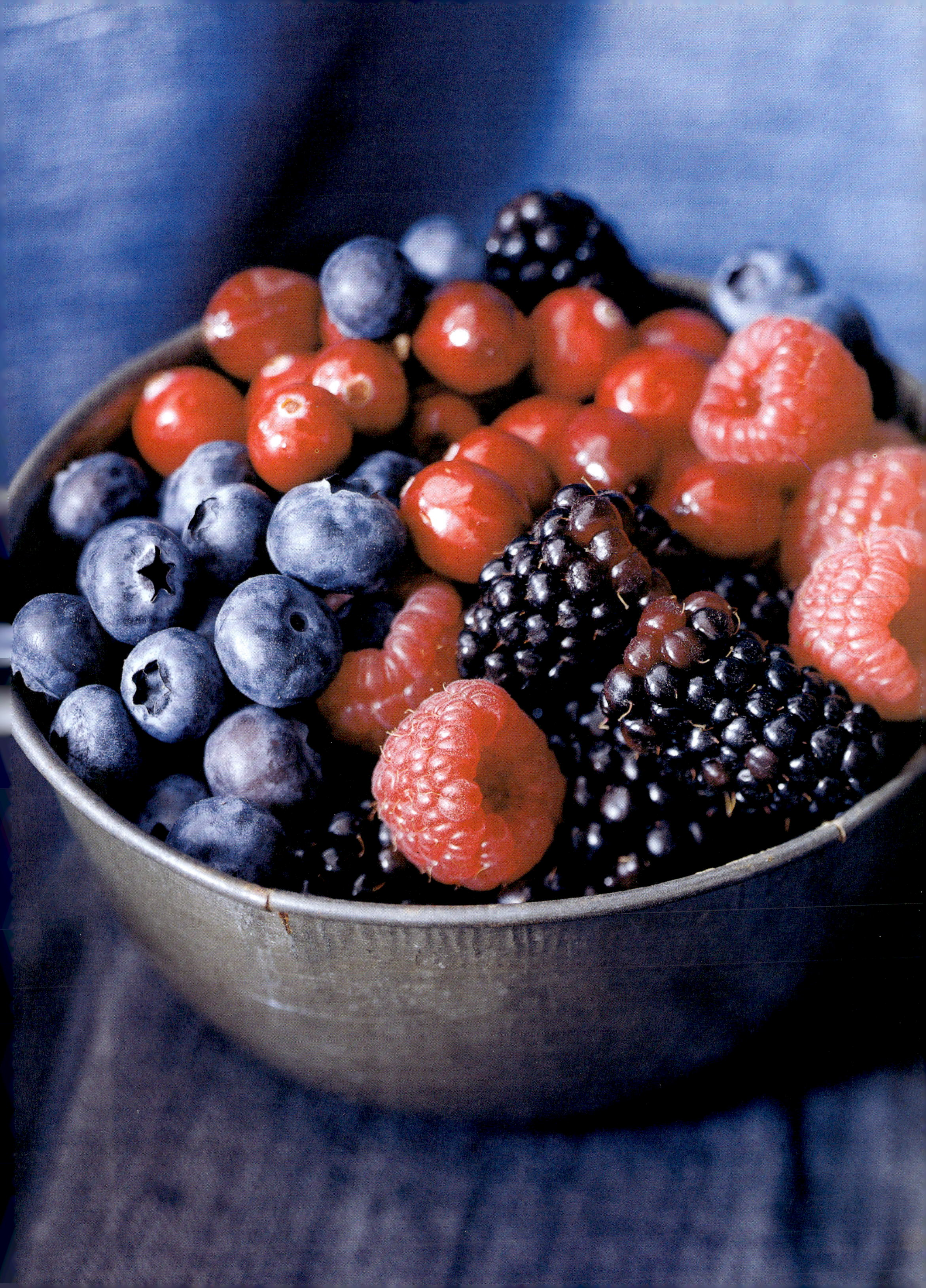

Bohnen

Als nahrhafte Lieferanten pflanzlicher Proteine tragen Bohnen dazu bei, die Menge an „schlechtem" LDL-Cholesterin zu senken, den Blutzucker zu stabilisieren, das Körpergewicht unter Kontrolle zu halten und vor Krebs zu schützen.

Häufiger auf den Speiseplan

- Bohnenkonserven enthalten in der Regel viel Natrium. Besser für die Gesundheit sind frische Produkte: Kochen Sie eine größere Menge Bohnen vor und frieren Sie diese portionsweise ein.
- Gekochte Bohnen mit Kräutern und Gewürzen pürieren und anstelle von Tomatensauce als Pizzabelag verwenden.
- Aus pürierten gekochten Bohnen und Knoblauch lässt sich unter Zugabe von Fleischbrühe und Kräutern, wie z. B. Oregano oder Kreuzkümmel, eine schmackhafte Pastasauce bereiten.
- Stellen Sie aus pürierten Bohnen, Zitronensaft und etwas Tomatenmark einen schmackhafen Brotaufstrich her.
- Rezepte siehe u. a. S. 245, S. 258, S. 289, S. 296, S. 299, S. 300, S. 306

Wertvolle Inhaltsstoffe

Ballaststoffe, lösliche Diese Faserstoffe spielen eine wichtige Rolle beim Abbau von LDL-Cholesterin und vermindern das Risiko von Herz-Kreislauf-Erkrankungen. Sie tragen auch zur Senkung des Blutzuckerspiegels bei, was für Diabetiker wichtig ist.

Ballaststoffe, unlösliche Bohnen sind reich an diesen nützlichen Fasern, die den Darm anregen und Verstopfung verhindern.

Folsäure Die für die gesunde Entwicklung von Föten wichtige Folsäure beugt gleichzeitig Herz-Kreislauf-Erkrankungen vor.

Komplexe Kohlenhydrate Bohnen verursachen ein schnelles Sättigungsgefühl und sind daher ideal für Menschen, die auf ihr Gewicht achten müssen. Die komplexen Kohlenhydrate stellen eine lange vorhaltende, sich nur langsam erschöpfende Energiequelle dar.

Lignane Lignane werden derzeit auf ihre das Herz schützenden und Krebserkrankungen vorbeugenden Eigenschaften untersucht, speziell im Hinblick auf Prostata- und Brustkrebs.

Proteasehemmer Gegenwärtig prüft man, ob Proteasehemmer krebsartige Veränderungen an gesunden Zellen verhindern können.

Saponine Man nimmt an, dass diese Substanzen Krebszellen an der Vermehrung hindern; außerdem gelten sie als Cholesterinsenker.

So holen Sie das Beste heraus

Für die nach dem Verzehr von Bohnen typischen Blähungen sind **Kohlenhydrate** aus der Gruppe der Oligosaccharide verantwortlich. Zur Abhilfe wird vielfach geraten, die Bohnen zunächst einzuweichen, das Wasser vor dem Kochen abzuschütten und durch frisches zu ersetzen.

Einsatzgebiete

- Diabetes
- Herz-Kreislauf-Erkrankungen
- Krebs (u. a. Prostata-, Brust-)
- Übergewicht
- Verstopfung

Pluspunkte für die Gesundheit

Bohnen haben einen höheren Sättigungswert als die meisten anderen Speisen. Der hohe Ballaststoffanteil füllt den Magen und bewirkt einen nur allmählichen Anstieg des Blutzuckers. Die Energieversorgung erfolgt langsam, aber kontinuierlich.

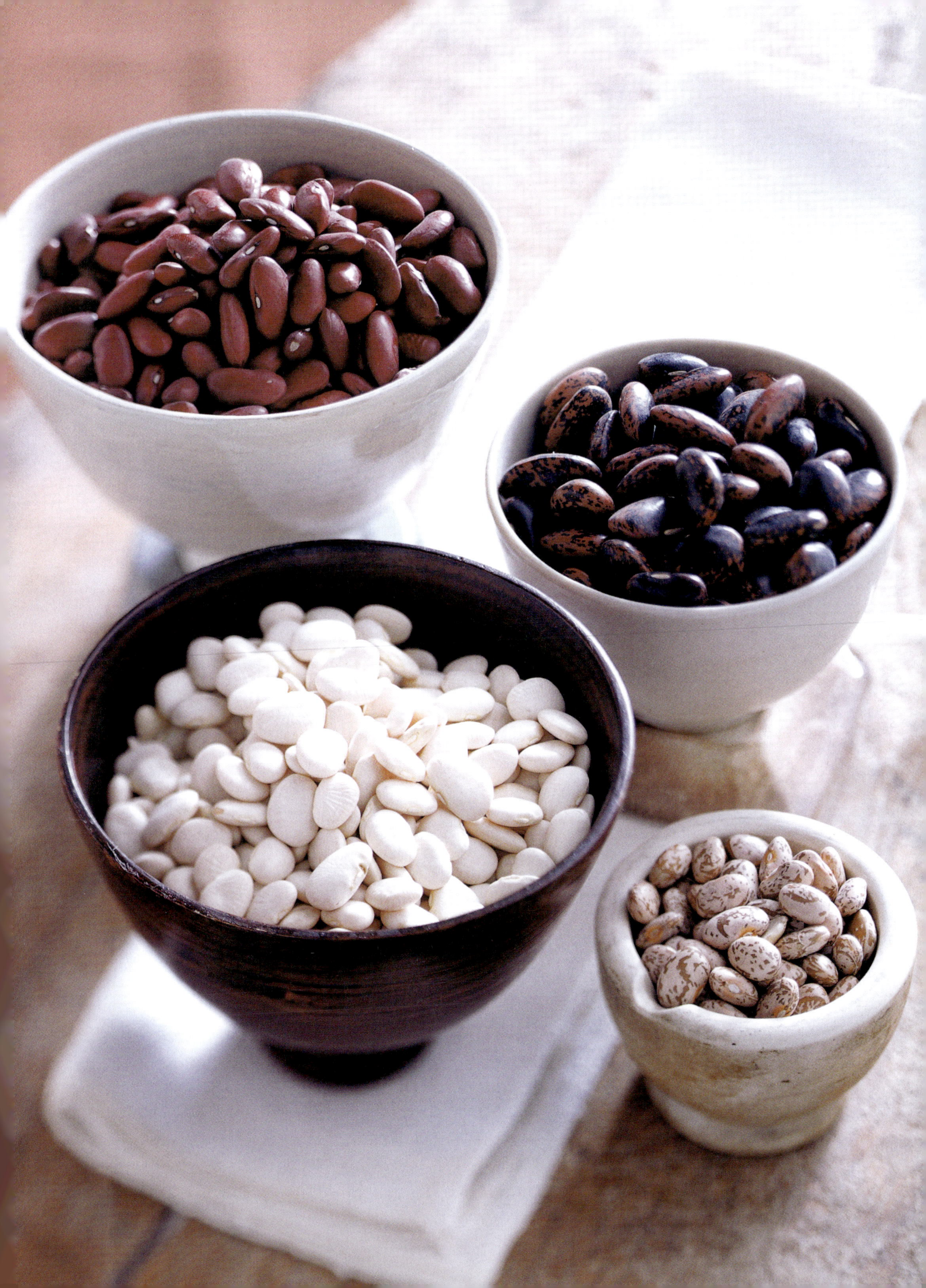

Brokkoli

Brokkoli zählt zu den am besten untersuchten Gemüsearten. Aufgrund seines hohen Gehalts an sekundären Pflanzenstoffen und seiner Fähigkeit, die Abwehrkräfte des Körpers zu mobilisieren, gilt er als überaus gesund.

Häufiger auf den Speiseplan

- Nicht nur die Brokkoliröschen, sondern auch die Stiele sind sehr schmackhaft. Mit einem Schälmesser entfernt man die Haut und schneidet die Stiele dann in Scheiben.
- Pürieren Sie gekochten Brokkoli zusammen mit Milch und Gewürzen und servieren Sie ihn als Suppe, die mit geriebenem Parmesan garniert werden kann.
- Vermengen Sie gekochten Brokkoli mit weichem Frischkäse und verteilen Sie die Masse auf dünnem Fladenbrot. Legen Sie dünne Putenbrustscheiben darauf.
- Zur Herstellung einer Pastasauce püriert man gekochten Brokkoli mit Olivenöl, Knoblauch und rotem Pfeffer aus der Mühle.
- Für einen Brokkolisalat zerkleinern Sie rohen Brokkoli, geben geraspelte Möhren dazu und machen den Salat wie Krautsalat an.
- Rezepte siehe u. a. S. 246, S. 286, S. 312

Wertvolle Inhaltsstoffe

Ballaststoffe, unlösliche Die im Brokkoli enthaltenen unlöslichen Ballaststoffe sorgen für eine regelmäßige Verdauung.

Beta-Karotin Dieses wirkungsvolle Antioxidans trägt dazu bei, die zellschädigenden freien Radikale unwirksam zu machen.

Dithiolthione Diese Stoffe scheinen das antioxidative Glutathion, eine Verbindung, die Krebs entgegenwirkt, zu stimulieren.

Folsäure Dieses B-Vitamin schützt vor Herz- und vermutlich auch vor Krebserkrankungen sowie das ungeborene Kind vor Missbildungen. Etwa 180 g gekochter Brokkoli enthalten 78 Mikrogramm Folsäure; dies entspricht etwa 20 % des Tagesbedarfs.

Glucosinolate Nach dem Verzehr spalten sich diese Stoffe u. a. in Indole, Sulforaphane und Isothiozyanate auf, denen allesamt eine krebsbekämpfende Wirkung nachgesagt wird.

Indole Man nimmt an, dass diese Verbindungen Schutz vor hormonal beeinflussten Krebsarten wie Brust- und Prostatakrebs bieten.

Isothiozyanate Vermutlich regen diese Pflanzenstoffe die körpereigene Produktion krebsbekämpfender Enzyme an und wirken im Zigarettenrauch enthaltenen krebserregenden Stoffen entgegen.

Kalium Dieses Mineral kann den Blutdruck senken und das Risiko eines Schlaganfalls vermindern. Etwa 180 g gekochter Brokkoli enthalten 456 mg Kalium oder 15 % der empfohlenen Tagesmenge.

Kalzium Brokkoli ist ein hervorragender fettarmer pflanzlicher Lieferant dieses für den Knochenaufbau so wichtigen Minerals.

Lutein Dieses Karotinoid kann der Entstehung von Dickdarmkrebs und bestimmten Augenkrankheiten vorbeugen.

Sulforaphan Dieser Stoff steigert vermutlich die Aktivität der krebsbekämpfenden Enzyme im Körper.

Einsatzgebiete

- Bluthochdruck
- Herz-Kreislauf-Erkrankungen
- Krebs (u. a. Brust-, Prostata-)
- Schlaganfall
- Verstopfung

So holen Sie das Beste heraus

Glucosinolate, **Folsäure** und **Vitamin C** können durch Kochen in zu viel Wasser verloren gehen. Es empfiehlt sich, den Brokkoli stattdessen zu dünsten, anzubraten oder im Mikrowellengerät zu garen.

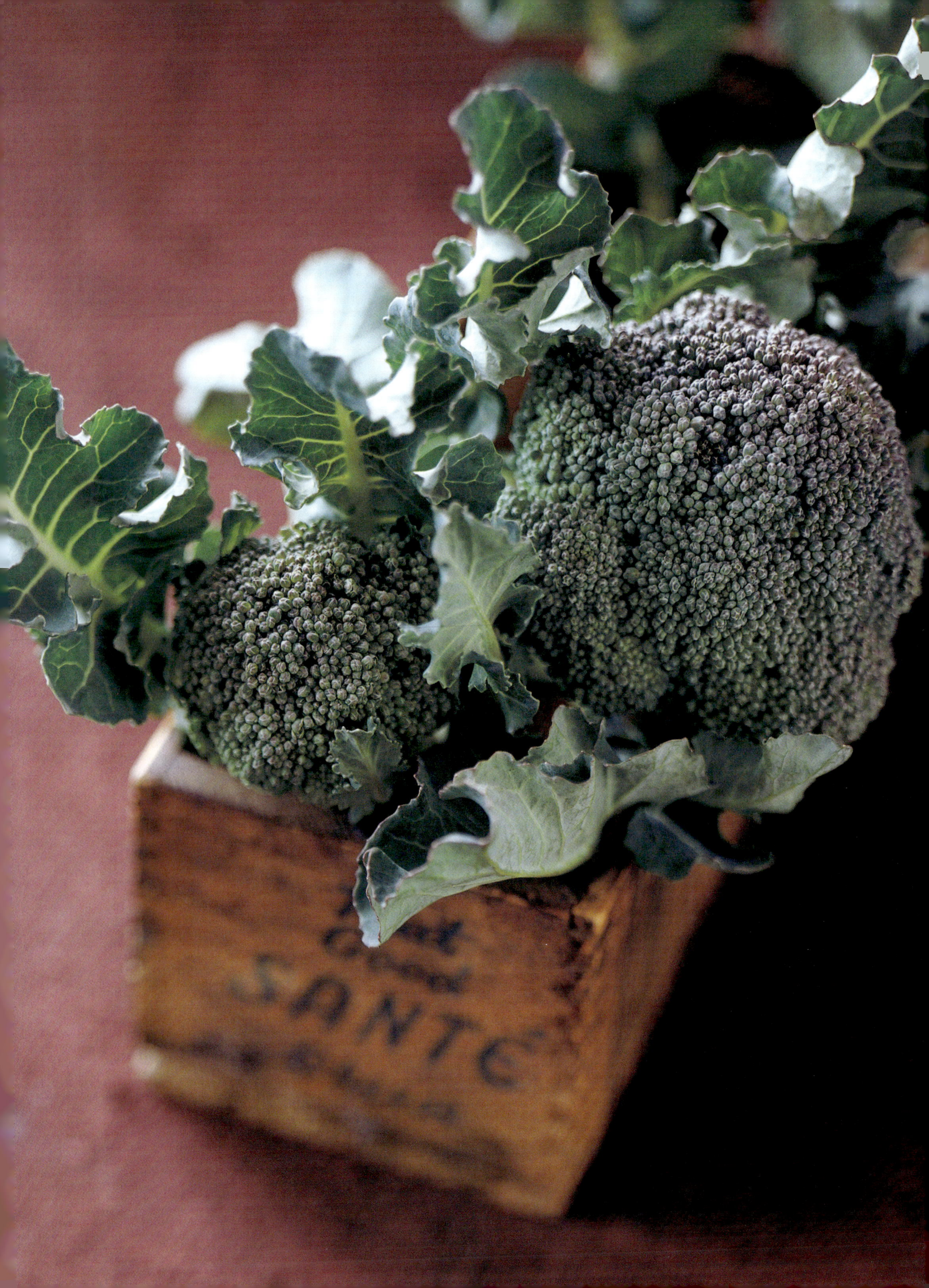
SANTE

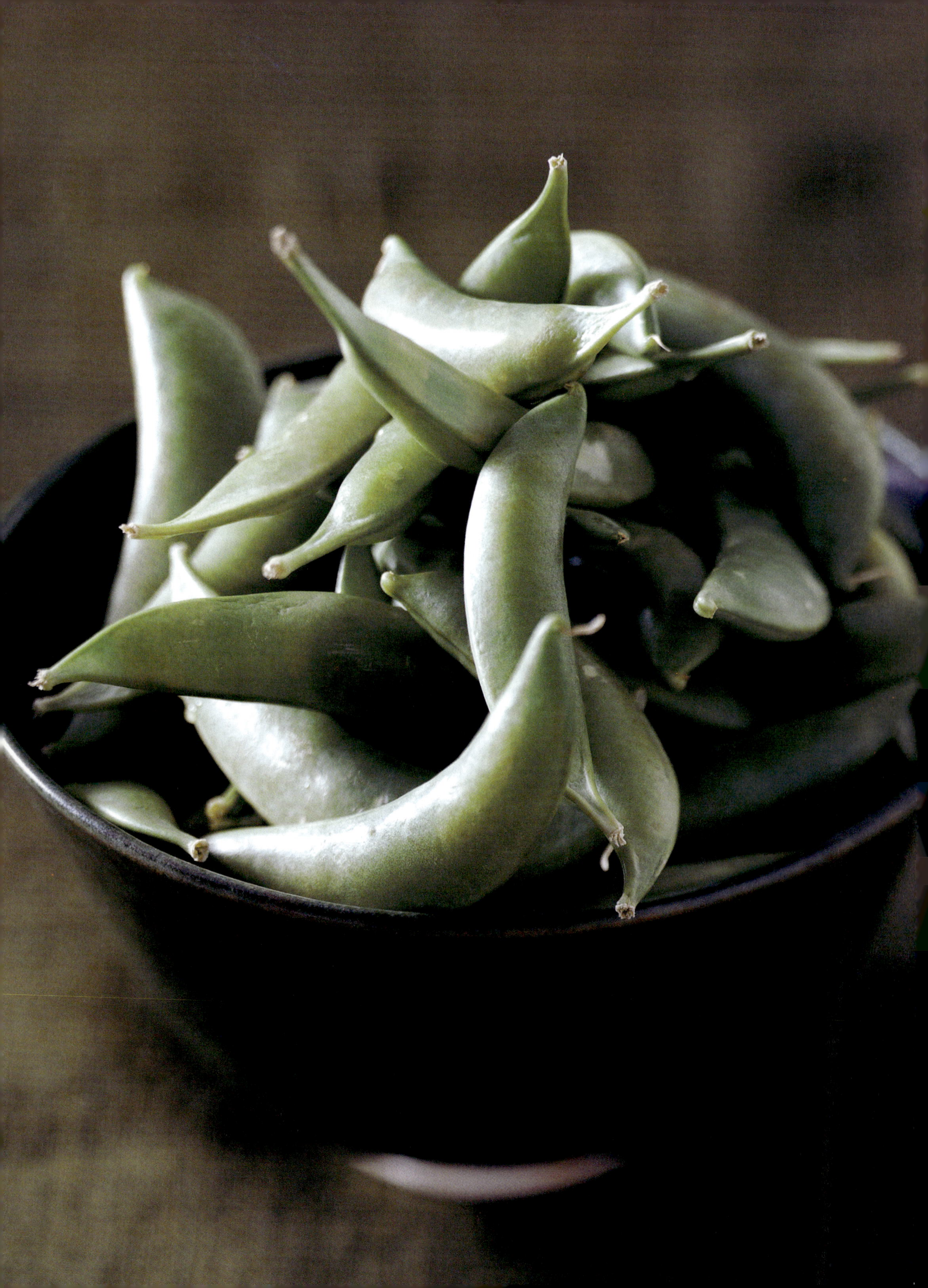

Erbsen

Frische Gartenerbsen sind besonders reich an pflanzlichen Proteinen und nicht hämgebundenem (pflanzlichem) Eisen. Erbsen können das Risiko der Entstehung bestimmter Krebsarten senken sowie Depressionen, hohen Cholesterinwerten und einer Makuladegeneration vorbeugen.

Wertvolle Inhaltsstoffe

Chlorophyll Der gesundheitliche Nutzen von Chlorophyll ist noch nicht ganz erforscht. Einige Studien deuten darauf hin, dass es bestimmte Chemikalien daran hindert, das Erbgut der Zellen zu schädigen.

Folsäure Von diesem in allen Lebensstadien wichtigen B-Vitamin wird angenommen, dass es die Häufigkeit von angeborenen Missbildungen, von Krebs- und Herz-Kreislauf-Erkrankungen sowie möglicherweise sogar von Depressionen senkt.

Lutein Dieses Karotinoid beugt vermutlich Dickdarmkrebs sowie Augenkrankheiten wie Makuladegeneration und grauem Star vor.

Lysin Als Baustein für die Eiweißherstellung spielt diese Aminosäure eine wesentliche Rolle bei der Synthese des Gerüsteiweißes Kollagen und bei der Wiederherstellung von geschädigtem Gewebe. Möglicherweise beeinflusst sie auch Gesichtsherpes positiv.

Proteasehemmer Diese Verbindungen tragen vermutlich dazu bei, die Teilungsgeschwindigkeit von Krebszellen zu vermindern.

Saponine Man nimmt an, dass Saponine die Menge des „schlechten" LDL-Cholesterins verringern, indem sie Cholesterin im Verdauungskanal an sich binden und aus dem Körper leiten.

Tryptophan Diese Aminosäure liegt in kleinen Mengen in Erbsen vor und hält das stimmungsregulierende Serotonin auf dem richtigen Niveau.

Vitamin B_6 Wissenschaftliche Studien haben gezeigt, dass dieses B-Vitamin die Serotoninwerte in die Höhe treiben und damit beispielsweise Depressionen verhindern kann.

Vitamin C Dank seiner antioxidativen Eigenschaften scheint Vitamin C vor Starleiden zu schützen, indem es die schädliche Wirkung freier Radikale mindert.

So holen Sie das Beste heraus

Der Gehalt an hitzeempfindlichem **Vitamin C** und an wasserlöslichen B-Vitaminen (**Folsäure** und **Vitamin B_6**) bleibt relativ hoch, wenn man die Erbsen nur kurz dünstet oder im Mikrowellengerät zubereitet.

Häufiger auf den Speiseplan

- Erbsen dünsten, mit Hüttenkäse verrühren und als Beilage zu gebackenen Kartoffeln verwenden.
- Erbsen mit Thymian und Schalotten in wenig Wasser dünsten. Das Gemüse zusammen mit der Kochflüssigkeit pürieren, Milch zufügen und als Suppe servieren.
- Bieten Sie Erbsen mit essbarer Schote (z. B. Zuckererbsen) als Snack für zwischendurch an.
- Für einen vegetarischen Pfannkuchen nach mexikanischer Art ziehen Sie gedünstete Erbsen, gehacktes Koriandergrün und Chilikäse unter den Pfannkuchenteig.
- Rezepte siehe u. a. S. 251, S. 261, S. 284, S. 295, S. 311, S. 317

Einsatzgebiete

- Depressionen
- Erhöhter Cholesterinspiegel
- Herz-Kreislauf-Erkrankungen
- Krebs (u. a. Dickdarm-)
- Makuladegeneration

Feigen

Der Verzehr von Feigen stärkt Herz und Kreislauf und kann vor prämenstruellem Syndrom (PMS) und Hämorrhoiden schützen. Feigen sind reich an Mineralien, Ballaststoffen und Polyphenolen, die freie Radikale unschädlich machen.

Häufiger auf den Speiseplan

- Reichen Sie frische Feigen zu Ziegenkäse und frischen Schinkenscheiben.
- Getrocknete Feigen klein hacken und in Müsli rühren.
- Bereiten Sie einen Nudelsalat mit frischen Feigenstücken, Fetakäse und gerösteten Pekannüssen. Mit Rotwein-Vinaigrette anmachen.
- Kochen Sie getrocknete Feigen in Wasser, bis sie ganz weich sind. Mit ein wenig Kochflüssigkeit pürieren und als fruchtigen Brotaufstrich verwenden.
- Schneiden Sie getrocknete Feigen in kleine Würfel und mischen Sie sie anstelle von Rosinen in den Plätzchenteig.
- Füllen Sie z. B. Hähnchenbrust mit gehackten, getrockneten Feigen.
- Rezepte siehe u. a. S. 314, S. 337

Wertvolle Inhaltsstoffe

Ballaststoffe Feigen enthalten große Mengen dieser Stoffe (eine getrocknete Feige birgt mehr als 2 g Ballaststoffe). Unlösliche Ballaststoffe beugen Verstopfung und Hämorrhoiden vor. Das in Feigen vorliegende lösliche Pektin kann den Cholesterinspiegel senken.

Ficin Das nur in Feigen vorkommende Enzym Ficin besitzt leicht abführende Eigenschaften und beugt Verstopfungen vor.

Kalium Dieser Mineralstoff kann hohen Blutdruck senken und das Risiko von Herz-Kreislauf-Erkrankungen und Schlaganfällen mindern. Vier frische Feigen enthalten 464 mg Kalium; dies entspricht 15 % des Tagesbedarfs.

Pflanzensterole Diese Substanzen senken wohl den LDL-Cholesterinspiegel und damit das Risiko von Herz-Kreislauf-Erkrankungen.

Polyphenole Die Forschung belegt, dass getrocknete Feigen bis zu 50-mal mehr Polyphenole aufweisen als die meisten gängigen Obst- und Gemüsearten. Polyphenole neutralisieren schädliche freie Radikale und helfen, chronischen Krankheiten vorzubeugen.

Vitamin B_6 Dieses Vitamin unterstützt die Gesundheit von Herz und Kreislauf und kann Linderung bei prämenstruellem Syndrom (PMS) verschaffen. Eine Portion (vier Feigen) enthält 0,2 mg des Vitamins; dies entspricht 11 % des empfohlenen Tagesbedarfs.

So holen Sie das Beste heraus

Frische Feigen sollten innerhalb von 1 Woche verzehrt werden. Getrocknete Früchte lassen sich dagegen gut lagern. Da ihr Wassergehalt niedriger ist, haben getrocknete Feigen eine wesentlich höhere Nährstoffdichte als frische.

Einsatzgebiete

- Erhöhter Cholesterinspiegel
- Hämorrhoiden
- Herz-Kreislauf-Erkrankungen
- Prämenstruelles Syndrom
- Verstopfung

Pluspunkte für die Gesundheit

Feigen besitzen den höchsten Mineralstoffgehalt aller gängigen Früchte und liefern beachtliche Menge an Kalzium, Eisen, Magnesium, Mangan und Kalium. Die Werte pro Portion liegen zwischen 10 und 15 % der empfohlenen Tagesmenge für einen Erwachsenen.

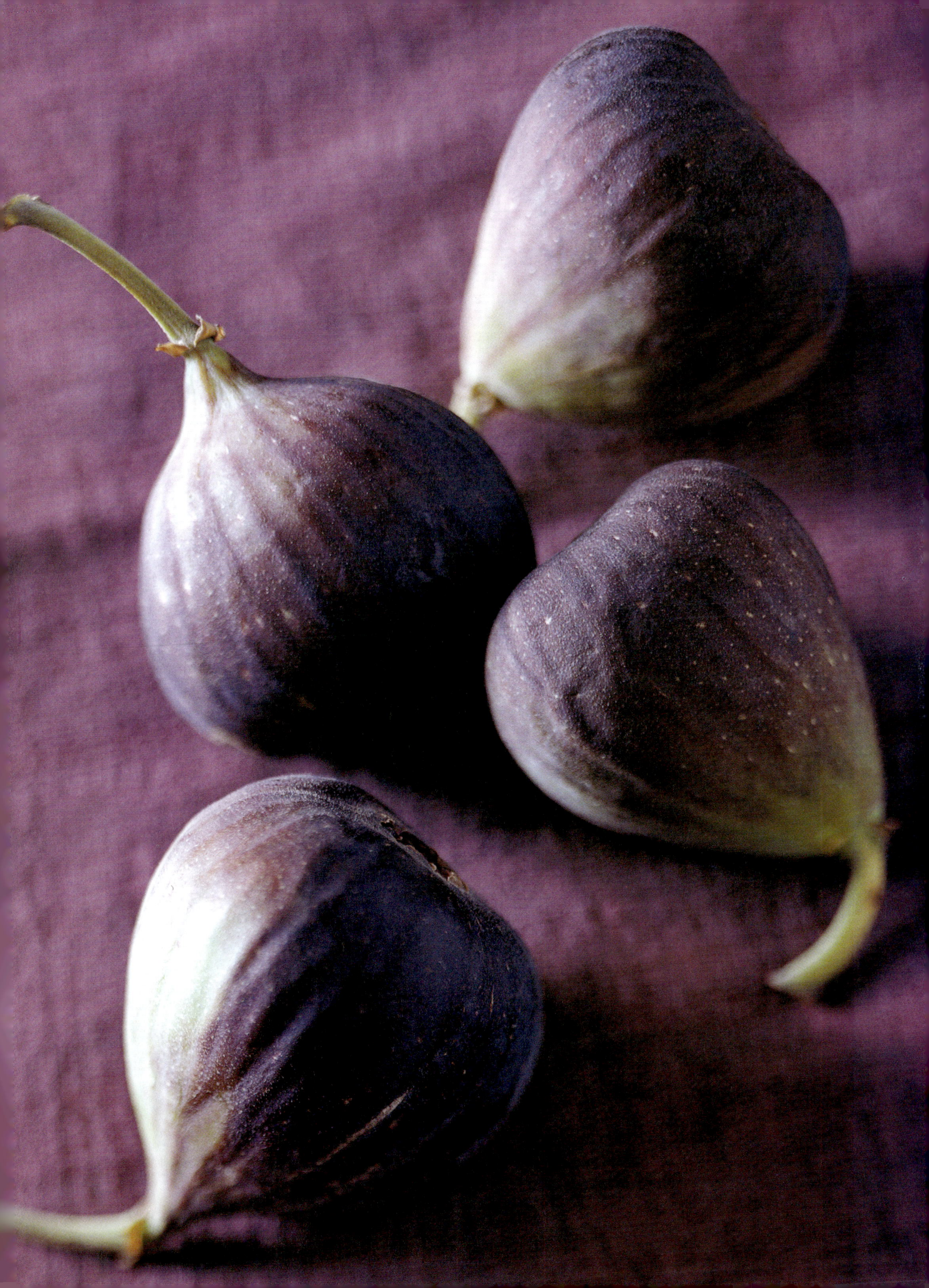

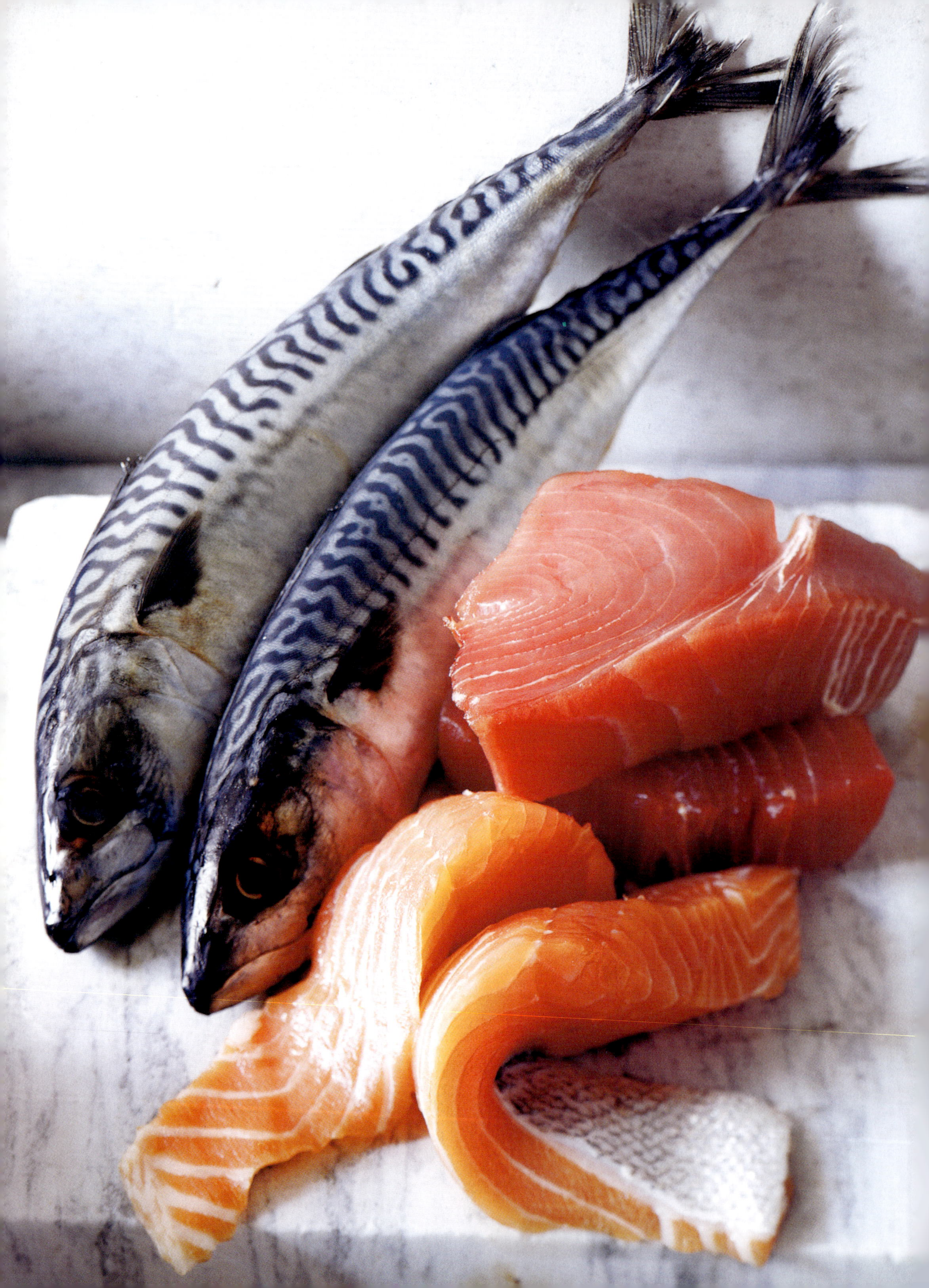

Fettreicher Fisch

Reich an Omega-3-Fettsäuren sind Lachs, frischer Thunfisch, Hering, Makrele, Sardine und Forelle. Fettreiche Fische stärken das Herz und liefern für die Gesundheit entscheidende Proteine, Vitamine und Mineralstoffe.

Wertvolle Inhaltsstoffe

Eisen Makrelen und Sardinen sind reich an diesem Mineralstoff, der das Blut mit Sauerstoff versorgt und vor Blutarmut schützt.

Niacin Dieses B-Vitamin, das für die Umwandlung von Kohlenhydraten in Energie benötigt wird, ist in Fisch reichlich enthalten.

Omega-3-Fettsäuren Fisch enthält Docosahexaensäure (DHA) und Eicosapentaensäure (EPA). Diese Omega-3-Fettsäuren senken das Risiko, an Asthma, Depressionen, Herzleiden, Bluthochdruck, Schuppenflechte oder rheumatoider Arthritis zu erkranken.

Proteine Da Fisch frei von den in anderen eiweißreichen Lebensmitteln enthaltenen, für den Körper schädlichen gesättigten Fetten ist, stellt er eine ausgezeichnete Quelle für hochwertiges Protein dar.

Tyrosin Diese Aminosäure spielt eine Rolle bei der Synthese von Neurotransmittern im Gehirn und fördert die geistige Gesundheit.

Vitamin B_6 Dieses Vitamin trägt zu einem guten Immunsystem und zur Verbesserung der seelischen Verfassung bei.

Vitamin B_{12} In Lachs, Makrele und frischem Thunfisch ist dieses Vitamin, das für die Gesundheit der Blutzellen notwendig ist und die Arbeit des Zentralnervensystems unterstützt, reich vertreten.

Vitamin D Dieses knochenerhaltende Vitamin kommt in nur wenigen Lebensmitteln vor, Lachs und Makrelen aber sind erstklassige Lieferanten.

Häufiger auf den Speiseplan

- Eingelegten Hering in Stücke schneiden und mit gehackten Walnüssen, Roten Beten, Apfelwürfeln und einer Zitronen-Vinaigrette anmachen.
- Dosenthunfisch mit gekochten weißen Bohnen und Zitronensaft pürieren und als Brotaufstrich verwenden.
- Frischen Lachs pochieren, zerlegen und mit Kapern und Dill unter fettarmen Sauerrahm ziehen. Auf Toast servieren.
- Thunfisch mit fettarmem Naturjoghurt, wenig Mayonnaise und frischem Zitronensaft pürieren. Gut geeignet als Sauce für kaltes pochiertes Huhn.
- Machen Sie Fischsalate mit einer Zitrus-Vinaigrette an.
- Rezepte siehe u. a. S. 280, S. 283, S. 286, S. 289, S. 290

So holen Sie das Beste heraus

Fisch sollte man stets gut durchgaren, da Parasiten und potenziell schädliche Mikroorganismen durch Erhitzen abgetötet werden. Mit Gräten in Büchsen konservierte Sardinen sind sehr kalziumhaltig.

Pluspunkte für die Gesundheit

Die in Fischen enthaltenen Nährstoffe sind für die Gesunderhaltung von Herz und Kreislauf so förderlich, dass zahlreiche Ernährungswissenschaftler empfehlen, zweimal wöchentlich 200 g Fisch zu verzehren, um das Herztodrisiko zu senken.

Einsatzgebiete

- Anämie (Blutarmut)
- Bluthochdruck
- Depressionen
- Herz-Kreislauf-Erkrankungen
- Rheumatoide Arthritis

Geflügel

Hähnchen-, Enten- und Putenfleisch stellen nicht nur eine relativ fettarme Quelle für hochwertiges Eiweiß dar, sondern bergen zudem einen hohen Anteil an unentbehrlichen Aminosäuren, B-Vitaminen und Mineralstoffen.

Häufiger auf den Speiseplan

- Knochenfreie Entenbrust ist besonders mager, wenn sie ohne Haut serviert wird. Entfernen Sie die Haut und würzen und braten Sie die Entenbrust wie ein Rindersteak.
- Kaufen Sie haut- und knochenfreie Putenbrust und zerkleinern Sie das Fleisch in einer Küchenmaschine. Auf diese Weise erhalten Sie wirklich mageres Putenhack – garantiert ohne die fetthaltige Haut.
- Besonders saftig werden Putenfrikadellen, wenn man der Hackfleischmasse vor dem Formen Vollkornbrotwürfel oder fein gehackte Pilze zufügt.
- Rezepte siehe u. a. S. 258, S. 261, S. 262, S. 265, S. 267, S. 271

Wertvolle Inhaltsstoffe

Eisen Enten- und dunkles Putenfleisch sind ausgezeichnete Quellen für dieses blutbildende Mineral.

Lysin Als lebenswichtige Aminosäure kann Lysin zur Vorbeugung und Bekämpfung von Herpes beitragen.

Niacin 90 g gekochte, hautfreie Hähnchenbrust liefern fast 12 mg Niacin – über die Hälfte des täglichen Bedarfs. Auch Ente und Pute besitzen einen hohen Gehalt an diesem Vitamin, das u. a. für die Funktionen von Verdauungs- und Nervensystem wichtig ist.

Selen Das in Geflügel reichlich vorhandene Selen trägt zum Schutz vor Krebs, grauem Star, Herz-Kreislauf-Erkrankungen und Makuladegeneration bei. 90 g gekochtes dunkles Putenfleisch liefern 35 Mikrogramm Selen oder 50 % der empfohlenen Tagesmenge.

Tryptophan Diese Aminosäure ist ein Provitamin zur Bildung von Niacin und hilft bei Unruhe, Depressionen und Schlaflosigkeit.

Vitamin B_6 Dieses Vitamin ist in gekochtem hellem Hähnchen- und Putenfleisch reich vorhanden. 90 g davon liefern 0,5 mg; dies entspricht 25 % des Tagesbedarfs. Vitamin B_6 kann Linderung bei Allergien, Asthma und Depressionen bringen und Herz-Kreislauf-Erkrankungen vorbeugen.

Vitamin B_{12} Das nur in tierischen Nahrungsmitteln vorkommende Vitamin vermag Herz und Kreislauf zu stärken und Schwangerschaftskomplikationen vorzubeugen. Auch kann es bei Allergien, Asthma und Depressionen helfen.

Zink Dieser für die Immunzellen wichtige Mineralstoff fördert Fruchtbarkeit und Hautgesundheit und erleichtert die Beschwerden bei prämenstruellem Syndrom (PMS). 90 g Puten-, Enten- oder dunkles Hähnchenfleisch liefern über 2 mg Zink, die etwa 15 % des Tagesbedarfs decken.

Einsatzgebiete

- **Allergien & Asthma**
- **Depressionen**
- **Herpes**
- **Herz-Kreislauf-Erkrankungen**
- **Prämenstruelles Syndrom**

So holen Sie das Beste heraus

Geflügel mit dunklem Fleisch empfiehlt sich wegen des hohen Gehalts an bestimmten Nährstoffen wie **Eisen** und **Selen**. Allerdings enthält dunkles Fleisch wesentlich mehr **Fett,** das sich zu rund 50% in der Haut befindet. Vor dem Verzehr sollte daher die Haut entfernt werden. Wird das Geflügel z.B. für Suppen oder Eintöpfe verwendet, zieht man die Haut schon bei der Zubereitung ab.

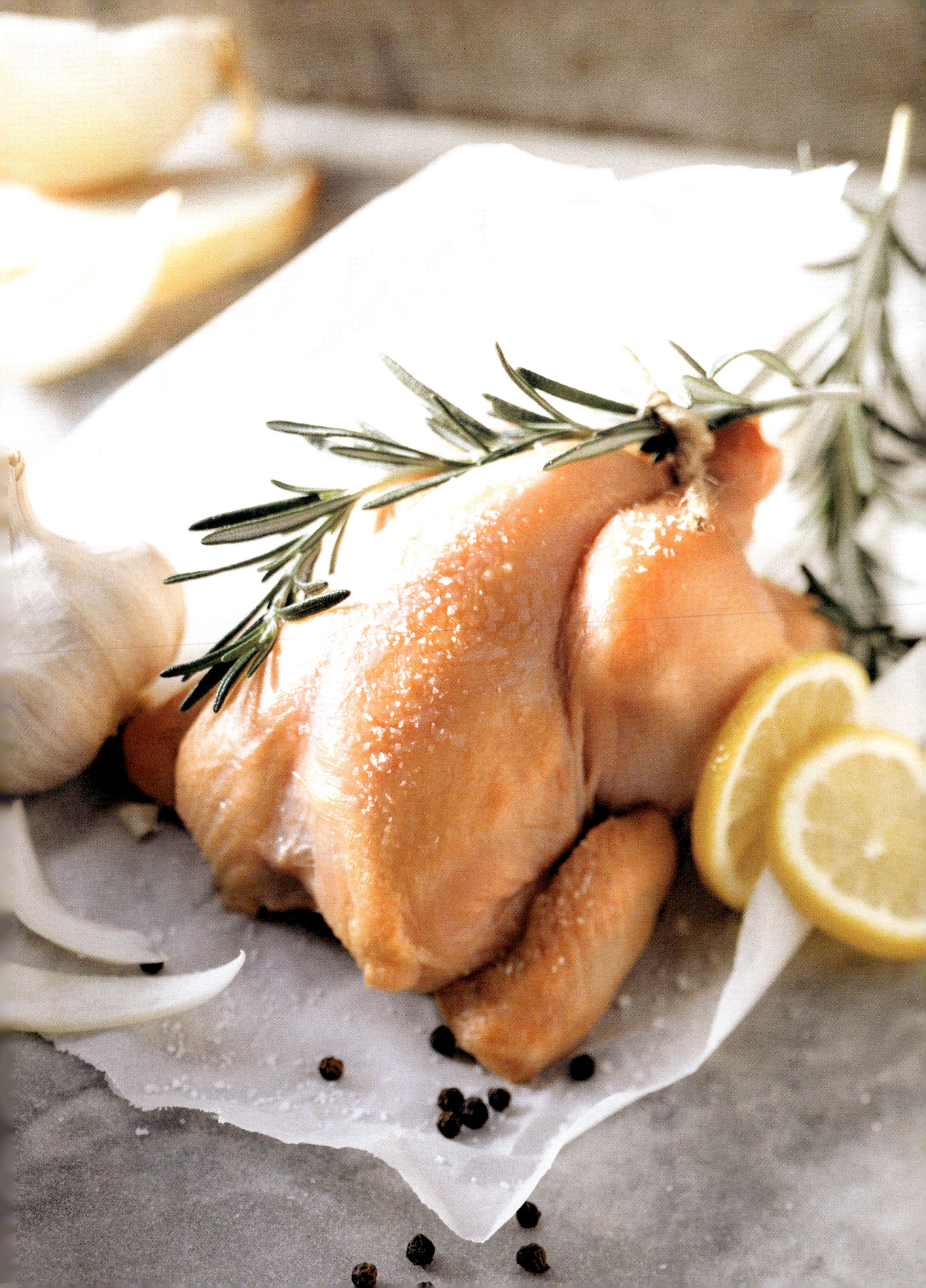

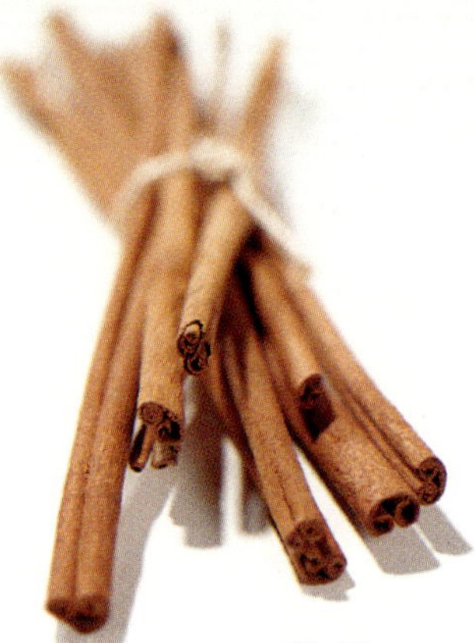

Gewürze

Ingwer

Ingwer wird als frische Wurzel, getrocknet und gemahlen, in Sirup eingelegt und kandiert verkauft und hat einen scharfen Geschmack.

Wertvolle Inhaltsstoffe

Bestimmte Substanzen in Ingwer – Gingerol, Shogaol und Zingiberen – besitzen antioxidative Fähigkeiten, die wohl vor Herz-Kreislauf-Erkrankungen und Krebs schützen. Ingwer kann die Reisekrankheit (Übelkeit, Erbrechen) lindern und besitzt entzündungshemmende Eigenschaften.

Häufiger auf den Speiseplan

Zu verwenden in: heißem Apfel- und Ananaswein, pikanten Suppen, Currys und Eintöpfen, Kuchen, Plätzchen, Muffins, Fruchtdesserts

Cayennepfeffer

Dieses Gewürz wird aus den getrockneten Schoten einer besonderen Chiliart hergestellt.

Wertvolle Inhaltsstoffe

Cayennepfeffer kann zur Linderung der Beschwerden bei Allergien, Erkältungen und grippalen Infekten beitragen. Seine Schärfe verdankt er dem Capsaicin, von dem angenommen wird, dass es ein Abschwellen der Schleimhäute und damit eine Öffnung der Atemwege bewirkt.

Häufiger auf den Speiseplan

Zu verwenden in: Eintöpfen, Suppen, Grill- und Tomatensaucen, Gewürzpanaden, Marinaden, Salatdressings, Obstsalaten, Plätzchen

Koriandersamen

Koriander wird u. a. beim Einlegen von Gemüse verwendet und ist ein wesentlicher Bestandteil von Currypulver.

Wertvolle Inhaltsstoffe

Koriandersamen sollen gegen Magen-Darm-Krämpfe helfen und die Fähigkeit besitzen, Bakterien und Pilze abzutöten. Sie enthalten Limonen, einen Stoff mit vermutlich krebshemmenden Eigenschaften.

Häufiger auf den Speiseplan

Zu verwenden in: herzhaften Suppen, Eintöpfen, Gewürzpanaden, Marinaden und Joghurtsaucen. Koriander passt gut zu Fisch und Geflügel.

Gelbwurz (Kurkuma)

Dieses bitter-scharf schmeckende Gewürz verleiht Currymischungen die gelbe Farbe.

Wertvolle Inhaltsstoffe

Gelbwurz enthält den Farbstoff Curcumin, der die Gesundheit offenbar fördert. Seine antioxidativen Eigenschaften können der Entstehung von Herz-Kreislauf-Erkrankungen und Krebs vorbeugen. Derzeit erforscht man, ob Curcumin der Entwicklung von grauem Star entgegenwirken kann.

Häufiger auf den Speiseplan

Zu verwenden in: Currys, herzhaften Suppen und Eintöpfen, Gewürzpanaden und Marinaden, sauer eingelegtem Gemüse und Joghurtsaucen

Kreuzkümmel

Kreuzkümmel spielt in der Küche einiger Mittelmeerländer eine bedeutende Rolle und ist im Ganzen oder gemahlen erhältlich.

Wertvolle Inhaltsstoffe

Kreuzkümmel bekämpft Bakterien und mit der Nahrung aufgenommene Mikroben wie z. B. *Escherichia coli.* Möglicherweise besitzt er auch antioxidative und krebshemmende Wirkungen.

Häufiger auf den Speiseplan

Zu verwenden in: Suppen, Eintöpfen, Panaden, Saucen, Nudel- und Reissalaten, Brot- und Eierkuchenteigen. Kreuzkümmel passt zu Bohnen, Kartoffeln, Kohl, Linsen, Mais, Möhren, Zwiebeln.

Kümmel

Kümmel gehört zur Familie der Möhren und wird in ganzen Samen und gemahlen verkauft. Er findet u. a. zum Würzen von Roggenbrot und in Sauerkraut oder Gulasch Verwendung.

Wertvolle Inhaltsstoffe

Das in Kümmel enthaltene Limonen kann vor Krebs schützen. Daneben verfügt Kümmel über kleine Mengen an Perilla-Alkohol, der vermutlich zur Vermeidung von Brustkrebs beiträgt.

Häufiger auf den Speiseplan

Zu verwenden in: herzhaften Suppen, Eintöpfen, Salatdressings, scharfen Saucen, pikanten Muffins und Brotteigen. Passt gut zu Möhren, Kohl, Schinken, Schweinefleisch und Wurzelgemüse.

Nelken

Bei Nelken handelt es sich um die getrockneten Blütenknospen des Gewürznelkenbaums.

Wertvolle Inhaltsstoffe

Nelken wirken desinfizierend und können Bakterien wie z. B. das Lebensmittelvergiftungen auslösende *Escherichia coli* abtöten. Der in Nelken enthaltene Wirkstoff Eugenol hemmt die Bildung von Blutgerinnseln. Man nutzt Nelken auch als natürliches Mittel für frischen Atem.

Häufiger auf den Speiseplan

Zu verwenden in: Gewürzpanaden, Grill- und Tomatensaucen. Passen gut zu Schinken und anderem Räucherfleisch.

Muskatnuss

Muskatnuss ist der getrocknete Kern einer tropischen Frucht und sollte sparsam dosiert werden.

Wertvolle Inhaltsstoffe

Vermutlich beugt das in der Muskatnuss vorkommende Eugenol Herz-Kreislauf-Erkrankungen vor, indem es die Bildung von Blutgerinnseln verhindert. Dank der antibakteriellen Wirkung kann z. B. das mit der Nahrung aufgenommene Bakterium *Escherichia coli* unschädlich gemacht werden.

Häufiger auf den Speiseplan

Zu verwenden in: Eiercremes, Käse- und weißen Saucen, Plätzchen. Muskat passt zu grünen Bohnen, Brokkoli, Möhren, Spinat und Süßkartoffeln.

Safran

Safran gilt als das teuerste Gewürz der Welt. Für die Verwendung in der Küche reichen jedoch auch schon kleinste Mengen aus.

Wertvolle Inhaltsstoffe

Neben dem Farbstoff Crocetin, der möglicherweise vor verschiedenen Krankheiten schützen kann, enthält Safran weitere Karotinoide, die vermutlich Herz-Kreislauf-Erkrankungen und Krebs entgegenwirken.

Häufiger auf den Speiseplan

Zu verwenden in: Suppen und Eintöpfen, frischen Pasta-, Pizza- und Brotteigen sowie weißen Saucen. Safran passt gut zu Fisch, Meeresfrüchten und Huhn.

Senfkörner

Senfkörner und Senfpulver haben einen scharfen, leicht rauchigen Geschmack. Manchen Fertigsenfmischungen ist Gelbwurz zugesetzt.

Wertvolle Inhaltsstoffe

Senfkörner enthalten Allyl-Isothiozyanate, die wissenschaftlichen Studien zufolge das Wachstum von Krebszellen hemmen. Die ätherischen Öle in Senf bringen Linderung bei erkältungsbedingten Nasenschleimhautschwellungen.

Häufiger auf den Speiseplan

Zu verwenden in: Eintöpfen, scharfen Saucen, Kraut- und Möhrensalaten, Salatdressings, Currygerichten, selbst gemachten Konserven

Zimt

Zimt wird aus der inneren Rinde eines immergrünen Baumes gewonnen und findet am häufigsten in süßen Backwaren Verwendung.

Wertvolle Inhaltsstoffe

Zimt werden antibakterielle und antimikrobielle Eigenschaften nachgesagt. Der Wirkstoff Zimtaldehyd soll gegen Bakterien wie *Helicobacter pylori* wirken, das u. a. Magengeschwüre verursachen kann.

Häufiger auf den Speiseplan

Zu verwenden in: würzigen Suppen und Eintöpfen, Tomatensaucen, Fleischmarinaden, Pfannkuchen- und Waffelteig, heißen Kakaogetränken

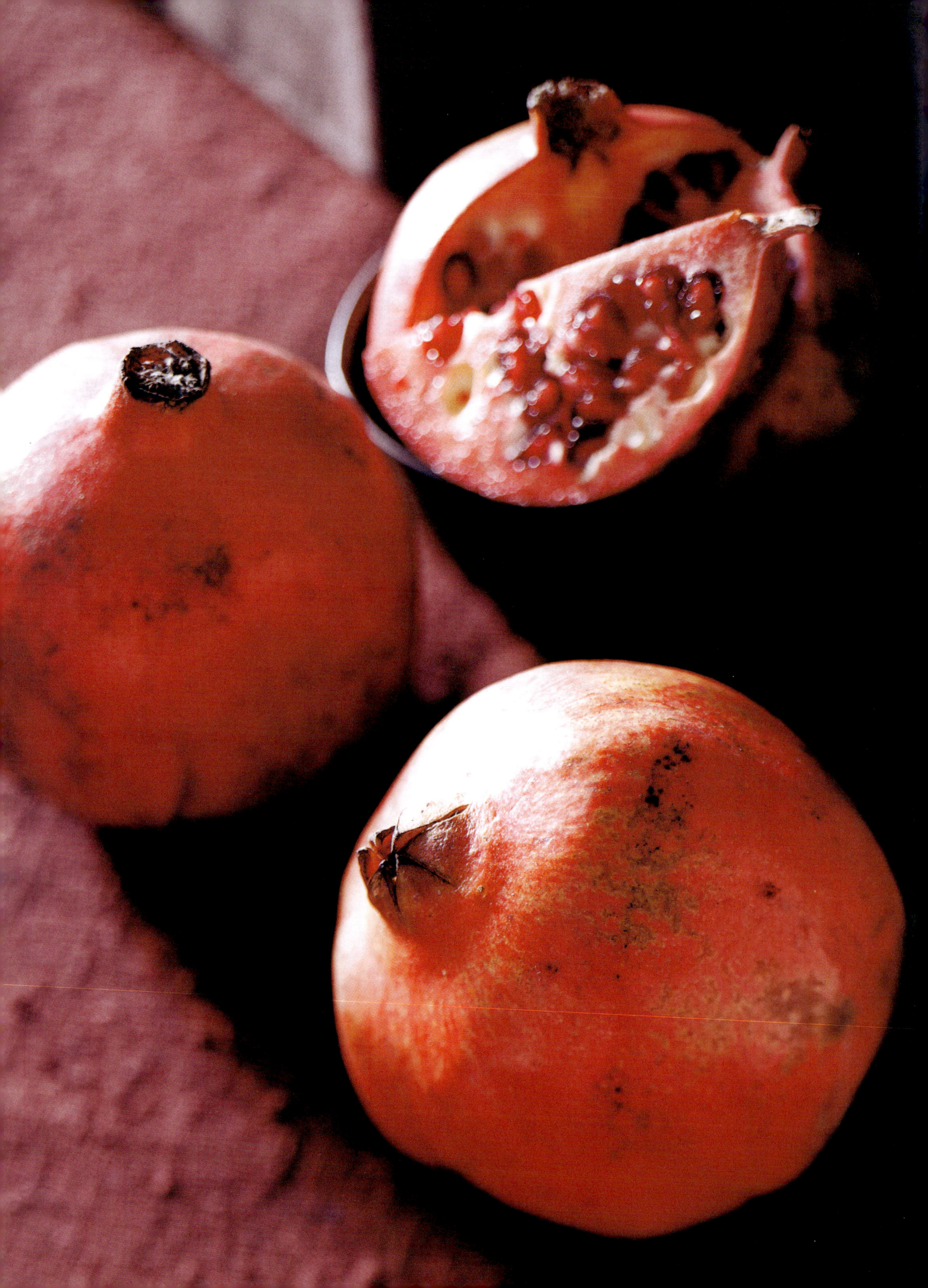

Granatäpfel

Der Granatapfel wird als verjüngende Frucht gepriesen, die das Risiko, an Arteriosklerose zu erkranken, herabsetzen kann. Die apfelgroße Frucht birgt eine Unzahl von Samenkernen, die von einer karminroten Fleischhülle umgeben sind.

Wertvolle Inhaltsstoffe

Anthozyane Da sie freie Radikale neutralisieren, schützen diese Pigmente vermutlich vor Krebs und Herz-Kreislauf-Erkrankungen. Analysen haben gezeigt, dass Granatapfelsaft die doppelte oder dreifache antioxidative Wirkung besitzt wie die gleiche Menge Rotwein oder grüner Tee. Einiges deutet darauf hin, dass Anthozyane die Kapillaren stärken, was Hämorrhoiden- und Krampfaderleiden positiv beeinflusst.

Ballaststoffe Sowohl lösliche als auch unlösliche Ballaststoffe sind in Granatäpfeln vorhanden. Sie helfen bei Verstopfung, unterdrücken das Hungergefühl und senken die Cholesterinwerte.

Ellagsäure Die in Granatäpfeln reich enthaltene Ellagsäure scheint gemeinsam mit anderen Antioxidantien vor Umweltgiften zu schützen.

Kalium Kaliumreiche Lebensmittel können den Blutdruck und möglicherweise auch das Risiko von Herz-Kreislauf-Erkrankungen, Nierensteinen und Schlaganfall senken. Ein Granatapfel enthält 399 mg Kalium, entsprechend 11 % der empfohlenen Tagesmenge.

Katechine Diese sekundären Pflanzenstoffe können Krebs, Herz-Kreislauf-Erkrankungen und Infektionserreger abwehren, indem sie die Zellen vor gefährlichen freien Radikalen schützen.

Mangan Ein Granatapfel liefert 0,9 mg oder 44 % des Tagesbedarfs an diesem Mineralstoff, der für starke Zähne und Knochen unverzichtbar ist.

Häufiger auf den Speiseplan

- Granatapfelsirup enthält Antioxidantien in hoher Konzentration und kann anstelle von Essig im Salatdressing verwendet werden.
- Rote Zwiebelscheiben mit Granatapfelsirup bepinseln, etwas braunen Zucker darüberstreuen und auf dem Rost braten.
- Mischen Sie Granatapfelsaft mit Orangensaft zu einem Erfrischungsgetränk.
- Rühren Sie Granatapfelsaft oder Granatapfelsirup in eine Barbecuesauce.
- Granatapfelsamen und in Würfel geschnittene Zitrusfrüchte in einem Dressing aus Granatapfelsirup und Olivenöl anmachen und als Salsa für gegrilltes Geflügel oder Fisch verwenden.
- Rezepte siehe u. a. S. 284, S. 296

So holen Sie das Beste heraus

Die Granatapfelsamen können im Ganzen verzehrt oder durch ein Sieb gedrückt werden, um den Saft der Fruchtfleischhülle von den harten Kernen zu trennen. Die äußere Schale ist ungenießbar.

Pluspunkte für die Gesundheit

Eine neuere Studie hat ergeben, dass man täglich nur etwa 55 ml Granatapfelsaft trinken muss, um die Gesundheit von Herz und Kreislauf entscheidend zu verbessern und die Menge des „schlechten" LDL-Cholesterins zu senken.

Einsatzgebiete

- **Erhöhter Cholesterinspiegel**
- **Hämorrhoiden**
- **Herz-Kreislauf-Erkrankungen**
- **Krampfadern**
- **Krebs**

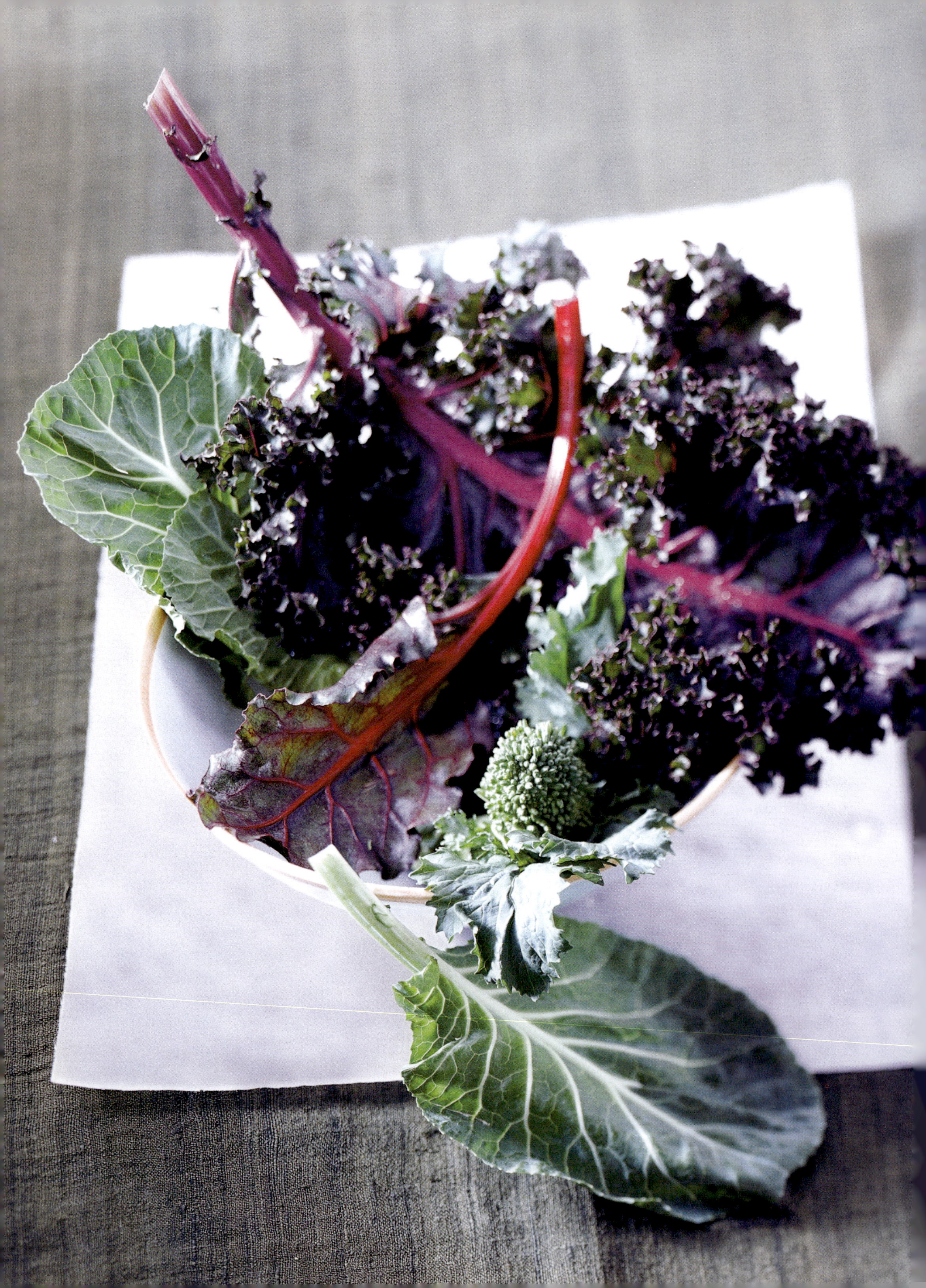

Grüne Blattgemüse

Grüne Blattgemüse wie Grünkohl, Mangold und die jungen Blätter von Mairübchen enthalten Vitamine, Mineralien sowie Ballast- und Bioaktivstoffe, die das Risiko von Herz-, Augen- und bestimmten Krebserkrankungen senken können.

Wertvolle Inhaltsstoffe

Beta-Karotin Grünes Blattgemüse ist reich an diesem Oxidationshemmer, der die Abwehrkräfte im Kampf gegen aggressive freie Radikale stärkt. Mit 5,8 mg pro 125 g (72 % der empfohlenen Tagesmenge) enthält gekochter Grünkohl das meiste Beta-Karotin.

Chlorophyll Dieser Pflanzenfarbstoff kann Veränderungen aufhalten, die gesunde Zellen zu Krebszellen entarten lassen.

Folsäure Grünes Blattgemüse ist eine gute Quelle für dieses wichtige B-Vitamin, das vor der Entstehung bestimmter angeborener Leiden sowie vor Krebs und Herz-Kreislauf-Erkrankungen schützen kann. Grünkohl und die jungen Blätter von Mairübchen (Rübstiel) enthalten mit über 40 % des Tagesbedarfs pro 125 g die meiste Folsäure.

Indole Diese Stoffe senken vermutlich das Risiko von hormonell bedingten Krebsarten, indem sie die Östrogentätigkeit blockieren.

Isothiozyanate Diese Bioaktivstoffe, die teilweise für die Schärfe einiger Blattgemüse verantwortlich sind, sollen zum Schutz vor hormonabhängigen Krebsarten beitragen. Auch geht man davon aus, dass sie krebserregende Umweltschadstoffe abwehren.

Kalzium Dieses Mineral liegt in Blattgemüse vor, doch enthalten z. B. Mangold und Spinat so genannte Oxalate, die die Kalziumaufnahme behindern. Wer zu Nierensteinen oder Gicht neigt, sollte oxalatreiche Kost meiden.

Lutein und Zeaxanthin Diese in Grünkohl in großen Mengen vorkommenden Karotinoide wirken vorbeugend gegen Makuladegeneration.

Sulforaphan Der Bioaktivstoff Sulforaphan kann vermutlich krebsauslösende Substanzen daran hindern, ihre schädliche Wirkung zu entfalten.

Vitamin K Dieses knochenbildende, gerinnungshemmende Vitamin kommt in großen Mengen in Blattgemüse vor. Es kann jedoch blutverdünnende Medikamente in ihrer Wirkung beeinträchtigen.

So holen Sie das Beste heraus

Um die Bioverfügbarkeit von **Beta-Karotin** in grünem Blattgemüse zu erhöhen, sollte man es mit ein wenig Olivenöl kochen. Wenn Sie Blattgemüse in Wasser kochen, kann ein Teil der **Folsäure** entweichen – deshalb sollten Sie das Kochwasser weiterverwenden.

Häufiger auf den Speiseplan

- Mischen Sie kurz angebratenen, gehackten Grünkohl mit Ricotta und Parmesan. Die Masse eignet sich als Füllung für Lasagne oder Cannelloni.
- Grünes Blattgemüse fein hacken und mit Knoblauch in Olivenöl braten, bis es auf der Zunge zergeht. So entsteht ein pikanter Aufstrich für getoastetes Brot.
- Grünes Blattgemüse klein hacken und dünsten. Dann unter Kartoffelpüree ziehen und mit Knoblauch delikat abschmecken.
- Mischen Sie gehacktes grünes Blattgemüse unter Frikadellen- oder Hackbratenteig.
- Rezepte siehe u. a. S. 245, S. 252, S. 278, S. 295, S. 305

Einsatzgebiete

- Herz-Kreislauf-Erkrankungen
- Krebs
- Makuladegeneration
- Schwangerschaftsbeschwerden

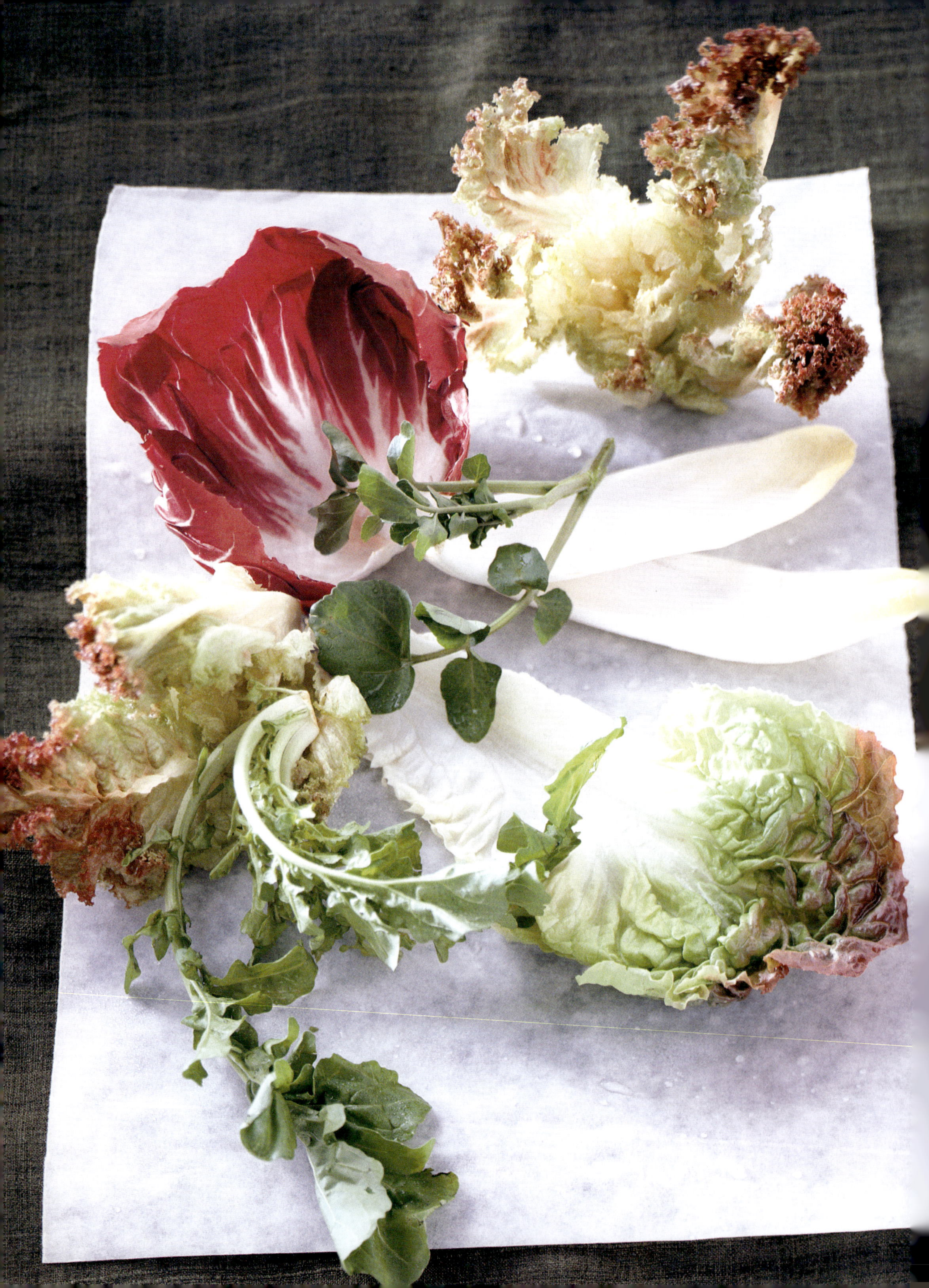

Grüne Blattsalate

Wenn Sie verschiedene Salatsorten mischen, erhöhen Sie die Aufnahme von Ballaststoffen und Antioxidantien. Rucola, Chicorée, Löwenzahn, Endivie, Radicchio und Brunnenkresse bergen unzählige Nährstoffe und wertvolle Substanzen.

Wertvolle Inhaltsstoffe

Ballaststoffe, unlösliche Diese Stoffe bewirken ein Sättigungsgefühl und unterstützen die Darmfunktion.

Beta-Karotin Brunnenkresse, Endivie und insbesondere Chicorée und Löwenzahn enthalten große Mengen von diesem Farbstoff, der vor Akne, Krebs und Augenleiden schützen kann.

Folsäure Etwa 40 g roher Chicorée liefern fast die Hälfte des Tagesbedarfs an Folsäure, die zur Vermeidung von Herz-Kreislauf-Erkrankungen und von Fehlbildungen am ungeborenen Kind beiträgt. Auch Rucola enthält viel Folsäure.

FOS (Fruktooligosaccharide) und Inulin Am Beispiel des Chicorée untersucht man, ob diese unverdaulichen Kohlenhydrate vor Krebs, Verstopfung, Diabetes, Durchfall, Herz-Kreislauf-Erkrankungen, Fettleibigkeit und Osteoporose schützen können.

Kalium Insbesondere Chicorée birgt beachtliche Mengen dieses für das Herz wichtigen Minerals. Etwa 40 g klein geschnittener Chicorée liefern 756 mg Kalium oder 22 % der empfohlenen Tagesmenge.

Vitamin C Chicorée, Löwenzahnblätter und Brunnenkresse sind gute Quellen für dieses Antioxidans, das dem Immunsystem und der Gesundheit von Herz und Kreislauf zugute kommt.

Vitamin E Dieses Vitamin, das wohl vor Krebs und dem Verlust der Sehkraft schützt, ist in Chicorée und Löwenzahn in beachtlichen Mengen zu finden.

Häufiger auf den Speiseplan

- Brunnenkresse oder Rucola in Olivenöl mit Knoblauch und dünnen roten Paprikastreifen kurz anbraten und als heiße Gemüsebeilage servieren.
- Chicorée mit knusprigem Putenrauchfleisch und Vollkorncroûtons in warmer Rotwein-Vinaigrette anmachen.
- Für eine Pastasauce: Löwenzahn in Olivenöl mit weißen Trauben und Pinienkernen kurz anbraten, Pasta darunter ziehen und mit Parmesan bestreuen.
- Servieren Sie z. B. Hähnchen, Fleisch oder Fisch auf einem Bett aus verschiedenen angemachten Blattsalaten.
- Leicht bittere Salatarten, wie Rucola, Brunnenkresse oder Radicchio, eignen sich als Ergänzung für süße Obstsalate.
- Rezepte siehe u. a. S. 249, S. 255, S. 272, S. 280, S. 289

So holen Sie das Beste heraus

Öl erhöht die Aufnahmefähigkeit des Körpers für **Beta-Karotin**. Deshalb sind Salatdressings die idealen Partner für beta-karotinreiche Blattsalate.

Pluspunkte für die Gesundheit

Eine Vorstudie ergab, dass Raucher, die täglich 170 g Brunnenkresse zu sich nehmen, durch den darin enthaltenen sekundären Pflanzenstoff Phenylethyl-Isothiozyanat (PEITC) einen gewissen Schutz gegen Lungenkrebs erlangen.

Einsatzgebiete

- Akne
- Augenleiden
- Herz-Kreislauf-Erkrankungen
- Immundefekt
- Krebs (u. a. Lungen-)

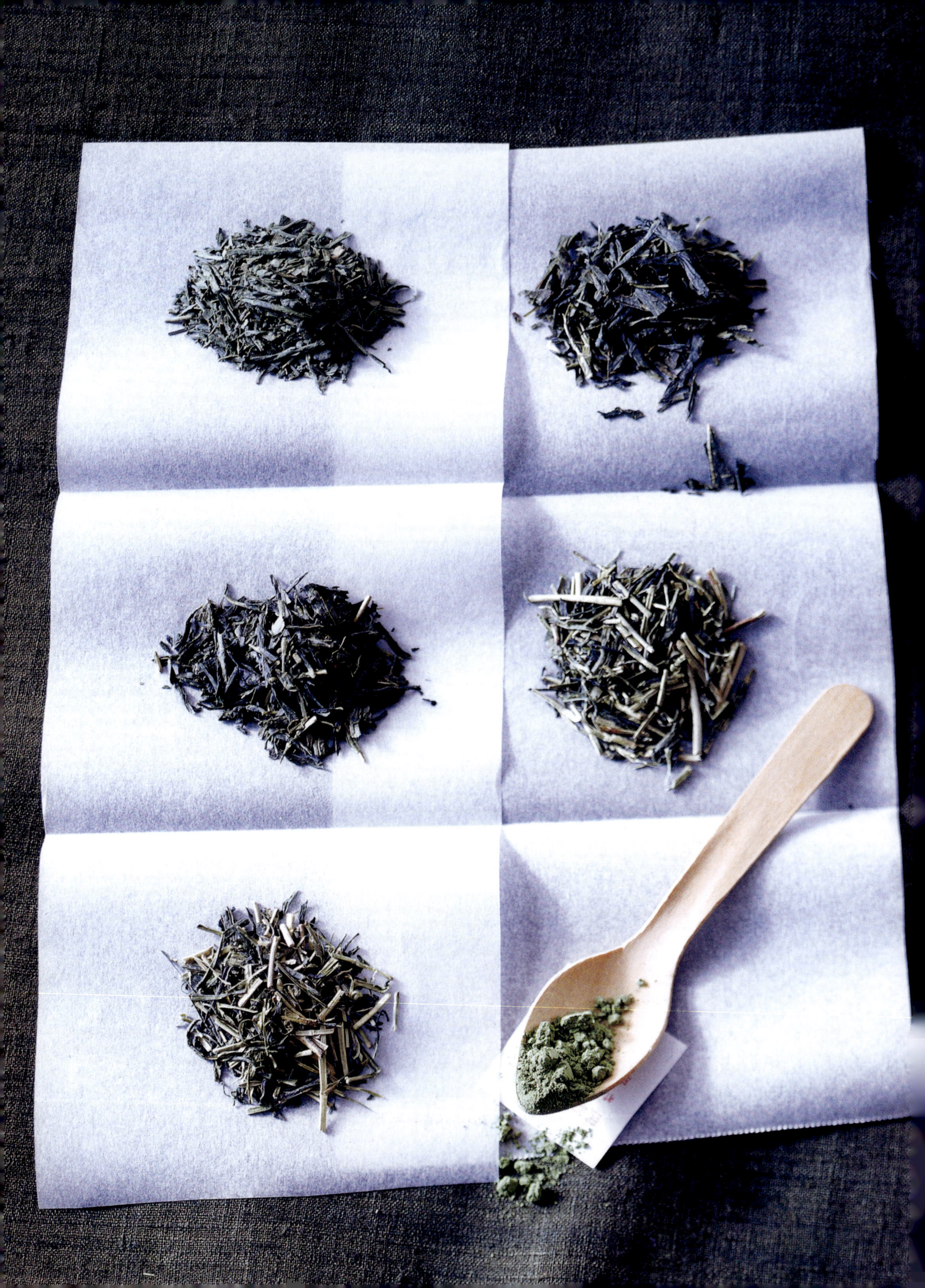

Grüner Tee

Die Heilkräfte von grünem Tee werden in Asien seit Jahrtausenden hoch geschätzt. Im Westen lassen vorbereitende Studien darauf schließen, dass grüner Tee eine vorbeugende Wirkung gegen Krebs und Herz-Kreislauf-Erkrankungen haben könnte. Auch schwarzer Tee wird auf seine gesundheitsfördernden Eigenschaften hin untersucht.

Wertvolle Inhaltsstoffe

EGCG (Epigallocatechingallat) Das zu der Gruppe der Katechine gehörende Flavonoid EGCG ist der vermutlich stärkste Wirkstoff in grünem Tee. Man nimmt an, dass er die Fähigkeit hat, Krebserkrankungen in allen Stadien zu bekämpfen. EGCG besitzt antioxidative Kräfte, um für den Körper schädliche freie Radikale ausfindig zu machen und zu zerstören. Außerdem verfügt es vermutlich über das Potenzial, ein für das Wachstum von Krebszellen verantwortliches Enzym in seiner Aktivität zu hemmen und den Zelltod (Apoptose) in Krebszellen herbeizuführen, ohne dabei gesunde Zellen zu schädigen. Daneben gibt es ernst zu nehmende Hinweise darauf, dass EGCG auch bei der Senkung der „schlechten" LDL-Cholesterinwerte eine Rolle spielen könnte.

So holen Sie das Beste heraus

Wer seinen Tee gern mit Milch trinkt, kann dies beruhigt tun: Die gesundheitsfördernde Wirkung von Tee wird durch die Zugabe von Milch nicht geschmälert. Eine kleine Studie mit gesunden Testpersonen belegt, dass Milch in schwarzem oder grünem Tee keinen negativen Einfluss auf den Gehalt an **Antioxidantien** bzw. deren Wirkung hat. Es könnte sich aber lohnen, losen Tee zu kaufen und das Getränk frisch zuzubereiten, da Laboruntersuchungen gezeigt haben, dass der Gehalt an **Katechinen** in Instanttees und Fertigteegetränken niedriger ist als in Tee, der aus Teeblättern frisch aufgebrüht wurde.

Häufiger auf den Speiseplan

- An heißen Sommertagen grünen Tee zubereiten, mit Honig süßen und kalt stellen. Eisgekühlt servieren.
- Brühen Sie einen Topf grünen Tee auf und verwenden Sie ihn als Grundlage für Gemüsesuppe oder Kraftbrühe.
- Für selbst gemachten Wackelpudding grünen Tee süßen. Danach Sofortgelatine dazugeben und nach Packungsanweisung zubereiten.
- Grüne Teeblätter in warmer Milch einweichen und etwa 30 Minuten ziehen lassen. Die abgeseihte Milch eignet sich für die Zubereitung von süßen Nachspeisen, Kuchen, Pfannkuchen- oder Waffelteig. Man kann sie auch als Zutat für Vanilleeis nutzen.
- Zur Kühlung von Limonade verwendet man Eiswürfel aus gesundem grünem Tee.

Pluspunkte für die Gesundheit

Offensichtlich hilft grüner Tee bei der Gewichtsabnahme. Wissenschaftler gehen davon aus, dass der regelmäßige Genuss von grünem Tee langfristig der Entstehung von Fettleibigkeit entgegenwirkt.

Einsatzgebiete

- Erhöhter Cholesterinspiegel
- Krebs
- Übergewicht

Kartoffeln

Diese vielseitige Knolle ist eine reiche Quelle von Nährstoffen und gesundheitsfördernden Substanzen – besonders, wenn man sie mit ihrer ballaststoffreichen Schale verzehrt. Am besten genießt man Kartoffeln ohne fettreiche Zusätze.

Häufiger auf den Speiseplan

- Verfeinern Sie Hackfleischteig mit kleinen gekochten Kartoffelwürfeln.
- Kartoffeln stellen eine Bereicherung für viele Suppen und Eintöpfe dar. Sobald die Kartoffeln gar sind, kann man einige von ihnen zerdrücken, um das Gericht dicker und sämiger zu machen.
- Für die Zubereitung von Kartoffelpüree empfiehlt es sich, die Kartoffeln mit der Schale zu kochen und beim Zerstampfen einen Teil des Kochwassers mitzuverwenden. Das verbleibende Wasser kann als Grundlage für Suppen und Eintöpfe genutzt werden.
- Zerdrückte gekochte Kartoffeln lassen sich in einem Salatdressing als Ersatz für einen Teil des Öls verwenden. Weitere Zutaten sind gehackter Knoblauch und Zitronensaft oder Essig.
- Rezepte siehe u. a. S. 262, S. 265, S. 302, S. 311, S. 312, S. 317

Wertvolle Inhaltsstoffe

Anthozyane Vermutlich haben diese antioxidativen Pigmente, die in violetten, blauen und roten Schalen von Kartoffeln zu finden sind, eine krebsvorbeugende und herzschützende Wirkung.

Chlorogensäure Dieser sekundäre Pflanzenstoff trägt dazu bei, die Bildung krebserregender Nitrogenverbindungen zu verhindern.

Kaffee- und Ferulasäure Diese in der Kartoffelschale vorkommenden Stoffe ergänzen sich im Kampf gegen Krebserreger.

Kalium Dieses Mineral schützt Herz und Kreislauf und scheint das Risiko von Nierensteinen herabzusetzen.

Komplexe Kohlenhydrate Sie helfen bei Depressionen und Sodbrennen und unterstützen die Gedächtnisfunktion.

Proteasehemmer Diese Verbindungen scheinen nach ersten Untersuchungen Krebs in verschiedenen Stadien zu hemmen.

Saponine Diese Stoffe stehen im Ruf, die Rate an Herz-Kreislauf-Erkrankungen und das Krebsrisiko senken zu können.

Vitamin B_6 Dieses Vitamin kann die Symptome bei Depressionen, Schlaflosigkeit und prämenstruellem Syndrom lindern.

Vitamin C Dieses wichtige antioxidative Vitamin dient dem Schutz vor freien Radikalen und der Steigerung der Immunabwehr.

So holen Sie das Beste heraus

Die meisten Nährstoffe bleiben erhalten, wenn man Kartoffeln mit der Schale isst, z. B. als Folienkartoffeln. Werden Kartoffeln mit Schale gekocht, sollte man das Kochwasser möglichst weiterverwenden, da es viele **B-Vitamine** enthält.

Einsatzgebiete

- Depressionen
- Gedächtnisschwäche
- Herz-Kreislauf-Erkrankungen
- Krebs
- Nierensteinleiden

Pluspunkte für die Gesundheit

Eine Studie mit gesunden, jedoch an Gedächtnisschwäche leidenden älteren Menschen ergab, dass durch den Verzehr von etwa 320 g Kartoffelpüree täglich sowohl das Kurz- als auch das Langzeitgedächtnis erheblich verbessert wurde.

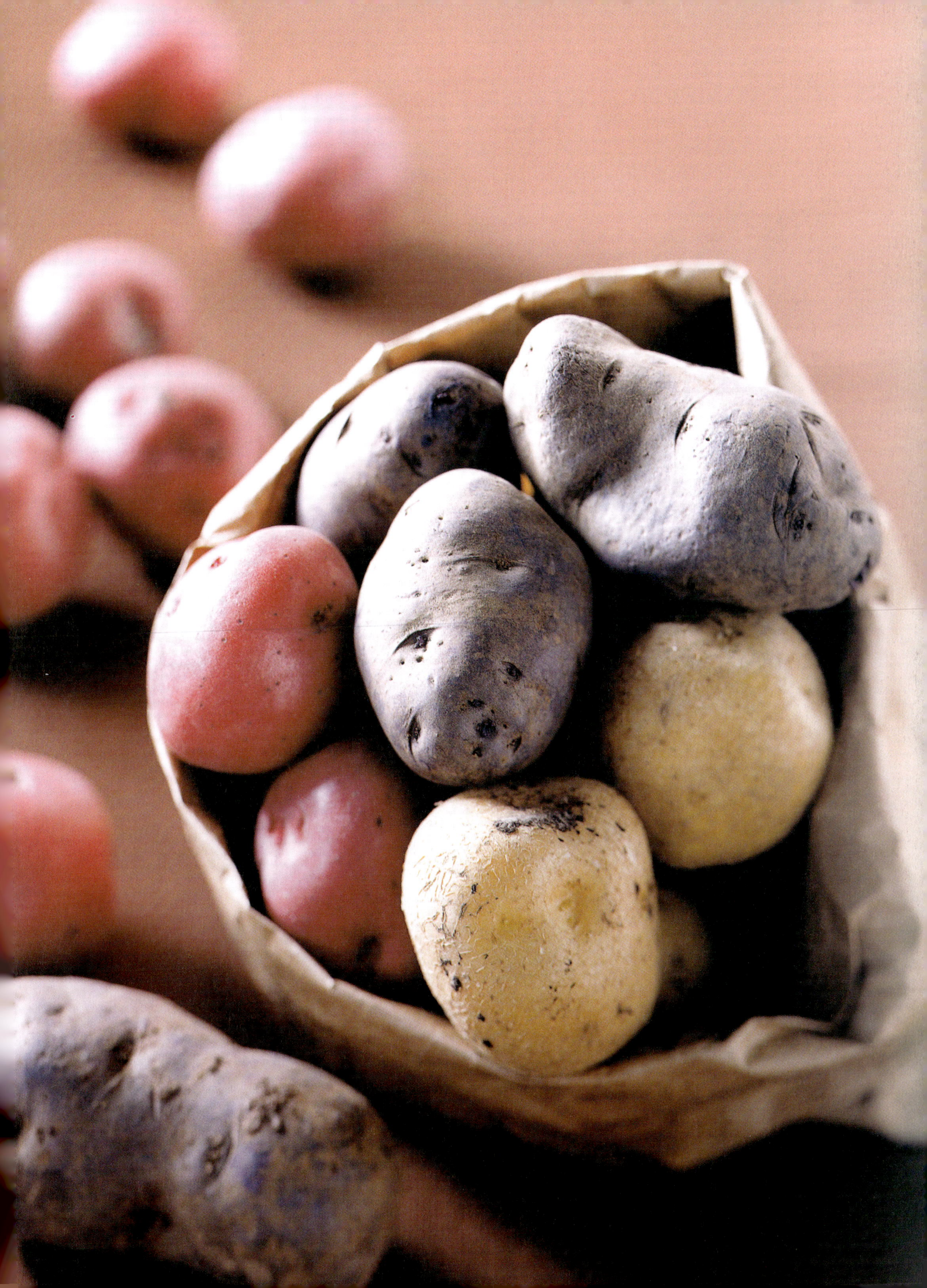

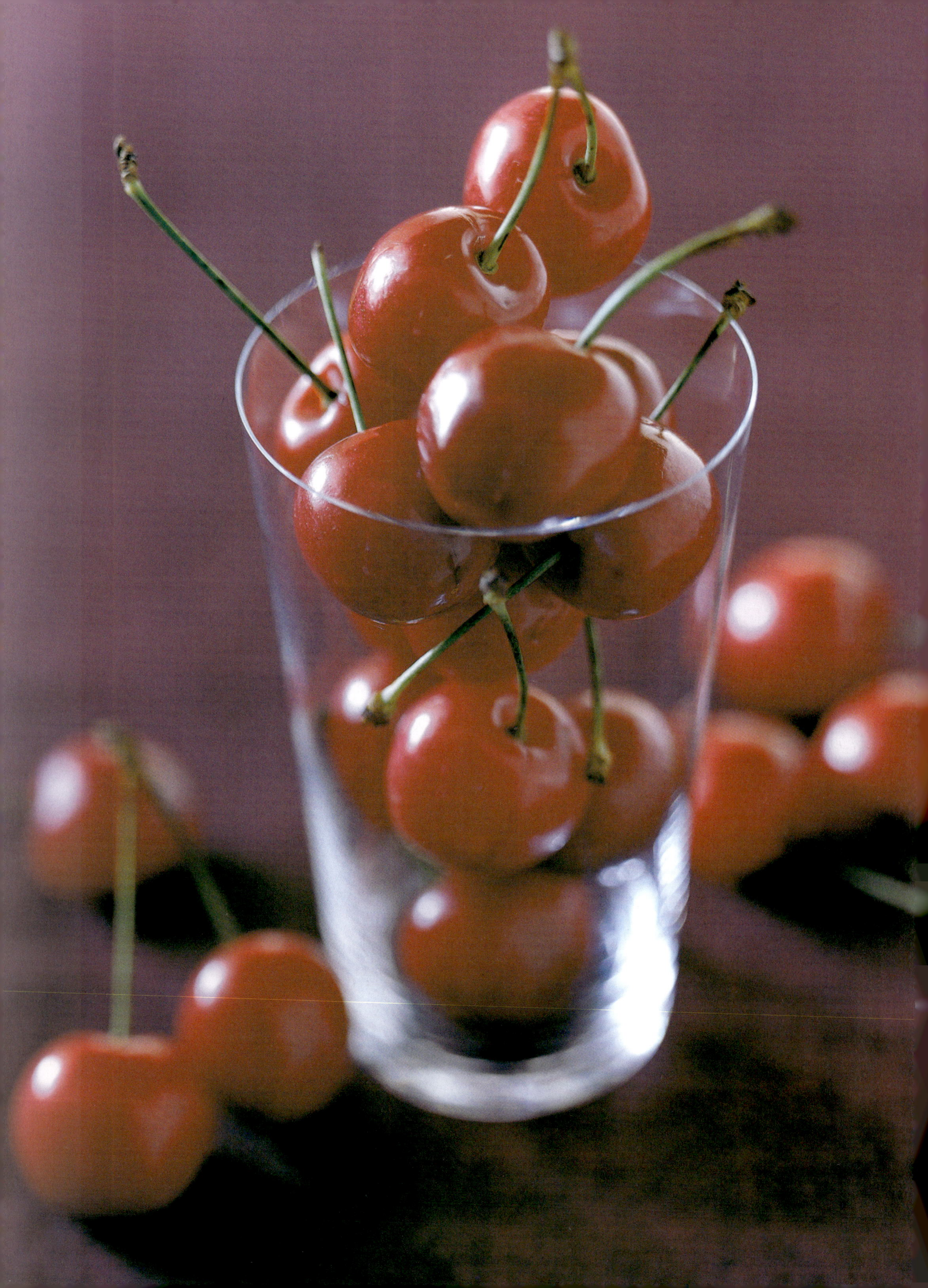

Kirschen

Sie sind saftig, süß oder süßsauer und enthalten eine Reihe gesundheitsfördernder Bioaktivstoffe, die vermutlich bestimmten Krebsarten und Herzerkrankungen vorbeugen können.

Wertvolle Inhaltsstoffe

Anthozyane Diese pflanzlichen Farbstoffe reduzieren die Oxidation von „schlechtem" LDL-Cholesterin und können Herz-Kreislauf-Erkrankungen vorbeugen.

Chlorogensäure Wahrscheinlich schützt diese Phenolverbindung vor krebsauslösenden Stoffen wie z. B. den in Zigarettenrauch enthaltenen Nitrosaminen.

Perilla-Alkohol Wissenschaftlichen Studien zufolge ist davon auszugehen, dass Perilla-Alkohol eine Schrumpfung von Bauchspeicheldrüsen-, Brust-, Leber- und Lungentumoren bewirkt und den Zelltod in Tumorzellen herbeiführt, ohne gesunde Zellen zu schädigen.

Rutin Vermutlich ist dieser Stoff, der die Wirksamkeit von Vitamin C steigert, an der Gesunderhaltung von Venen und Kapillaren beteiligt.

Quercetin Kirschen sollen beachtliche Mengen an Quercetin enthalten – ein häufig untersuchtes Flavonoid, das sich durch krebshemmende und antioxidative Wirkungen auszeichnet. Einige Studien bringen Quercetin auch in Zusammenhang mit einem verminderten Risiko von koronaren Herzerkrankungen und bestimmten Krebsarten.

Zyanidin Dieses in Kirschen vorkommende Anthozyan hemmt entzündungsfördernde Enzyme.

Häufiger auf den Speiseplan

- Mischen Sie klein gehackte Kirschen mit Schalotten, grünen Paprikastreifen und Sellerie und übergießen Sie die Zutaten mit einem scharfen Dressing. Schmeckt hervorragend als Salsa zu gegrilltem Fleisch oder Geflügel.
- Rühren Sie Kirschstückchen in Kuchen- oder Plätzchenteig.
- Gefrieren Sie Kirschsaft in einem Eiswürfelbereiter. Geben Sie die gefrorenen Saftwürfel mit Kirschsaft, Kirschen und Joghurt in einen Mixer und pürieren Sie die Zutaten zu einem erfrischenden Getränk.
- Verwenden Sie Kirschsaft statt Rotwein in schmackhaften Saucen.
- Rosinen lassen sich oft durch getrocknete Kirschen ersetzen.
- Rezepte siehe u. a. S. 256, S. 324, S. 337, S. 339

So holen Sie das Beste heraus

Kirschen enthalten **Vitamin C**, das durch Kochen teilweise verloren geht. Erste Untersuchungen zeigten, dass man durch Zugabe einiger gehackter Kirschen zu Hackfleischteig die Konzentration der HAAs (heterozyklischer aromatischer Amine), der krebserregenden Verbindungen, die beim Kochen von Fisch oder Fleisch entstehen, senken kann.

Pluspunkte für die Gesundheit

Wissenschaftlich ist noch nicht erwiesen, dass Kirschen und Kirschsaft Gichtschmerzen lindern können. Erste Forschungsergebnisse deuten jedoch darauf hin, dass das in Kirschen enthaltene Zyanidin über entzündungshemmende Eigenschaften verfügt.

Einsatzgebiete

- **Herz-Kreislauf-Erkrankungen**
- **Krampfadern**
- **Krebs (u. a. Bauchspeicheldrüsen-, Brust-, Lungen-, Leber-)**

Kiwis

Diese eiförmige Frucht liefert nicht nur große Mengen an Vitamin C, sie ist auch reich an Bioaktivstoffen, die das Immunsystem stärken und bestimmte Augenleiden, Krebs und Herz-Kreislauf-Erkrankungen abwenden können.

Häufiger auf den Speiseplan

- Ein gesundes und schmackhaftes Getränk erhält man, indem man geschälte Kiwis und Limettensaft in ein Mixgerät gibt und püriert. Mit Mineralwasser auffüllen und mit Eiswürfeln servieren.
- Für eine pikante Kiwi-Beilage bereitet man Kiwi-Stücke mit Gurke, roter Paprikaschote und etwas Olivenöl zu und serviert die Beilage zu gegrilltem Hähnchen.
- Einen Salat aus Fetakäse, Tomaten und Romanasalat mit in Scheiben geschnittenen Kiwis bereichern. Mit Balsamico-Vinaigrette würzen.
- Verfeinern Sie eine gekaufte Tomatensauce mit gehackten Kiwistücken. Eignet sich als Dip oder pikante Würze zu Fleisch- oder Geflügelgerichten.
- Rezepte siehe u. a. S. 274, S. 333

Wertvolle Inhaltsstoffe

Actinidin Indem es natürliche Verdauungsvorgänge anregt, fördert dieses Enzym die Verwertung und Ausscheidung der Nahrung.

Ballaststoffe Das in der Kiwi enthaltene lösliche Pektin schützt vor Herz-Kreislauf-Erkrankungen und Diabetes, während unlösliche Faserstoffe Verstopfungen vorbeugen. Eine Kiwi enthält 2,6 g Ballaststoffe (10 % der empfohlenen Tagesmenge). Fast die Hälfte hiervon sind lösliche Faserstoffe.

Chlorogensäure Dieses Antioxidans besitzt offenbar die Fähigkeit, der Entwicklung von Krebstumoren vorzubeugen.

Chlorophyll Zwar ist über die gesundheitsfördernde Wirkung von Chlorophyll noch nicht viel bekannt; vermutlich kann es aber das Erbgut in den Zellen vor Schädigungen bewahren.

Kalium Kiwis stellen eine ausgezeichnete Quelle für Kalium dar, ein Mineral, das die Herztätigkeit fördert und eine entscheidende Rolle bei der Regulierung des Blutdrucks spielt. Eine Kiwi enthält 252 mg Kalium, entsprechend 8 % des Tagesbedarfs.

Lutein Dieses Karotinoid senkt möglicherweise das Risiko, an Dickdarmkrebs, grauem Star und Makuladegeneration zu erkranken.

Vitamin C Kiwis besitzen einen außerordentlich hohen Gehalt an diesem wichtigen Vitamin, das als wirkungsvolles Antioxidans fungiert. Vitamin C schützt vor einem Anschwellen der Nasenschleimhäute bei Erkältungen und beugt Herz-Kreislauf-Erkrankungen vor. Auch hilft es dabei, das Immunsystem zu stabilisieren und scheint vorbeugend gegen bestimmte Krebsarten zu wirken. Man geht davon aus, dass die antioxidative Wirkung von Vitamin C auch Starerkrankungen verhindert. Eine Kiwi enthält etwa 75 mg Vitamin C.

Einsatzgebiete

- Augenleiden
- Bluthochdruck
- Herz-Kreislauf-Erkrankungen
- Krebs
- Verstopfung

So holen Sie das Beste heraus

Wer Kiwis roh verzehrt, profitiert optimal von dem hohen **Vitamin-C**-Gehalt. Wenn Sie Fleisch, Geflügel oder Fisch mit Kiwis zubereiten, z. B. in einem Salat, sollte man die Mischung vor dem Servieren nicht allzu lange stehen lassen. Das in Kiwis enthaltene Enzym **Actinidin** beginnt sonst, das tierische Eiweiß zu spalten und Bitterstoffe freizusetzen.

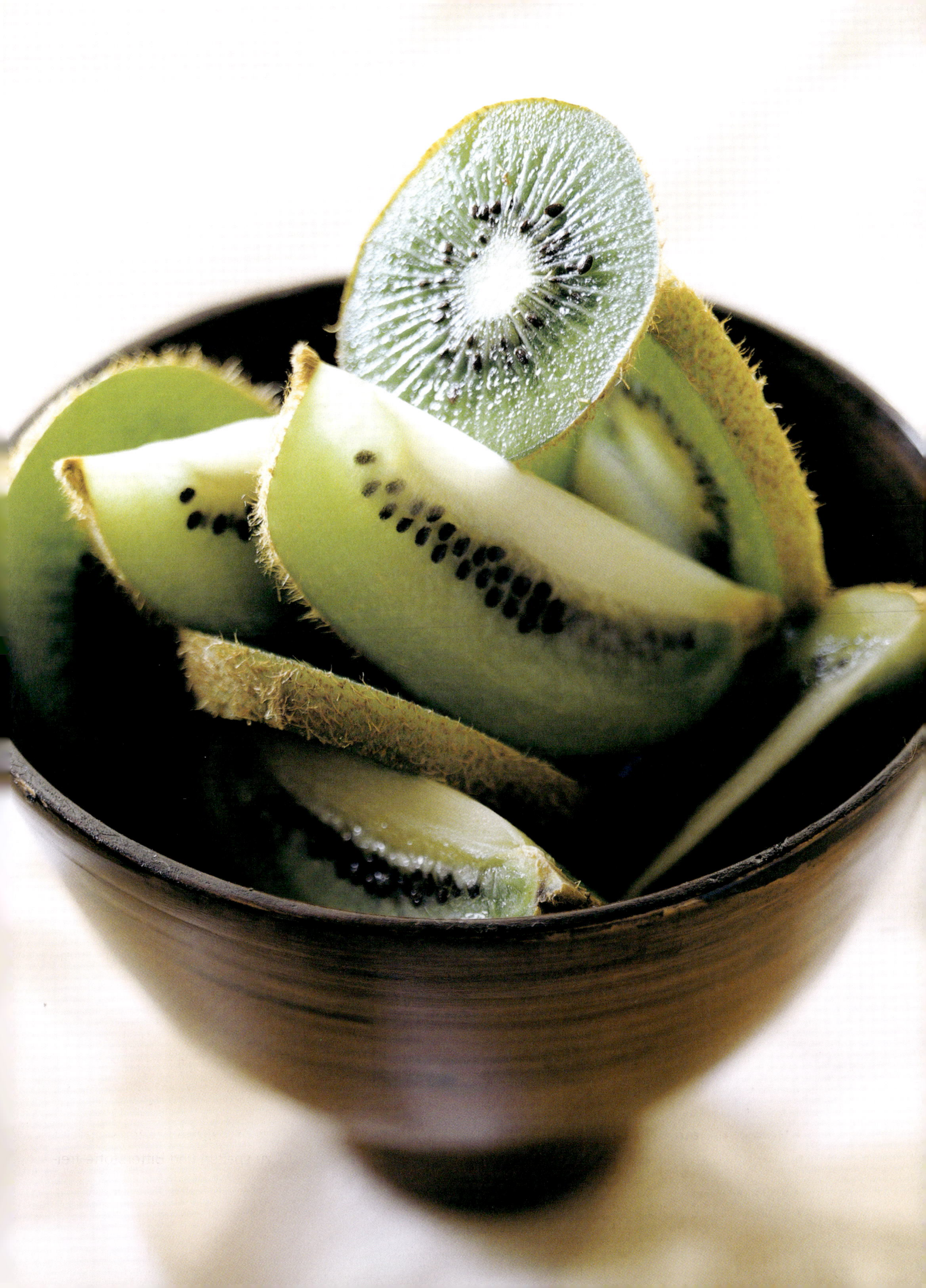

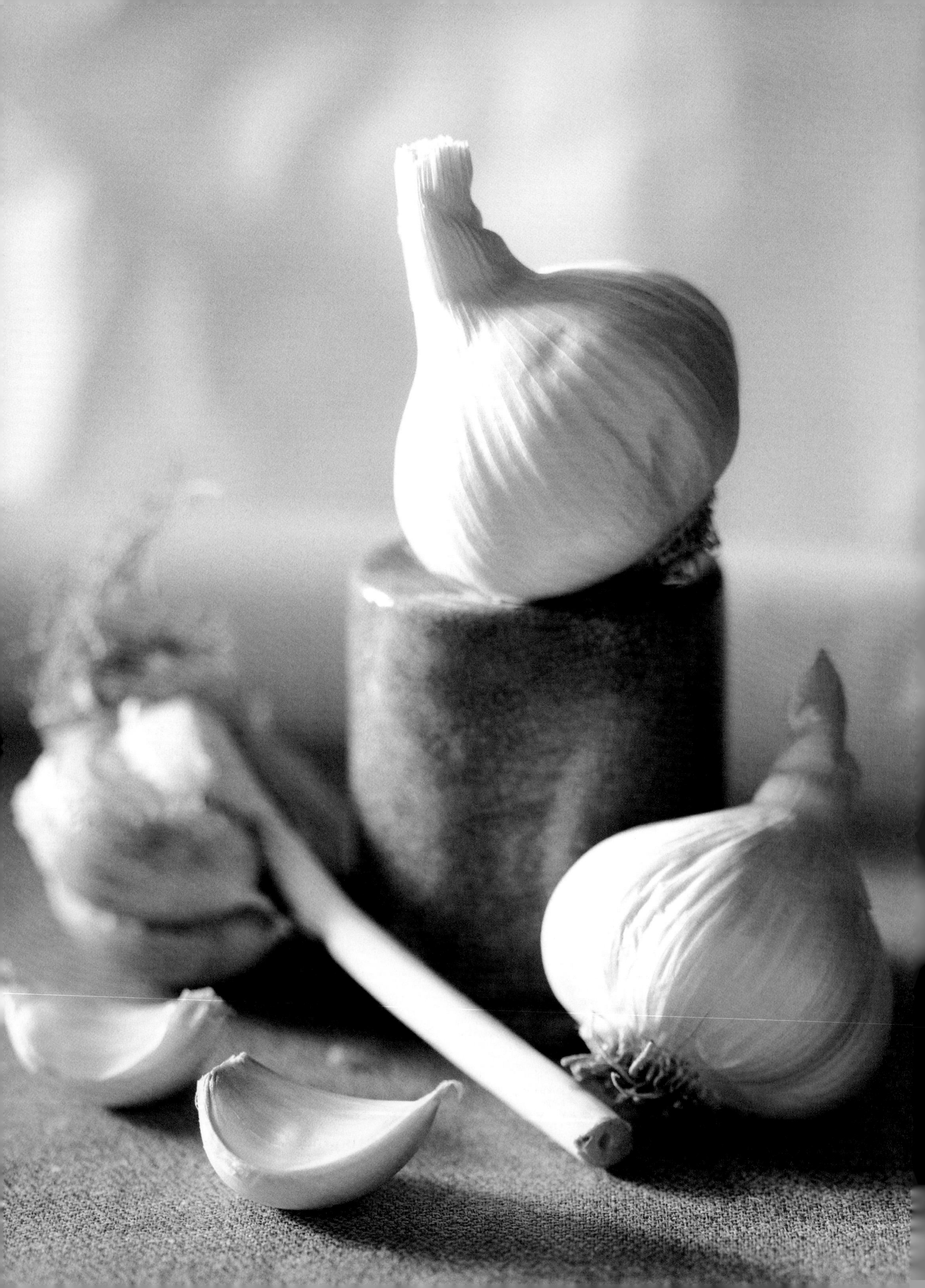

Knoblauch

Bereits um 1500 v. Chr. wurde Knoblauch in Ägypten als Heilpflanze gegen eine ganze Reihe von Krankheiten eingesetzt, darunter Herzerkrankungen, Wunden, Tumoren, Parasiten und Kopfschmerzen. Nicht wenige dieser Heilwirkungen werden von der modernen Wissenschaft bestätigt.

Wertvolle Inhaltsstoffe

Ajoene Wahrscheinlich sind diese Stoffe für die antithrombotische (gerinnungshemmende) Wirkung des Knoblauchs verantwortlich und entfalten überdies eine pilztötende Aktivität.

Allicin Diese Substanz besitzt antibakterielle Eigenschaften und entsteht, wenn Knoblauch gepresst oder zerkleinert wird, wobei zahlreiche schwefelhaltige Aromastoffe freigesetzt werden. Diese Verbindungen sind für den charakteristischen scharfen Geruch des Knoblauchs verantwortlich.

Allylsulfide Man nimmt an, dass diese Schwefelverbindungen das Tumorwachstum stoppen, die schädliche Wirkung von krebserregenden (kanzerogenen) Substanzen hemmen und den Zelltod (Apoptose) von Krebszellen herbeiführen können.

Schwefelverbindungen Diese chemischen Substanzen, zu denen auch Ajoene und Allylsulfide gehören, besitzen vermutlich antikarzinogene, gerinnungshemmende, fungizide und antioxidative Wirkungen. Schwefelverbindungen regen auch die Tätigkeit von Glutathion an, einem Stoff, der krebserregende Stoffe abwehren kann.

Häufiger auf den Speiseplan

- Mehrere Knoblauchzehen fein hacken und in fettarmen Sauerrahm einrühren. Eignet sich als Dip für Rohkost.
- Braten Sie ganze, ungeschälte Knoblauchzehen in Olivenöl an. Der Knoblauch wird weich und cremig und kann als Brotaufstrich verwendet werden.
- Bereiten Sie eine Pastasauce mit Knoblauch und Walnüssen: Jeweils die gleiche Menge an geschälten Knoblauchzehen und Walnüssen mit ein wenig Olivenöl und frischem Zitronensaft glattrühren. Heiße Pasta unterziehen.
- Im Mixer Knoblauch, Joghurt und frisches Koriandergrün zu einem herzhaften Getränk mischen.
- Klein gehackter Knoblauch gibt Brot und Salzgebäck oder pikanten Pasteten eine besondere geschmackliche Note.
- Rezepte siehe u. a. S. 242, S. 245, S. 309, S. 311, S. 314, S. 317, S. 339

So holen Sie das Beste heraus

Damit der Knoblauch seine volle gesundheitliche Wirkung entfalten kann, sollte man ihn nach dem Zerkleinern oder Pressen 10 Minuten lang stehen lassen und erst dann weiterverarbeiten. Erst durch die kurze Ruhezeit werden das **Allicin** und seine kraftvollen Verbindungen aktiviert.

Pluspunkte für die Gesundheit

Wenn Knoblauch verdaut wird, gelangen die darin enthaltenen Schwefelverbindungen teilweise in den Blutstrom und werden mit der Atemluft oder mit dem Schweiß wieder ausgedünstet. Der nachträgliche Verzehr von Petersilie kann den Geruch etwas abmildern.

Einsatzgebiete

- **Herz-Kreislauf-Erkrankungen**
- **Krebs**
- **Thrombose**

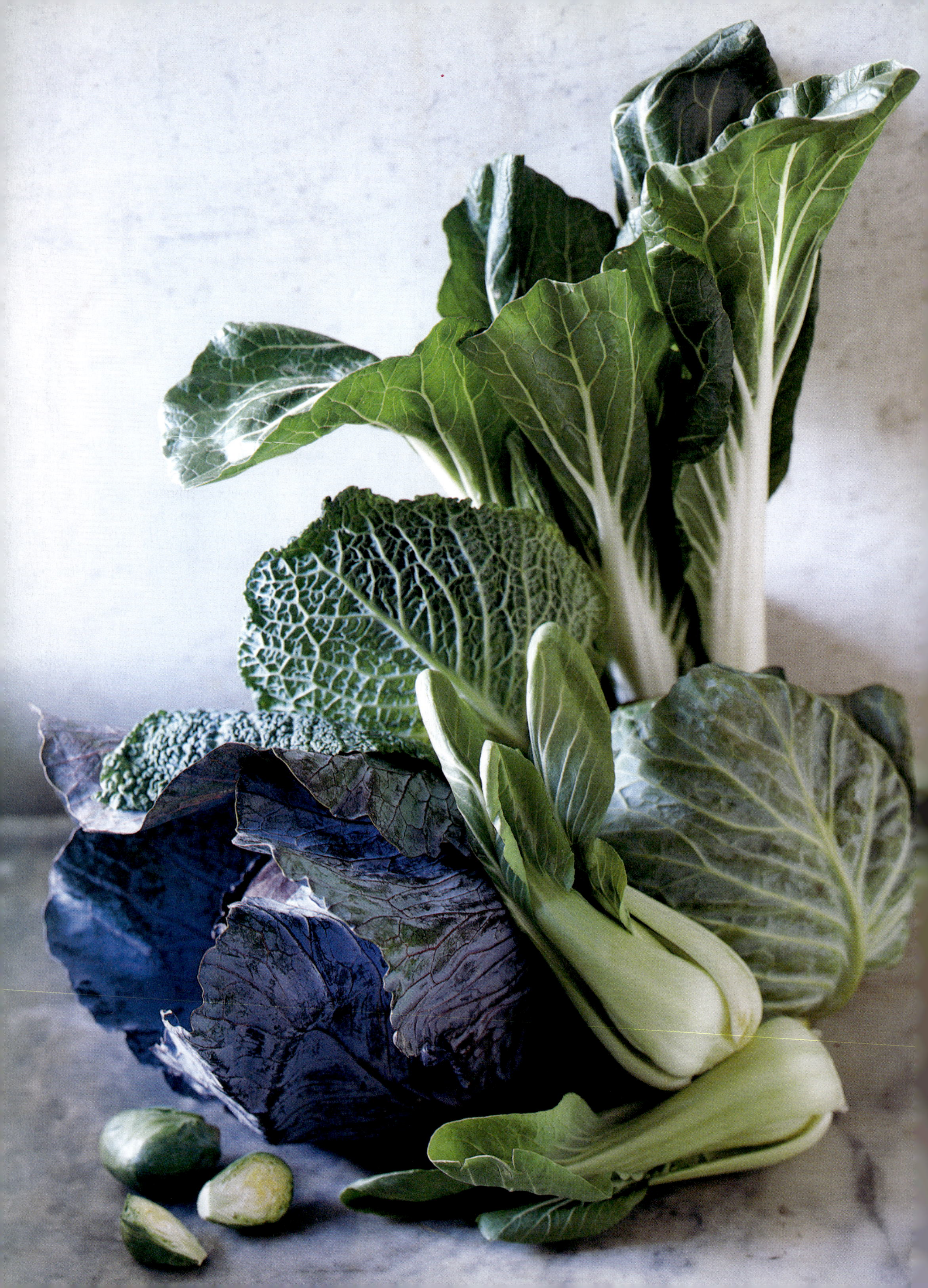

Kohlarten

Die Mitglieder der Kohlfamilie sind, ebenso wie ihre Verwandten Pak Choi und Rosenkohl, an Nährstoffen kaum zu überbieten. Beladen mit gesunden Wirkstoffen, kann die Kohlfamilie Krebs- und Herz-Kreislauf-Erkrankungen vorbeugen.

Wertvolle Inhaltsstoffe

Anthozyane Diese in Rotkohl enthaltenen antioxidativen Farbstoffe schützen die Zellen vor Schädigungen durch freie Radikale.

Ballaststoffe, unlösliche Diese Stoffe regen die Darmtätigkeit an.

Beta-Karotin Pak Choi ist äußerst reich an diesem wichtigen Antioxidans (etwa 180 g gekochter Pak Choi enthalten 2,6 mg Beta-Karotin; Weiß- und Rotkohl weniger als 0,1 mg), das vor Herzerkrankungen und verschiedenen Krebsarten zu schützen scheint.

Dithiolthione Diese Verbindungen scheinen krebserregende Substanzen zu bekämpfen, indem sie die körpereigenen antioxidativ wirkenden Glutathionreserven erhöhen.

Folsäure Man nimmt an, dass dieses B-Vitamin vor Krebserkrankungen und vor Missbildungen des ungeborenen Kindes schützt. Außerdem vermindert es das Risiko von Herz-Kreislauf-Erkrankungen.

Goitrogene Die in rohem Kohl enthaltenen Wirkstoffe verlangsamen die Tätigkeit der Schilddrüse. Fragen Sie Ihren Arzt, wenn Sie an Schilddrüsenproblemen leiden und häufig rohen Kohl essen.

Indole Diesen Stoffen wird eine vorbeugende Wirkung gegen Brust- und Prostatakrebs zugeschrieben. Besonders Wirsing ist ein guter Lieferant für Indole.

Isothiozyanate Vermutlich stimulieren diese Verbindungen Enzyme, die Brust- und Prostatakrebs auslösende Hormone hemmen.

Sulforaphan Diese Substanz regt die Produktion von Glutathion an, einer antioxidativ wirkenden Verbindung.

Vitamin C Rosenkohl liefert mehr als viermal so viel Vitamin C wie seine kohlköpfigen Vettern (97 mg gegenüber 23 mg pro 150 g Rosenkohl), verbessert den Immunhaushalt und wehrt Viren ab.

So holen Sie das Beste heraus

Den höchsten Gehalt an **Vitamin C** hat roher Kohl. Bevorzugt man ihn gekocht, sollte man ihn dünsten, im Mikrowellengerät garen oder kurz anbraten, damit die Nährstoffe so weit wie möglich erhalten bleiben.

Häufiger auf den Speiseplan

- Saftige Fischfilets werden mit Kräutern (Kerbel, Estragon oder Dill) bestreut, in Kohlblätter gewickelt und über würziger Kraftbrühe gedämpft (verwenden Sie die gleichen Kräuter auch in der Brühe).
- Rosenkohl putzen und in Stücke schneiden, mit Knoblauch, gehackten Nüssen und Paniermehl kurz anbraten und gekochte Pasta daruntermischen.
- Kohl- oder Pak-Choi-Blätter dünsten und um dünne Möhren- und Paprikastreifen wickeln. Servieren Sie die gesunden Snacks mit einem scharfen Dip.
- Kohl mit Zwiebeln kurz anbraten und unter grob pürierte Kartoffeln ziehen. Die Mischung eignet sich als Füllung für Brathähnchen oder Pute.
- Bereiten Sie einen Salat aus zerkleinertem Rosenkohl, Möhren, roten Paprikaschoten und Birnen. Hierzu empfiehlt sich eine leichte Vinaigrette.
- Rezepte siehe u. a. S. 258, S., S. 299, S. 305, S. 312

Einsatzgebiete

- Erkältungen & Grippe
- Herz-Kreislauf-Erkrankungen
- Immundefekt
- Krebs (u. a. Brust-, Prostata-)
- Verstopfung

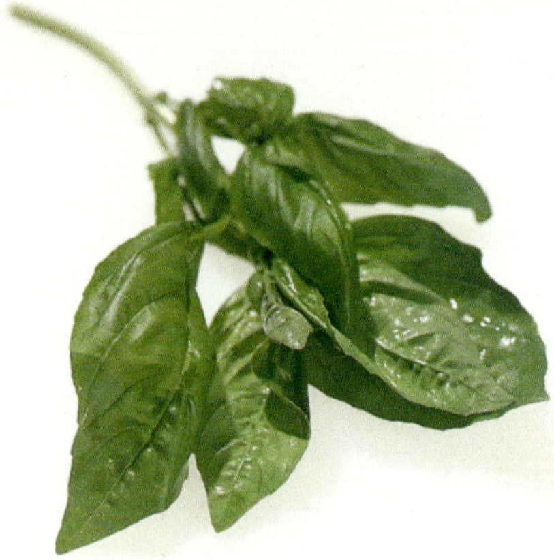

Kräuter

Basilikum

Sowohl frisch als auch getrocknet enthält Basilikum große Mengen von Antioxidantien.

Wertvolle Inhaltsstoffe

Die in Basilikum vorkommenden Flavonoide und Terpene besitzen möglicherweise die Fähigkeit, sowohl den Gesamtcholesterinwert als auch den Anteil des schädlichen LDL-Cholesterins zu senken.

Häufiger auf den Speiseplan

Zu verwenden in: Pasta-, Pizza- und Brotteigen, pikanten Suppen und Eintöpfen, Tomaten- und Pestosaucen, Risottos, Füllungen für Geflügel und Fisch, Kartoffelpüree. Ganze Basilikumblätter eignen sich als Beigabe für Sandwiches.

Dill

Das mit dem Fenchel verwandte grüne Dillkraut ist sowohl frisch als auch getrocknet erhältlich.

Wertvolle Inhaltsstoffe

Dill enthält Karvon, Kumarine, Flavonoide, Limonen und Phthalide. Studien belegen, dass Karvon und Limonen offenbar in der Lage sind, die Entstehung von Tumoren zu verhindern, während Flavonoide schädliche freie Radikale neutralisieren können.

Häufiger auf den Speiseplan

Zu verwenden in: Salaten und Dressings, Sahne-Senf-Saucen, Quiches und Pasteten. Passt gut zu Lamm, fettreichem Fisch und Huhn.

Estragon

Mit seinem würzigen Geschmack ist dieses Kraut ein traditioneller Begleiter für Fischgerichte und wird u. a. zur Aromatisierung von Kräuteressig und Sauce Béarnaise verwendet.

Wertvolle Inhaltsstoffe

Estragon enthält Bioaktivstoffe aus der Gruppe der Terpene, die vermutlich das Tumorwachstum beeinträchtigen und die Tätigkeit krebshemmender Enzyme im Körper anregen.

Häufiger auf den Speiseplan

Zu verwenden in: Bohnen- und Reisgerichten, Kräuteressig, Senf und scharfen Saucen, Frischkäseaufstrichen. Estragon passt zu Artischocken, Auberginen, Erbsen, Fisch, Geflügel, Möhren.

Koriander

Frischer Koriander, das so genannte Koriandergrün, ist viel aromatischer als getrockneter.

Wertvolle Inhaltsstoffe

Man vermutet, dass die in Koriander enthaltenen sekundären Pflanzenstoffe aus der Gruppe der Kumarine, Phthalide, Polyactylene und Terpene krebshemmende Enzyme im Körper aktivieren.

Häufiger auf den Speiseplan

Zu verwenden in: scharfen Dips und Würzen, Pesto und anderen Pastasaucen, Reis-, Bohnen-, Mais- und Tomatensalaten, Pfirsich-, Ananas-, Mango-, Pflaumen- und Papayadesserts, herzhaften Käsepfannkuchen und Möhrenmuffins

Meerrettich

Diese scharfe Wurzel ist ein Mitglied der Familie der Kreuzblütler.

Wertvolle Inhaltsstoffe

Für die Schärfe des Meerrettichs ist Allyl-Isothiozyanat verantwortlich, das bei Verstopfung und Atemwegserkrankungen Erleichterung bringen kann. Das ebenfalls in Meerrettich enthaltene Kaempferol scheint krebserregenden Stoffen die schädliche Wirkung zu nehmen.

Häufiger auf den Speiseplan

Zu verwenden in: Dressings, Rohkostdips und Brotaufstrichen, Paniermischungen für Fisch- und Hähnchenfilets sowie in Kartoffelsalat

Minze

Frische und getrocknete Pfefferminze oder grüne Minze geben jedem Gericht einen erfrischenden Geschmack.

Wertvolle Inhaltsstoffe

Minze wird von jeher verwendet, um Bauchschmerzen und Halsentzündungen zu lindern und schlechten Atem zu vertreiben. Bioaktivstoffe aus der Gruppe der Terpene können vermutlich das Tumorwachstum unterbinden.

Häufiger auf den Speiseplan

Zu verwenden in: Tees, Joghurt- oder milden Käsesaucen, Brotaufstrichen, kurz gebratenem Gemüse, Vinaigretten, Pastasaucen und Kompott. Passt gut zu Lamm, Rind und Huhn.

Oregano/Majoran

Oregano und Majoran ähneln sich sowohl in Aroma und Geschmack als auch in ihrer krankheitsbekämpfenden, antioxidativen Wirkung.

Wertvolle Inhaltsstoffe

Vieles deutet darauf hin, dass Quercetin und Galangin, zwei antioxidative Flavonoide in Oregano, der Entstehung von Krebs entgegenwirken. Sowohl in Majoran als auch in Oregano vorliegende Terpenverbindungen lassen vermuten, dass sich durch ihren Einfluss die Menge der krebshemmenden Enzyme im Körper erhöht.

Häufiger auf den Speiseplan

Zu verwenden in: Marinaden, Pastasaucen und Suppen. Passt gut zu Pilzen und Kartoffeln.

Petersilie

Das intensivste Aroma besitzt glatte Petersilie. Man sollte sie daher gegenüber krauser bevorzugen und getrocknete Petersilie ganz vermeiden.

Wertvolle Inhaltsstoffe

Die in Petersilie enthaltenen Flavonoide, Kumarine und Terpene sind wirkungsvolle Antioxidantien, die das Immunsystem stabilisieren und krebserregende Stoffe unschädlich machen können. Der hohe Chlorophyllgehalt von Petersilie erklärt ihre Eigenschaft, den Atem zu erfrischen.

Häufiger auf den Speiseplan

Zu verwenden in: Füllungen, Reisgerichten, Suppen und Eintöpfen, Salaten und Pastagerichten

Rosmarin

Der Geschmack von Rosmarin (frisch und getrocknet erhältlich) erinnert leicht an Kampfer.

Wertvolle Inhaltsstoffe

Rosmarin scheint reich an krebshemmenden Substanzen zu sein, wie Carnosol (schützt vermutlich vor Brustkrebs), Rosmanol und verschiedenen Flavonoiden. Weitere krebsbekämpfende Stoffe in Rosmarin – Zineol, Geraniol und Pinen – geben Anlass zu der Hoffnung, dass sie dem Tumorwachstum Einhalt gebieten können.

Häufiger auf den Speiseplan

Zu verwenden in: Pizza- und Brotteigen, würzigen Panaden und Marinaden für Fleisch und Geflügel

Salbei

Salbei wird in Form frischer, ganzer Blätter, getrockneter Blätter oder gemahlen angeboten und besitzt einen bitter-würzigen Geschmack.

Wertvolle Inhaltsstoffe

Stark antikarzinogen wirkende Terpensubstanzen in Salbei senken offenbar das Risiko von Herz-Kreislauf-Erkrankungen und Krebs. Studien geben Hinweise darauf, dass Zineol und Perilla-Alkohol (beides Terpenverbindungen) möglicherweise das Tumorwachstum unterdrücken.

Häufiger auf den Speiseplan

Zu verwenden in: Schweinefleisch- und Geflügelgerichten, Pizza-, Pasta- und Brotteigen, gegrilltem Gemüse, Gewürzpanaden und Marinaden

Thymian

Frischer oder getrockneter Thymian ist z. B. aus der französischen Küche nicht wegzudenken.

Wertvolle Inhaltsstoffe

Die Terpenverbindungen Zineol, Limonen und Pinen scheinen das Tumorwachstum zu hemmen und die körpereigene Produktion an krebsbekämpfenden Enzymen zu steigern. Untersuchungen lassen hoffen, dass das in Pfefferminz, Salbei und Thymian enthaltene Flavonoid Luteolin bösartige Zellveränderungen stoppen kann.

Häufiger auf den Speiseplan

Zu verwenden in: Suppen und Eintöpfen. Passt zu Meeresfrüchten, Hähnchen- und Putenfleisch.

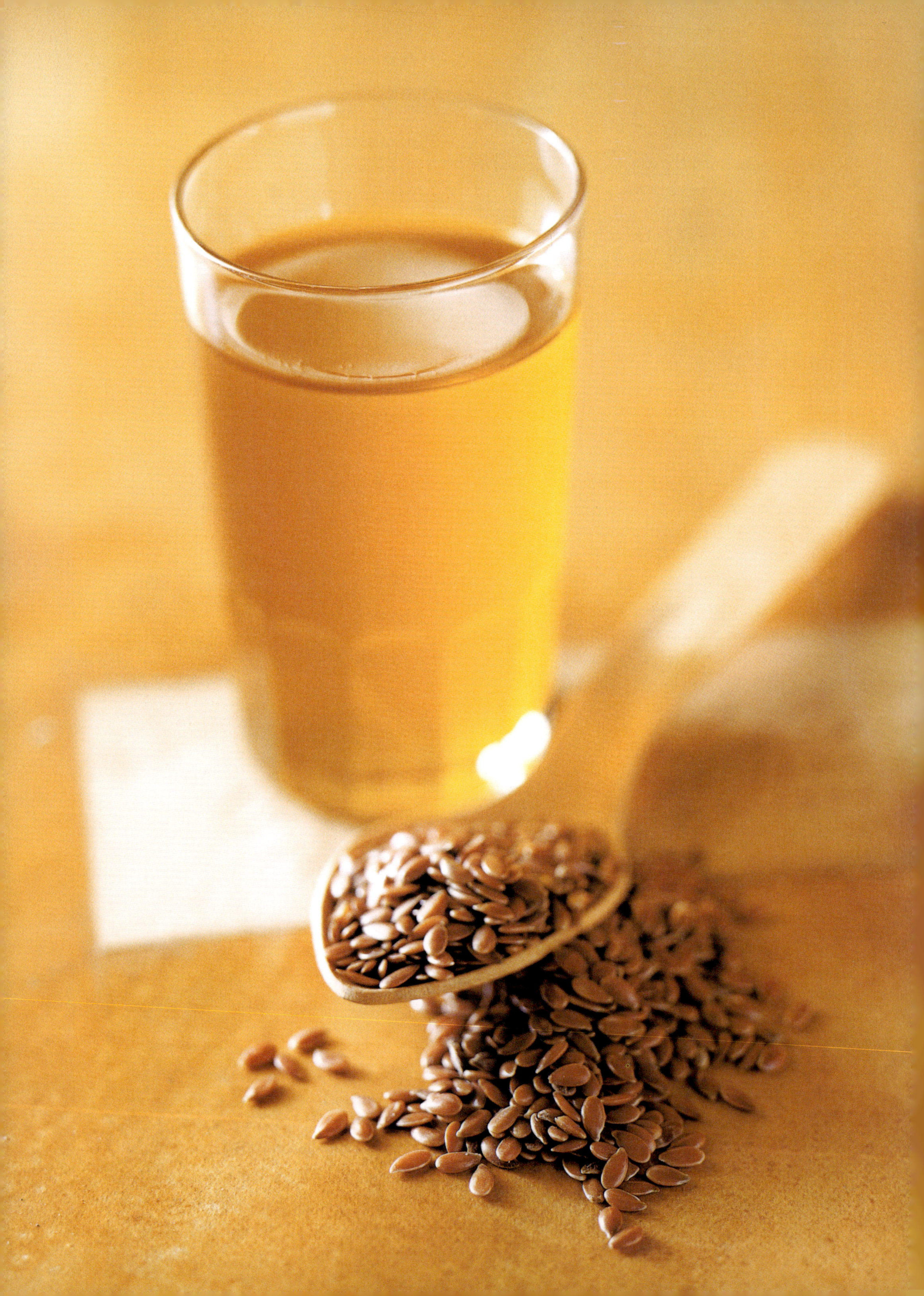

Leinsamen

Die Vorzüge von Leinsamen haben dieses Nahrungsmittel, das man bereits seit 4000 v. Chr. kennt, ins Rampenlicht der Forschung gerückt. Leinsamen wird derzeit im Hinblick auf seine gesundheitsfördernden Eigenschaften untersucht.

Wertvolle Inhaltsstoffe

Alpha-Linolsäure Weil unser Körper diese essenzielle Fettsäure nicht selbst bilden kann, muss sie ihm mit der Nahrung zugeführt werden. Die für die Regulierung des Blutdrucks und für die Gesundheit der Zellmembran wichtige Alpha-Linolsäure besitzt eine Reihe gesundheitsfördernder Wirkungen, darunter die Fähigkeit, durch die Drosselung der Produktion hormonähnlicher, blutgerinnungsfördernder Substanzen Herz-Kreislauf-Erkrankungen vorzubeugen. Alpha-Linolsäure macht Leinsamenöl gesundheitlich wertvoll; bei der Herstellung von Leinsamenöl gehen Ballaststoffe und Lignane jedoch verloren.

Ballaststoffe, lösliche Die in Leinsamen enthaltenen löslichen Ballaststoffe tragen dazu bei, das schädliche LDL-Cholesterin aus dem Körper zu leiten.

Ballaststoffe, unlösliche Diese Faserstoffe gewährleisten ein reibungsloses Funktionieren des Verdauungssystems und tragen zur Vermeidung von Verstopfung bei.

Lignane Die auch als Phytoöstrogene bezeichneten Lignane besitzen eine milde Östrogenwirkung. Des Weiteren scheinen sie u. a. vor Autoimmunstörungen, rheumatoider Arthritis, Mastopathie und einigen hormonbedingten Krebsarten (Brust-, Gebärmutterschleimhaut- und Prostatakrebs) zu schützen.

Häufiger auf den Speiseplan

- Leinsamen mahlen und ein Viertel des für Pfannkuchen- oder Waffelteig erforderlichen Mehls durch Leinsamenmehl ersetzen.
- Mischen Sie gemahlenen Leinsamen unter Plätzchen- oder Brotteig.
- Bereiten Sie ein Pesto aus frischem Basilikum, Knoblauch, gemahlenem Leinsamen (statt Nüssen), Leinsamenöl und Parmesan. Mit heißer Pasta mischen.
- Leinsamen mahlen und in Körnermüsli oder warmen Haferbrei einrühren.
- Gemahlener Leinsamen schmeckt gut in Frikadellen- oder Hackbratenteig.
- Leinsamen zusammen mit gerösteten Nüssen mahlen und mit Neufchatelkäse (Weichkäse mit Edelpilz) zu einem leckeren Brotaufstrich verrühren.
- Rezepte siehe u. a. S. 251, S. 258, S. 318

So holen Sie das Beste heraus

Um optimalen Nutzen aus Leinsamen zu ziehen, sollte man ihn mahlen, damit er den Körper nicht unverdaut verlässt. Leinsamenöl darf man nicht erhitzen, ansonsten wird der Gehalt an **Alpha-Linolsäure** zerstört und das Öl ungenießbar.

Pluspunkte für die Gesundheit

Wenn Sie öfter Leinsamen in Ihren Speiseplan einbauen, kann dies dazu beitragen, Herz-Kreislauf-Erkrankungen abzuwenden. Dies belegt eine jüngere Studie an Patienten mit hohen Cholesterinwerten – nach 3 Wochen war ein Rückgang des LDL-Cholesterins zu verzeichnen.

Einsatzgebiete

- Erhöhter Cholesterinspiegel
- Herz-Kreislauf-Erkrankungen
- Mastopathie
- Rheumatoide Arthritis
- Verstopfung

Linsen

Dieses fettarme, proteinreiche Gemüse enthält eine Vielzahl wichtiger Bioaktivstoffe, Folsäure, Eisen und Kalzium sowie einen hohen Anteil an Ballaststoffen, wovon mehr als ein Viertel dem herzförderlichen löslichen Typ angehört.

Häufiger auf den Speiseplan

- Gekochte Linsen mit Knoblauch, Joghurt und frischem Zitronensaft pürieren und als Dip verwenden.
- Für Pfannkuchen à la Indien ziehen Sie gekochte Linsen zusammen mit etwas Currypulver unter den Pfannkuchenteig.
- Zerdrücken Sie gekochte, gewürzte Linsen. Geben Sie ein Eiweiß und so viel Paniermehl hinzu, dass sich die Masse zu Frikadellen formen lässt, die in der Pfanne gebraten werden.
- Machen Sie gekochte Linsen zusammen mit Cocktailtomaten und roten Paprikastreifen in einem Zitronendressing an.
- Für die Zubereitung einer Linsensuppe lässt sich statt Wasser auch Möhrensaft verwenden.
- Verfeinern Sie eine Pastasauce mit gekochten Linsen.
- Mischen Sie gekochte Linsen in Frikadellen- oder Hackbratenteig.
- Rezepte siehe u. a. S. 277, S. 295, S. 300, S. 314

Wertvolle Inhaltsstoffe

Ballaststoffe Etwa 200 g gekochte Linsen enthalten insgesamt 7,8 g Ballaststoffe, davon 1,3 g vom löslichen Typ. Das lösliche Pektin hilft dabei, den Cholesterinspiegel zu senken und den Blutzuckerspiegel zu stabilisieren.

Eisen Die meisten Linsenarten enthalten einen hohen Anteil an diesem Mineral, das für die Immunabwehr, eine gesunde Schwangerschaft und zur Vorbeugung gegen Blutarmut unverzichtbar ist.

Folsäure Etwa 200 g gekochte Linsen liefern fast die Hälfte des Tagesbedarfs an diesem B-Vitamin, das wesentlich zur Vermeidung von Missbildungen am ungeborenen Kind sowie zur Vorbeugung gegen Krebs und Herz-Kreislauf-Erkrankungen beiträgt.

Isoflavonoide Diese Phytoöstrogene senken das Risiko von Herz-Kreislauf-Erkrankungen und können bei einigen Symptomen der Wechseljahre Abhilfe schaffen.

Pflanzensterole Diese dem Cholesterin ähnlichen Verbindungen tragen offenbar zur Senkung des Blutcholesterinspiegels bei.

Proteasehemmer Die in Linsen vorkommenden Pflanzenstoffe hemmen das Tumorwachstum, weil sie Abläufe unterbinden, die für das Überleben von Krebszellen wichtig sind.

Saponine Diese Substanzen können vor Herz-Kreislauf-Erkrankungen schützen, indem sie Cholesterin im Verdauungstrakt binden. Laborstudien lassen darauf schließen, dass sie vermutlich auch Krebs abwehren.

Tyrosin-Kinase-Hemmer Sie helfen offenbar dabei, die Blutzuckerwerte zu stabilisieren. Vorstudien deuten darauf hin, dass sie bei Diabetes einem frühzeitigen Auftreten von Herz-Kreislauf-Erkrankungen vorbeugen können.

Einsatzgebiete

- Anämie (Blutarmut)
- Diabetes
- Erhöhter Cholesterinspiegel
- Herz-Kreislauf-Erkrankungen
- Immundefekt

So holen Sie das Beste heraus

Um dem Körper die **Eisen**aufnahme zu erleichtern, isst man Linsen zusammen mit **Vitamin-C**-reichen Lebensmitteln. Zur Bewahrung des **Vitamin-B**-Gehalts sollte man Linsen außerdem nicht in zu viel Wasser kochen und überschüssige Kochflüssigkeit nicht wegschütten, sondern weiterverwenden. Die **löslichen Ballaststoffe** in Linsen werden für den Körper erschlossen, wenn man die Linsen kocht.

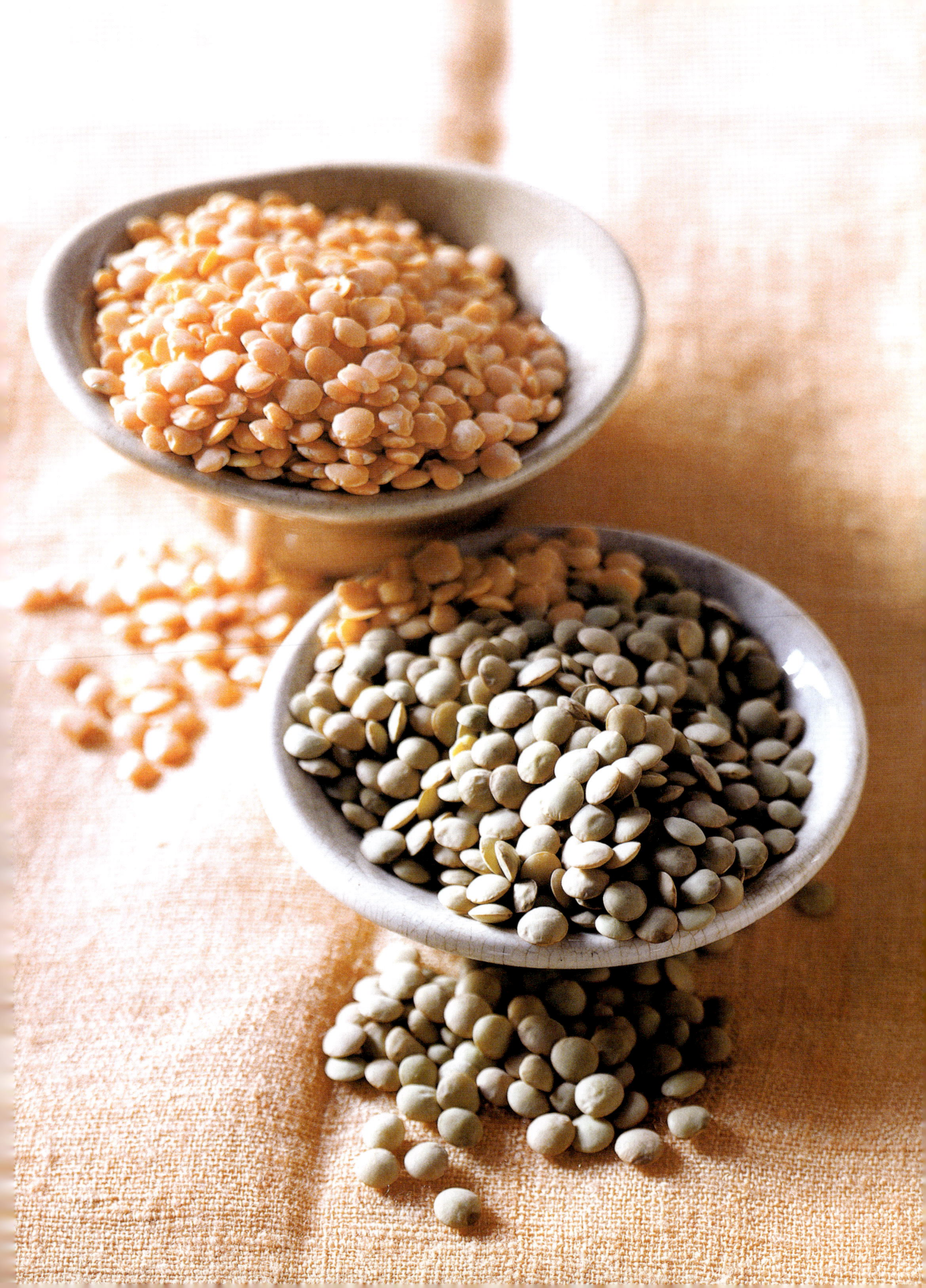

Mais

Als Quelle für Ballaststoffe, Thiamin und komplexe Kohlenhydrate ist Mais ein Nahrungsmittel, das viel Energie liefert und vor Herz-Kreislauf-Erkrankungen, bestimmten Krebsarten, Makuladegeneration und Übergewicht schützen kann.

Häufiger auf den Speiseplan

- Reichen Sie zu Maiskolben statt Butter frischen Limettensaft.
- Als Beilage zu Fleisch, Geflügel oder Fisch: Mischen Sie Maiskörner mit gehackten Schalotten, roten Paprikastreifen, Pfeffersauce und Limettensaft.
- Statt Reis oder Nudeln sorgt eine italienische Maismehlpolenta als Beilage für Abwechslung.
- Geben Sie Maismehl in Pfannkuchen-, Teekuchen- und Plätzchenteig.
- Als Variante zu der spanischen Gazpacho-Suppe ersetzen Sie die in den meisten Rezepten angegebenen Gurken durch Maiskörner und rühren reichlich gehacktes Koriandergrün unter.
- Rezepte siehe u. a. S. 251, S. 258, S. 261, S. 284, S. 296, S. 305, S. 306, S. 321

Wertvolle Inhaltsstoffe

Ballaststoffe, lösliche Diese Stoffe binden Cholesterin und verhindern somit seine Aufnahme. Auch bei Übergewicht hilft eine ballaststoffreiche Kost, da Ballaststoffe das Volumen des Magen-Darm-Inhalts vergrößern und ein anhaltendes Sättigungsgefühl bewirken.

Folsäure Offenbar schützt dieses B-Vitamin das ungeborene Kind vor Missbildungen am Neuralrohr (z. B. offenem Rücken). Neuere Forschungsergebnisse deuten darauf hin, dass es auch zur Senkung des Risikos von Herzleiden und Krebs beitragen kann. Etwa 115 g Maiskörner enthalten 51 Mikrogramm Folsäure (13 % des Tagesbedarfs).

Lutein und Zeaxanthin Vermutlich beugen diese Karotinoide bestimmten Augenleiden vor, wie z. B. altersbedingter Makuladegeneration, einer der Hauptursachen für Altersblindheit. Mais ist besonders reich an Lutein (etwa 115 g Maiskörner enthalten 3 mg).

Proteasehemmer Diese Verbindungen scheinen der Entstehung von Krebstumoren entgegenzuwirken.

Thiamin Der Körper benötigt dieses B-Vitamin bei der Umwandlung von Nahrung in Energie. Ein Mangel an Thiamin kann zu Müdigkeit und Abgeschlagenheit führen. Auch das Nervensystem ist zur Aufrechterhaltung seiner Funktionen auf eine ausreichende Thiaminzufuhr angewiesen.

So holen Sie das Beste heraus

Um die wasserlöslichen B-Vitamine in Mais (**Folsäure** und **Thiamin**) zu erhalten, sollte man ihn besser dünsten als kochen. Anderenfalls empfiehlt es sich, darauf zu achten, dass der Mais nicht länger als 10 Minuten im kochenden Wasser bleibt, um den Nährstoffverlust so gering wie möglich zu halten.

Einsatzgebiete

- Erhöhter Cholesterinspiegel
- Herz-Kreislauf-Erkrankungen
- Krebs
- Makuladegeneration
- Übergewicht

Pluspunkte für die Gesundheit

Eine Studie an der Harvard-Universität zeigte, dass das Risiko, an grauem Star zu erkranken, bei denjenigen Frauen, die mit der Nahrung die höchste Menge an Lutein (und Zeaxanthin) aufnahmen, um 22 % geringer war. Bei Männern konnte das Risiko um 19 % gesenkt werden.

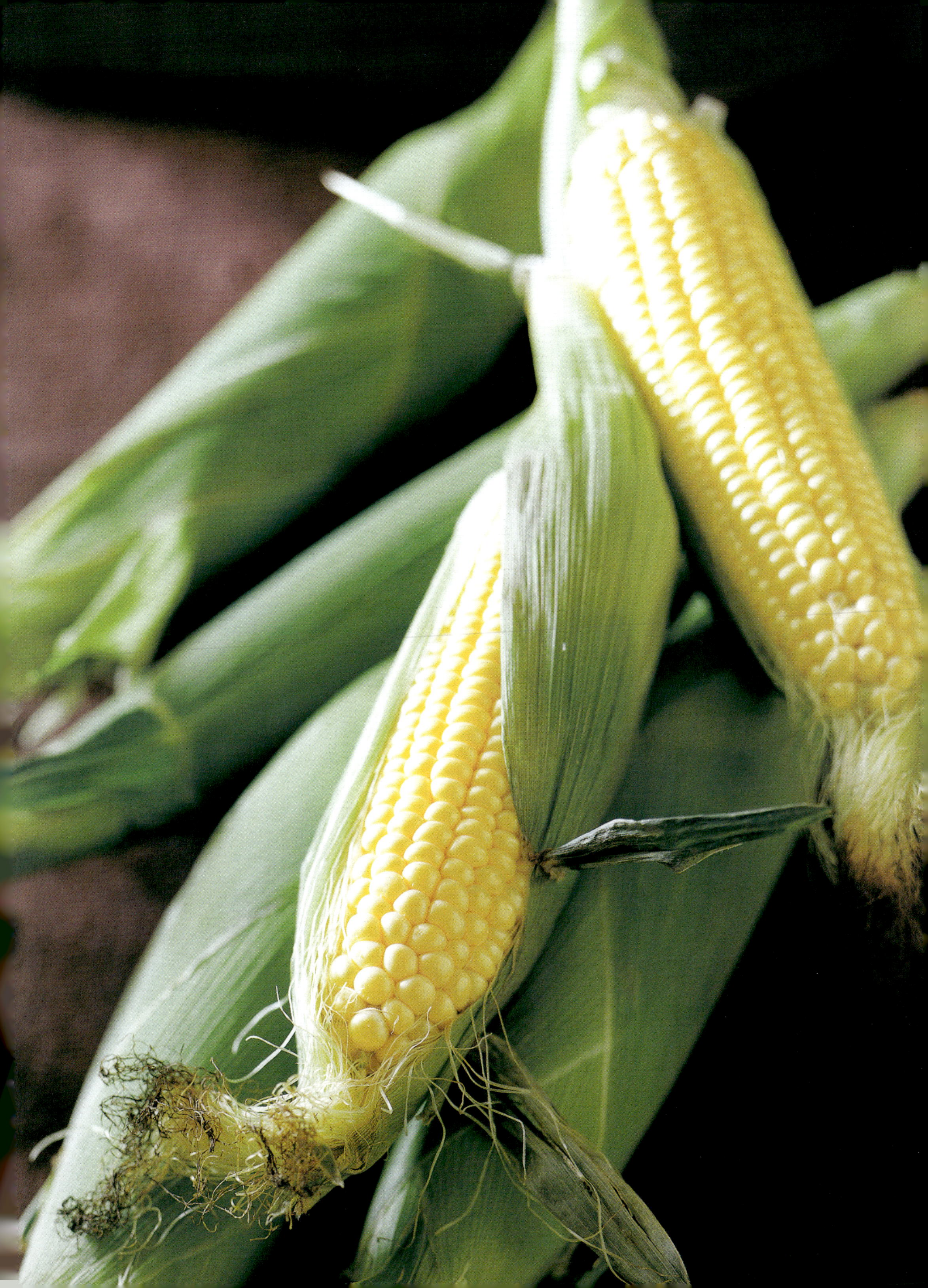

Meeresfrüchte

Diese Schätze des Meeres sind mehr als eine kulinarische Delikatesse – sie bergen Proteine und Substanzen, die zum Schutz vor Anämie, Arthrose, Depressionen, grauem Star, Herz-Kreislauf-Erkrankungen und Krebs beitragen können.

Häufiger auf den Speiseplan

- Französische Baguettestangen aufschneiden und mit halbfettem Mozzarella und Shrimps belegen.
- Verwenden Sie in Gläser abgefüllte Muschelbrühe wegen des hohen Vitamin-B_{12}-Gehalts für die Zubereitung von Reisgerichten oder als Zusatz zu Fisch- oder Meeresfrüchtesuppen und Eintöpfen.
- Eine Pastasauce lässt sich mit Shrimps, Venusmuscheln oder Miesmuscheln delikat verfeinern.
- Bereiten Sie eine Meeresfrüchtepastete, gefüllt mit geriebenem Käse, Krabbenfleisch, Paprikawürfeln und gehackten Schalotten.
- Verfeinern Sie einen Shrimpsalat mit Grapefruitschnitzen und Tomaten. Mit Zitronendressing anmachen.
- Rezepte siehe u. a. S. 277, S. 284, S. 293

Wertvolle Inhaltsstoffe

Eisen Meeresfrüchte enthalten dieses blutbildende, Anämie vorbeugende Mineral in seiner für den Körper optimal verwertbaren, der so genannten „hämgebundenen" Form.

Omega-3-Fettsäuren Diese herzförderlichen Fette nähren die Haut und senken das Risiko von Herz-Kreislauf-Erkrankungen einschließlich Bluthochdruck und Schlaganfall.

Selen Dieses offenbar mit krebshemmenden Eigenschaften ausgestattete Mineral wirkt außerdem vorbeugend gegen grauen Star, Unfruchtbarkeit und Prostatabeschwerden. Meeresfrüchte enthalten dieses Antioxidans in sehr hohen Mengen. Sechs Austern weisen 46 Mikrogramm auf – 65 % der empfohlenen Tagesmenge.

Vitamin B_{12} Das nur in tierischen Lebensmitteln vorkommende Vitamin B_{12} kann Anämie, Depressionen und Herzleiden vorbeugen. Muscheln sind sehr reich an diesem wichtigen, aber nur in wenigen Nahrungsmitteln enthaltenen Vitamin.

Zink Meeresfrüchte sind sehr gute Lieferanten von Zink – einem Mineralstoff, der die Immunabwehr und die Fortpflanzungsfähigkeit unterstützt. Austern haben mit Abstand den höchsten Gehalt: Sechs mittelgroße Austern liefern 178 % der empfohlenen Tagesmenge.

So holen Sie das Beste heraus

Da sich **Omega-3-Fettsäuren** schnell zersetzen, sollte man möglichst fangfrische Ware kaufen und diese noch am selben Tag zubereiten. Der Verzehr roher Meeresfrüchte ist nur bedingt ratsam, da sie gefährliche Bakterien, Viren und Parasiten beherbergen können.

Einsatzgebiete

- Anämie (Blutarmut)
- Arthrose
- Depressionen
- Grauer Star
- Herz-Kreislauf-Erkrankungen

Pluspunkte für die Gesundheit

Meeresfrüchte, insbesondere Shrimps, sind reiche Quellen für Omega-3-Fettsäuren und haben einen nur sehr geringen Anteil an gesättigten Fetten. Es ist wissenschaftlich erwiesen, dass der Verzehr von Omega-3-reicher Nahrung das Herz schützt und das Infarktrisiko senkt.

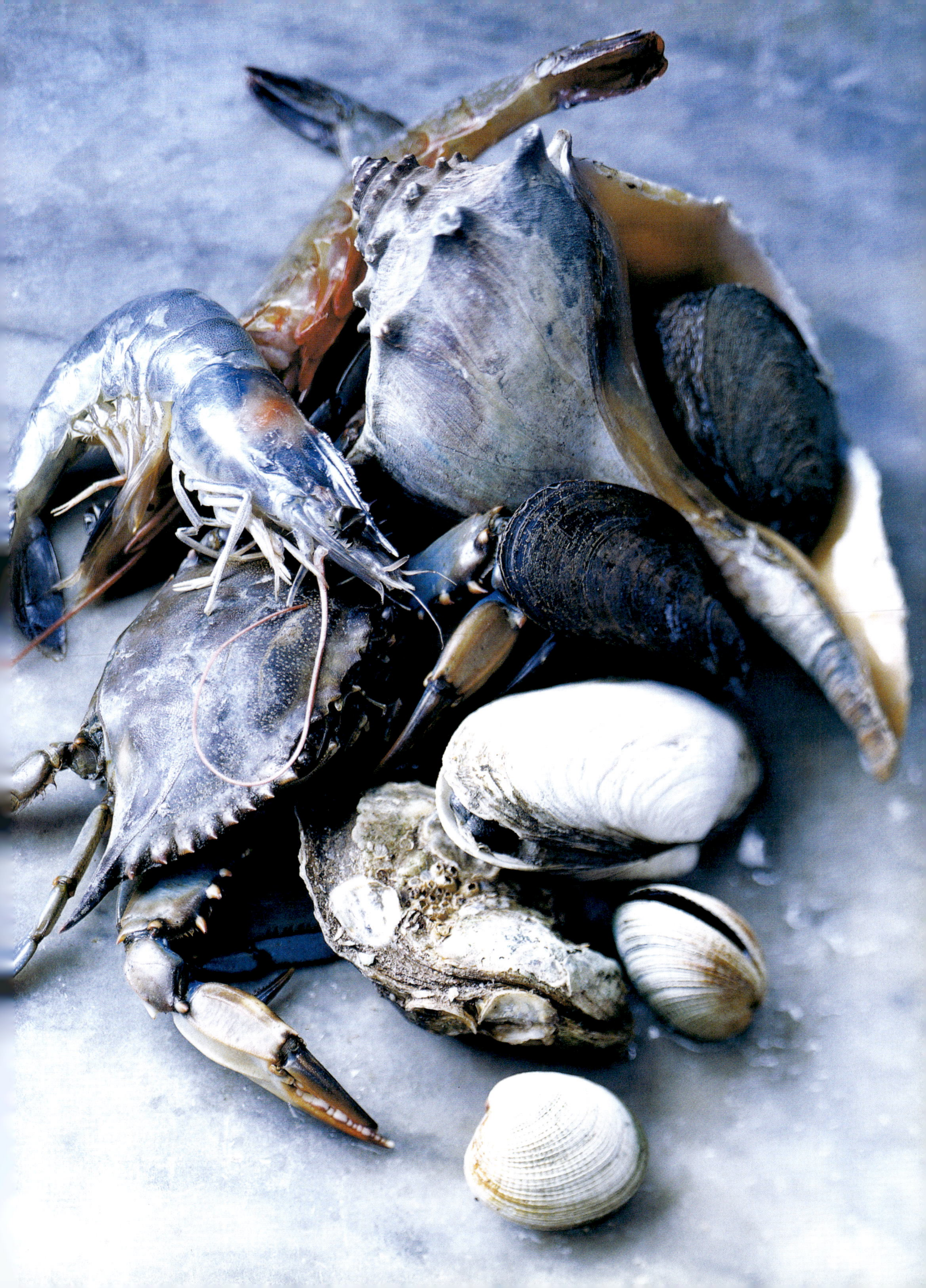

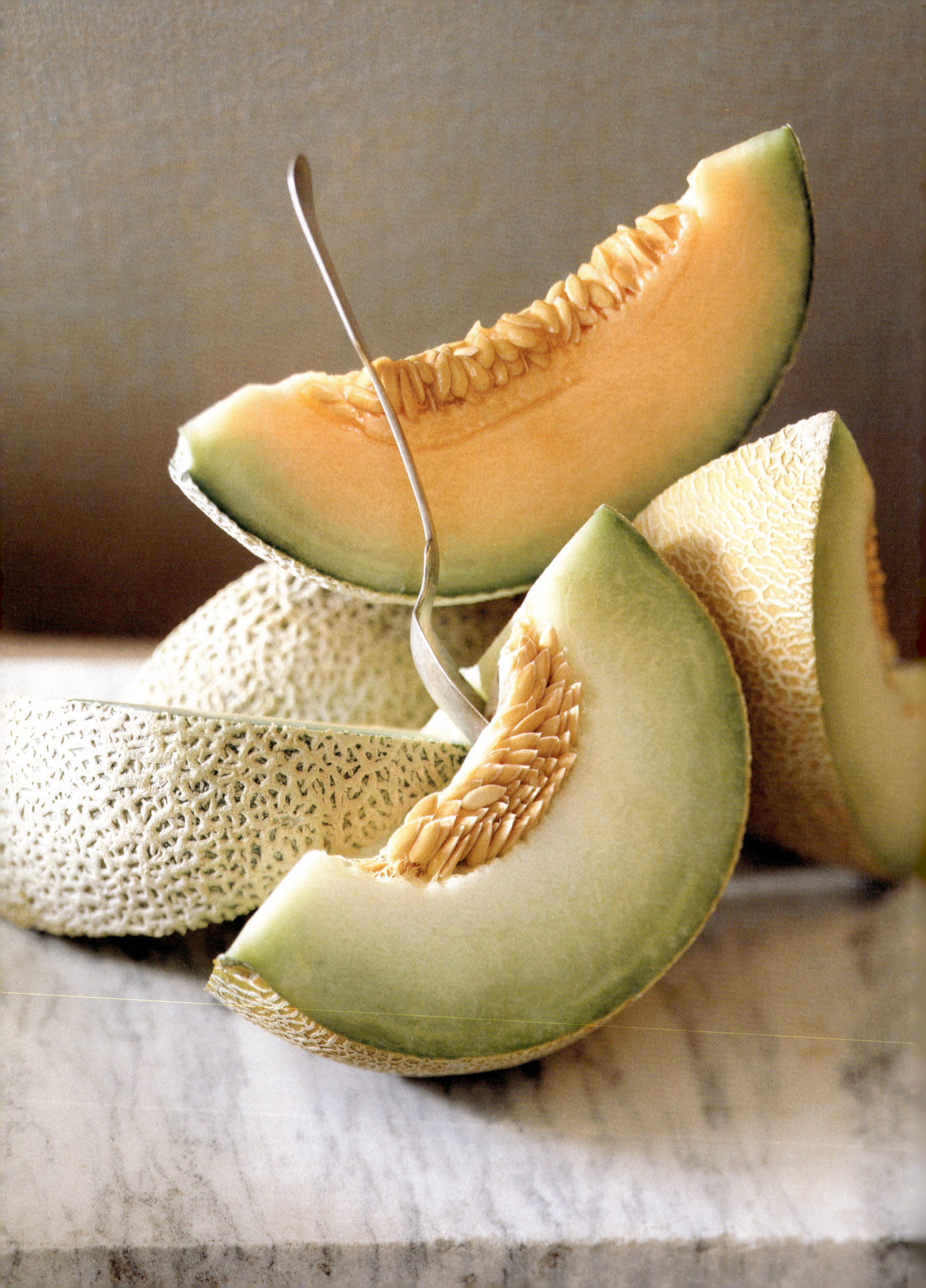

Melonen

Diese leckeren, zart duftenden Früchte – von der Wassermelone bis zur Kantalupe – stehen im Ruf, vor Akne, Atemwegskrankheiten, Herz-Kreislauf-Erkrankungen, bestimmten Krebsarten und dem Verlust der Sehkraft zu schützen.

Wertvolle Inhaltsstoffe

Beta-Karotin Die Kantalupe ist unter den Melonen die reichste Quelle für dieses orange-gelbe Pigment, das vor Akne, bestimmten Krebsarten und dem Verlust der Sehkraft schützen kann. Etwa 180 g enthalten 3 mg Beta-Karotin, 38 % der empfohlenen Tagesmenge.

Kalium Kantalupe und Honigmelone sind die besten Lieferanten für dieses Mineral, das den Blutdruck senken und das Risiko von Herzerkrankungen und Schlaganfällen mindern kann. Etwa 180 g Fruchtfleisch enthalten etwa 360 mg (12 % der empfohlenen Tagesmenge).

Lykopin In Studien wurde ein Zusammenhang zwischen einer lykopinreichen Ernährung und einem niedrigen Risiko von Herz-Kreislauf-Erkrankungen und Krebs, insbesondere Prostatakrebs, nachgewiesen. Besonders Wassermelonen sind reich an Lysin.

Pektin Das lösliche Pektin in Melonen (etwa 0,4 g pro 180 g Melonenfleisch) trägt zur Senkung des Cholesterinspiegels bei.

Vitamin C Dieses Vitamin stärkt das Immunsystem und beugt auf diese Weise Atemwegsinfekten vor bzw. lindert sie. Auch hier zählen Kantalupe und Honigmelone zu den besten Quellen.

Zeaxanthin Als wichtiger Bestandteil der Netzhaut schützt dieses Karotinoid das Auge vor ultravioletter Strahlung und beugt dem Verlust der Sehkraft vor. Besonders viel Zeaxanthin ist in Honigmelonen vorhanden.

Häufiger auf den Speiseplan

- Servieren Sie Wassermelonenstücke zusammen mit Fetakäsescheiben.
- Honigmelone mit frischem Limettensaft, Honig und Minze pürieren und kalt stellen. Als Kaltschale servieren.
- Mischen Sie aufgeschnittene Eiertomaten, Kantalupe und Mozzarellawürfel. Mit Balsamico-Vinaigrette würzen.
- Für die Zubereitung eines fruchtigen Sorbets gefrieren Sie dicke Stücke verschiedener Melonenarten und pürieren diese anschließend.
- Eine erfrischende Beilage zu Fisch oder Huhn entsteht, wenn Sie Honigmelone mit gehacktem frischem Basilikum, Zitronen- oder Limettensaft sowie eingelegten Chilischoten mischen.
- Garnieren Sie einen Teller heißer Tomatensuppe mit einer gut gekühlten Honigmelonenscheibe.
- Rezepte siehe u. a. S. 272, S. 286

So holen Sie das Beste heraus

Zur bestmöglichen Wahrung des Nährstoffgehalts sollte man Melonen stets im Ganzen kaufen. Bestimmte Nährstoffe, besonders **Vitamin C**, gehen verloren, wenn sie längere Zeit der Luft ausgesetzt sind.

Pluspunkte für die Gesundheit

Mit durchschnittlich 50 Kalorien und 0,5 Gramm Fett pro 180 g Fruchtfleisch, einem hohen Anteil an Ballaststoffen und ihrer natürlichen Süße sind diese wirkstoff- und wasserreichen Früchte erste Wahl für Menschen, die ihr Gewicht reduzieren möchten.

Einsatzgebiete

- **Akne**
- **Atemwegsinfektionen**
- **Augenleiden**
- **Herz-Kreislauf-Erkrankungen**
- **Krebs (u. a. Prostata-)**

Milchprodukte

Mit wertvollen Mineralstoffen, Vitaminen und Proteinen schützen fettarme Milchprodukte (Milch, Käse, Joghurt) und Eier vor Osteoporose, Schlaflosigkeit und Kopfschmerzen. Zudem stärken sie das Immunsystem.

Häufiger auf den Speiseplan

- Essen Sie vermehrt fettarme und dennoch schmackhafte Käsesorten wie Parmesan, Feta oder Ziegenkäse.
- Für ein pikantes Salatdressing Senf und ein wenig Öl mit Buttermilch glattrühren.
- Marinieren Sie Hähnchenbrüstchen in einer Mischung aus Joghurt, Kreuzkümmel, Koriander und Currypulver. In der Marinade backen.
- Ersetzen Sie die Mayonnaise in Kartoffelsalat teilweise durch Joghurt.
- Bereiten Sie Kartoffelpüree anstatt mit Butter mit Joghurt, Buttermilch oder ein wenig fettarmem Sauerrahm zu.
- Geben Sie Joghurt in ein feinmaschiges Sieb und hängen Sie es über eine Schüssel. Über Nacht kalt stellen, bis die Joghurt-Käse-Masse ziemlich dick ist. Wahlweise z. B. püriertes Obst, gebratenen Knoblauch oder Kräuter zufügen.
- Rezepte siehe u. a. S. 305, S. 306, S. 334, S. 339

Wertvolle Inhaltsstoffe

Probiotische Bakterien Probiotika sind nützliche Bakterien, die in aktiven Joghurtkulturen, Kefir und Sauermilch vorkommen. Sie stärken die Abwehrkräfte und beugen Hefepilzinfektionen vor.

Kalium Dieses Mineral trägt zur Senkung des Blutdrucks und des Schlaganfallrisikos bei.

Kalzium Eine unzureichende Aufnahme dieses knochenerhaltenden Minerals kann zu Osteoporose führen, einer Krankheit, die mit Knochenbrüchen und Deformationen der Wirbelsäule einhergeht.

Lysin Vorbereitende Studien lassen darauf schließen, dass Nahrungsmittel mit einem hohen Anteil an dieser Aminosäure – darunter Eier, Käse und Milch – eine Linderung bei Gesichtsherpes bewirken.

Phosphor Dieser für die Knochen- und Zahnbildung unverzichtbare Stoff sorgt auch für den Aufbau von Muskelgewebe und spielt eine wichtige Rolle bei der Stoffwechseltätigkeit.

Riboflavin Dieses Vitamin der B-Gruppe setzt Energie frei, sorgt für die Gesunderhaltung der roten Blutzellen, ist an der Hormonbildung beteiligt und scheint vor Migräneanfällen zu schützen.

Tryptophan Ein Glas warme Milch kann Schlaflosigkeit verhindern, da die in der Milch vorkommende Aminosäure Tryptophan im Körper in Serotonin umgewandelt wird, das für Entspannung sorgt. Der gleichzeitige Verzehr von Nahrungsmitteln mit hohem Anteil an komplexen Kohlenhydraten (Nudeln, Bohnen, Reis) kann die Aufnahme von Tryptophan steigern.

Vitamin B_{12} Milchprodukte und Eier sind reich an diesem für die Aufgaben des Nervensystems und die Bildung roter Blutkörperchen wichtigen Vitamin.

Vitamin D Eigelb ist eine der wenigen natürlichen Quellen für Vitamin D, das die Kalziumaufnahme des Körpers erhöht und so zur Vorbeugung gegen Osteoporose und Knochenbrüche beiträgt.

Einsatzgebiete

- **Hefepilzinfektionen**
- **Immundefekt**
- **Migräne**
- **Osteoporose**
- **Schlaflosigkeit**

So holen Sie das Beste heraus

Um die in Joghurt enthaltenen **probiotischen Bakterien** für den Körper optimal nutzbar zu machen, sollten sie aus „aktiven" oder „lebenden" Kulturen stammen.

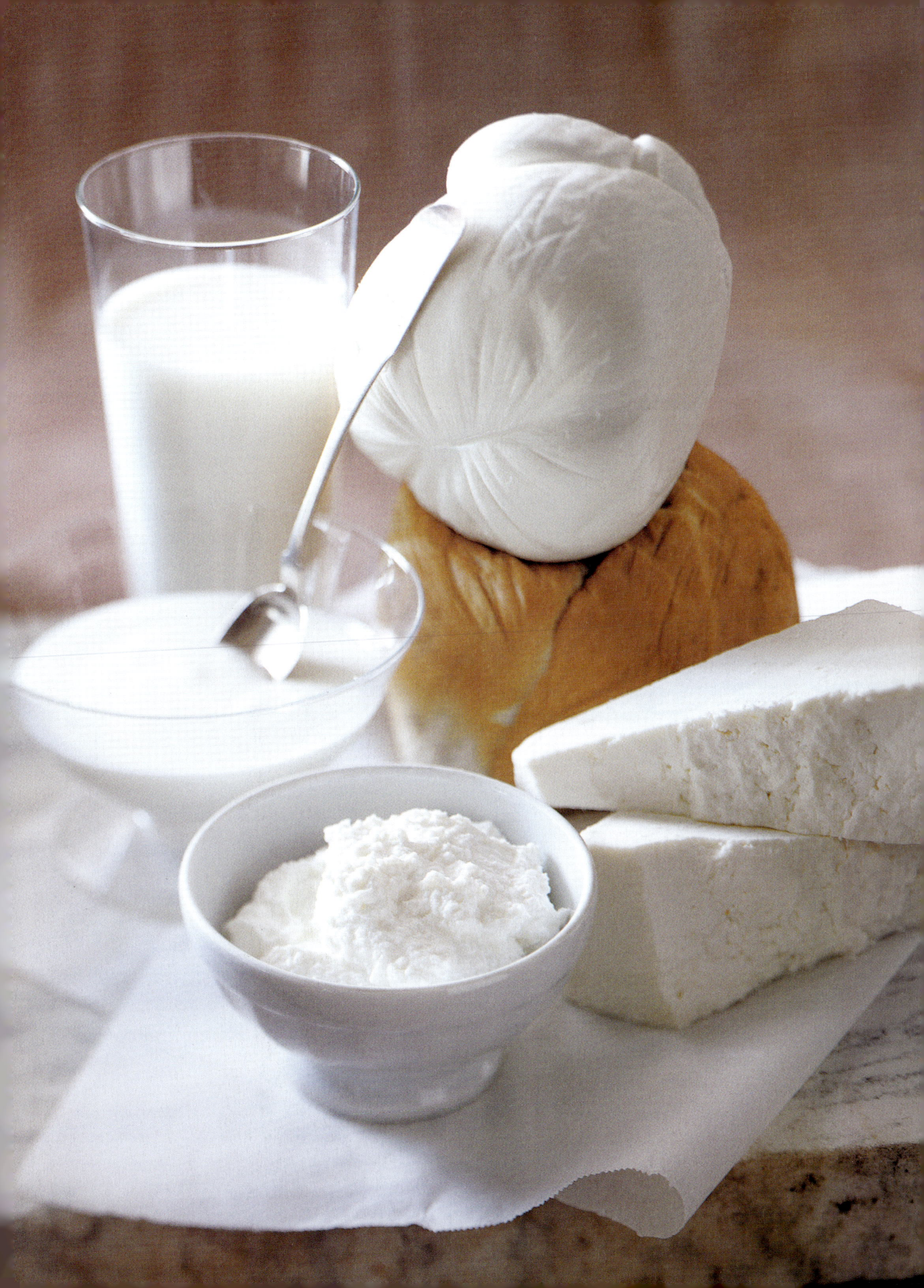

Möhren

Als wahre Nährstoff-Fundgrube enthält dieses Gemüse beachtliche Mengen an Beta-Karotin und Ballaststoffen. Der Verzehr von Möhren kann vor Herzleiden, bestimmten Krebsarten, Hauterkrankungen, Augenkrankheiten, Verstopfung und einem hohen Cholesterinspiegel schützen.

Häufiger auf den Speiseplan

- Anstelle von Wasser kann man in selbst gemachtem Brot- oder Pizzateig Möhrensaft verwenden.
- Zur Herstellung einer delikaten Sauce für Brathähnchen braten Sie Möhren mit Knoblauch in etwas Olivenöl, bis sie sehr weich sind. Mit Möhrensaft pürieren und mit Zitronensaft abschmecken.
- Rühren Sie geraspelte Möhren in gekochten Reisbrei.
- Statt Kokosraspeln in Makronen oder anderen Keksen lassen sich auch Möhren verwenden.
- Ersetzen Sie die Fleischbrühe in Suppen, Eintöpfen und Pastasaucen durch Möhrensaft.
- Wenn Sie Kartoffelpüree zubereiten, können Sie neben den Kartoffeln auch ein paar Möhren mitkochen und dem Kartoffelbrei zusetzen.
- Rezepte siehe u. a. S. 245, S. 249, S. 258, S. 262, S. 277, S. 290, S. 321

Wertvolle Inhaltsstoffe

Ballaststoffe, unlösliche Diese Stoffe beugen Verstopfung vor, indem sie den verdauten Nahrungsbrei anreichern. Sie erzeugen überdies ein Sättigungsgefühl, das beim Abnehmen helfen kann.

Beta-Karotin Dieser Stoff ist weit mehr als nur die Vorstufe von Vitamin A. Beta-Karotin erfüllt auch die Aufgabe eines Oxidationshemmers, der einer Zellschädigung durch freie Radikale entgegenwirkt. Je intensiver die Färbung der Möhre, desto höher ist die in ihr enthaltene Menge an Karotin. Möhren stellen eine der ergiebigsten Quellen für dieses wichtige Karotinoid dar. Etwa 135 g gekochte Möhren liefern 18 mg oder 300 % der empfohlenen Tagesmenge.

Kalziumpektat Dieser Substanz wird eine cholesterinsenkende Wirkung nachgesagt. Kalziumpektat lagert sich an die Gallensäure an, wodurch Cholesterin aus dem Körper ausgeschieden wird.

Vitamin A Beim Verzehr von Möhren, die reich an Beta-Karotin sind, wandelt der Körper eine bestimmte Menge dieses Karotinoids in Vitamin A um, das die Sehkraft, das normale Zellwachstum sowie die Gesundheit von Schleimhäuten, Haut und Haaren unterstützt. Vitamin A hilft den Augen, sich der Dunkelheit anzupassen.

So holen Sie das Beste heraus

Wenn man Möhren mit ein wenig Fett kocht (vorzugsweise mit solchen, die **einfach gesättigte Fettsäuren** enthalten wie z. B. Olivenöl), kann der Körper das Beta-Karotin besser aufnehmen.

Einsatzgebiete

- Augenleiden
- Erhöhter Cholesterinspiegel
- Herz-Kreislauf-Erkrankungen
- Krebs
- Verstopfung

Pluspunkte für die Gesundheit

Eine jüngere Studie deutet darauf hin, dass die Aufnahme größerer Mengen an Beta-Karotin mit der Nahrung das Risiko von Herz-Kreislauf-Erkrankungen um etwa 45 % senken kann. Für die Einnahme in Pillenform konnten keine derartigen Wirkungen nachgewiesen werden.

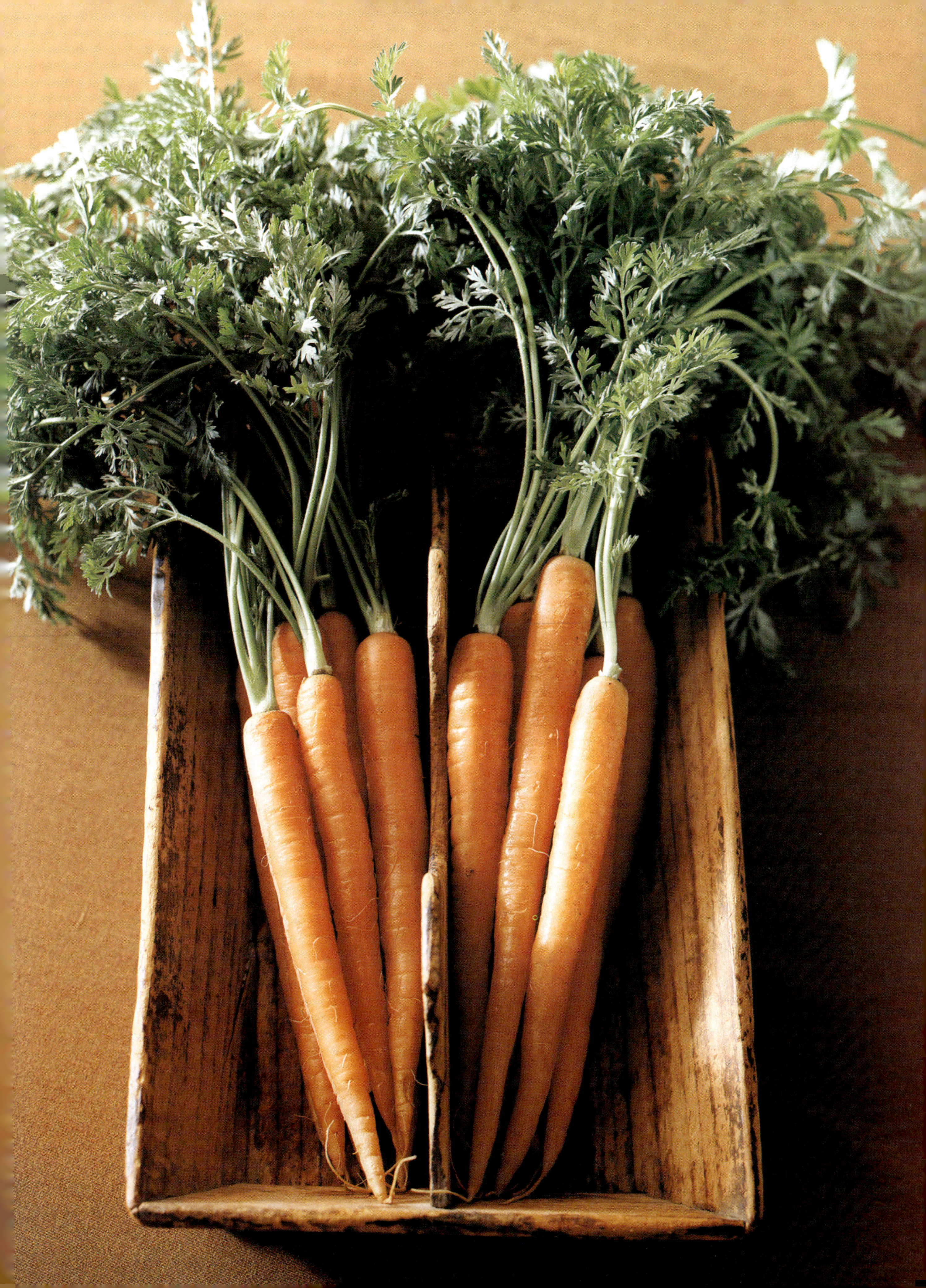

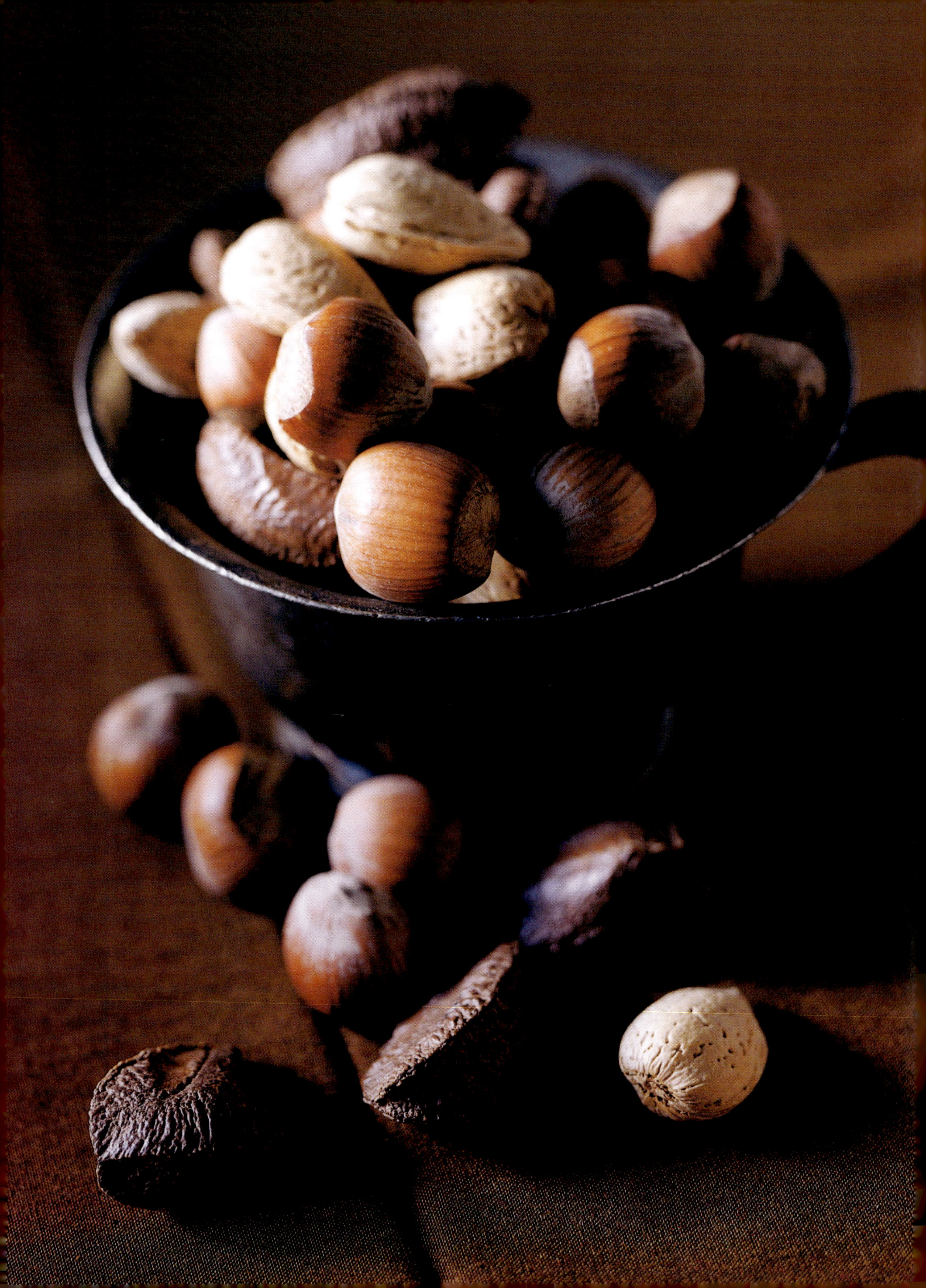

Nüsse

Als Energie- und Proteinquelle sind sie kaum zu übertreffen. Obendrein scheinen Nüsse das Risiko von Krebs und Herz-Kreislauf-Erkrankungen zu senken – wohl auch wegen des hohen Gehalts an der herzstärkenden Aminosäure Arginin.

Wertvolle Inhaltsstoffe

Alpha-Linolensäure Diese in Walnüssen vorkommende Omega-3-Fettsäure lindert Arthrose und senkt das Herzinfarktrisiko.

Ellagsäure Walnüsse sind eine sehr gute Quelle für dieses Antioxidans, das vermutlich das Wachstum von Krebszellen hemmt.

Kalium Dieses Mineral (30 g Pistazien liefern 10 % der empfohlenen Tagesmenge) senkt offenbar Blutdruck und Schlaganfallrisiko.

Pflanzensterole Die besonders reichlich in Pistazien vorkommenden Pflanzensterole scheinen zum Schutz vor bestimmten Krebsarten und Herz-Kreislauf-Erkrankungen beizutragen.

Resveratrol Dieser in Erdnüssen enthaltene Stoff kann das Risiko von Krebs, hohen Cholesterinwerten und Schlaganfall verringern.

Saponine Diese krebshemmenden Stoffe stärken die Abwehrkräfte und halten Blutzucker- und Cholesterinwerte auf gesundem Niveau.

Selen Vor Krebs, bestimmten Augenleiden und Herzkrankheiten scheint dieses reich in Paranüssen vertretene Antioxidans zu schützen. 15 g Paranüsse enthalten 420 Mikrogramm; dies entspricht 600 % des Tagesbedarfs.

Vitamin E Vermutlich dient dieses antioxidative Vitamin der Vorbeugung von Herz-Kreislauf-Erkrankungen und grauem Star. Mandeln und Haselnüsse enthalten mit 34 % des Tagesbedarfs pro 30 g den höchsten Gehalt an Vitamin E.

Häufiger auf den Speiseplan

- Braten Sie gehackte Nüsse mit Paniermehl kurz in Olivenöl an und heben Sie frisch gekochte Pasta darunter.
- Nüsse rösten, hacken, mit Ahornsirup süßen und zum Garnieren von Eiscreme oder gefrorenem Joghurt verwenden.
- Zur geschmacklichen Verfeinerung von Eintöpfen kann man etwas Erdnussbutter zugeben.
- Fein gehackte Nüsse eignen sich als Ummantelung für in der Pfanne gebratene Fischfilets oder Putenschnitzel.
- Rezepte siehe u. a. S. 268, S. 296, S. 306, S. 324, S. 337

So holen Sie das Beste heraus

Nüsse sollten im Kühlschrank aufbewahrt oder eingefroren werden, damit das in ihnen enthaltene Fett nicht ranzig wird. Um die Intensität des Nussaromas zu erhöhen, empfiehlt es sich, die Nüsse 5–10 Minuten im Ofen zu rösten.

Pluspunkte für die Gesundheit

Nüsse sind reich an einfach ungesättigten Fettsäuren. Studien belegen, dass der Verzehr von Nüssen anstelle von Lebensmitteln mit gesättigten und Trans-Fetten zu einer Verbesserung der Cholesterinwerte und einer drastischen Verringerung der Arteriosklerosegefahr führt.

Einsatzgebiete

- **Arthrose**
- **Erhöhter Cholesterinspiegel**
- **Grauer Star**
- **Herz-Kreislauf-Erkrankungen**
- **Krebs**

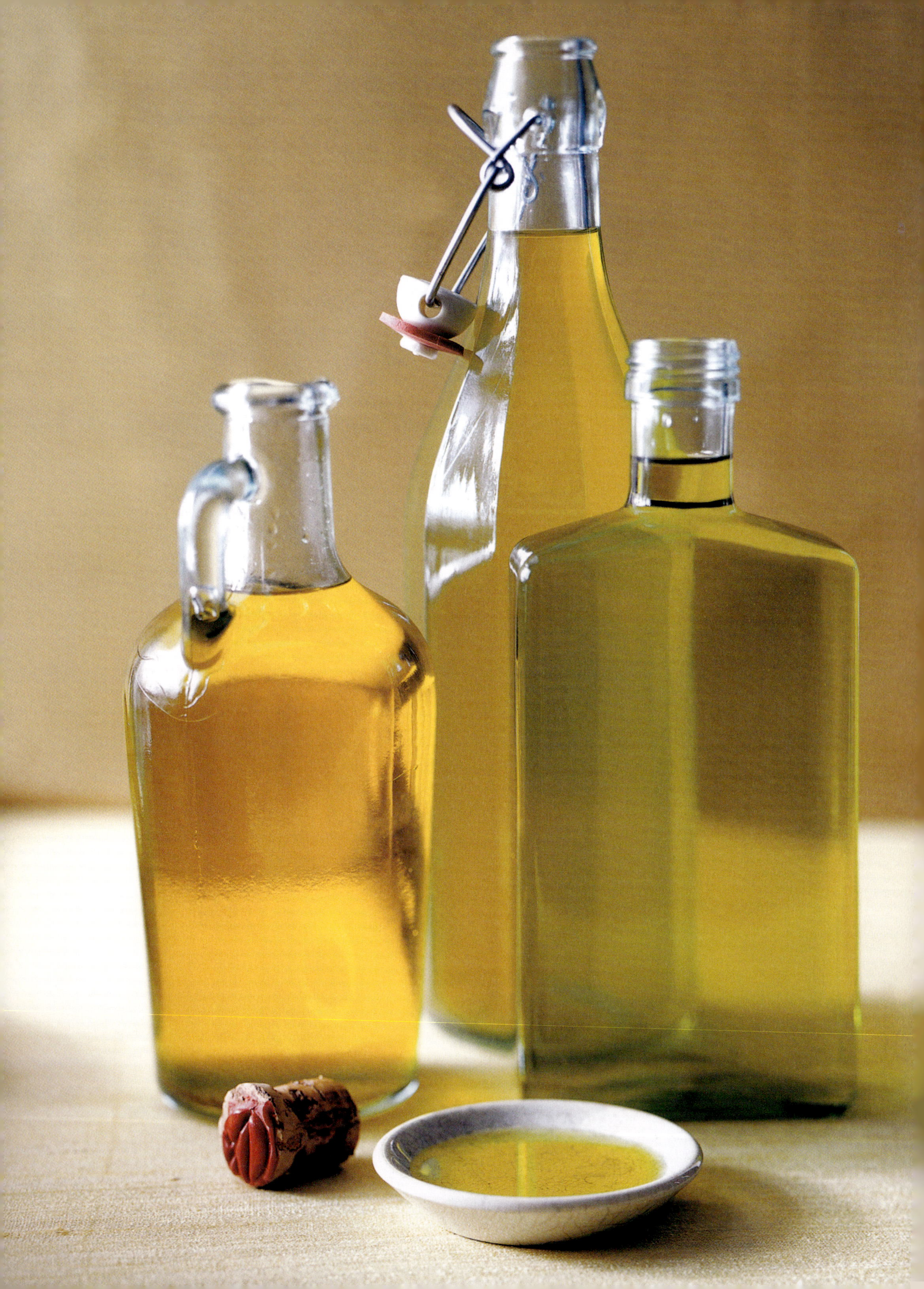

Olivenöl

Olivenöl ist reich an sekundären Pflanzenstoffen, Vitamin E und einfach ungesättigten Fetten, die dazu beitragen, die Arterien von schädlichem Cholesterin freizuhalten. Außerdem scheint Olivenöl vor Diabetes, rheumatoider Arthritis, Schlaganfall, Brust- und Dickdarmkrebs zu schützen.

Wertvolle Inhaltsstoffe

Einfach ungesättigte Fettsäuren Wird die Zufuhr an gesättigten Fettsäuren durch herzschützende ungesättigte Fette ersetzt, so trägt dies zur Senkung des Gesamt- wie auch des LDL-Cholesterinspiegels bei, während gleichzeitig die Menge des „guten" HDL-Cholesterins erhöht wird. Wer Fettkalorien vorwiegend aus einfach ungesättigten Fettsäuren bezieht, kann das Risiko von chronischen Krankheiten, etwa rheumatoider Arthritis und bestimmten Krebs- und Herz-Kreislauf-Erkrankungen, stark reduzieren. Mit 73 % einfach ungesättigten Fettsäuren weist Olivenöl den höchsten Prozentsatz unter den gängigen Speiseölen auf. Zum Vergleich: Kokosöl enthält 6 % und Maiskeim- oder Sojaöl 24 % einfach ungesättigte Fettsäuren.

Hydroxytyrosol und Oleuropaein Vieles deutet darauf hin, dass diese antioxidativen Stoffe bei der Abwehr von Brustkrebs, Bluthochdruck und Herz-Kreislauf-Erkrankungen zusammenwirken.

Lignane Diese in „nativem Olivenöl extra" reichlich enthaltenen Antioxidantien schützen offenbar vor Brust-, Dickdarm- und Prostatakrebs, indem sie krebsartige Zellveränderungen schon früh unterdrücken.

Vitamin E Dieses wichtige Vitamin schützt die Zellen vor einer Schädigung durch freie Radikale. Ein EL Olivenöl liefert 8 % der empfohlenen Tagesmenge.

Häufiger auf den Speiseplan

- Legen Sie Chilischoten, Kräuter oder die Schale von Orangen, Zitronen oder Limetten 2 Wochen lang in Olivenöl ein und seihen Sie die Zutaten dann ab. Das aromatisierte Öl macht sich gut in Pastagerichten, Salaten oder auf Pizzas.
- Verwenden Sie in Backwaren ein leichtes, schwach aromatisiertes Olivenöl anstelle von anderen Ölen oder Butter.
- Servieren Sie bei Tisch statt Butter ein fruchtiges Olivenöl, das aufs Brot geträufelt werden kann.
- Vergessen Sie nicht die Verwendung ganzer Oliven, die ein köstliches Aroma geben. Klein gehackt eignen sie sich für Pastasaucen, Salatdressings und Eintöpfe. Sie lassen sich aber auch Brot- oder Pizzateig beimengen.
- Benutzen Sie Olivenöl zum Ausbacken von Pfannkuchen oder Waffeln.

So holen Sie das Beste heraus

Bewahren Sie Olivenöl luftdicht an einem kühlen, dunklen Ort auf und verbrauchen Sie es rasch. Im Kühlschrank wird Olivenöl fest.

Pluspunkte für die Gesundheit

Da Hitze und Chemikalien bei der Herstellung von Olivenöl dessen Nährstoffgehalt vermindern, greift man am besten zu Ölen, die kaltgepresst und nur minimal oder gar nicht raffiniert wurden, wie beispielsweise natives Olivenöl extra.

Einsatzgebiete

- **Bluthochdruck**
- **Herz-Kreislauf-Erkrankungen**
- **Krebs (u. a. Brust-, Dickdarm-, Prostata-)**
- **Rheumatoide Arthritis**

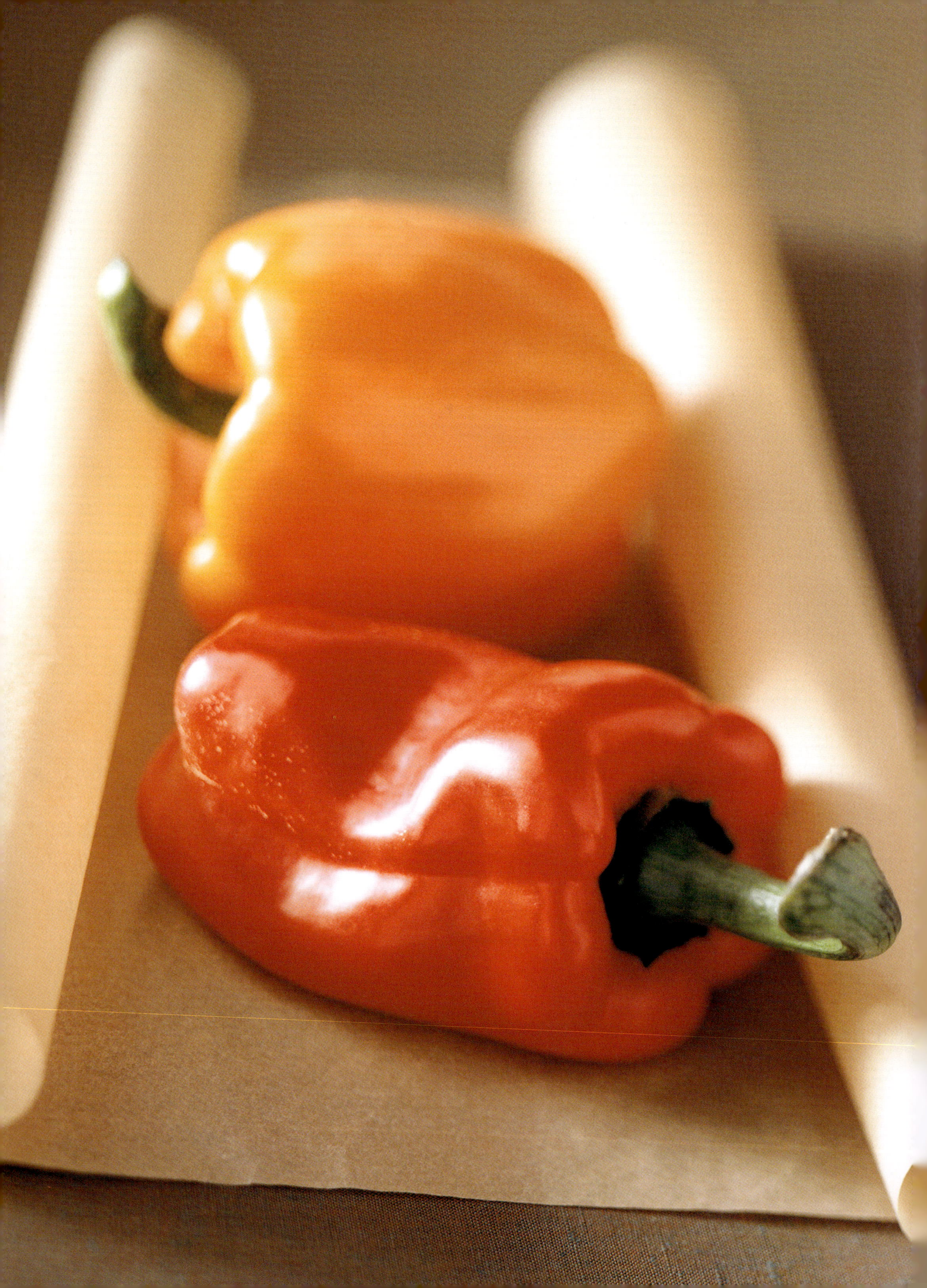

Paprika & Chili

Paprika- und Chilischoten verleihen vielen Speisen Farbe und Würze, während sie gleichzeitig vor Herz-Kreislauf-Erkrankungen, dem Verlust der Sehkraft und einem Anschwellen der Nasenschleimhaut schützen können.

Wertvolle Inhaltsstoffe

Beta-Karotin Dieser Farbstoff kann Augenkrankheiten, bestimmten Krebsarten und Herz-Kreislauf-Erkrankungen vorbeugen. Rote Paprika sind reich an Beta-Karotin und liefern fast 5 mg pro 120 g.

Capsaicin Dieser in Chilischoten reichlich enthaltene Stoff kann die Schleimabsonderung in der Nase und den Atemwegen fördern. Außerdem belegen Studien, dass Capsaicin krebserregenden Substanzen ihre Wirkung nehmen und den Tod von Krebszellen herbeiführen kann. Je schärfer die Chilischote, desto höher der Gehalt an Capsaicin.

Chlorophyll Erste Forschungsergebnisse lassen erkennen, dass diese Substanz vor krebserregenden Umweltgiften schützen und gesunde Zellen daran hindern kann, zu Krebszellen zu entarten.

Lutein und Zeaxanthin Eine Ernährung mit einem hohen Gehalt an diesen Substanzen schützt vermutlich vor bestimmten Krebsarten, Herz-Kreislauf-Erkrankungen, Makuladegeneration und möglicherweise vor grauem Star. Frische rote Paprika enthalten besonders hohe Mengen an Lutein, während orangefarbene Paprikaschoten eine reiche Quelle für Zeaxanthin darstellen.

Vitamin C Die vereinte Kraft von Beta-Karotin und Vitamin C kann offenbar grauem Star und Makuladegeneration vorbeugen. Etwa 120 g frische Paprikaschoten enthalten mehr Vitamin C (133 mg) als 225 ml Orangensaft (82 mg).

Häufiger auf den Speiseplan

- Mit Bohnenpüree gefüllte Paprikaschoten ergeben eine pikante Vorspeise.
- Gegrillte, geschälte rote Paprikaschoten und scharfe Chipotleschoten (über Rauch getrocknete Chilischoten) unter Kartoffelpüree mischen.
- Gegrillte rote Paprikaschoten mit etwas Tomatenmark, Knoblauch, Salz und Pfeffer pürieren und als Gemüsedip servieren. Verdünnt man die Mischung mit ein wenig Olivenöl, kann man sie auch als Pastasauce verwenden.
- Für eine scharf-süße Beilage zu Fleisch oder Geflügel Paprika- und Chilischoten (z. B. Chipotles) klein schneiden. Gehackte rote Zwiebel, Essig und Koriandergrün zufügen.
- Rezepte siehe u. a. S. 258, S. 271, S. 278, S. 306, S. 309

So holen Sie das Beste heraus

Legt man Wert auf den **Vitamin-C**-Gehalt, sollte man Paprikaschoten roh essen. Um die Bioverfügbarkeit von **Beta-Karotin** zu maximieren, empfiehlt es sich, die Paprikaschoten zu kochen und mit ein wenig Olivenöl zu verzehren.

Pluspunkte für die Gesundheit

Eine bevölkerungsbezogene Studie in Kalifornien ergab, dass Frauen, die viel Gemüse, einschließlich Paprikaschoten, konsumieren, wesentlich seltener an Gliomen (Tumoren des zentralen Nervensystems) erkranken als solche, die wenig Gemüse essen.

Einsatzgebiete

- **Erkältungen & Grippe**
- **Grauer Star**
- **Herz-Kreislauf-Erkrankungen**
- **Krebs**
- **Makuladegeneration**

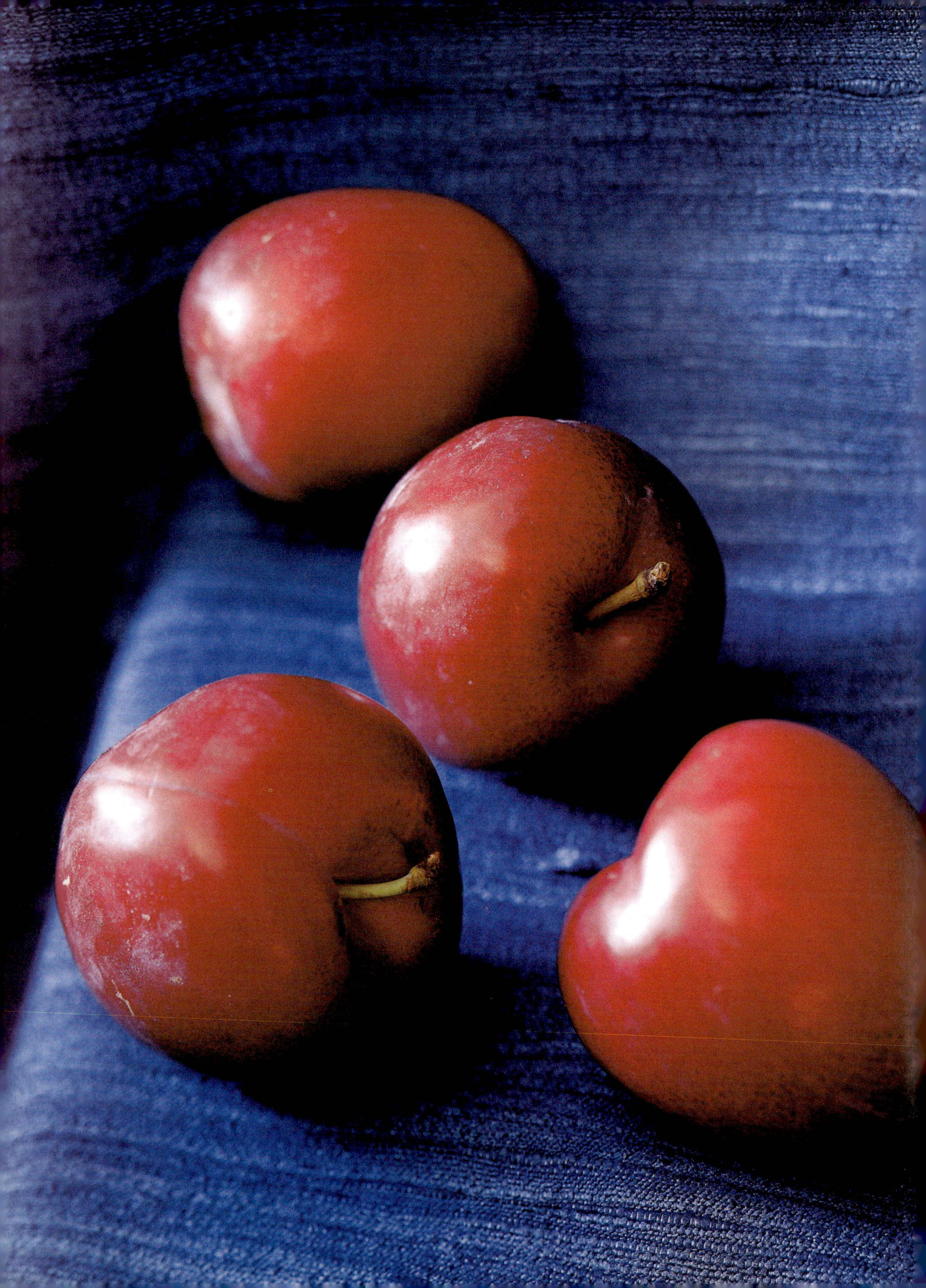

Pflaumen

Saftige, leuchtend gefärbte Pflaumen zeichnen sich durch einen hohen Gehalt an Antioxidantien aus. Früchte und Saft schmecken hervorragend und sind seit langem als natürliches Mittel gegen Verstopfung bekannt.

Wertvolle Inhaltsstoffe

Anthozyane Die rötlich-blauen Pigmente, die den Pflaumen ihre Farbe verleihen, können vor Krebs und Herz-Kreislauf-Erkrankungen schützen, indem sie freie Radikale unschädlich machen.

Ballaststoffe, lösliche Pflaumen und Dörrpflaumen verfügen über einen hohen Gehalt an löslichen Ballaststoffen, die verstopfungslindernd und cholesterinsenkend wirken.

Ballaststoffe, unlösliche Diese Ballaststoffe vergrößern das Volumen des Darminhalts und erleichtern die Ausscheidung.

Chlorogensäure Dieser Pflanzenstoff macht freie Radikale unschädlich und scheint krebserregenden Schadstoffen, wie z. B. Nitrosaminen in Zigarettenrauch, die toxische Wirkung zu nehmen.

Kalium Eine kaliumreiche Ernährung kann den Blutdruck und das Risiko für Nierensteine und Schlaganfall vermindern. Etwa 50 g Pflaumen enthalten 317 mg Kalium (9 % der empfohlenen Tagesmenge).

Quercetin Als hochwirksamer „Radikalfänger" scheint Quercetin östrogenabhängigen Krebsarten wie Brustkrebs vorzubeugen und die Konzentration von schädlichem LDL-Cholesterin zu verringern.

Sorbit Dieser natürlich vorkommende Zuckeraustauschstoff beugt Verstopfung vor. Bei Patienten mit Reizdarmsyndrom kann Sorbit jedoch zu Beschwerden führen.

Häufiger auf den Speiseplan

- In einem Mixer Pflaumensaft, fettreduzierten Sauerrahm und ein wenig frischen Zitronensaft mischen. Die Pflaumensuppe kalt stellen und mit frischen Pflaumenstücken und gehackter frischer Minze servieren.
- Verwenden Sie Pflaumenmus nicht nur als fruchtigen Brotaufstrich, sondern auch als Füllung für Plätzchen oder zum Einrühren in Naturjoghurt.
- Kochen Sie entsteinte, geschnittene Pflaumen zusammen mit Zwiebeln und Knoblauch in gezuckertem Essig und reichen Sie die Früchte als Beilage zu Fleisch oder Geflügel.
- Frische Pflaumenstückchen machen sich gut in pikanten Suppen.
- Bestreichen Sie Brotscheiben mit fettarmem Neufchatelkäse (Weichkäse mit Edelpilz) und belegen Sie sie mit dünnen Scheiben reifer Pflaumen.
- Rezept siehe S. 267

So holen Sie das Beste heraus

Wenn Sie Pflaumen dünsten, achten Sie darauf, das Kochwasser weiterzuverwerten – nur so profitieren Sie von dem **Sorbit**, das ins Kochwasser entweicht.

Pluspunkte für die Gesundheit

Pflaumensaft ist ein ideales Mittel gegen Verstopfung. Wenn Sie vor dem Zubettgehen ein Glas Pflaumensaft trinken, wird die morgendliche Darmbewegung angeregt – wenn Sie den Saft zum Frühstück genießen, die abendliche.

Einsatzgebiete

- **Bluthochdruck**
- **Erhöhter Cholesterinspiegel**
- **Herz-Kreislauf-Erkrankungen**
- **Krebs (u. a. Brust-)**
- **Verstopfung**

Pseudogetreide

Alte, eiweißreiche Körnerfrüchte mit heilenden Eigenschaften, so genanntes Pseudogetreide wie Amarant, Buchweizen, Teff und Quinoa, sind sättigend und reich an Ballaststoffen.

Häufiger auf den Speiseplan

- Garen Sie Buchweizen, Quinoa (Reismelde) oder Amarant und fügen Sie Feta, Paprika, Tomaten und Gurken zu. Den Salat mit Zitronendressing anmachen.
- Amarant in einer Küchenmaschine oder Getreidemühle mahlen und ein Viertel des Weizenmehls in einem Muffin-Rezept durch Amarantmehl ersetzen.
- Ein Pilaw lässt sich statt mit Reis auch mit Quinoa herstellen. Einfach gegarte Quinoa, Zwiebeln, getrocknete Kirschen und geröstete Pekannüsse mischen und als Beilage servieren.
- Rühren Sie gekochte Buchweizengrütze oder Quinoa in Teekuchenteig.
- Rezepte siehe u. a. S. 249, S. 314, S. 324

Wertvolle Inhaltsstoffe

Komplexe Kohlenhydrate Die in Buchweizen enthaltenen Kohlenhydrate tragen zu einem ausgewogenen Blutzuckerspiegel bei.

Lignane Diese Phytoöstrogene spielen wahrscheinlich eine Rolle beim Abbau von „schlechtem" LDL-Cholesterin und senken das Risiko, an Brust-, Dickdarm-, Eierstock- oder Prostatakrebs zu erkranken.

Lysin Quinoa ist eine gute Quelle (0,7 g Lysin auf etwa 100 g) für diese Aminosäure, die vermutlich Herpes vorbeugt und bekämpft.

Magnesium Amarant und Quinoa enthalten viel herzförderliches Magnesium, das auch Allergien, Asthma, Nierensteinen und prämenstruellem Syndrom (PMS) vorbeugen kann. Eine Portion Quinoa oder Amarant liefert etwa 40 % des Tagesbedarfs.

Proteasehemmer Hierbei handelt es sich um Verbindungen, die der Entstehung von Krebszellen vermutlich entgegenwirken.

Rutin Das in Buchweizen vorkommende Rutin scheint dazu beizutragen, das Krebsrisiko zu reduzieren. Derzeit prüft man, ob Rutin den Blutdruck senken, die Blutgefäße stärken und schädliches Cholesterin vermindern kann.

Saponine Einen guten Lieferanten für die Substanz stellt Quinoa dar. Man nimmt an, dass Saponine Herz- und Krebserkrankungen vorbeugen können.

Vitamin E Quinoa ist eine besonders gute Quelle für dieses Vitamin, das der Vorbeugung gegen Krebs, grauen Star, Herz-Kreislauf-Erkrankungen und Makuladegeneration dienen kann.

So holen Sie das Beste heraus

Zum Erhalt der Nährstoffe sollte man Körner in nicht zu viel Wasser kochen. Bei zu langen Garzeiten gehen die sekundären Pflanzenstoffe verloren.

Einsatzgebiete

- Allergien & Asthma
- Augenleiden
- Diabetes
- Herz-Kreislauf-Erkrankungen
- Krebs

Pluspunkte für die Gesundheit

Tierversuche geben ernst zu nehmende Hinweise darauf, dass aus Buchweizen gewonnene Proteine vergleichbare oder sogar noch bessere cholesterinsenkende Eigenschaften besitzen als Sojaprotein.

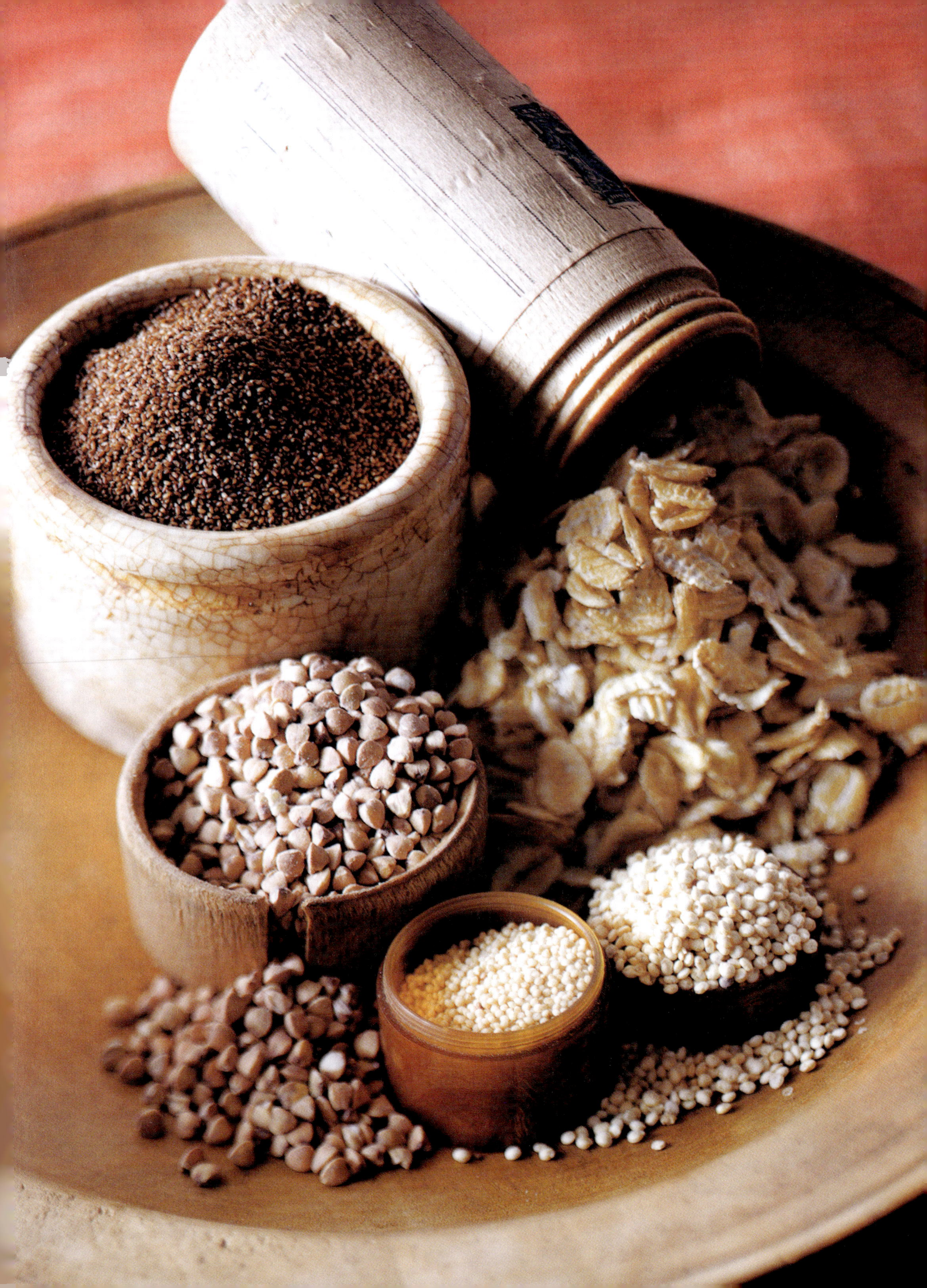

Reis

Als Grundnahrungsmittel ist Reis eine wichtige Quelle für komplexe Kohlenhydrate, Ballaststoffe und essenzielle Nährstoffe. Da Reis glutenfrei ist, eignet er sich auch für Menschen, die an Zöliakie oder Weizenglutenallergie leiden.

Häufiger auf den Speiseplan

- Wer Magenprobleme hat, sollte vielleicht einmal Reis zum Frühstück probieren. Lassen Sie Reis in Hühnerbrühe auf kleiner Flamme kochen, bis er zerfällt und die Mischung zu Brei wird.
- Als Beilage zu verschiedenen Hauptgerichten eignen sich schmackhafte Reispfannkuchen. Rühren Sie hierfür einfach gekochten Reis zusammen mit Kräutern in Ihren Pfannkuchenteig.
- Bereiten Sie eine Pastetenhülle aus Reis: Hierfür gekochten Reis, ein Eiweiß und etwas geriebenen Käse vermengen und ebenso wie herkömmliche Pastetenhüllen aus Blätterteig im Ofen backen.
- In vielen süßen Nachspeisen lässt sich die üblicherweise verwendete Kuhmilch durch Reismilch (erhältlich in Bioläden) ersetzen.
- Rezepte siehe u. a. S. 245, S. 277, S. 295, S. 321, S. 327

Wertvolle Inhaltsstoffe

Folsäure Veredelter weißer Reis liefert große Mengen dieses B-Vitamins, das zur Senkung des Risikos von angeborenen Fehlbildungen und Herz-Kreislauf-Erkrankungen beiträgt. Etwa 200 g gekochter Reis enthalten 92 Mikrogramm (23 % der empfohlenen Tagesmenge).

Komplexe Kohlenhydrate Diese ausgezeichneten Energielieferanten besitzen auch ein sehr gutes Wasserbindungsvermögen. Deshalb hilft weißer Reis auch bei Durchfall und Sodbrennen.

Magnesium Etwa 200 g gekochter brauner Reis liefern 84 mg oder 21 % des Tagesbedarfs an diesem Mineral, das eine Besserung bei prämenstruellem Syndrom (PMS) und Nierensteinen bewirken kann.

Oryzanol Man vermutet, dass das in der Kleieschicht von braunem Reis zu findende Oryzanol Hitzewallungen abmildern, den Cholesterinspiegel senken und die Umwandlung von Nitrogenverbindungen in krebserregende Nitrosamine verhindern kann.

Selen Dieser Mineralstoff beugt u. a. Allergien, Asthma, grauem Star und Prostatabeschwerden vor. Etwa 200 g gekochter brauner Naturreis enthalten 19 Mikrogramm (27 % des Tagesbedarfs).

Vitamin B_6 Dieses Vitamin scheint Allergien, Unruhe, Asthma, Depressionen und Herz-Kreislauf-Erkrankungen zu lindern. Brauner Naturreis liefert 0,3 mg (14 % des Tagesbedarfs) pro 200 g.

So holen Sie das Beste heraus

Spülen Sie Reis nicht ab – dadurch gehen Nährstoffe verloren. Zum Erhalt der **B-Vitamine** sollte er in nicht übermäßig viel Wasser gekocht werden. Servieren Sie ihn mit Hülsenfrüchten, um das dem Reis fehlende Eiweiß zu ergänzen.

Einsatzgebiete

- Durchfall
- Herz-Kreislauf-Erkrankungen
- Prämenstruelles Syndrom
- Prostataleiden
- Sodbrennen

Pluspunkte für die Gesundheit

Brauner Naturreis enthält mehr Vitamine und Mineralien als geschälter weißer Reis, der viele Inhaltsstoffe durch die Bearbeitung verloren hat. Allerdings wird weißer Reis heute zunehmend „angereichert“, indem man ihm viele seiner Nährstoffe künstlich wieder zuführt.

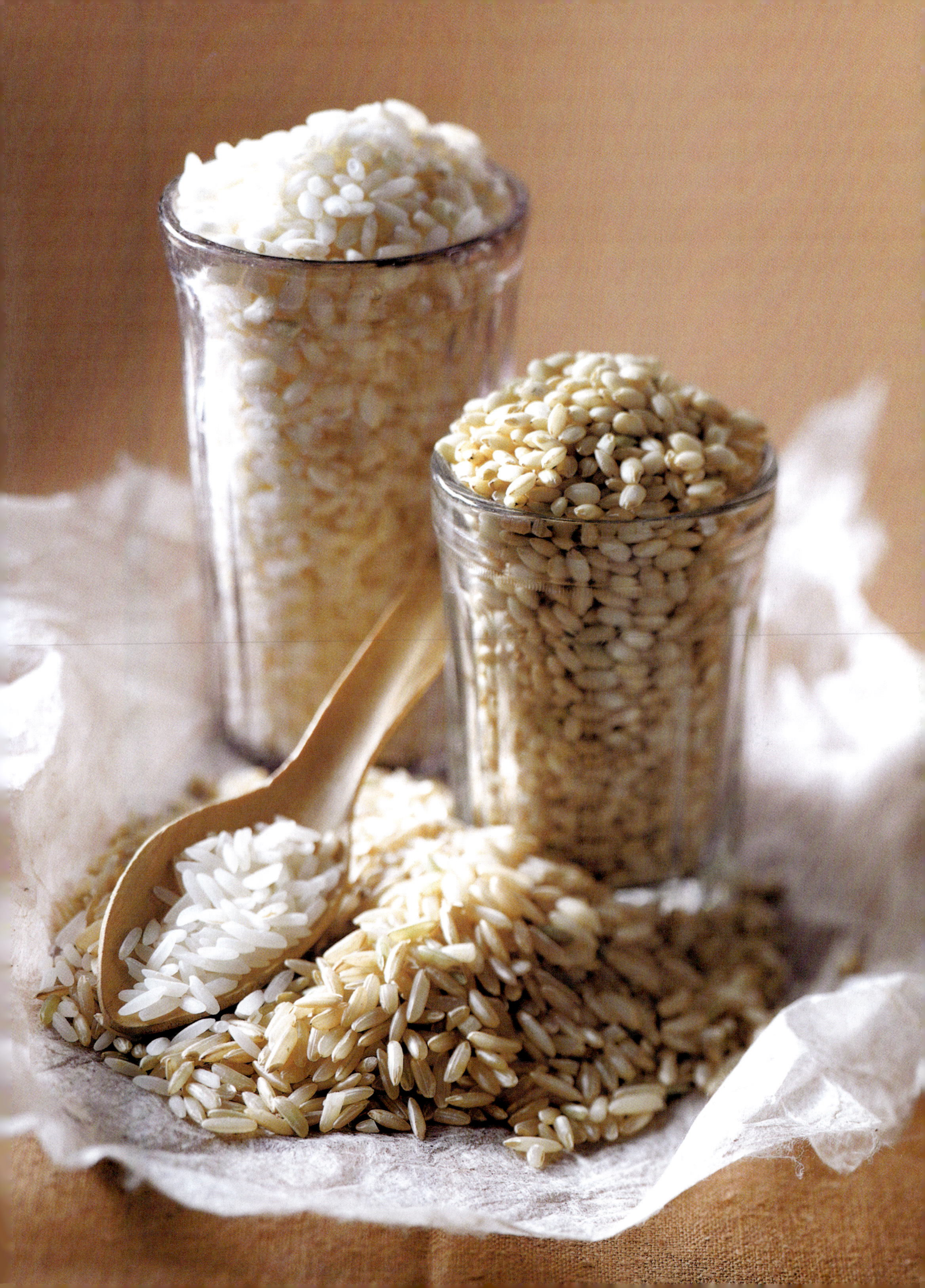

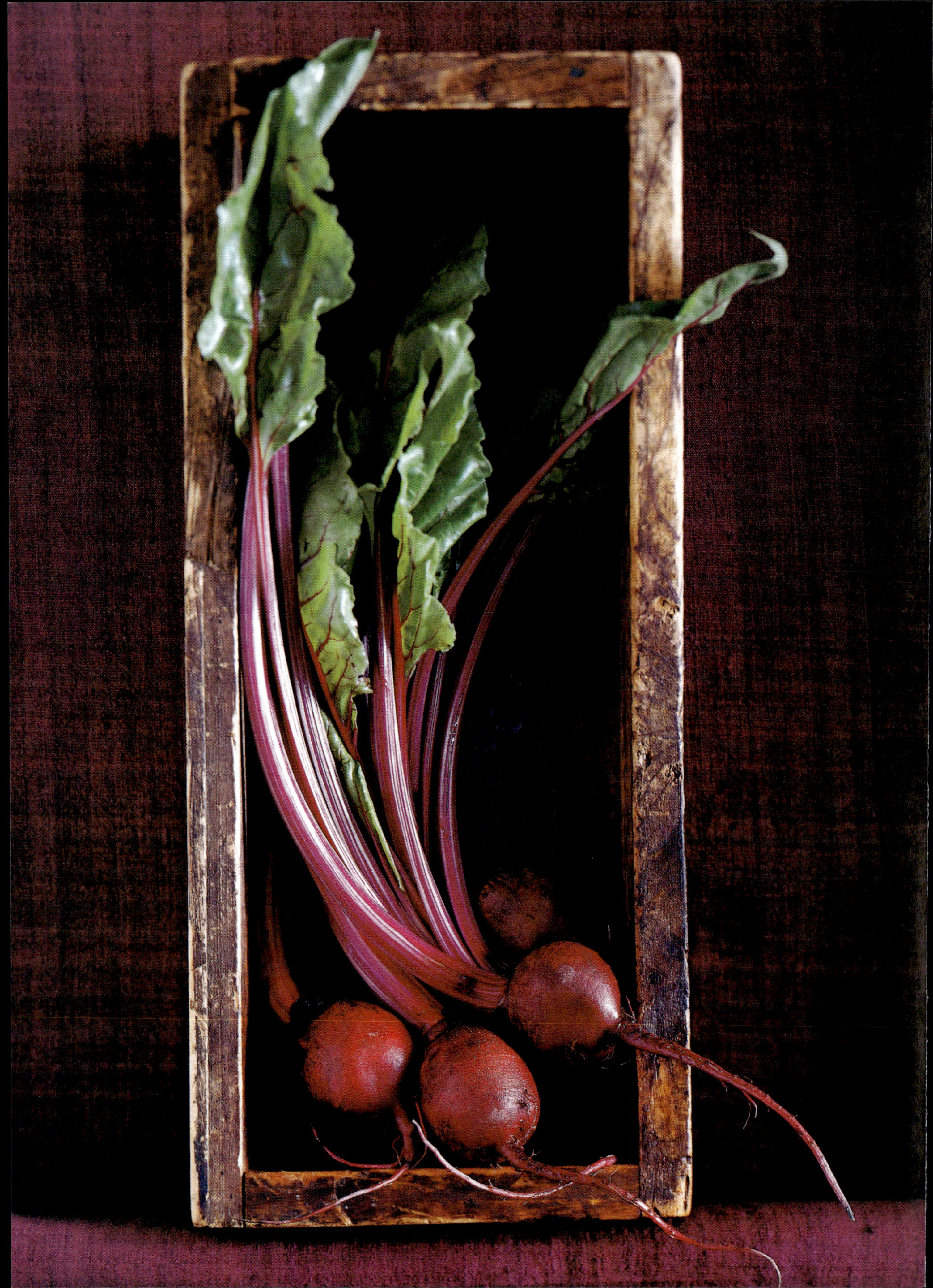

Rote Beten

Vollmundig, süß und erdig im Geschmack ist dieses rubinrote Wurzelgemüse. Es verfügt über einen hohen Nährstoffgehalt und liefert Ballaststoffe, Folsäure, Kalium und sekundäre Pflanzenstoffe wie Anthozyane und Saponine.

Wertvolle Inhaltsstoffe

Ballaststoffe Die in Roten Beten enthaltenen löslichen Ballaststoffe helfen wohl beim Abbau von „schlechtem" LDL-Cholesterin.

Betain Erste Studien lassen darauf schließen, dass dieser Stoff hilfreich beim Abbau von Homocystein sein könnte, einer Aminosäure, die ein erhöhtes Risiko von Herz-Kreislauf-Erkrankungen in sich birgt.

Beta-Zyanin Derzeit untersucht man, ob Beta-Zyanin Zellen vor krebserregenden Stoffen schützen kann. Auch im Hinblick auf seine Eignung zur Tumorbekämpfung sind Studien im Gange.

Folsäure Folsäure kann Missbildungen und Neuralrohrdefekten (z. B. offenem Rücken) am ungeborenen Kind vorbeugen und schützt möglicherweise vor Herz-Kreislauf-Erkrankungen und Krebs. Etwa 135 g gekochte Rote Bete liefern 136 Mikrogramm Folsäure, was 34 % des Tagesbedarfs entspricht.

Oxalate Wer zu Nierensteinen oder Gicht neigt, sollte Blätter und Stiele von Roten Beten meiden. Die darin enthaltenen Oxalate bilden winzige Kristalle, die die Entstehung von Nierensteinen begünstigen.

Saponine Diese in kleinen Mengen in Roten Beten vorkommenden Substanzen binden das Cholesterin im Verdauungstrakt und senken so das Risiko von Herz-Kreislauf-Erkrankungen.

Häufiger auf den Speiseplan

- Pürieren Sie Rote Beten mit Joghurt oder fettreduziertem Sauerrahm und schmecken Sie die Mischung mit Essig ab. Gut gekühlt als erfrischende Kaltschale servieren.
- Ersetzen Sie die Tomatenscheiben auf Geflügel- oder Fleischsandwiches durch gekochte (oder in Essig eingelegte) Rote-Beten-Scheiben.
- Gewürfelte, gekochte Rote Beten mit Olivenöl und Zitronensaft mischen und als Sauce zu Lachsgerichten servieren.
- Reiben Sie geschälte rohe Rote Beten und verwenden Sie sie als Ersatz für Möhren in Möhrenkuchen, Möhrenbrot oder Muffins.
- Rezept siehe S. 280

So holen Sie das Beste heraus

Zum Erhalt des **Anthozyans (Beta-Zyanin)** in Roten Beten sollte man am besten ganze, ungeschälte Knollen rösten, backen oder im Mikrowellengerät garen. Kocht man Rote Beten, wird ein Teil der Anthozyane und wasserlöslichen **B-Vitamine**, besonders **Folsäure**, ins Kochwasser ausgeschwemmt.

Pluspunkte für die Gesundheit

Manche Menschen können die Farbstoffe in Roten Beten nicht richtig umwandeln. Als Ergebnis nimmt ihr Urin eine leuchtend rote Farbe an. Erschrecken Sie nicht, wenn Ihnen das passiert: Es handelt sich um eine harmlose Stoffwechselreaktion.

Einsatzgebiete

- **Erhöhter Cholesterinspiegel**
- **Herz-Kreislauf-Erkrankungen**
- **Krebs**

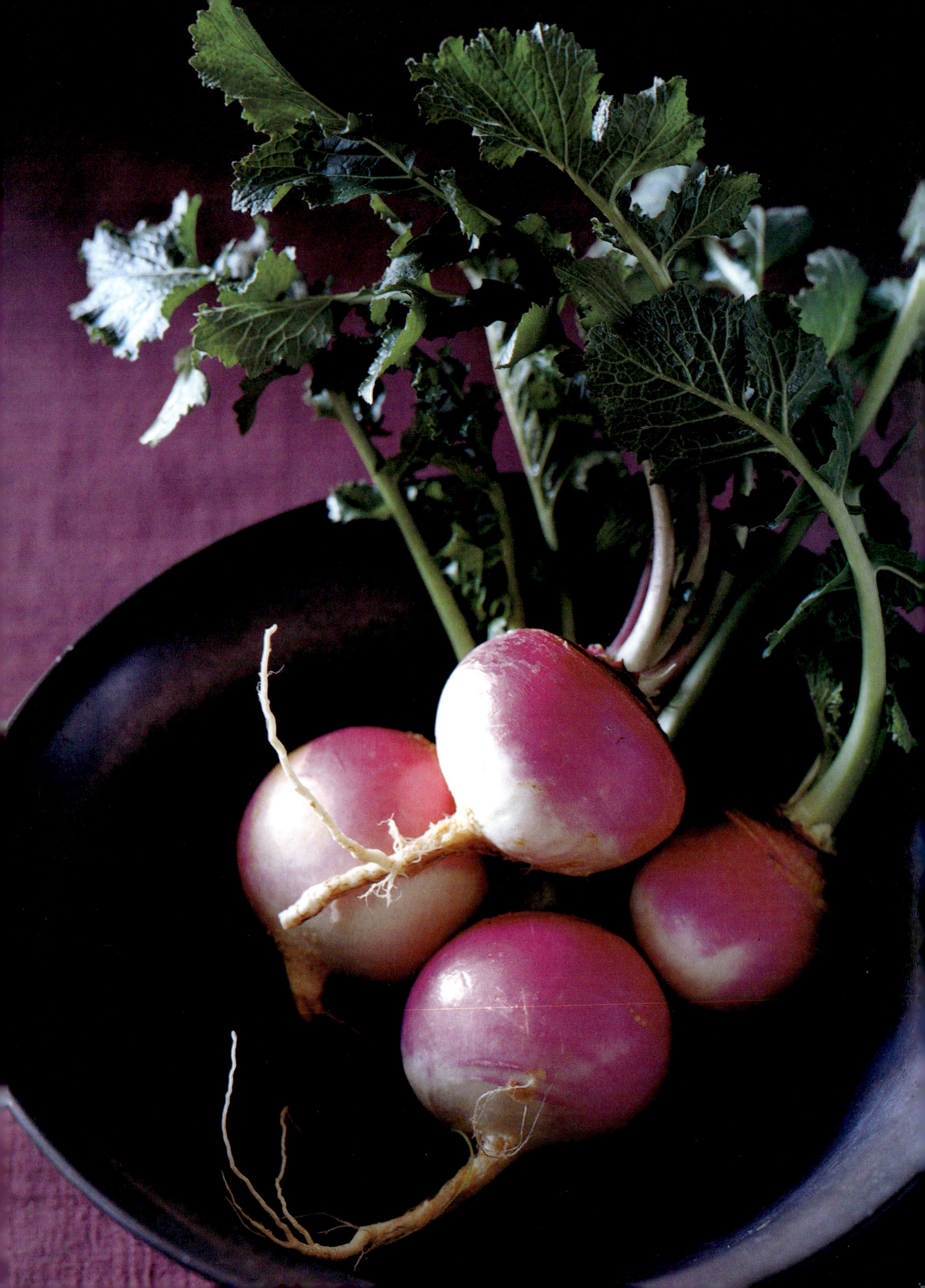

Rüben

Die süßlichen, leicht rauchig schmeckenden Rüben zählen zu den Kreuzblütlern. Sie verdanken ihren gesundheitlichen Nutzen dem Gehalt an Vitamin C, einigen wichtigen Aminosäuren, komplexen Kohlenhydraten und Ballaststoffen.

Wertvolle Inhaltsstoffe

Ballaststoffe, lösliche Diese Stoffe binden Cholesterin und können auf diese Weise die Konzentration des arterienschädigenden „schlechten" LDL-Cholesterins senken.

Ballaststoffe, unlösliche Sie helfen bei Verstopfung und tragen möglicherweise zu einer Linderung der Beschwerden bei Krampfadern und Hämorrhoiden bei.

Goitrogene In großen Mengen aufgenommen, können diese Substanzen die Schilddrüsenfunktion verlangsamen.

Komplexe Kohlenhydrate Sie gewährleisten eine langsame, aber stetige Versorgung des Körpers mit Energie. Außerdem steigern sie vermutlich die Gedächtnisleistung, absorbieren überschüssige, mitunter zu Sodbrennen führende Magensäure und verbessern die Aufnahme von Tryptophan.

Lysin Diese unentbehrliche Aminosäure scheint sowohl zur Vorbeugung als auch zur Linderung von Gesichtsherpes beizutragen.

Tryptophan Bei Unruhe, Depressionen und Schlaflosigkeit kann diese wichtige Aminosäure, eine Vorstufe des B-Vitamins Niacin, für Linderung sorgen.

Vitamin C Als wirkungsvolles Antioxidans steigert Vitamin C die Immunabwehr und hilft, schädliche freie Radikale zu neutralisieren.

Häufiger auf den Speiseplan

- Klein geschnittene Kohlrüben (Steckrüben), Möhren und Kartoffeln kochen und wie Kartoffelpüree zubereiten.
- Kohlrüben (Steckrüben) oder Weiße Rüben sowie Kartoffeln raspeln und mit gehacktem frischem Dill mischen. Zu Rüben-Kartoffel-Puffern ausbacken.
- Gewürfelte Weiße Rüben in Olivenöl mit Knoblauch und zerkleinerten Rübenblättern kurz anbraten.
- Mairübchen raspeln, mit ebenfalls geraspelten Äpfeln vermengen und in einer Mischung aus Cidre, Apfelessig und Dijonsenf als Salat anmachen.
- Kohlrüben (Steckrüben) schälen und in dicke Scheiben schneiden. In Olivenöl wenden, in Folie wickeln und bei 200 °C im Ofen 20–30 Min. backen. So bekommen die Rüben einen nussigen Geschmack.
- Rezept siehe S. 252

So holen Sie das Beste heraus

Durch Kochen scheinen **Goitrogene** ihre Wirkung zu verlieren, und auch der **Vitamin-C**-Gehalt wird teilweise zerstört. Andererseits werden durch den Kochvorgang die **löslichen Ballaststoffe** für die Verwertung im Körper erschlossen.

Pluspunkte für die Gesundheit

Da Goitrogene die Produktion von Schilddrüsenhormonen beeinträchtigen können, sollte man bei Schilddrüsenunterfunktion Kreuzblütlergemüse kochen, um die Goitrogene unschädlich zu machen (bei Schilddrüsenüberfunktion vermehrt rohes Kreuzblütlergemüse verzehren!).

Einsatzgebiete

- Erhöhter Cholesterinspiegel
- Depressionen
- Schilddrüsenleiden
- Sodbrennen
- Verstopfung

Samen

Die an gesunden Fettsäuren reichen Kürbis- und Sonnenblumenkerne sowie Sesamsamen enthalten Nährstoffe, die vor Krebs, Herz-Kreislauf-Erkrankungen, Augenleiden und chronischem Müdigkeitssyndrom (CFS) schützen können.

Häufiger auf den Speiseplan

- Geröstete Kürbiskerne mit Limettensaft, Knoblauch, Koriandergrün und etwas Kürbiskernöl pürieren und als Sauce zu Pasta, Fisch oder Huhn verwenden.
- Ersetzen Sie die Hälfte des Olivenöls in einem Salatdressing durch Kürbiskernöl.
- Panieren Sie dünne Fischfilets oder Hähnchenschnitzel mit einer Mischung aus zerstoßenen Sonnenblumen- und Kürbiskernen und braten Sie sie in der Pfanne.
- Verrühren Sie dunkles Sesamöl mit Naturjoghurt und ziehen Sie heiße Pasta darunter. Mit Schalottenscheiben und gerösteten Sesamsamen garnieren.
- Pastetenteig lässt sich durch Sesamsamen oder gehackte Kürbiskerne verfeinern.
- Sojasauce und dunkles Sesamöl oder Kürbiskernöl verrühren und über gegrillten Fisch träufeln.
- Rezepte siehe u. a. S. 258, S. 283, S. 300, S. 306, S. 321, S. 337

Wertvolle Inhaltsstoffe

Essenzielle Fettsäuren Diese nahrhaften Fettverbindungen scheinen bei Mastopathie Linderung zu bringen und die Gesunderhaltung von Herz und Kreislauf, Immunsystem und Haut zu fördern.

Magnesium 30 g Sonnenblumen- oder Kürbiskerne decken mehr als ein Viertel des Tagesbedarfs an diesem Mineralstoff, der vermutlich zur Vorbeugung von chronischem Müdigkeitssyndrom (CFS), Herzkrankheiten und Nierensteinen beiträgt.

Pflanzensterole Es wird angenommen, dass diese besonders in Kürbiskernen enthaltenen Verbindungen den Gesamtcholesterinspiegel sowie den des „schlechten" LDL-Cholesterins senken und der Entstehung von gutartiger Prostatavergrößerung entgegenwirken.

Selen Dieses antioxidative Mineral bekämpft zusammen mit Vitamin E Zellschädigungen durch freie Radikale, die zu Krebs, Herzleiden und Sehstörungen führen können. 30 g Sonnenblumenkerne liefern 17 Mikrogramm Selen (24 % der empfohlenen Tagesmenge).

Sesaminol-Verbindungen Sesamsamen enthalten Sesaminol, Sesamolinol und Pinoresinol – allesamt Vorstufen zur Bildung von Lignanen (Phytoöstrogene, die vermutlich über krebshemmende und herzschützende Eigenschaften verfügen).

Thiamin In Sonnenblumenkernen finden sich hohe Mengen an diesem lebenswichtigen B-Vitamin (0,7 mg pro 30 g oder 43 % des Tagesbedarfs). Thiamin unterstützt die Hirn- und Gedächtnisfunktionen.

Vitamin E Samen sind hervorragende Quellen für dieses Vitamin, das wohl zum Schutz vor Krebs, grauem Star, Herz-Kreislauf-Erkrankungen, hohen Cholesterinwerten und Makuladegeneration beiträgt. 30 g Sonnenblumenkerne enthalten 14 mg oder 71 % der empfohlenen Tagesmenge.

Zink Der in Kürbiskernen und Sesamsamen reichlich vorkommende wichtige Mineralstoff scheint u. a. das Immunsystem zu stärken.

Einsatzgebiete

- **Chron. Müdigkeitssyndrom**
- **Grauer Star**
- **Herz-Kreislauf-Erkrankungen**
- **Krebs**
- **Makuladegeneration**

So holen Sie das Beste heraus

Zur Bewahrung ihrer **essenziellen Fettsäuren** und Nährstoffe sollte man Samen in luftdichten Behältern im Kühlschrank aufbewahren oder einfrieren – so werden sie auch nicht ranzig.

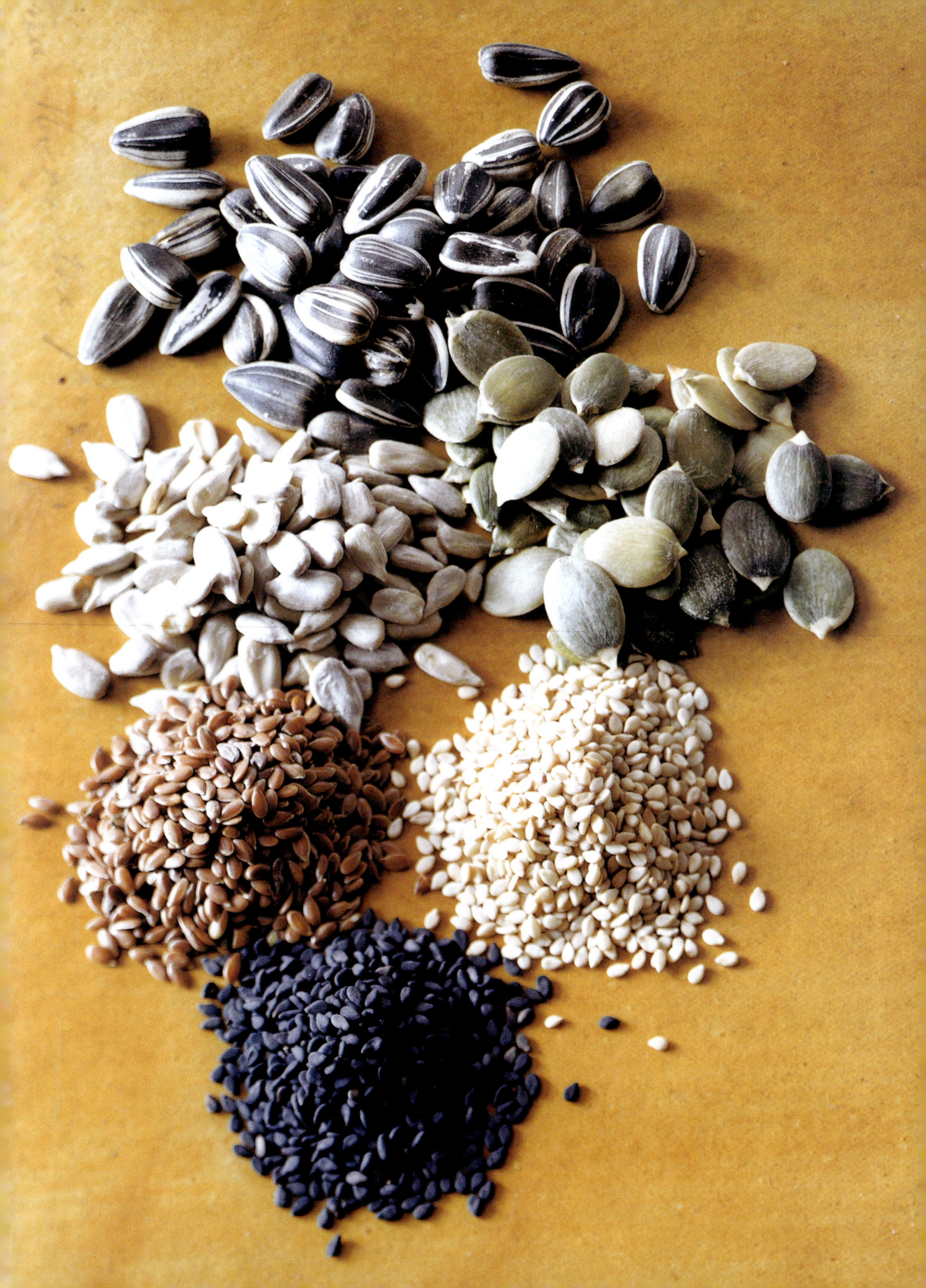

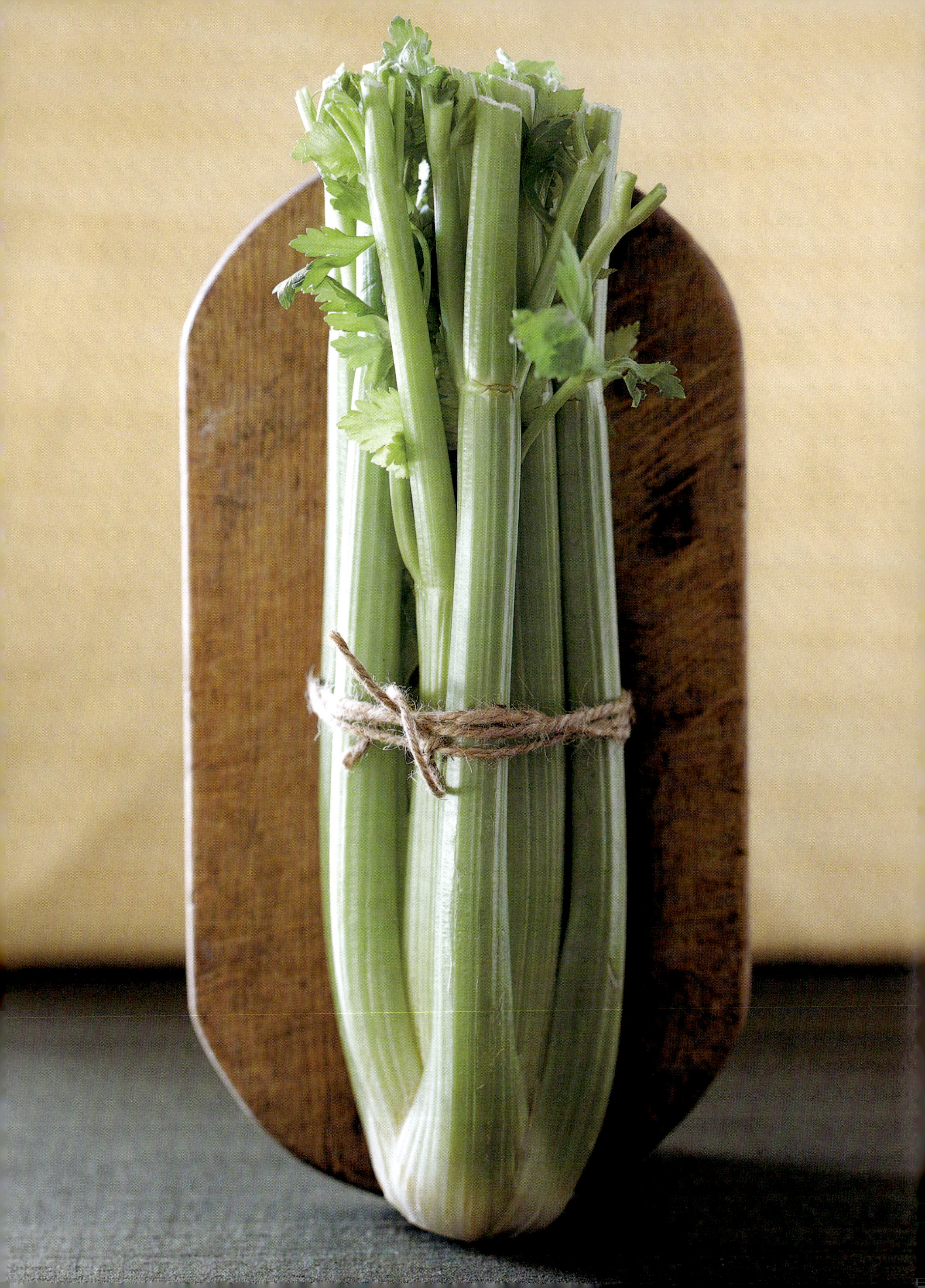

Sellerie

Sellerie hat heute den Status eines rundum gesunden Nahrungsmittels erlangt. Die Wissenschaftler vermuten, dass Sellerie viele gesunde Wirkstoffe birgt, darunter Substanzen, die den Blutdruck senken und das Risiko von bestimmten Krebsarten vermindern können.

Wertvolle Inhaltsstoffe

Apigenin Tierversuche weisen darauf hin, dass dieses Flavonoid das Tumorwachstum stoppen könnte. Apigenin wird derzeit auch in Bezug auf seine entzündungshemmende Wirkung untersucht.

Ballaststoffe, unlösliche Nahrungsmittel mit einem hohen Anteil an unlöslichen Ballaststoffen sind meist kalorienarm, bewirken aber dennoch ein Sättigungsgefühl. Daher eignen sie sich hervorragend für Menschen, die ihr Gewicht reduzieren wollen. Unlösliche Ballaststoffe wirken sättigend, weil sie auf ihrem Weg durch den Verdauungstrakt Wasser absorbieren und das Volumen des Speisebreis vergrößern – ein Vorgang, durch den ein reibungsloses Funktionieren des Verdauungssystems gewährleistet wird. Etwa 135 g Sellerie enthalten 1,5 g unlösliche Ballaststoffe.

Phthalide (3-n-Butyl-Phthalid) Obgleich Sellerie relativ reich an Natrium ist – Menschen mit hohem Blutdruck könnte diese Tatsache vom Verzehr abhalten –, tragen die darin enthaltenen Phthalide vermutlich zu einer Senkung des Blutdrucks bei. Auf welche Weise die Phthalide das bewerkstelligen, wird derzeit erforscht. Erste Studien deuten darauf hin, dass diese chemischen Verbindungen die Menge bestimmter im Körper vorhandener Hormone senken können, durch die Blutgefäße verengt und der Blutdruck erhöht werden.

Häufiger auf den Speiseplan

- Für eine gesunde Gemüsebeilage braten Sie Selleriestreifen in Olivenöl mit gehackten Walnüssen kurz an.
- Sellerie, Zwiebeln, Knoblauch und Petersilie fein hacken. Mit Essig und Senf abschmecken und als Aufstrich für Frikadellen oder Dip zu gegrilltem Fleisch oder Geflügel verwenden.
- Für ein erfrischendes Getränk Sellerie mit Tomatensaft und Meerrettich in einen Mixer geben und pürieren.
- Selleriescheiben und -blätter, Knoblauch, Kraftbrühe, Selleriesamen und Kräuter (z. B. Majoran oder Basilikum) kochen und pürieren. Einen Schuss Milch dazugeben und als Suppe servieren.
- Sellerie in würziger Brühe gar kochen und als Gemüsebeilage servieren.
- Rezepte siehe u. a. S. 268, S. 289, S. 293, S. 296

So holen Sie das Beste heraus

Kochen Sie die Sellerieblätter wenn möglich mit. Sie enthalten hohe Konzentrationen an Nährstoffen wie **Kalium** und **Vitamin C**.

Pluspunkte für die Gesundheit

Selleriesamen – deren Schärfe in sauren Gurken, Sauerkraut oder Fischbrühe geschätzt wird – scheinen entzündungshemmende Eigenschaften zu besitzen. Auch gibt es alte Hausmittel, die Selleriesamen zur Linderung von Gicht und rheumatoider Arthritis empfehlen.

Einsatzgebiete

- **Bluthochdruck**
- **Krebs**
- **Rheumatoide Arthritis**
- **Übergewicht**
- **Verstopfung**

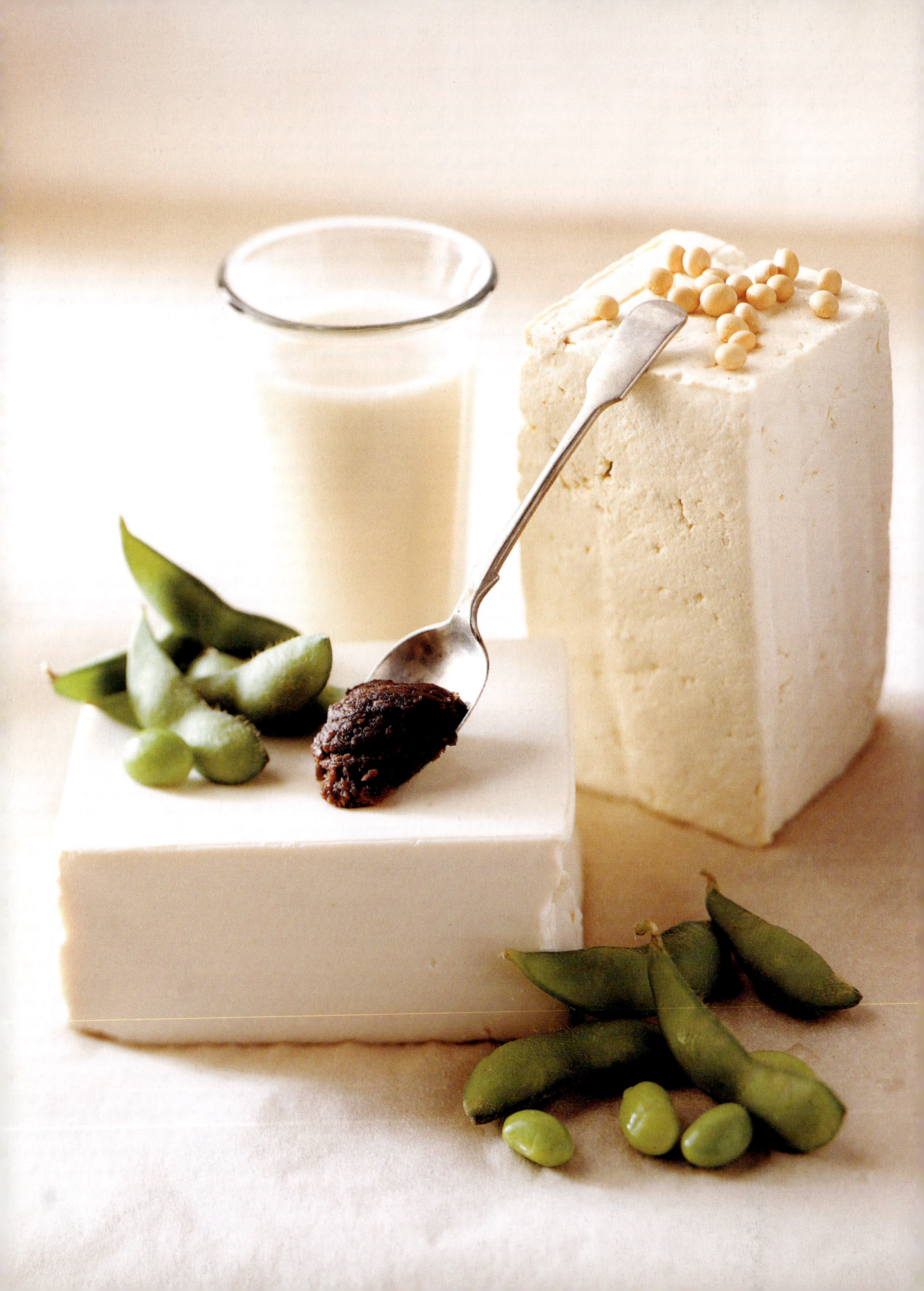

Sojaprodukte

Sojaprodukte wie Tofu, Edamame, getrocknete Sojabohnen, Sojamilch, Miso und Tempeh sind wohl die ergiebigsten Quellen für Phytoöstrogene und enthalten wertvolles Pflanzenprotein sowie viele Ballast- und sekundäre Pflanzenstoffe.

Wertvolle Inhaltsstoffe

Beta-Sitosterol Dieses Pflanzensterol gilt als potenzieller Cholesterinsenker und scheint Beschwerden bei Prostatavergrößerung zu lindern. Diesbezügliche Untersuchungen sind im Gange.

Genistein und Daidzein Diese in Sojaprodukten reich vorhandenen Phytoöstrogene schützen vermutlich vor Osteoporose. Genistein und Daidzein tragen wohl auch zur Vorbeugung gegen Herz-Kreislauf-Erkrankungen, Prostatakrebs und einige Brustkrebsarten bei.

Lignane Die experimentelle Forschung liefert Hinweise, dass diese Stoffe schädliche Zellveränderungen verhindern können – insbesondere solche, die zu Brust-, Dickdarm- und Prostatakrebs führen.

Phytinsäure Dieser sekundäre Pflanzenstoff neutralisiert vermutlich krebserregende freie Radikale im Darm.

Proteasehemmer Erste Forschungsergebnisse deuten darauf hin, dass ein nur in Sojaprodukten vorkommender Proteasehemmer (Bowman-Birk-Hemmer) die Enzymproduktion in Krebszellen verlangsamt und die Häufigkeit von Tumoren im Darmtrakt senkt.

Saponine Diese Stoffe scheinen die Produktion krebsbekämpfender Immunzellen anzukurbeln, den Cholesterinspiegel zu senken und zu verhindern, dass die Gallensäure im Dickdarm zu einer krebserregenden Substanz mutiert.

Häufiger auf den Speiseplan

- Ersetzen Sie einen Teil des in Lasagne-Rezepten angegebenen Käses durch Tofu-Würfel.
- Verwenden Sie in Süßspeisen oder Milchmixgetränken Soja- statt Kuhmilch.
- Edamame (junge, grüne Sojabohnen) in der Schote dämpfen und enthülsen. Die Bohnen eignen sich als Zugabe für Reis- oder Gemüsesalate.
- Für ein Dressing einige Esslöffel Shiro Miso (Sojapaste) mit Möhrensaft, einigen Esslöffeln Sesamöl, einer Prise gemahlenem Ingwer und etwas Wasabi-Paste (asiatischem Meerrettich) verquirlen.
- Weichen Tofu mit Basilikum, Knoblauch, Mandeln und etwas Parmesan pürieren und als Pastasauce servieren.
- Festen Tofu in Würfel schneiden, Honig darüber träufeln und in einen Obstsalat mit Melonen und Trauben geben.
- Rezepte siehe u. a. S. 240, S. 300, S. 305, S. 323, S. 339

So holen Sie das Beste heraus

Um den Gehalt an **Phytoöstrogenen** nicht zu schmälern, sollte die Kochzeit für Tofu und Miso auf ein Minimum reduziert werden: Man gibt sie dem Kochgut erst in allerletzter Minute bei.

Pluspunkte für die Gesundheit

Ernährungswissenschaftler gehen davon aus, dass der tägliche Verzehr von mindestens 25 g Sojaeiweiß in Verbindung mit einer fettarmen Ernährungsweise den Cholesterinspiegel bei Menschen mit erhöhten Cholesterinwerten senken kann.

Einsatzgebiete

- Erhöhter Cholesterinspiegel
- Herz-Kreislauf-Erkrankungen
- Krebs (u. a. Brust-, Prostata-, Dickdarm-)
- Osteoporose

Spargel

Da er arm an Fett und Natrium ist, eignet sich Spargel hervorragend für Menschen, die auf ihr Gewicht achten müssen. Als nährstoffreiches Spitzenlebensmittel scheint Spargel auch vor Herz-Kreislauf- und Krebserkrankungen zu schützen.

Häufiger auf den Speiseplan

- Verwenden Sie das mit B-Vitaminen angereicherte Kochwasser von Spargel, um den Gesundheitswert einer Suppe oder Sauce zu erhöhen.
- Gebackener Spargel schmeckt köstlich – außerdem bleiben so die B-Vitamine erhalten. Träufeln Sie über geputzten Spargel ein wenig Olivenöl, streuen Sie geriebenen Parmesan darüber und backen Sie ihn bei 230 °C 10–20 Min. im vorgeheizten Ofen.
- Für eine schmackhafte Suppe pürieren Sie gekochten Bruchspargel mit Milch und Kräutern.
- Gekochter Spargel eignet sich auch als Belag für Pizzas und Sandwiches sowie als Füllung für Teigtaschen.
- Als Abwandlung des klassischen Avocadodips (Guacamole) hackt man gekochten Spargel fein, fügt nur eine kleine Avocado hinzu und würzt mit den Zutaten einer herkömmlichen Guacamole.
- Rezepte siehe u. a. S. 302, S. 306

Wertvolle Inhaltsstoffe

Ballaststoffe Unlösliche Ballaststoffe leisten einen wichtigen Beitrag zur Gesunderhaltung des Verdauungstrakts, während lösliche Ballaststoffe an der Senkung des Cholesterinspiegels beteiligt sind. Etwa 150 g Spargel enthalten fast 3 g Ballaststoffe.

Folsäure Während der Schwangerschaft ist Folsäure von entscheidender Bedeutung, da sie Neuralrohrdefekte (z. B. offenen Rücken) beim Fötus verhindern kann. Außerdem schützt Folsäure offenbar das Herz, indem es die Konzentration von Homocystein, einer Aminosäure, die an der Entstehung von Herzerkrankungen beteiligt ist, senkt. Auch bei der Krebsprävention spielt Folsäure eine Rolle. Ein niedriger Folsäurespiegel kann zu Schädigungen der DNA und zu bösartigen Zellveränderungen führen. Etwa 150 g gekochter Spargel liefern 263 Mikrogramm Folsäure (66 % der empfohlenen Tagesmenge).

Glutathion Dank seiner antioxidativen Funktion ist dieses Enzym offenbar in der Lage, krebserzeugenden Substanzen die Wirkung zu nehmen und Zellen vor Schädigungen durch freie Radikale zu schützen.

Rutin Dieses antioxidative Flavonoid trägt zusammen mit dem ebenfalls antioxidativen Vitamin C zur Gesunderhaltung der Blutgefäße bei.

Saponine Diese Stoffe beugen offenbar Herzerkrankungen vor, indem sie Cholesterin binden und seine Aufnahme im Magen-Darm-Trakt verhindern.

Vitamin B_6 Dieses immunstärkende Vitamin wird für die Produktion krankheitsbekämpfender Antikörper benötigt. Eine wichtige Rolle spielt es auch bei der Umwandlung von Nahrung in Energie. Erste Forschungsergebnisse deuten darauf hin, dass Vitamin B_6 zur Linderung von Menstruationsbeschwerden und von Übelkeit in der Frühschwangerschaft beitragen kann.

Einsatzgebiete

- **Herz-Kreislauf-Erkrankungen**
- **Krebs**
- **Schwangerschaft**
- **Übergewicht**
- **Verstopfung**

So holen Sie das Beste heraus

Wenn man Spargel kocht, empfiehlt sich ein spezieller Spargeltopf, in dem die Stangen aufrecht stehen und die Köpfe nicht im Wasser liegen. Dies ist wichtig, weil die meisten der pflanzlichen Nährstoffe in den Spitzen zu finden sind.

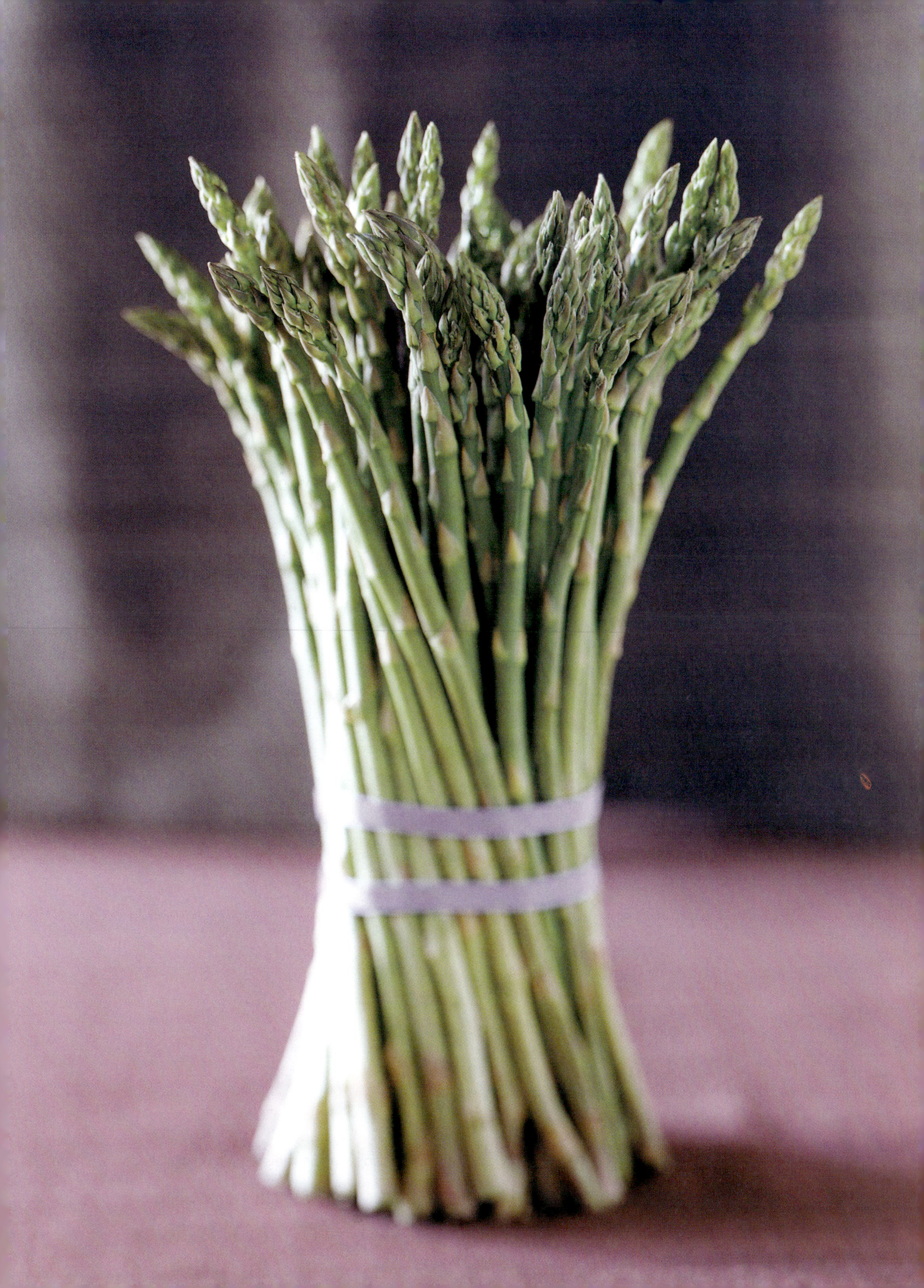

Speisepilze

Die moderne Wissenschaft entdeckt nach und nach die gesundheitsfördernden Inhaltsstoffe von Speisepilzen – sie scheinen u. a. Herzleiden, Bluthochdruck, hohen Cholesterinwerten, Virusinfektionen und sogar Krebs vorbeugen zu können.

Häufiger auf den Speiseplan

- Da sich Speisepilze und Kartoffeln geschmacklich hervorragend ergänzen, sollte man Kartoffelsalat oder Bratkartoffeln mit Pilzen bereichern.
- Pilze, insbesondere Shiitakepilze, eignen sich in vegetarischen Eintöpfen als Fleischersatz.
- Zum Garnieren von Frikadellen oder Steaks fein gehackte Pilze, Schalotten und Knoblauch mischen, in Olivenöl anbraten und mit Essig abschmecken.
- Hackfleischteig lässt sich mit klein gehackten Pilzen verfeinern. Insbesondere ein aus Putenfleisch bestehender Teig bleibt auf diese Weise saftig.
- Mahlen Sie getrocknete Pilze zu Pulver und vermengen Sie es mit Paniermehl. Die Mischung eignet sich zum Panieren von Hähnchen- oder Fischfilet.
- Rezepte siehe u. a. S. 245, S. 261, S. 305, S. 311, S. 312

Wertvolle Inhaltsstoffe

B-Vitamine Speisepilze besitzen einen hohen Gehalt an Riboflavin, Niacin und Vitamin B_6, die vermutlich zur Bekämpfung von Depressionen, Herz-Kreislauf-Erkrankungen und Migräne dienen können. Etwa 150 g frische Shiitakepilze enthalten über 10 % der empfohlenen Tagesmenge für jedes dieser B-Vitamine.

Ergosterol Dieses Provitamin D fördert die Knochengesundheit.

Eritadenin Die in Shiitakepilzen vorliegende Substanz senkt den Cholesterinspiegel, indem sie die Cholesterinausscheidung ankurbelt.

LEM (Lentinula edodes mycelium) Das Myzel des Shiitakepilzes scheint vor Krebs- und Herz-Kreislauf-Erkrankungen, hohen Cholesterinwerten, Bluthochdruck, Infektionen und Leberleiden schützen zu können.

Lentinan Von dieser in kleinen Mengen in Shiitakepilzen vorhandenen Polysaccharidverbindung wird vermutet, dass sie über immunstärkende Eigenschaften verfügt.

Selen Man nimmt an, dass dieser antioxidative Mineralstoff vor Krebs und Makuladegeneration schützt.

Thioprolin Erste Forschungsergebnisse lassen darauf schließen, dass dieser in Shiitakepilzen vorhandene Wirkstoff die Bildung von krebserregenden Nitrogenverbindungen im Körper verhindern kann.

So holen Sie das Beste heraus

Da die **B-Vitamine** beim Einweichen und Erhitzen von getrockneten Pilzen ins Wasser übergehen, sollte man das Kochwasser möglichst weiterverwenden.

Einsatzgebiete

- Depressionen
- Erhöhter Cholesterinspiegel
- Herz-Kreislauf-Erkrankungen
- Krebs
- Migräne

Pluspunkte für die Gesundheit

In einer vorbereitenden Studie nahmen japanische Männer täglich 120 g frische Shiitakepilze (oder 60 g getrocknete) zu sich. Bereits nach 1 Woche war bei den Testpersonen eine deutliche Senkung der Cholesterinwerte festzustellen.

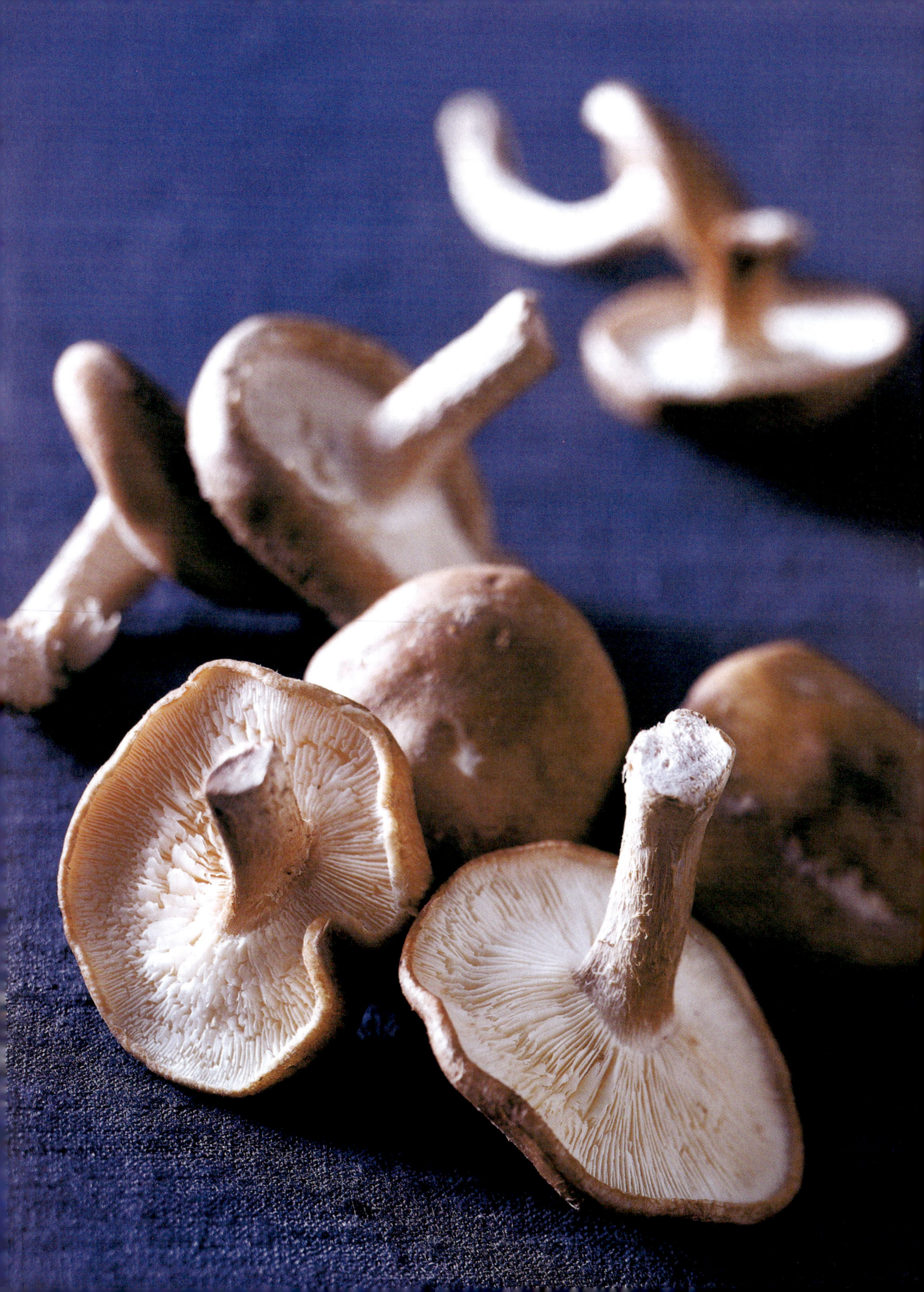

Spinat

Trotz seines hohen Eisengehalts ist Spinat kein guter Eisenlieferant, da ein weiterer Inhaltsstoff, die Oxalsäure, den Körper an der Eisenverwertung hindert. Er birgt jedoch große Mengen an Karotinoiden und sekundären Pflanzenstoffen.

Häufiger auf den Speiseplan

- Bereiten Sie eine Suppe, indem Sie gedämpften Spinat mit Knoblauch und Joghurt pürieren und mit Frühlingszwiebeln garnieren.
- Spinat dämpfen und dann mit Petersilie und Zitronensaft pürieren. Als Sauce zu Hühnerfleisch oder Pasta servieren.
- Spinat zusammen mit Minze und fein geschnittenen Schalotten dämpfen und unter Kartoffelpüree rühren.
- Rohen Spinat mit Mandeln, Knoblauch, Olivenöl und Parmesan pürieren. Mit Pasta und Kichererbsen gemischt servieren.
- Für ein Salatdressing Spinat dämpfen und mit Petersilie, Basilikum und Knoblauch pürieren. Unter schnellem Rühren Olivenöl und Zitronensaft zufügen.
- Rezepte siehe u. a. S. 246, S. 274, S. 289, S. 311

Wertvolle Inhaltsstoffe

Beta-Karotin Etwa 65 g gekochter Spinat liefern 4,4 mg Beta-Karotin, was fast schon der empfohlenen Tagesmenge an diesem Antioxidans entspricht. Beta-Karotin wirkt vermutlich krebshemmend und könnte einer Makuladegeneration entgegenwirken.

Folsäure Etwa 80 g roher Spinat liefern 116 Mikrogramm Folsäure, fast ein Drittel des Tagesbedarfs an diesem B-Vitamin, das zum Schutz vor Anämie, angeborenen Fehlbildungen und Herzinfarkt beiträgt.

Lutein und Zeaxanthin Spinat ist eine ergiebige Quelle für diese beiden Karotinoide, die sich bei der Vorbeugung gegen Makuladegeneration, grauen Star und Dickdarmkrebs ergänzen.

Oxalate Sie verhindern die Aufnahme von Kalzium und Eisen aus Spinat. Ebenso wie andere oxalatreiche Lebensmittel ist Spinat für Menschen mit Gicht und Nierensteinen nicht zu empfehlen.

Pflanzensterole Forscher glauben, dass diese Stoffe eine krebshemmende und cholesterinsenkende Wirkung haben könnten.

Vitamin C Dieses Vitamin kann vermutlich der Entstehung von Makuladegeneration, Knochen- und Gelenkentzündung sowie Schlaganfall entgegenwirken.

So holen Sie das Beste heraus

Man kann Spinat sowohl roh als auch gekocht verzehren. Damit die wasserlöslichen **B-Vitamine** nicht verloren gehen, sollte man Spinat dämpfen oder unter Rühren kurz garen. Durch den Kochvorgang wird die Bioverfügbarkeit von **Proteinen**, **Lutein** und **Beta-Karotin** verbessert. Damit der Körper das **Karotinoid** besser verwerten kann, sollte man Spinat mit etwas gesundem Fett verzehren.

Einsatzgebiete

- Anämie (Blutarmut)
- Grauer Star
- Krebs (u. a. Dickdarm-)
- Makuladegeneration
- Schlaganfall

Pluspunkte für die Gesundheit

Das in Spinat in besonders hoher Konzentration enthaltene Vitamin K wird u. a. für eine störungsfreie Blutgerinnung benötigt. Wer blutverdünnende Medikamente einnimmt, sollte den Arzt fragen, ob der Verzehr von Vitamin-K-reichem Gemüse deren Wirkung beeinträchtigt.

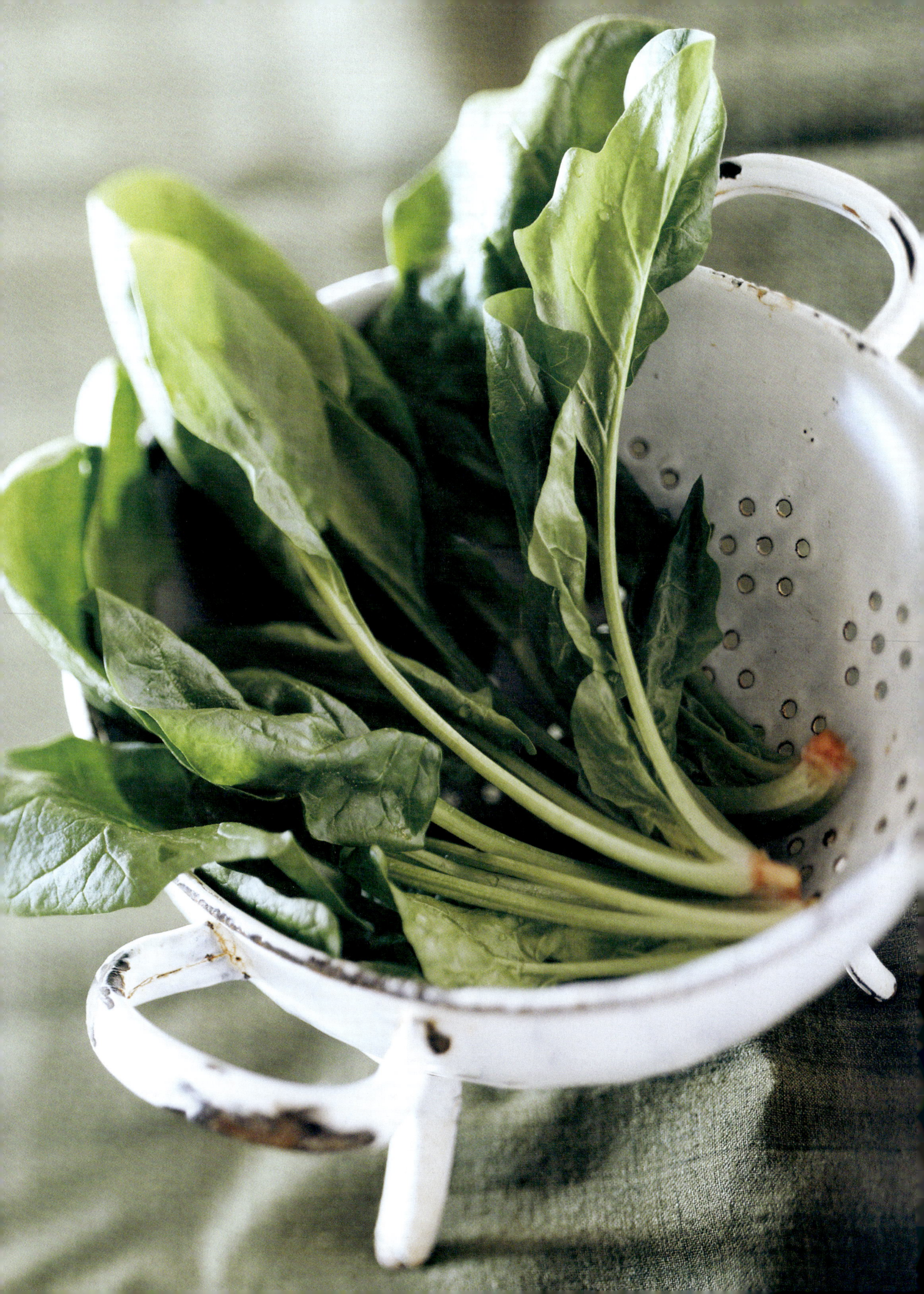

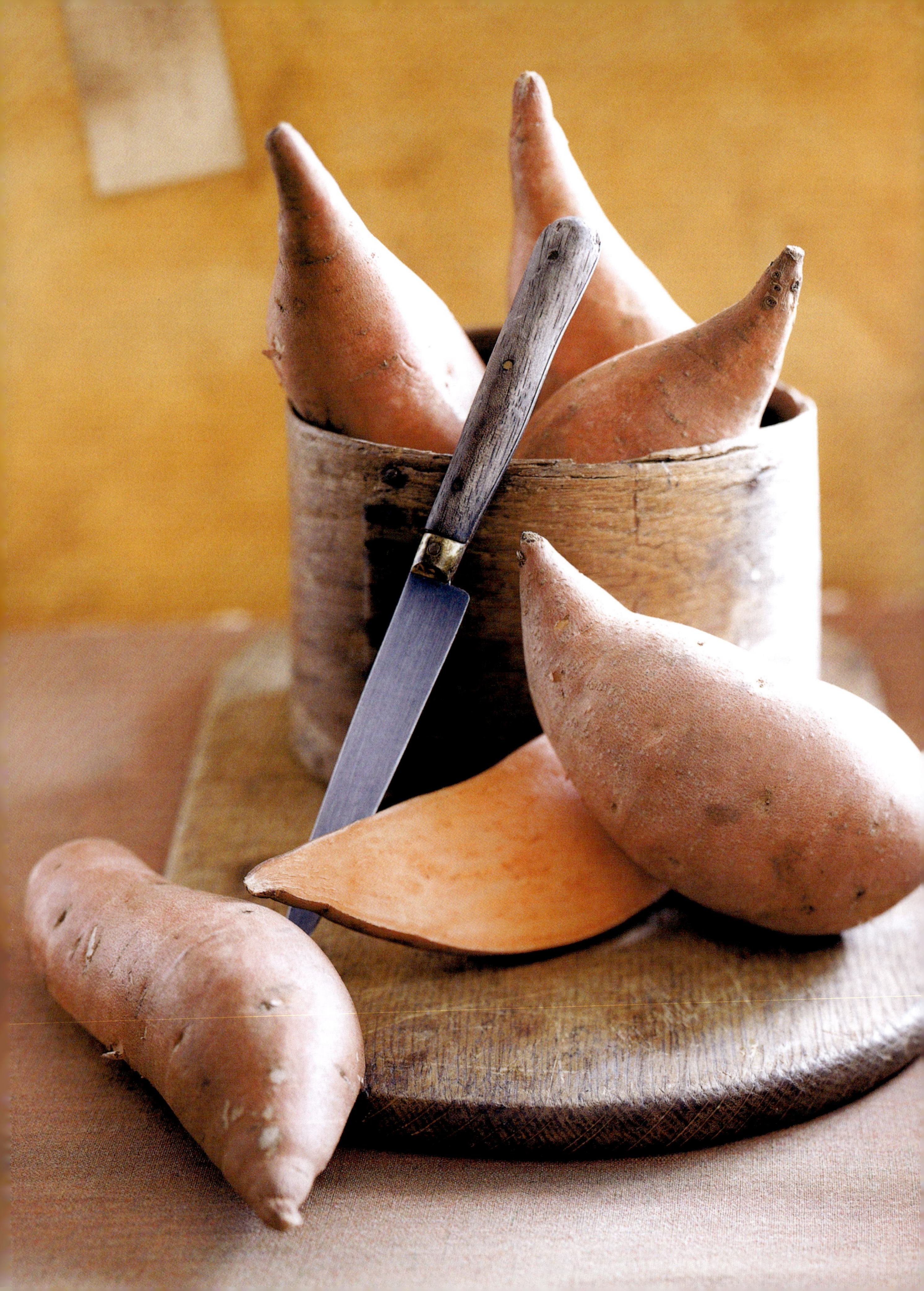

Süßkartoffeln

Die ballaststoffreichen Süßkartoffeln, die ihre lebhafte Farbe dem hohen Gehalt an Karotinoiden verdanken, gehören zu den Gemüsearten mit der höchsten Nährstoffdichte und sind ausgesprochen gesund.

Wertvolle Inhaltsstoffe

Ballaststoffe, unlösliche Mit Schale verzehrt, ist die Süßkartoffel eine ausgezeichnete Quelle für diese verdauungsfördernden Stoffe, die auch Hämorrhoiden vorbeugen können. Eine mittelgroße Süßkartoffel liefert über 2 g unlösliche Ballaststoffe.

Beta-Karotin Eine Süßkartoffel enthält 187 % der empfohlenen Tagesmenge an Beta-Karotin, das die Entstehung bestimmter Krebsarten (Magen, Bauchspeicheldrüse, Mund und Zahnfleisch) verhindern und vor Makuladegeneration schützen kann.

Chlorogensäure Vorbereitende Studien deuten darauf hin, dass dieser sekundäre Pflanzenstoff krebserregende Substanzen und Viren unschädlich machen könnte.

Kaffeesäure Diese Phenolverbindung ist ein vielversprechender Wirkstoff im Kampf gegen Krebs und das Aids-Virus.

Kalium Das in Süßkartoffeln reich vorhandene herzförderliche Mineral scheint zu einer Senkung des Risikos von Herz-Kreislauf-Erkrankungen, Bluthochdruck, Nierensteinen und Schlaganfall beizutragen.

Lutein und Zeaxanthin Diese Pigmente tragen zum Schutz vor Arteriosklerose, einigen Krebsarten und Augenkrankheiten bei.

Pektin Etwa die Hälfte des Ballaststoffgehalts in Süßkartoffeln entfällt auf das lösliche Pektin, das zu hohen Cholesterinwerten vorzubeugen scheint.

Pflanzensterole Diese cholesterinsenkenden Verbindungen können krebserregende Substanzen im Magen-Darm-Trakt an sich binden.

Vitamin B_6 Vermutlich kann dieses Vitamin die Häufigkeit von Herz-Kreislauf-Erkrankungen, Schlaganfällen, Depressionen und Schlaflosigkeit senken.

Vitamin C Dieses reichlich vorhandene Vitamin fördert Abwehrkräfte sowie Wundheilung und beugt degenerativen Augenkrankheiten vor.

So holen Sie das Beste heraus

Essen Sie Süßkartoffeln mit der Schale, damit Sie mehr **Beta-Karotin** und **Ballaststoffe** aufnehmen. Backen oder Grillen erhöht die Bioverfügbarkeit von Beta-Karotin und verleiht der Kartoffel durch die Umwandlung von Stärke in Zucker einen süßen Geschmack.

Häufiger auf den Speiseplan

- Süßkartoffeln in dünne Scheiben schneiden, mit Olivenöl bestreichen und im Ofen bei 200 °C backen, bis sie innen weich und außen knusprig sind.
- Kartoffelpüree lässt sich variieren, indem man je zur Hälfte Süßkartoffeln und gewöhnliche Kartoffeln verwendet.
- Verwenden Sie gekochte Süßkartoffelscheiben als Sandwichbelag.
- Süßkartoffelpüree eignet sich gut für Pastetenfüllungen.
- Rohe Süßkartoffeln raspeln und anstelle von geriebenen Möhren in Kuchen und Muffins verwenden.
- Für einen Kartoffelsalat Süßkartoffeln kochen, noch warm schälen und in grobe Scheiben schneiden. Mit Zitronensaft, Olivenöl, gehackten Schalotten, Currypulver und Salz anmachen.
- Rezepte siehe u. a. S. 256, S. 311

Einsatzgebiete

- Hämorrhoiden
- Herz-Kreislauf-Erkrankungen
- Krebs (u. a. Magen-)
- Makuladegeneration
- Verstopfung

Tomaten

Bei Tomaten lohnt es sich, nach Herzenslust zuzugreifen, denn die zahlreichen Nährstoffe in diesem Gemüse scheinen für den Kampf gegen Krebs, Arteriosklerose und Hautkrankheiten perfekt aufeinander abgestimmt zu sein.

Häufiger auf den Speiseplan

- Bereiten Sie eine schmackhafte Marmelade, indem Sie frische Tomaten mit Zucker, Zimt und Orangenschale kochen.
- Tomaten- und Möhrensaft mischen und kalt stellen. Mit Tomatenstückchen und einem Joghurthäubchen garnieren und als Sommersuppe servieren.
- Um herzhafte Suppen mit zusätzlichem Nährwert zu versehen, ersetzen Sie die Hälfte des Wassers durch Tomaten- oder Tomaten-Gemüse-Saft.
- Mischen Sie Tomatenmark, Tomatensaft, Olivenöl, Balsamico-Essig und gehacktes frisches Basilikum, Minze oder Petersilie. Machen Sie einen Nudelsalat mit dieser Sauce an.
- Brotscheiben mit Olivenöl und Knoblauch bestreichen, Tomatenmark darüber geben und im Ofen backen. Vor dem Anrichten mit frischen Tomatenscheiben belegen.
- Rezepte siehe u. a. S. 242, S. 277, S. 293, S. 295, S. 317

Wertvolle Inhaltsstoffe

Beta-Karotin Dieser Farbstoff könnte vor Akne, bestimmten Krebsarten (Magen, Bauchspeicheldrüse) und Erblindung schützen.

Chlorogensäure Am reichsten in frischen Tomaten vorhanden, kann diese Verbindung eine vor Krebs schützende Wirkung entfalten, indem sie Umweltgifte, z. B. Nitrosamine in Zigarettenrauch, daran hindert, im Körper aktiv zu werden.

Kaffee- und Ferulasäure Diese Pflanzenstoffe regen offenbar die Produktion körpereigener Enzyme zur Krebsbekämpfung an.

Lutein und Zeaxanthin Diese Karotinoide ergänzen sich in ihrer vorbeugenden Wirkung gegen Verlust der Sehkraft und Krebs.

Lykopin Der in roten Tomaten und Tomatensaft im Überfluss vorkommende Farbstoff beugt vermutlich Zellschädigungen vor, die zu Herzinfarkt und Krebs führen können. In einer Studie fand man heraus, dass Männer ihr Infarktrisiko durch eine lykopinreiche Ernährung halbieren konnten. Andere Studien geben Hinweise darauf, dass Lykopin auch vor Prostatakrebs schützt.

Vitamin C Dieses Vitamin kommt vorwiegend in der gallertartigen Substanz vor, von der die Tomatensamen umgeben sind. Es scheint Herz-Kreislauf-Erkrankungen, Atemwegsinfektionen, Hautkrebs und dem Verlust der Sehkraft vorzubeugen.

So holen Sie das Beste heraus

Lykopin aus Tomatenmark, -saft, -ketchup, -sauce und -suppe wird vom Körper am besten verwertet. Hitze und Öl steigern die Aufnahme von Lykopin und **Beta-Karotin**; beim Erhitzen geht jedoch ein Teil des **Vitamin C** verloren.

Einsatzgebiete

- **Akne**
- **Augenleiden**
- **Krebs (u. a. Magen-, Prostata-, Bauchspeicheldrüsen-)**
- **Schlaganfall**

Pluspunkte für die Gesundheit

Eine lykopinreiche Ernährung kann vor Prostatakrebs schützen. In einer Studie aßen 48 000 Männer 6 Jahre lang überdurchschnittlich viele Tomatenprodukte. Im Vergleich zu der üblichen Prostatakrebsrate trat die Krankheit bei den Teilnehmern mit 45 % geringerer Häufigkeit auf.

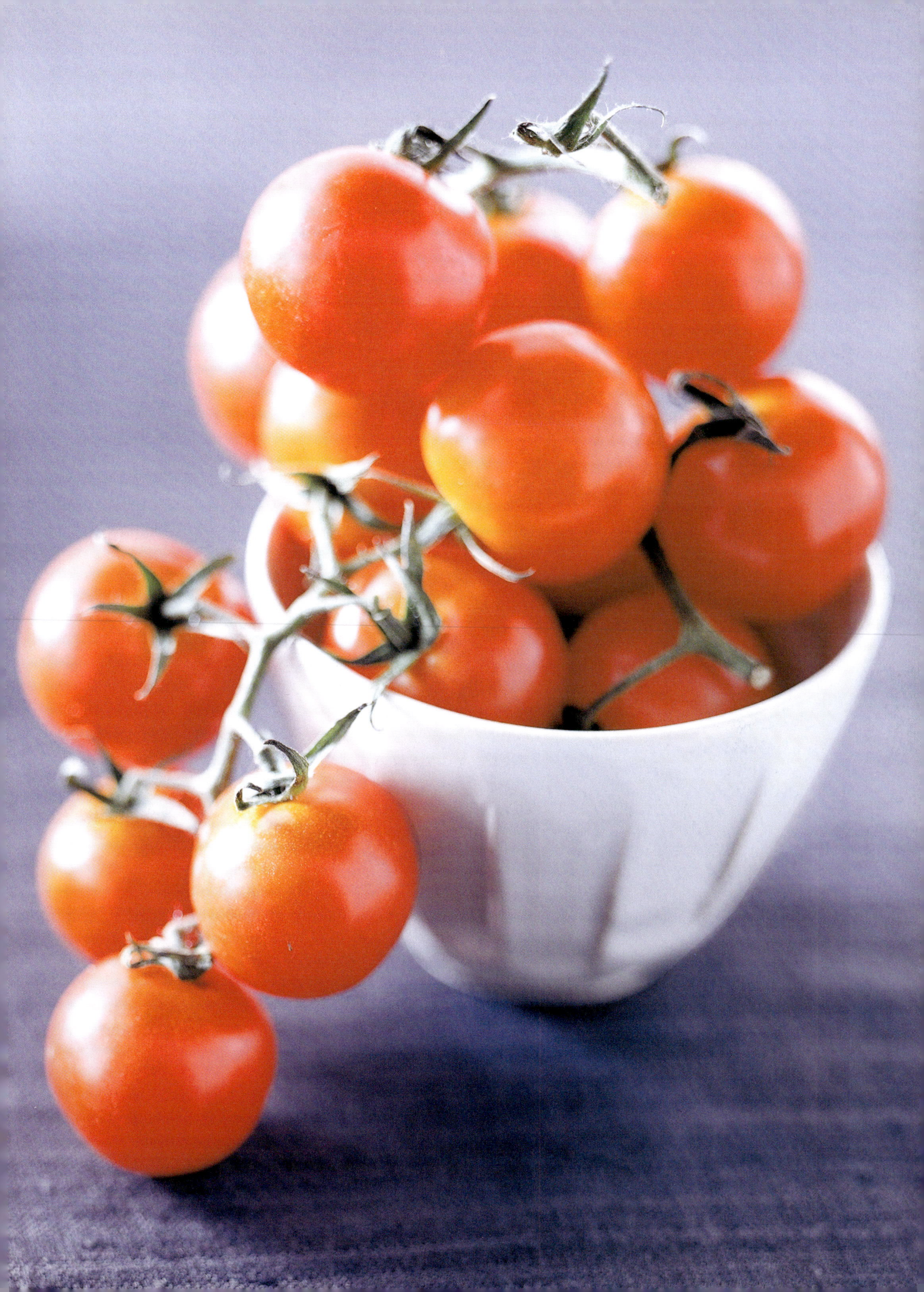

Trauben

Traubensaft, Rotwein und Rosinen scheinen ebenso reich an gesundheitsfördernden Substanzen zu sein wie Trauben selbst, deren Bioaktivstoffe das Risiko von Herz-Kreislauf-Erkrankungen, Krebs und Schlaganfall senken können.

Häufiger auf den Speiseplan

- Geben Sie halbierte, kernlose Trauben in Geflügel-, Rindfleisch- oder Fischeintöpfe.
- Rote Trauben in Stücke schneiden und mit Honig, frischem Zitronensaft, gehackter roter Zwiebel und fein geschnittener Petersilie mischen. Ergibt einen würzigen Dip zu Fleisch oder Geflügel.
- Kochen Sie Trockenobst, etwa Aprikosen oder Rosinen, in rotem Traubensaft, bis es weich ist. Das Obst pürieren und als fruchtigen Brotaufstrich verwenden.
- Für die Herstellung von heißem, gewürztem Traubensaft oder Glühwein fügt man dem Traubensaft Zimtstangen, ganze Gewürznelken, Pimentbeeren und schwarze Pfefferkörner zu und erhitzt das Getränk.
- Trauben und geröstete Walnüsse hacken, mit Neufchatelkäse (Weichkäse mit Edelpilz) mischen und auf Vollkorntoast streichen. Mit Brunnenkresse, Putenbrust- oder Hähnchenstreifen belegen.
- Rezepte siehe u. a. S. 268, S. 330

Wertvolle Inhaltsstoffe

Anthozyane Laborstudien deuten darauf hin, dass diese in roten und blauen Trauben enthaltenen Farbstoffe das Wachstum von Tumorzellen unterdrücken können.

Ellagsäure Diese in Trauben (und anderen Beeren) enthaltene Phenolsäure schützt vermutlich die Lunge vor Umweltgiften.

Flavonoide Der Saft von roten und blauen Trauben ist reich an herzförderlichen, antioxidativen Flavonoiden. Sie hindern das „schlechte" LDL-Cholesterin daran, sich an die Arterienwände anzulagern, was zu Arteriosklerose und Herzinfarkt führen kann. Auch scheinen sie der Bildung von Blutgerinnseln entgegenzuwirken.

Pektin Dieser lösliche Ballaststoff kann zur Senkung des Cholesterinspiegels beitragen.

Quercetin Das Flavonoid Quercetin scheint das Krebsrisiko zu senken, die Entstehung von Blutgerinnseln zu verhindern und die Beschwerden von Menschen mit Atemwegserkrankungen zu lindern.

Resveratrol Diesem in Traubensaft vorkommenden sekundären Pflanzenstoff wird eine krebsbekämpfende Wirkung nachgesagt. Derzeit versucht man in Studien, die cholesterinsenkenden Eigenschaften von Resveratrol nachzuweisen. Auch eine Senkung des Schlaganfallrisikos wird vermutet.

So holen Sie das Beste heraus

Um in den vollen Genuss der gesundheitsfördernden Wirkung zu gelangen, sollte man roten oder blauen Trauben den Vorzug geben. Diese enthalten die höchsten Konzentrationen an gesundheitlich wirksamen Stoffen.

Einsatzgebiete

- Atemwegsinfekte
- Erhöhter Cholesterinspiegel
- Herz-Kreislauf-Erkrankungen
- Krebs
- Schlaganfall

Pluspunkte für die Gesundheit

Man vermutet, dass die in Rotwein enthaltenen Flavonoide die Arterien schützen. Eine neuere Studie hat gezeigt, dass auch der tägliche Genuss von 0,3–0,4 l rotem Traubensaft das Risiko von Herz-Kreislauf-Erkrankungen beträchtlich senken kann.

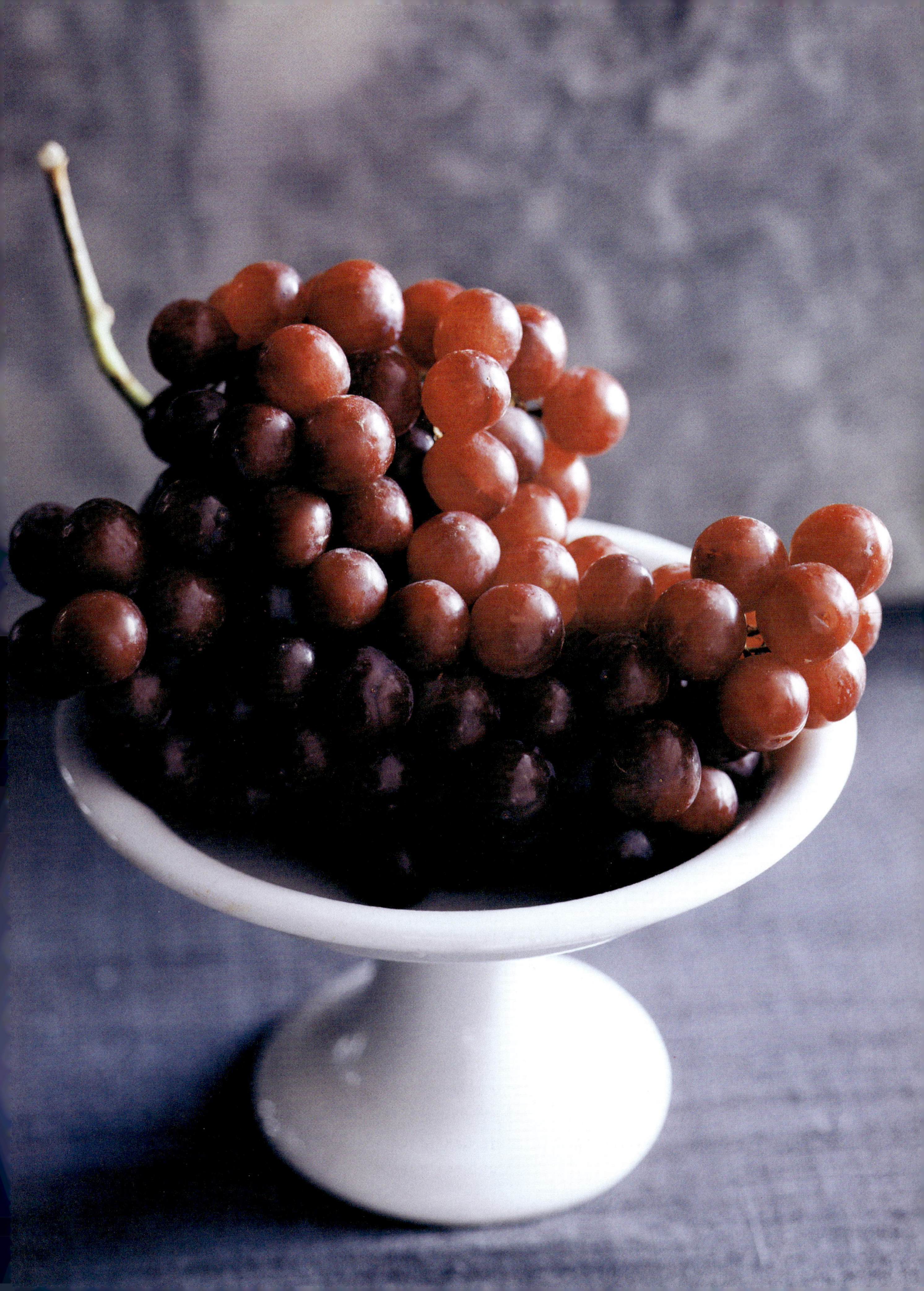

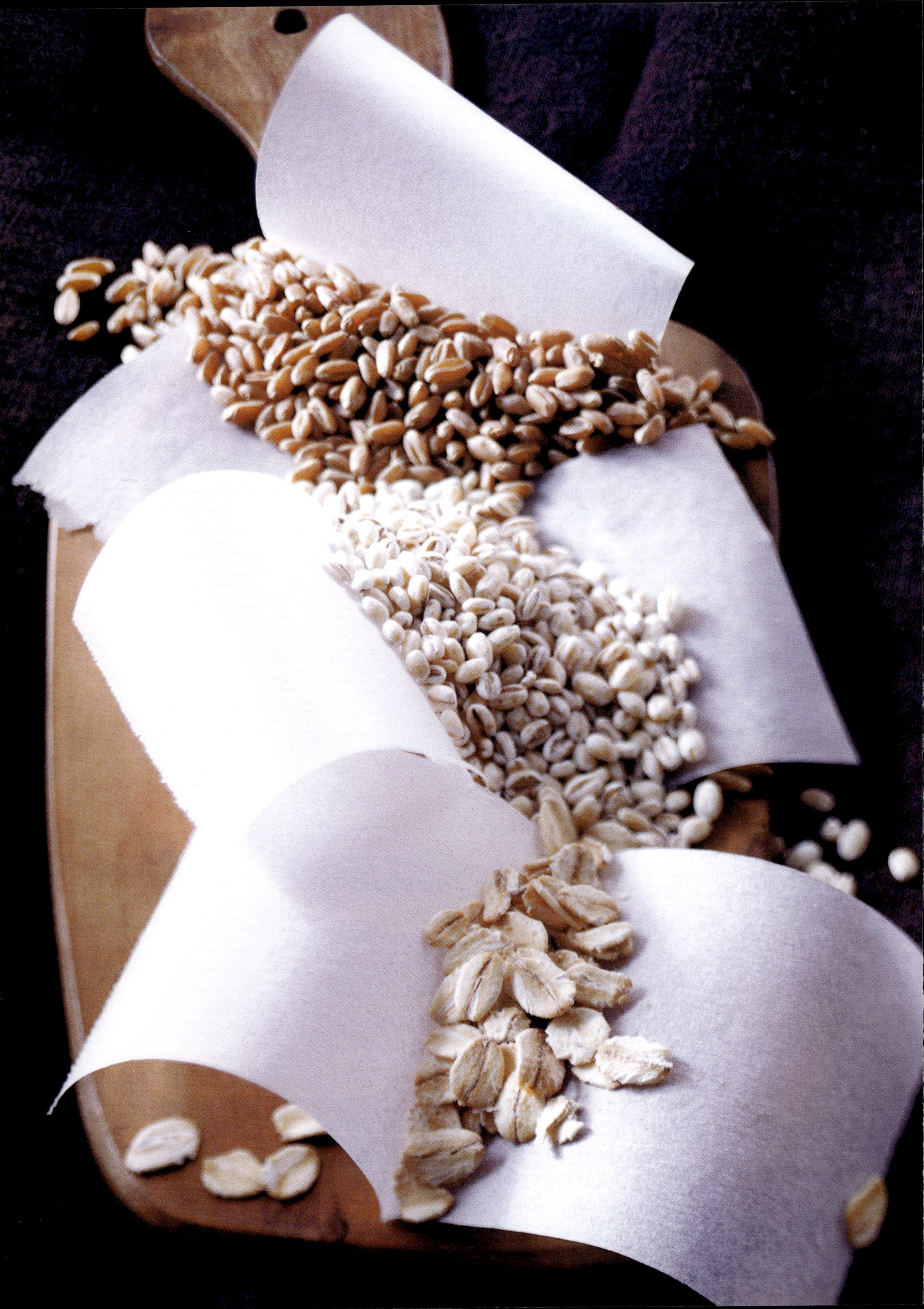

Vollkornprodukte

Der Verzehr von Vollkorngetreiden wie Gerste, Hafer, Roggen und Weizen ist mit einer verminderten Anfälligkeit für Krebs, Herz-Kreislauf-Erkrankungen und Diabetes verbunden – Grund genug, Vollkornprodukte häufiger zu konsumieren.

Wertvolle Inhaltsstoffe

Beta-Glukan Experten meinen, dass etwa 200–300 g Haferschleim oder etwa 235 g Haferkleie (beides gekocht) die Cholesterinwerte um 5 % senken können. Auch Gerste enthält viel Beta-Glukan.

Flavonoide Diese in den Kleieschichten und im Keimling zu findenden antioxidativen Verbindungen scheinen der Entstehung von Krebs, Diabetes, Herz- und Augenleiden entgegenzuwirken.

Gluten In Gerste, Hafer, Roggen und Weizen ist dieses Protein enthalten. Menschen, die an Zöliakie leiden, sollten Gluten meiden.

Komplexe Kohlenhydrate In einer Studie stellte sich heraus, dass die tägliche Zufuhr von etwa 180 g Gerste die Gedächtnisfunktion bei gesunden älteren Menschen erheblich verbesserte. Unverdauliche Kohlenhydrate (Oligosaccharide) scheinen Krebs, Herz-Kreislauf-Erkrankungen und Diabetes vorzubeugen.

Lignane Vermutlich senken diese im Keim und in den Kleieschichten von Getreidekörnern vorkommenden östrogenartigen Substanzen den Cholesterinspiegel und schützen vor Brustkrebs, indem sie schädliche Wirkungen von Östrogen unterbinden.

Phytinsäuren Diese Verbindungen schützen vor Zellschädigungen durch freie Radikale und helfen, den Blutzuckerspiegel zu stabilisieren.

Pflanzensterole Sie bewirken vermutlich eine Senkung sowohl des Gesamtcholesterins als auch des „schlechten" LDL-Cholesterins.

Saponine Hafer ist eine sehr ergiebige Quelle für diese Bioaktivstoffe, die Cholesterin an sich binden und dem Krebswachstum entgegenwirken können.

Selen Etwa 90 g Gerste enthalten 54 % der empfohlenen Tagesmenge dieses Minerals, das in Verbindung mit Vitamin E freie Radikale bekämpft.

Vitamin E Etwa 40 g Weizenkeime liefern rund 25 % des Tagesbedarfs an Vitamin E, das Krebs, Hautkrankheiten sowie Herz- und Augenleiden vorzubeugen scheint.

So holen Sie das Beste heraus

Getreidekörner sollten in möglichst wenig Wasser gegart werden. Kocht man sie zu lange, wird der Nährstoffgehalt reduziert.

Häufiger auf den Speiseplan

- Weizenschrot oder Bulgur in kochendem Wasser garen und für Suppen, Salate, Pilaws oder Füllungen verwenden.
- Ganze Weizen- oder Roggenkörner weich kochen und unter selbst gemachten Vollkornbrotteig mischen.
- In einem Rezept für Reisauflauf kann man den Reis durch Gerste ersetzen. Zu beachten ist hier nur, dass die Garzeit für Gerste länger ist als die von Reis.
- Geröstetes Hafermehl für die Herstellung von Gebäck verwenden.
- Fischfilets oder Hähnchenschnitzel in Eiweiß wenden, mit Weizenkeimen umhüllen und knusprig durchbraten.
- Bereichern Sie selbst gemachte Pizza- und Pastetenteige durch die Zugabe von Weizenkeimen.
- Rezepte siehe u. a. S. 278, S. 280, S. 318, S. 333

Einsatzgebiete

- **Augenleiden**
- **Diabetes**
- **Erhöhter Cholesterinspiegel**
- **Herz-Kreislauf-Erkrankungen**
- **Krebs (u. a. Brust-)**

Winterkürbisse

Zu den dickschaligen Winterkürbissen zählen u. a. Riesen- und Feigenkürbis, Acorn- und Butternutkürbis. Das köstlich schmeckende Kürbisgemüse kann vor Akne, Herzleiden, Makuladegeneration und Gewichtszunahme schützen.

Häufiger auf den Speiseplan

- Mischen Sie gewürfelten Butternutkürbis in Suppen oder Eintöpfe.
- Kürbispüree lässt sich einfach selbst herstellen und sehr gut einfrieren. Verdünnen Sie es nach dem Auftauen mit Milch und bereiten Sie daraus eine delikate Suppe.
- Geraspeltes Kürbisfleisch in einem Pfannkuchenteig bringt Abwechslung.
- Gekochtes, püriertes Fleisch vom Butternutkürbis mit Parmesan und Kräutern mischen und als Pastasauce verwenden.
- Gekochtes Kürbisfleisch eignet sich auch zur Verfeinerung süßer oder pikanter Reisgerichte.
- Kürbisstücke mit Zucker, Rosinen, roter Paprikaschote und Gewürzen weich kochen. Als Beilage zu Fleisch-, Fisch- oder Geflügelgerichten servieren.
- Rezepte siehe u. a. S. 242, S. 258, S. 309, S. 334

Wertvolle Inhaltsstoffe

Ballaststoffe Die in Winterkürbis reichlich enthaltenen Ballaststoffe wirken cholesterinsenkend und beugen Verstopfung vor.

Beta-Karotin Schon etwa 150 g gekochte Butternut- oder Riesenkürbisstücke entsprechen ungefähr der empfohlenen Tagesmenge an Beta-Karotin, einem Pigment, das eine schützende Wirkung gegen Akne, Krebs und Makuladegeneration auszuüben scheint.

Kalium Eine kaliumreiche Ernährung senkt das Risiko von Bluthochdruck, Nierensteinen und Schlaganfall. Etwa 150 g gekochter Acornkürbis deckt 25 % des Tagesbedarfs an Kalium.

Lutein Winterkürbisse stellen eine gute Quelle für dieses Karotinoid dar, das Makuladegeneration entgegenwirken kann und vermutlich zur Vorbeugung gegen grauen Star und Dickdarmkrebs beiträgt.

Magnesium Dieser lebenswichtige Mineralstoff, der vermutlich heilende Wirkung bei Allergien, Asthma, Herz-Kreislauf-Erkrankungen, Bluthochdruck, Nierensteinen und prämenstruellem Syndrom (PMS) entfaltet, ist in Acorn- und Butternutkürbissen reichlich vertreten.

Thiamin Etwa 150 g gekochtes Acornkürbisfleisch leisten einen großen Beitrag zur täglichen Versorgung mit diesem für die Hirnfunktion wichtigen B-Vitamin, das vermutlich die Gedächtnisleistung steigert und stimmungsaufhellend wirkt.

Vitamin B_6 Beeindruckende Mengen an diesem B-Vitamin, das mit einem verminderten Risiko von Herz-Kreislauf-Erkrankungen und wohl auch von Depressionen im Zusammenhang steht, findet man in Acornkürbis – schon etwa 150 g gekochtes Fruchtfleisch enthalten 0,4 mg oder 20 % des Tagesbedarfs.

Vitamin C Dieses wirkungsvolle Antioxidans scheint das Risiko zu senken, an grauem Star und chronischen Leiden zu erkranken. Butternutkürbis ist unter den Winterkürbissen der beste Vitamin-C-Lieferant; etwa 150 g von seinem Fleisch enthalten beachtliche 31 mg.

Einsatzgebiete

- Akne
- Augenleiden
- Depressionen
- Herz-Kreislauf-Erkrankungen
- Nierensteinleiden

So holen Sie das Beste heraus

Zum Erhalt des **Beta-Karotins** im Kürbisfleisch sind Kochen, Dämpfen, Backen oder Grillen als Garmethoden geeignet. Die **B-Vitamine** gehen allerdings verloren, wenn der Kürbis in Wasser gekocht wird.

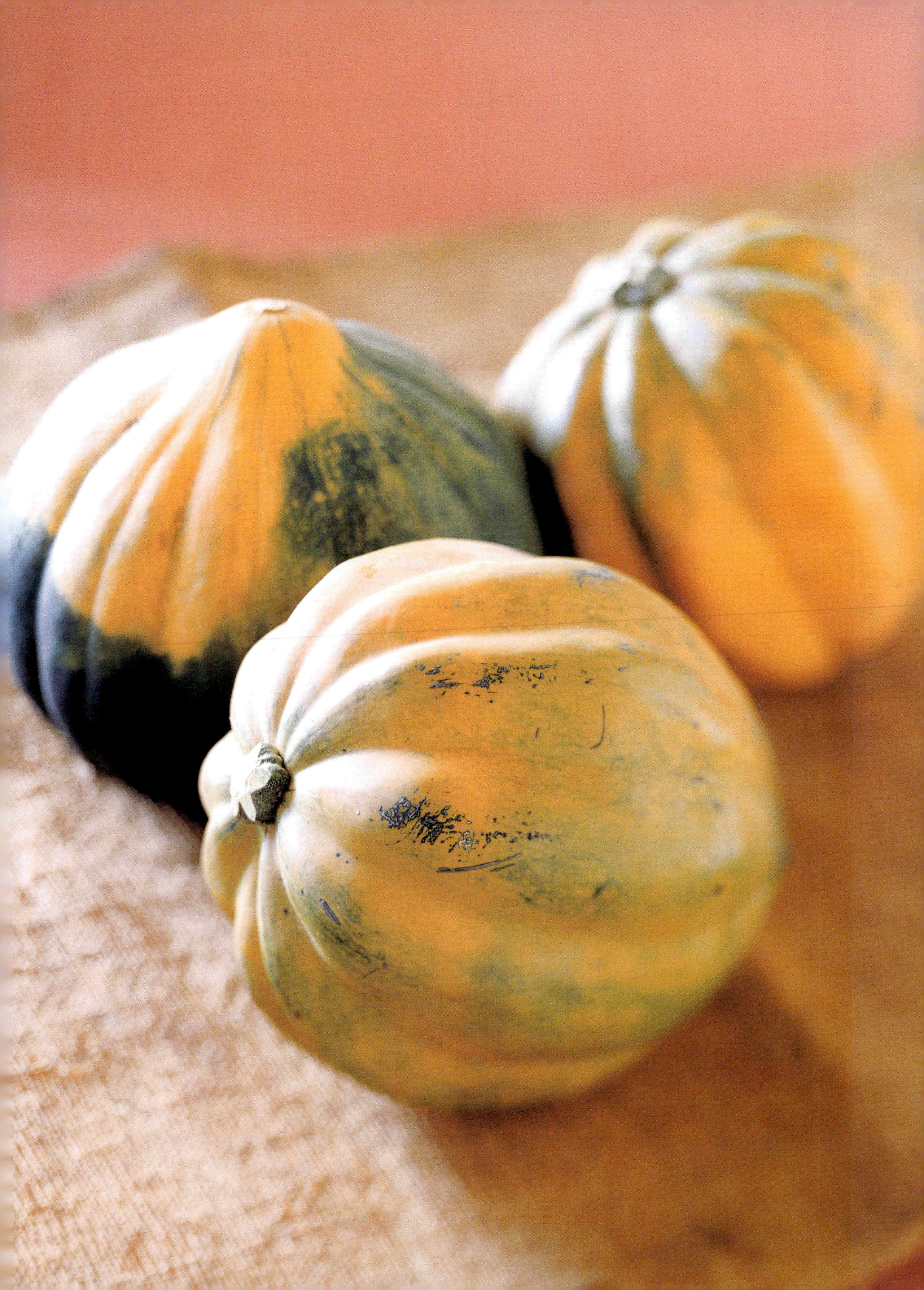

Zitrusfrüchte

Wenn es um den Gesundheitswert geht, haben Zitrusfrüchte einiges vorzuweisen – sie strotzen vor Vitamin C, Kalium, Pektin und bioaktiven Pflanzenstoffen, die viele Krankheiten positiv beeinflussen, z. B. Allergien, Asthma, Krebs, grauen Star, Herzleiden, Schlaganfall und Erkältungen.

Häufiger auf den Speiseplan

- Wenn Sie Zitrusfrüchte mit unbehandelter Schale ausgepresst haben, heben Sie die Schalen in der Tiefkühltruhe auf – so haben sie immer einen Vorrat.
- Mischen Sie Orangen- oder Mandarinensaft mit Mineralwasser für ein gesundes und erfrischendes Getränk.
- Ersetzen Sie Essig in Salatdressings durch Zitronensaft.
- Fügen Sie fertig bereitetem Tee einen Schuss Zitronensaft und Honig zu.
- Orangen-, Mandarinen- oder Grapefruitstücke unter grünen Salat mischen.
- Für ein schnell zubereitetes Dessert bestreuen Sie Grapefruithälften mit braunem Zucker und backen Sie sie im Ofen.
- Ein tropischer Fruchtsalat entsteht, wenn man Bananen-, Kiwi- und Mangostücke mit Erdbeeren mischt und mit Orangensaft anmacht.
- Rezepte siehe u. a. S. 246, S. 267, S. 296, S. 323, S. 327

Wertvolle Inhaltsstoffe

Beta-Cryptoxanthin Dieses in Orangen und Mandarinen vorkommende Karotinoid scheint Dickdarmkrebs abzuwehren.

Folsäure Die zu den B-Vitaminen zählende Folsäure kann zur Vermeidung bestimmter angeborener Schädigungen beitragen und Herzkrankheiten vorbeugen.

Hesperidin Dieses Flavonoid ist in der Schale von Orangen enthalten. Es gilt als entzündungshemmend und cholesterinsenkend.

Limonen Der vorwiegend in der Schale von Zitronen, Limetten und Mandarinen enthaltene Wirkstoff besitzt möglicherweise krebsvorbeugende Eigenschaften.

Naringin Dieses Flavonoid, das man in weißen Grapefruits findet, scheint die Lunge vor Umweltgiften, wie sie in Abgasen und Zigarettenrauch vorkommen, zu schützen.

Nobiletin Dieses im Fruchtfleisch von Orangen vorliegende Flavonoid kann eine entzündungshemmende Wirkung entfalten.

Tangeretin In Versuchsreihen wurde ein Zusammenhang zwischen diesem in Mandarinen enthaltenen Flavonoid und einem verminderten Wachstum von Tumorzellen entdeckt.

So holen Sie das Beste heraus

Die Haut von Zitrusfrüchten (zwischen Schale und Fruchtfleisch) enthält einen großen Teil der Nährstoffe – also nicht vollständig entfernen! Frisch gepresster Saft von Zitrusfrüchten besitzt mehr Nährstoffe als in Flaschen abgefüllte Säfte.

Einsatzgebiete

- Allergien & Asthma
- Erkältungen & Grippe
- Grauer Star
- Herz-Kreislauf-Erkrankungen
- Krebs (u. a. Dickdarm-)

Pluspunkte für die Gesundheit

Die in Grapefruitsaft enthaltenen Substanzen können die Konzentration einiger Arzneimittel im Blut ansteigen lassen und gefährliche Nebenwirkungen hervorrufen. Wenn Sie Medikamente einnehmen, ist es ratsam, Ihren Arzt zu fragen, ob Sie Grapefruitsaft meiden sollten.

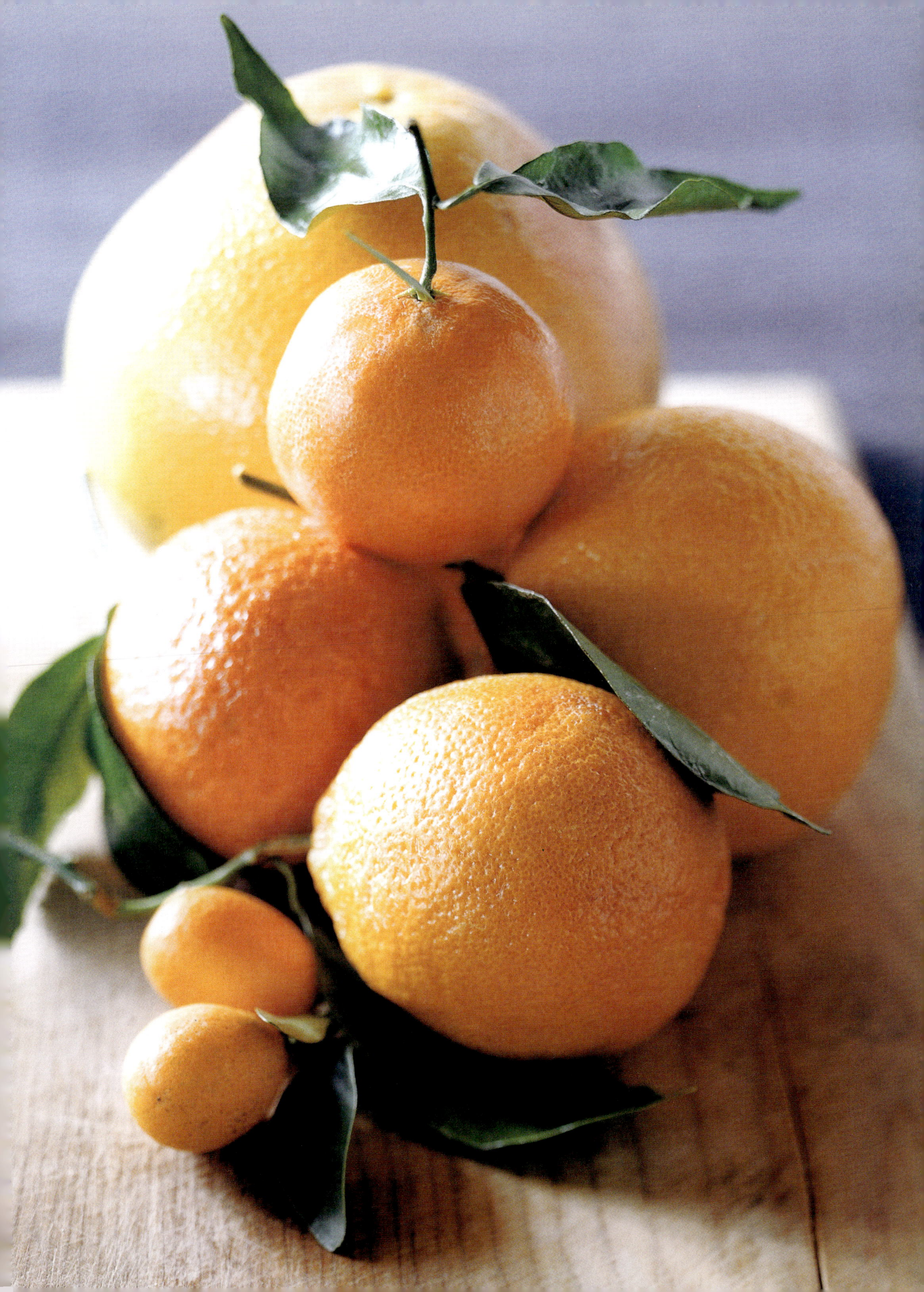

Zwiebeln & Lauch

Alle Vertreter der Gattung Allium – zu der neben den diversen Zwiebeln u. a. auch Lauch und Schnittlauch zählen – sind reich an sekundären Pflanzen- und Ballaststoffen, die vor Krebs, Herz-Kreislauf-Erkrankungen und Verstopfung schützen.

Häufiger auf den Speiseplan

- Dünsten Sie in Ringe geschnittene rote Zwiebeln mit einer Prise Zucker bei geringer Hitze in Olivenöl an, bis sie weich und goldbraun sind. Zu Fleisch, Geflügel oder Fisch reichen.
- Füllen Sie große rote Zwiebeln mit gewürztem Reis und backen Sie sie wie gefüllte Paprikaschoten.
- Backen Sie Zwiebelpizza: Lassen Sie die Tomatensauce weg und belegen Sie den Teig mit geriebenem Käse und gegarten Frühlingszwiebeln und Zwiebeln.
- Wenn Sie selbst Brot backen, geben Sie gegarte, fein gehackte Zwiebeln, Frühlingszwiebeln oder Lauch sowie gehackten Dill in den Teig.
- Rühren Sie kurz angebratene Frühlingszwiebeln und Lauch in Kartoffelbrei.
- Machen Sie ein gesundes Salatdressing: Dünsten Sie gehackte Zwiebeln zart an und wenden Sie sie in Essig. Zum Schluss Olivenöl untermischen.
- Rezepte siehe u. a. S. 246, S. 249, S. 251, S. 267, S. 274, S. 295, S. 299

Wertvolle Inhaltsstoffe

Ballaststoffe Zwiebelgemüse enthalten sowohl lösliche als auch unlösliche Ballaststoffe, die vor Verstopfung, Hämorrhoiden, erhöhtem Cholesterinspiegel und Übergewicht schützen können.

Diallylsulfide Von allen Zwiebelgemüsen sind Zwiebeln die wertvollste Quelle dieser gegen Krebs wirkenden Schwefelverbindungen. Sie erhöhen offensichtlich den Spiegel bestimmter krebsbekämpfender Enzyme im Magen.

FOS (Fruktooligosaccharide) Schalotten liefern viele dieser unverdaulichen Kohlenhydrate, die eine gesunde Darmflora fördern.

Kaempferol Diese Substanz, die man vorwiegend in Lauch findet, kann möglicherweise die Entstehung krebserregender Verbindungen blockieren.

Lutein und Zeaxanthin Diese Pigmente aus der Gruppe der Karotinoide, die in den grünen Enden von Lauch und Frühlingszwiebeln enthalten sind, helfen Zellschäden zu verhindern, die zu Sehverlust und Krebs führen können.

Quercetin Laborstudien legen nahe, dass das in roten Zwiebeln vorkommende Antioxidans der Entstehung von Brust-, Blut- und Hautkrebs sowie Herz-Kreislauf-Erkrankungen vorbeugen kann.

So holen Sie das Beste heraus

Garen bei hohen Temperaturen reduziert die positiven Eigenschaften von **Diallylsulfid** enorm. Den größten gesundheitlichen Wert haben frische, rohe Zwiebeln; wenn man sie klein hackt, entfaltet sich die ganze Kraft der Pflanzenstoffe.

Einsatzgebiete

- Bluthochdruck
- Erhöhter Cholesterinspiegel
- Herz-Kreislauf-Erkrankungen
- Rheumatoide Arthritis
- Verstopfung

Pluspunkte für die Gesundheit

Studien ergaben ein deutlich verringertes Lungenkrebsrisiko bei Personen, die quercetinreiche Lebensmittel wie rote Zwiebeln essen. Außerdem stellte man fest, dass Quercetin aus Zwiebeln besser aufgenommen und verwertet wird als Quercetin aus anderen Nahrungsmitteln.

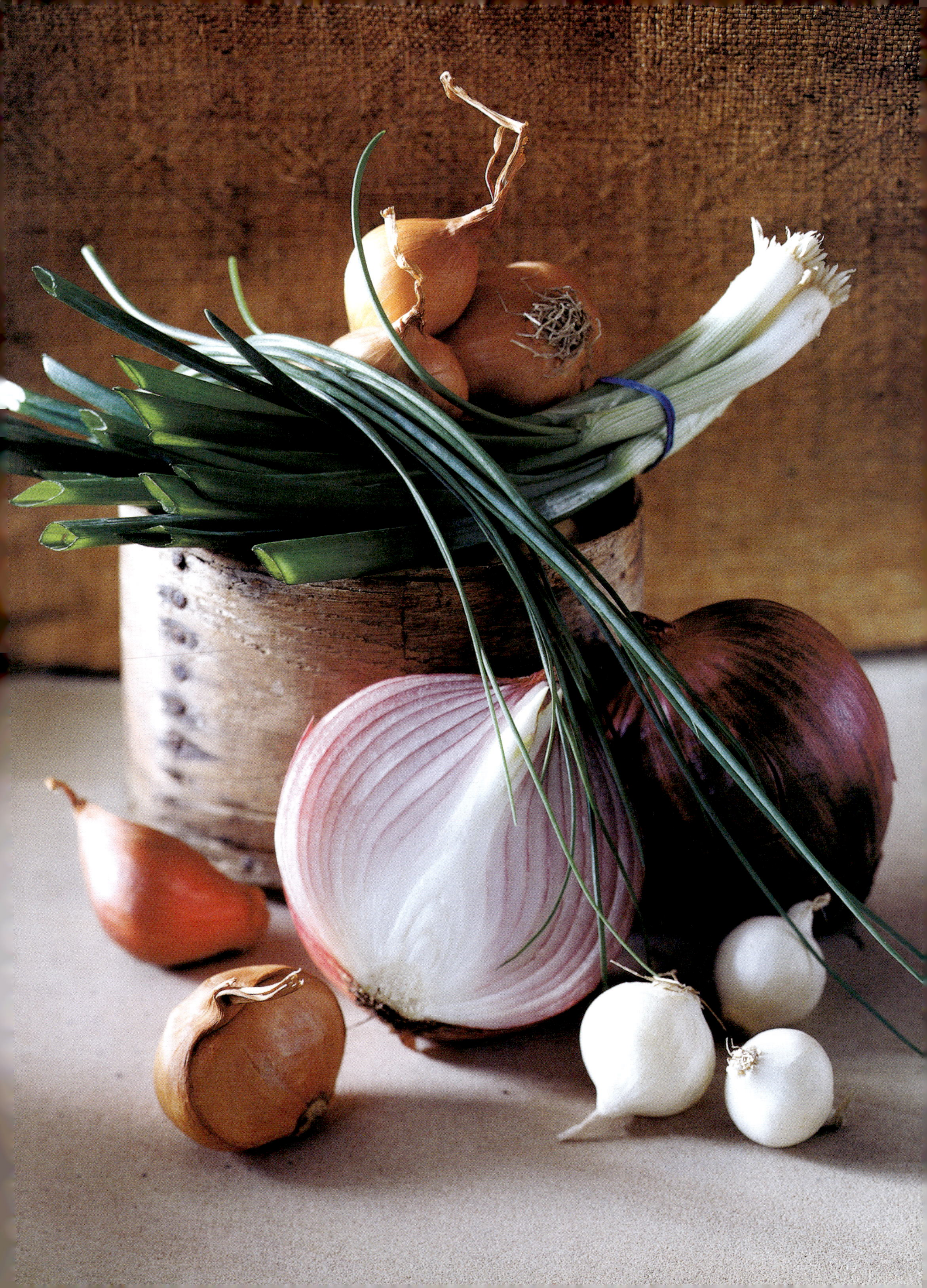

Ausgewogene Rezepte

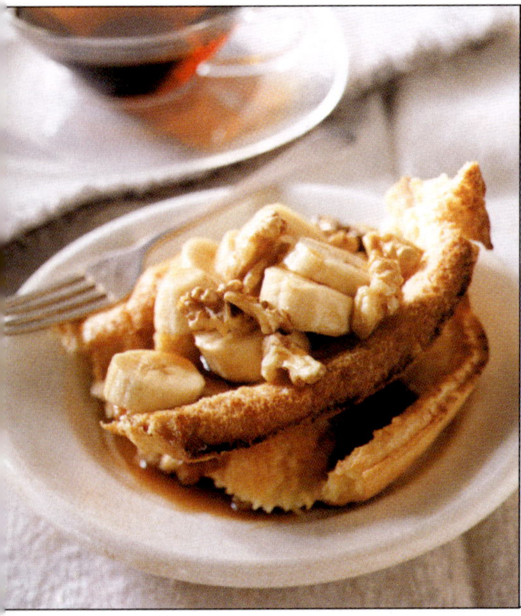

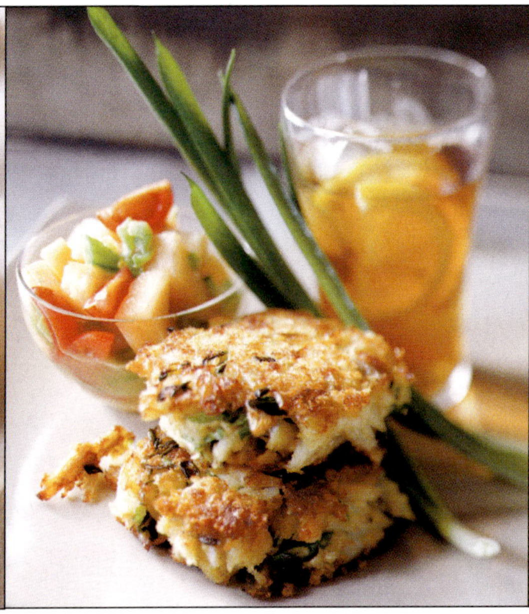

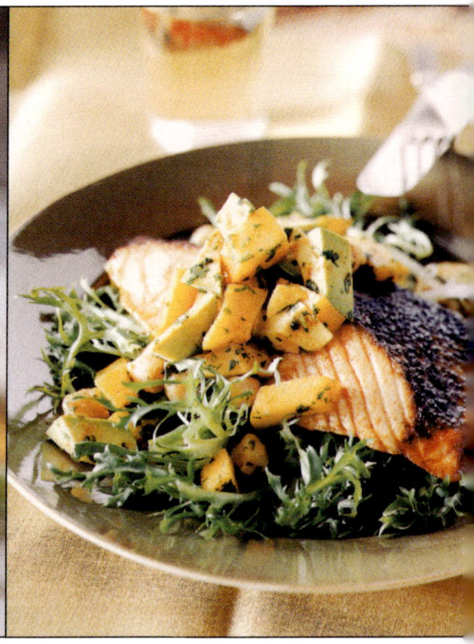

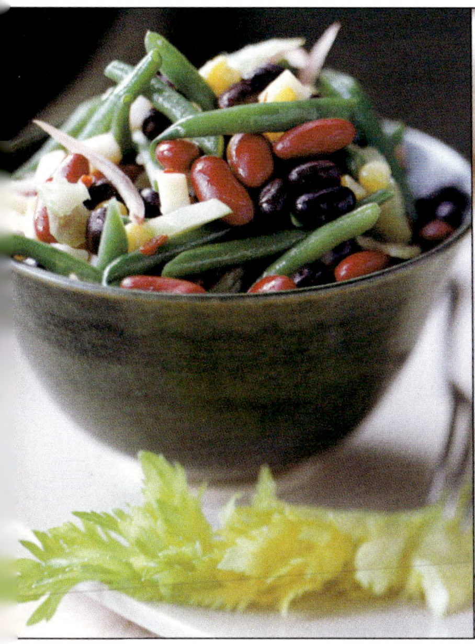
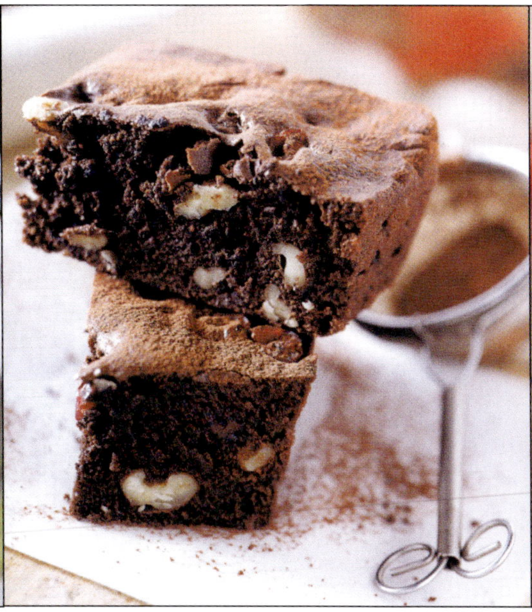
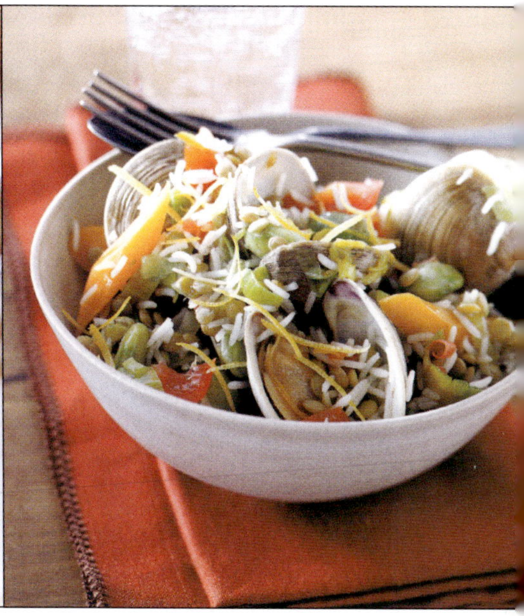

Schmackhaft und gesund sind
die folgenden Gerichte, in denen sich
die Nährstoffe ideal ergänzen.

Mangoshake mit Beeren

Sollten Sie für dieses Rezept ungesüßte Sojamilch verwenden, erhöhen Sie die Honigmenge ein wenig.

1 große geschälte Mango, entkernt und in Stücke geschnitten
360 g Honigmelone, in Stücke geschnitten
340 g ungesüßte TK-Himbeeren
350 ml Sojamilch
2 EL Limettensaft, frisch gepresst
2 EL Honig
1 TL Vanilleextrakt
1 TL gemahlener Ingwer

Alle Zutaten in einen Mixer geben und die Mischung glatt rühren. Es empfiehlt sich, zunächst nur die Hälfte der Zutaten zu verarbeiten, damit die Füllkapazität des Mixers nicht überschritten wird.

Ergibt 4 Portionen. Pro Portion: 217 kcal; 2,7 g Fett (davon 0 % gesättigt); 6 g Eiweiß; 47 g Kohlenhydrate; 1,5 g Ballaststoffe; 0 mg Cholesterin, 52 mg Natrium.

Warmer Ananas-Ingwer-Punsch

Dieser würzige Punsch ist eine echte Alternative zu Glühwein und enthält viel gesundes Bromelain.

950 ml Ananassaft
100 g frischer ungeschälter Ingwer, in feine Scheiben geschnitten
1 EL Honig
1 Zimtstange, längs halbiert
8 ganze Nelken
¼ TL Pfeffer

Ananassaft, Ingwer, Honig, Zimt, Nelken und Pfeffer in einen mittelgroßen Topf geben und aufkochen. Hitze verringern und 10 Minuten leise köcheln lassen. Durch ein Sieb gießen und warm servieren.

Ergibt 4 Portionen. Pro Portion: 152 kcal; 0,2 g Fett (davon 0 % gesättigt); 1 g Eiweiß; 38 g Kohlenhydrate; 0 g Ballaststoffe; 0 mg Cholesterin; 4 mg Natrium.

Mexikanische heiße Schokolade

Dieser mexikanisch gewürzte Kakao mit Zimt und Muskat enthält viel Kalzium und Magnesium.

1 EL ungesüßtes Kakaopulver
2 TL dunkelbrauner Rohrohrzucker
¼ TL Zimt
1 Messerspitze Muskat
1 EL kochendes Wasser
250 ml Milch (1,5 % Fett)
½ TL Vanilleextrakt
1 Spritzer Mandelextrakt

1 In einer Schüssel Kakaopulver, Rohrohrzucker, Zimt und Muskat gut verrühren. Das kochende Wasser zufügen und die Mischung glatt rühren.

2 Die Milch in einem Topf auf niedriger Stufe in etwa 3 Minuten erhitzen, zum Kakaogemisch geben und alles gut verrühren. Vanille- und Mandelextrakt einrühren und servieren.

Ergibt 1 Portion. Pro Portion: 160 kcal; 3,4 g Fett (davon 62 % gesättigt); 9 g Eiweiß; 24 g Kohlenhydrate; 1,6 g Ballaststoffe; 10 mg Cholesterin; 127 mg Natrium.

Bananen-Erdnuss-Shake

Durch die Sojamilch versorgt Sie dieser Shake mit Isoflavonen. Gleichzeitig liefert die pürierte Banane eine gesunde Menge Kalium.

250 ml Sojamilch
1 mittelgroße Banane
2 TL cremige Erdnussbutter
2 TL Honig
2 Eiswürfel

Alle Zutaten in einen Mixer geben. Etwa 1 Minute rühren, bis ein dickflüssiges Getränk entstanden ist.

Ergibt 1 Portion. Pro Portion: 341 kcal; 9,8 g Fett (davon 11 % gesättigt); 14 g Eiweiß; 53 g Kohlenhydrate; 2,4 g Ballaststoffe; 0 mg Cholesterin; 166 mg Natrium.

Warmer Ananas-Ingwer-Punsch ▶

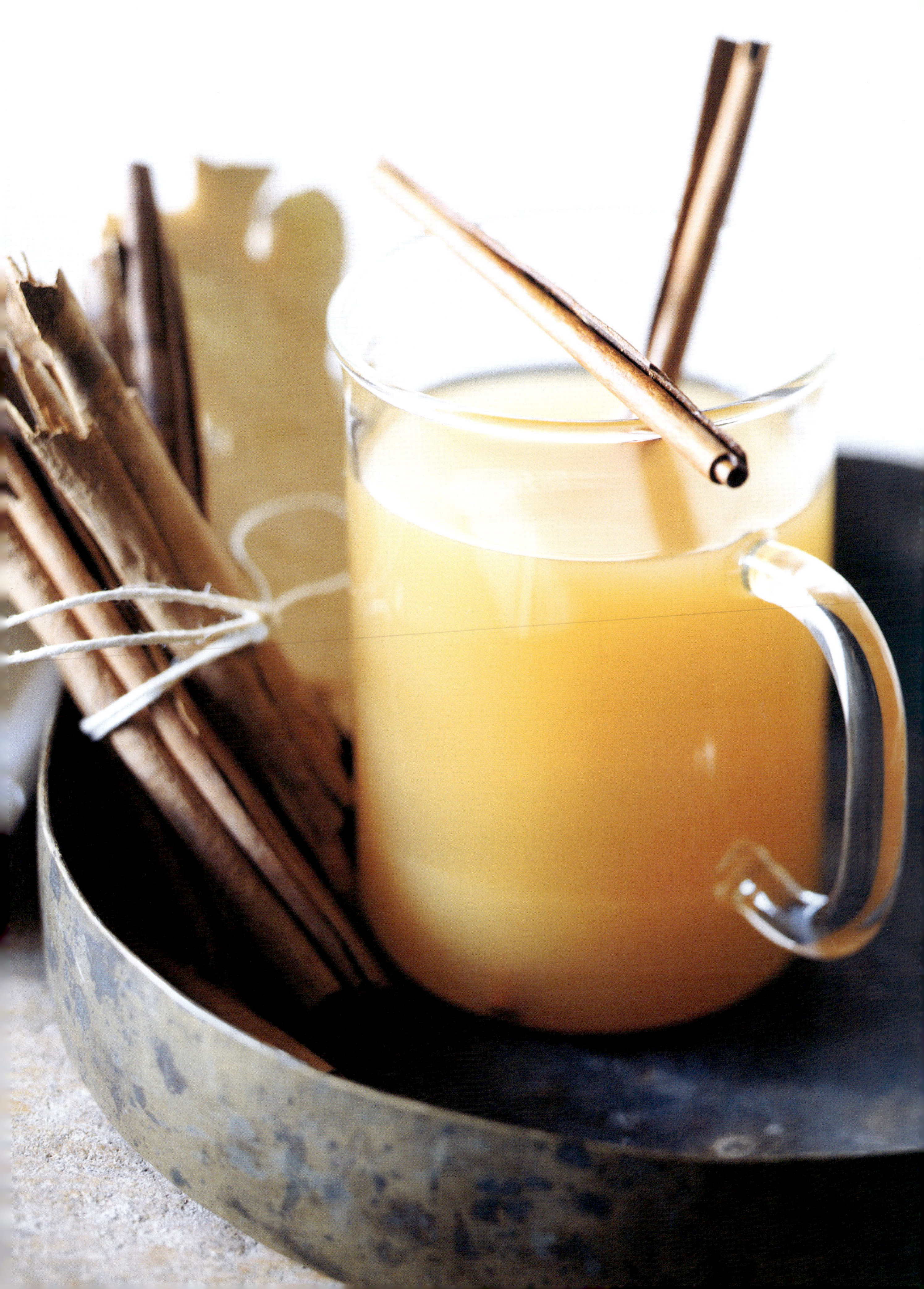

Tomaten-Apfel-Gazpacho

Die Grundlage für diesen traditionellen Gazpacho bilden Tomaten: Früchte, die reich an Lykopin sind. Der würzig-süße Geschmack dieser Suppe erfrischt an heißen Sommertagen.

- 700 ml Tomatensaft
- 3 EL Tomatenmark
- 1 großer ungeschälter Apfel, in Stücke geschnitten
- 1 mittelgroße rote Zwiebel, fein gewürfelt
- 2 Knoblauchzehen, geschält
- 40 g ungeschälte Mandeln
- 60 ml Rotweinessig
- 2 TL scharfe Barbecuesauce
- 1 TL Chilipulver
- ¾ TL gemahlener Koriander
- ¼ TL Salz
- 4 Strauchtomaten, in etwa 1 cm große Würfel geschnitten
- 1 Avocado, in etwa 1 cm große Würfel geschnitten
- 100 ml Wasser

1 Alle Zutaten mit Ausnahme der Tomaten- und Avocadowürfel, des Wassers sowie eines Drittels der Zwiebelwürfel in einen Mixer geben und gut vermischen, aber nicht zu fein pürieren (es sollten noch Stücke vorhanden sein).

2 Gazpacho in eine Suppenschüssel geben, 100 ml Wasser und die Tomatenstücke unterrühren und im Kühlschrank kalt stellen.

3 Vor dem Servieren mit den restlichen Zwiebeln und den Avocadostücken garnieren.

Ergibt 4 Portionen. Pro Portion: 213 kcal; 12 g Fett (davon 12 % gesättigt); 6 g Eiweiß; 26 g Kohlenhydrate; 5,4 g Ballaststoffe; 0 mg Cholesterin; 985 mg Natrium.

Würzige Cremesuppe aus Butternutkürbis

Currypulver und Ingwer verleihen dieser nährstoffreichen Suppe einen besonderen Geschmack. Sie sättigt nicht nur hervorragend, sondern liefert auch viel Beta-Karotin, Kalium, Kalzium und Magnesium.

- 2 TL Olivenöl
- 1 große Zwiebel, fein gewürfelt
- 4 rote Äpfel
- 900 g Butternutkürbis, geschält und in feine Scheiben geschnitten
- 1 große fest kochende Kartoffel, geschält und in feine Scheiben geschnitten
- 2 TL Currypulver
- 1 TL gemahlener Ingwer
- 1 TL Salz
- ½ TL Zimt
- 700 ml Wasser
- 250 ml Milch (1,5 % Fett)
- 30 g geröstete Cashewkerne, grob gehackt

1 Das Öl in einem großen Topf auf mittlerer Stufe erhitzen. Die Zwiebel zufügen und unter Rühren in etwa 5 Minuten goldgelb werden lassen.

2 3½ Äpfel schälen, entkernen und in Scheiben schneiden. Zusammen mit Butternutkürbis, Kartoffelscheiben, Currypulver, Ingwer, Salz und Zimt in den Topf geben und gut durchmischen. 700 ml Wasser zufügen und mit geschlossenem Deckel etwa 30 Minuten köcheln lassen, bis das Kürbisfleisch weich ist.

3 Die Suppe in der Küchenmaschine oder mit dem Pürierstab fein pürieren, Milch zufügen und gut umrühren. Auf niedriger Stufe noch einmal erwärmen.

4 Währenddessen den restlichen halben Apfel ungeschält in dünne Scheiben schneiden. Die Suppe auf vier Suppentassen verteilen und mit Cashewkernen und Apfelscheiben garnieren.

Ergibt 4 Portionen. Pro Portion: 314 kcal; 7,7 g Fett (davon 21 % gesättigt); 7 g Eiweiß; 61 g Kohlenhydrate; 8,1 g Ballaststoffe; 2 mg Cholesterin; 627 mg Natrium.

Würzige Cremesuppe aus Butternutkürbis ▶

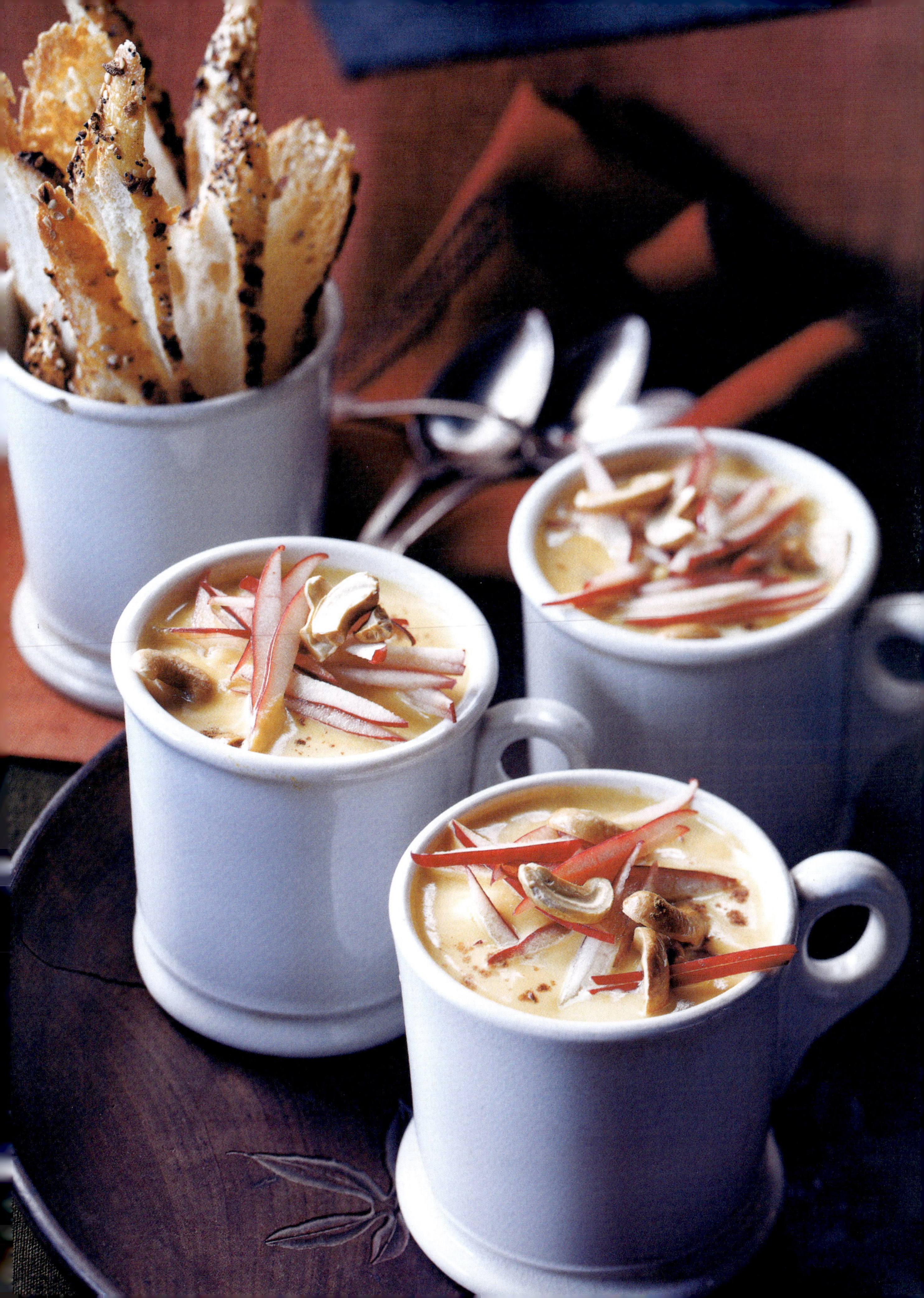

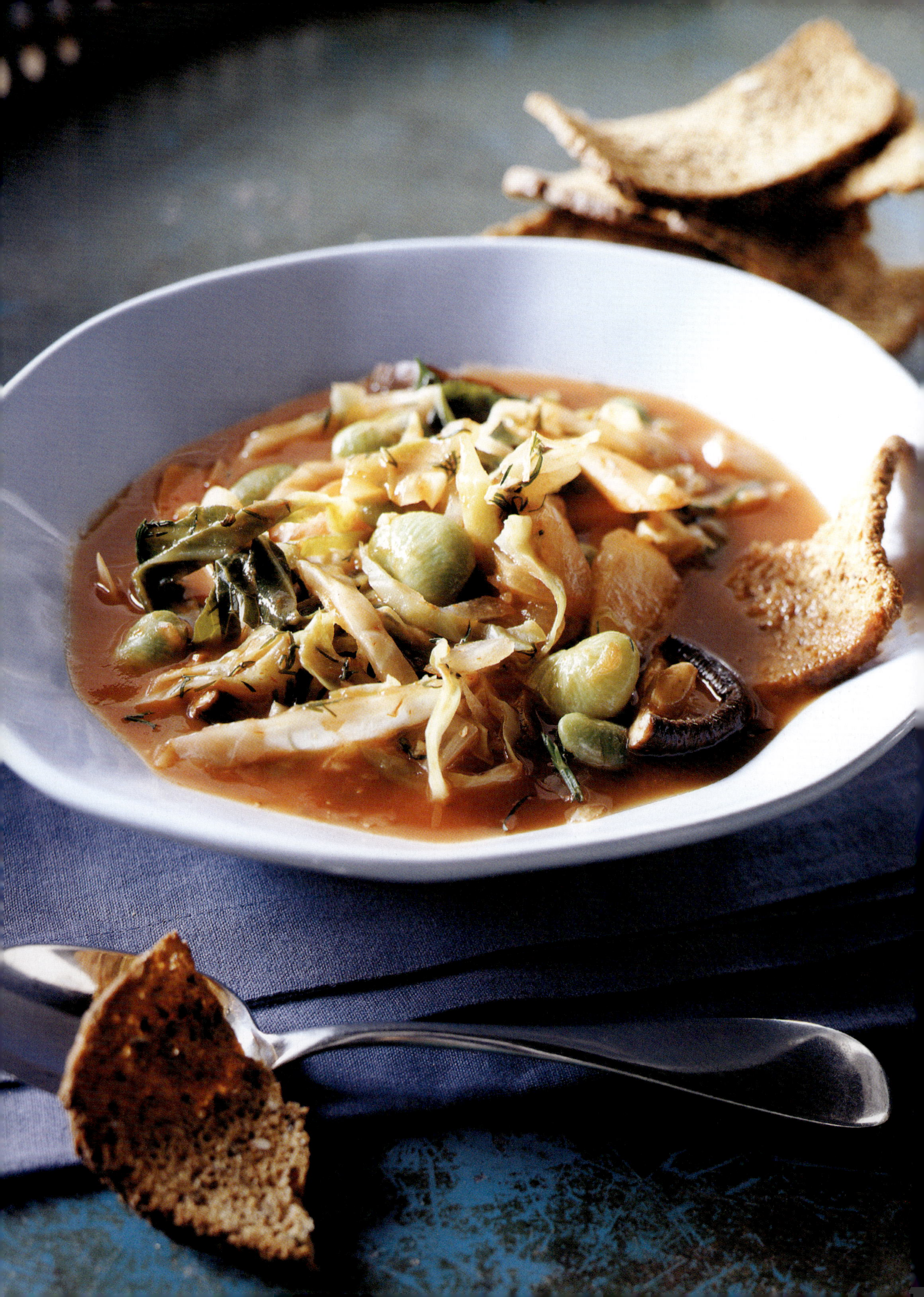

Pilzsuppe mit Wintergemüse

Grünkohl und Shiitakepilze bilden die Grundlage dieser Wintersuppe, die mit dünnen Scheiben Roggenbrot oder Pumpernickel serviert wird.

- 15 g getrocknete Shiitakepilze
- 350 ml kochendes Wasser
- 2 EL Olivenöl
- 1 große Zwiebel, fein gewürfelt
- 4 Knoblauchzehen, fein gehackt
- 1 große Möhre, in feine Scheiben geschnitten
- 1 große Pastinake (etwa 230 g), in feine Scheiben geschnitten
- 1 kleiner Kopf Grünkohl (etwa 700 g), klein geschnitten
- 5 EL frischer Dill, gehackt
- 80 ml Tomatenmark
- 60 ml Rotweinessig
- ¾ TL Salz
- 700 ml Wasser
- 1 Dose (etwa 250 g) weiße Bohnen, abgetropft

1 Pilze in einer Schüssel mit kochendem Wasser übergießen, 20 Minuten stehen lassen. Die weichen Pilze aus der Flüssigkeit nehmen, die durch ein feinmaschiges Sieb gegossen und beiseite gestellt wird. Pilzstiele entfernen und die Pilze grob zerkleinern.

2 Das Öl auf mittlerer Stufe in einem großen Topf erhitzen. Zwiebel und Knoblauch zufügen und etwa 5 Minuten dünsten lassen, bis die Zwiebelstücke goldgelb sind. Möhren- und Pastinakenscheiben zugeben und etwa 5 Minuten mitdünsten, bis die Möhren weich, aber noch bissfest sind.

3 Den Grünkohl unterrühren. Bei geschlossenem Deckel etwa 5 Minuten dünsten lassen, bis der Kohl anfängt, weich zu werden. Pilze und Pilzflüssigkeit, Dill, Tomatenmark, Rotweinessig, Salz und 700 ml Wasser zufügen und aufkochen lassen. Die Hitze verringern und bei geschlossenem Deckel etwa 25 Minuten köcheln lassen. 10 Minuten vor Ende der Kochzeit die weißen Bohnen zugeben.

Ergibt 4 Portionen. Pro Portion: 282 kcal; 7,8 g Fett (davon 13 % gesättigt); 9 g Eiweiß; 48 g Kohlenhydrate; 13 g Ballaststoffe; 0 mg Cholesterin; 682 mg Natrium.

Würzige marokkanische Möhrensuppe

Marokkanische Gewürze ergänzen sich perfekt mit der milden Süße von Möhren, Möhrensaft und Tomatenmark. Garniert mit Cilantro, dem typischen Koriandergrün aus Marokko, zeichnet sich diese Beta-Karotin-reiche Suppe durch ihren frischen, klaren Geschmack aus.

- 1 EL Olivenöl
- 1 mittelgroße Zwiebel, in feine Scheiben geschnitten
- 3 Knoblauchzehen, in feine Scheiben geschnitten
- 450 g Möhren, in feine Scheiben geschnitten
- ¾ TL Zimt
- ¾ TL gemahlener Ingwer
- ¾ TL Kurkuma (Gelbwurz)
- ½ TL Paprikapulver
- 250 ml Möhrensaft
- 2 EL Tomatenmark
- 3 EL Reis
- ¾ TL Salz
- ½ TL Pfeffer
- 500 ml Wasser
- 7–8 EL Cilantro (Koriandergrün), gehackt

1 Öl in einem Topf heiß werden lassen. Zwiebel und Knoblauch zufügen und unter häufigem Rühren in etwa 5 Minuten goldgelb anbraten.

2 Möhren, Zimt, Ingwer, Kurkuma und Paprikapulver unterrühren und etwa 1 Minute mitdünsten lassen. Möhrensaft, Tomatenmark, Reis, Salz, Pfeffer und 500 ml Wasser zufügen und zum Kochen bringen. Die Hitze verringern und bei geschlossenem Deckel etwa 20 Minuten köcheln lassen, bis die Möhren und der Reis weich sind.

3 Die Suppe pürieren. Kurz vor dem Servieren mit Cilantro (Koriandergrün) bestreuen.

Ergibt 4 Portionen. Pro Portion: 167 kcal; 4 g Fett (davon 13 % gesättigt); 4 g Eiweiß; 31 g Kohlenhydrate; 4,9 g Ballaststoffe; 0 mg Cholesterin; 562 mg Natrium.

◀ Pilzsuppe mit Wintergemüse

Rindfleisch mit Orange und Brokkoli

Dieses Rindfleischgericht enthält aufgrund der Paprikaschoten und des Brokkolis nicht nur viel Vitamin C, sondern auch reichlich Vitamin B_{12}, Niacin und Kalium.

- 340 g Rindersteak
- 2 TL Maisstärke
- 60 ml trockener Sherry
- 2 EL salzarme Sojasauce
- ¼ TL Backpulver
- 4 TL Olivenöl
- 4 EL Orangenschale, sehr fein gerieben
- ¼ TL rote getrocknete Chilischoten, zerstoßen (ersatzweise ½ TL Chilipulver)
- 900 g Brokkoliröschen mit Stängeln
- 1 rote Paprikaschote, gestiftelt
- 4 Frühlingszwiebeln, in dünne Scheiben geschnitten
- 3 Knoblauchzehen, fein gehackt
- 200 ml Wasser

1 Das Steak in Faserrichtung halbieren, dann quer zur Faser in feine Scheiben schneiden.

2 Für die Marinade Maisstärke, Sherry, Sojasauce und Backpulver in einer Schüssel verrühren. Das Fleisch hineingeben und 30 Minuten in den Kühlschrank stellen.

3 3 TL Öl in einer großen, beschichteten Pfanne auf mittlerer Stufe erhitzen. Fleisch aus der Marinade nehmen (Marinade aufheben), abtropfen lassen und mit der Hälfte der Orangenschale und den Chilischoten (bzw. dem Chilipulver) in die Pfanne geben. Etwa 3 Minuten anbraten, bis das Fleisch gerade durch ist. Dann das Fleisch aus der Pfanne nehmen und auf einen Teller legen.

4 Den restlichen TL Öl in die Pfanne geben, Brokkoli, Paprikaschote, Frühlingszwiebeln und Knoblauch zufügen und etwa 3 Minuten garen. 120 ml Wasser zufügen und 2–3 Minuten kochen lassen, bis der Brokkoli weich, aber noch bissfest ist.

5 80 ml Wasser unter die Marinade rühren und in die Pfanne geben. Aufkochen lassen und unter ständigem Rühren etwa 1 Minute köcheln, bis die Sauce leicht eingedickt ist. Das Fleisch wieder in die Pfanne geben und etwa 1 Minute erhitzen. Vor dem Servieren mit der restlichen Orangenschale garnieren.

Ergibt 4 Portionen. Pro Portion: 284 kcal; 14 g Fett (davon 32 % gesättigt); 21 g Eiweiß; 16 g Kohlenhydrate; 5,3 g Ballaststoffe; 44 mg Cholesterin; 473 mg Natrium.

Lamm-Spinat-Pfanne

Fertig zubereiteter Spinat aus dem Tiefkühlregal bietet eine bequeme Alternative zu frischem Spinat, da beim Einfrieren kaum Nährstoffe verloren gehen.

- 2 TL Olivenöl
- 6 Frühlingszwiebeln, in Scheiben geschnitten
- 3 Knoblauchzehen, fein gehackt
- 2 gelbe Paprikaschoten, gestiftelt
- 450 g Lammlende ohne Knochen, in 1,5 x 5 cm lange Streifen geschnitten
- 1 Dose (etwa 400 g) Tomaten, zerkleinert
- ¾ TL Salz
- ¾ TL gemahlener Ingwer
- 600 g TK-Spinat, aufgetaut, abgetropft und zerkleinert
- 170 g fettarmer Joghurt
- 1 EL Mehl

1 In einem beschichteten Schmortopf das Öl auf mittlerer Stufe erhitzen. Frühlingszwiebeln und Knoblauch zufügen und unter Rühren etwa 2 Minuten anbraten.

2 Die Hitze etwas erhöhen, Paprikaschoten zufügen und etwa 2 Minuten dünsten, bis die Paprika weich, aber noch bissfest ist. Lammfleisch, Tomaten, Salz und Ingwer in den Topf geben und etwa 3–4 Minuten garen, bis das Lammfleisch Farbe angenommen hat.

3 Aufgetauten Spinat einrühren und etwa 2 Minuten mitdünsten.

4 Joghurt und Mehl verrühren, in den Topf geben und nochmals etwa 2 Minuten leise köcheln lassen.

Ergibt 4 Portionen. Pro Portion: 287 kcal; 10 g Fett (davon 31 % gesättigt); 32 g Eiweiß; 18 g Kohlenhydrate; 4,8 g Ballaststoffe; 78 mg Cholesterin; 775 mg Natrium.

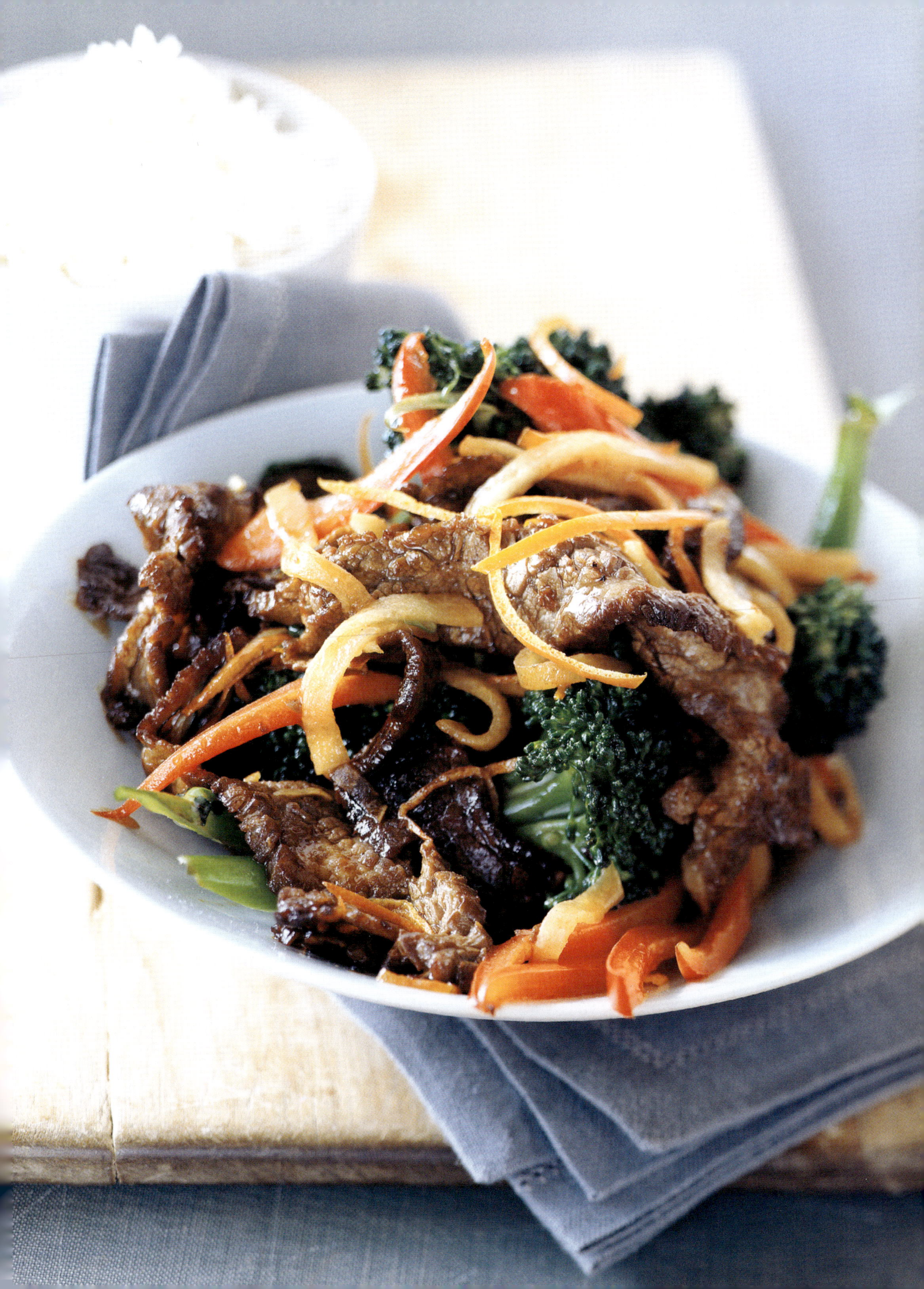

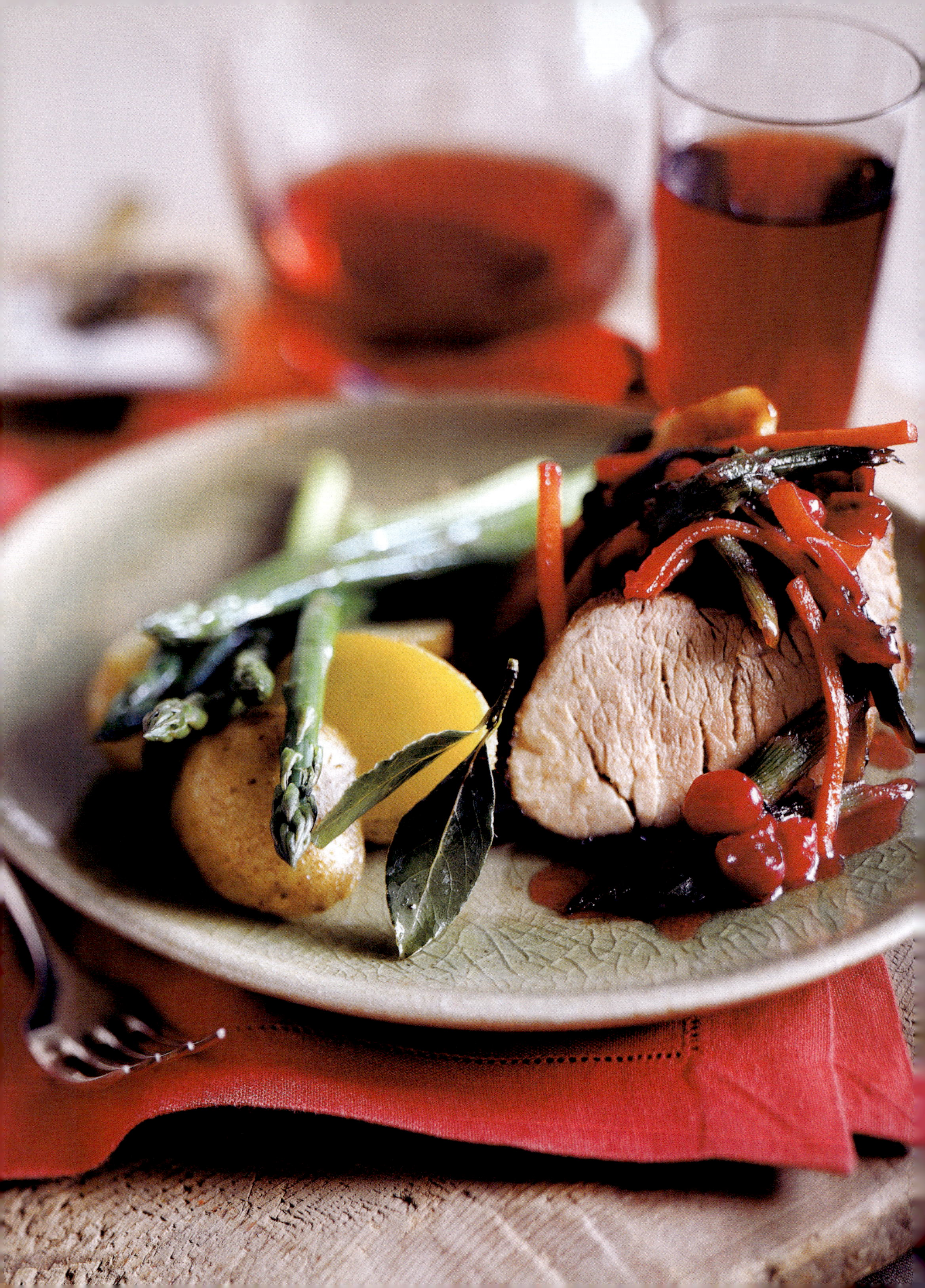

Schweinelende mit Cranberries

Cranberries verleihen diesem Gericht seine angenehme Note. Aufgrund ihres Gehaltes an Anthozyanen, Ellagsäure und Quercetin sind sie zudem sehr gesund.

- 120 g Zucker
- 1 TL getrockneter Rosmarin, gehackt
- ¾ TL Salz
- ½ TL Pfeffer
- ½ TL gemahlener Ingwer
- 450 g fettarme Schweinelende, quer zur Faser halbiert
- 1 EL Olivenöl
- 12 Knoblauchzehen, geschält
- 8 Frühlingszwiebeln, in etwa 5 cm lange Stücke geschnitten
- 4 Möhren, gestiftelt
- 350 g frische oder tiefgefrorene Cranberries
- 150 ml Orangensaft
- 1 Lorbeerblatt

1 Ofen auf 175 °C vorheizen. Die Hälfte des Zuckers (60 g), Rosmarin, Salz, Pfeffer und Ingwer mischen und das Schweinefleisch darin wälzen.

2 Das Öl auf mittlerer Stufe in einem Schmortopf erhitzen. Die Schweinelende aus der Würzmischung nehmen und zusammen mit dem Knoblauch in den Topf geben. Das Fleisch etwa 2 Minuten auf jeder Seite anbraten, dann auf einen Teller legen.

3 Frühlingszwiebeln und Möhren in den Topf geben und 3 Minuten dünsten, bis die Möhren Farbe annehmen. Restlichen Zucker, Cranberries, Orangensaft und Lorbeerblatt zufügen und zum Kochen bringen.

4 Fleisch wieder in den Topf geben, kurz aufkochen lassen und dann mit geschlossenem Deckel in den heißen Ofen stellen. 30 Minuten garen lassen.

5 Fleisch aus dem Topf nehmen, in Scheiben schneiden und mit Gemüse und Sauce anrichten. Das Lorbeerblatt entfernen. Dazu passen Kartoffeln und Spargel.

Ergibt 4 Portionen. *Pro Portion: 380 kcal; 7,7 g Fett (davon 24 % gesättigt); 26 g Eiweiß; 53 g Kohlenhydrate; 6,6 g Ballaststoffe; 74 mg Cholesterin; 526 mg Natrium.*

Quinoasalat mit Rucola und Schweinelende

Der hohe Gehalt an Vitamin C im Zitronen- und Grapefruitsaft fördert die Aufnahme des in Quinoa (Reismelde) enthaltenen Eisens.

- 40 g Aprikosenmarmelade
- 2 EL Dijonsenf
- 1 TL Zitronenschale, gerieben
- 2 EL Zitronensaft, frisch gepresst
- 1 TL Chilipulver
- 450 g fettarme Schweinelende
- ¾ TL Salz
- 500 ml Wasser
- 190 g Quinoa, gut abgespült und abgetropft
- 1 EL Olivenöl
- 3 rosa Grapefruits (plus 60 ml Grapefruitsaft)
- 2 Bund Rucola

1 Ofen auf 200 °C vorheizen. Aprikosenmarmelade, Dijonsenf, Zitronenschale, Zitronensaft und ½ TL Chilipulver verrühren. Von diesem Gemisch 3 EL abmessen und beiseite stellen.

2 Schweinelende mit ¼ TL Salz und dem restlichen ½ TL Chilipulver einreiben, in eine mit Öl eingepinselte Schmorpfanne legen und etwa 15 Minuten im Ofen anbraten. Die 3 EL des Marmeladegemisches auf die Schweinelende streichen und weitere 10 Minuten braten, bis die Lende gar, aber noch saftig ist.

3 500 ml Wasser in einem großen Topf zum Kochen bringen. Quinoa und den restlichen ½ TL Salz zufügen, aufkochen und etwa 12 Minuten bei geschlossenem Deckel köcheln lassen, dann abgießen.

4 Für den Salat das Öl unter die restliche Marmelademischung rühren und die Quinoa unterheben.

5 Grapefruits von der Schale befreien, Fruchtfleisch auslösen und den Saft auffangen. Das Fruchtfleisch und 60 ml Grapefruitsaft zur Quinoa geben.

6 Den Quinoasalat auf einem Rucolabett anrichten. Die gebratene Schweinelende in feine Scheiben schneiden und auf dem Salat servieren.

Ergibt 4 Portionen. *Pro Portion: 450 kcal; 10 g Fett (davon 20 % gesättigt); 31 g Eiweiß; 59 g Kohlenhydrate; 4,8 g Ballaststoffe; 65 mg Cholesterin; 697 mg Natrium.*

◀ Schweinelende mit Cranberries

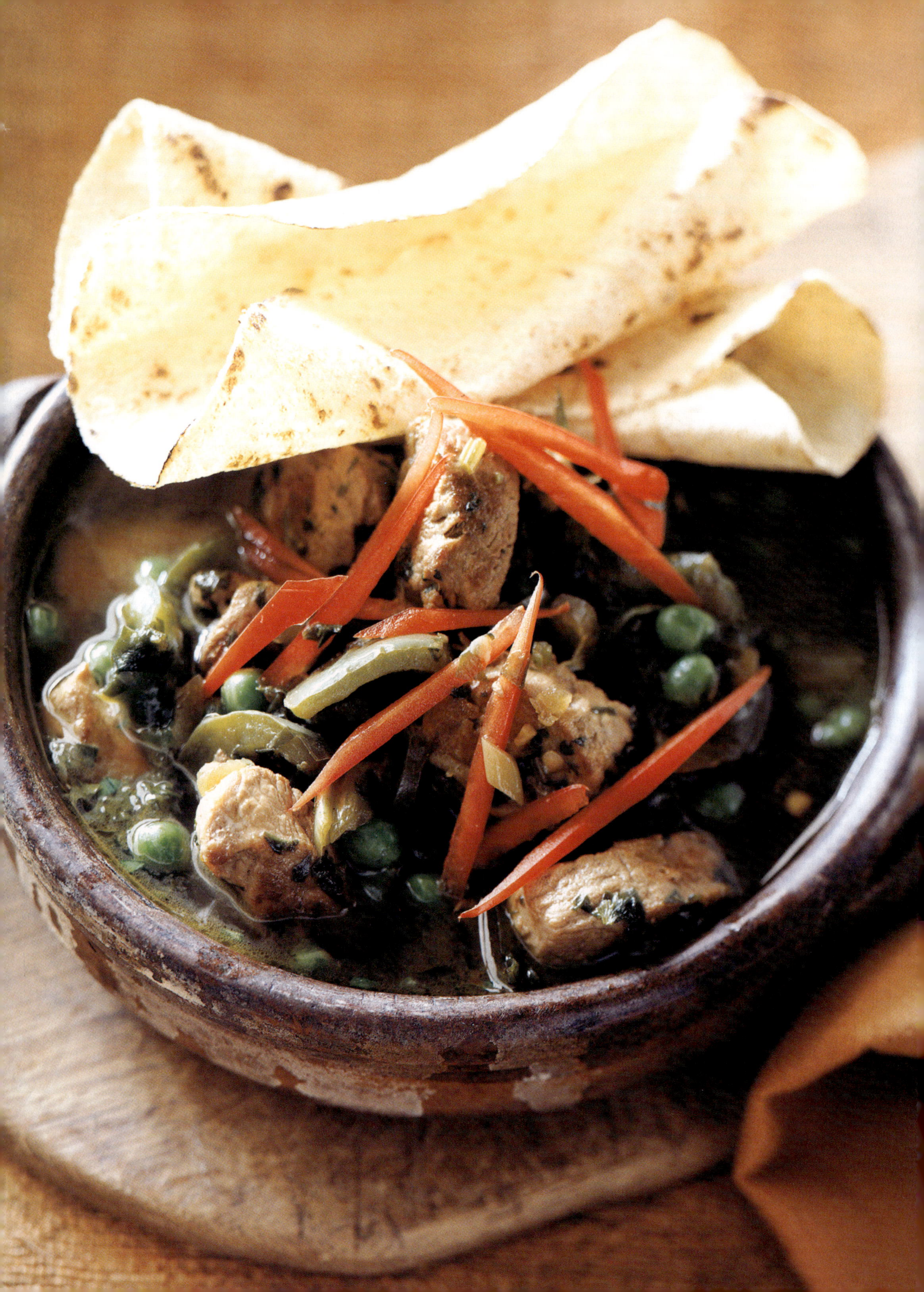

Grünes Chili mit Schweinefleisch

Den typischen Geschmack eines Gerichts aus den amerikanischen Südstaaten verdankt dieses Chili dem aromatischen Cilantro (Koriandergrün).

- 2 EL Olivenöl
- 450 g Schweinelende, mundgerecht gewürfelt
- 2 EL Mehl
- 6 Frühlingszwiebeln, in dünne Scheiben geschnitten
- 3 Knoblauchzehen, fein gehackt
- 1 große grüne Paprikaschote, gewürfelt
- 1 eingelegte Jalapeño-Chilischote, gehackt (ersatzweise 1 TL Chilipulver)
- 1 Dose (etwa 130 g) milde grüne Chilischoten, gehackt
- 1½ Bund Cilantro (Koriandergrün), gehackt
- ¾ TL Salz
- ½ TL gemahlener Koriander
- 300 ml Wasser
- 225 g TK-Erbsen, aufgetaut
- 2 EL Limettensaft, frisch gepresst
- 1 rote Paprikaschote, fein geschnitten

1 Ofen auf 175 °C vorheizen. Öl in einem beschichteten Schmortopf auf mittlerer Stufe erhitzen. Die Fleischwürfel in Mehl wenden und rasch anbraten, bis sie goldbraun sind, dann auf einen Teller legen.

2 Frühlingszwiebeln und Knoblauch in den Topf geben und etwa 1 Minute andünsten. Grüne Paprikaschote und Jalapeño-Chilischote (bzw. Chilipulver) zufügen und etwa 4 Minuten schmoren. Die grünen Chilischoten, die Hälfte des Cilantro, Salz, gemahlenen Koriander und 300 ml Wasser unterrühren und aufkochen lassen.

3 Fleisch wieder in den Topf geben. Bei geschlossenem Deckel im Ofen etwa 25 Minuten garen.

4 Erbsen, Limettensaft und die restliche Hälfte des Cilantros zufügen. Deckel wieder schließen und 3 Minuten ziehen lassen. Vor dem Servieren mit der fein geschnittenen roten Paprikaschote garnieren.

Ergibt 4 Portionen. *Pro Portion: 306 kcal; 13 g Fett (davon 23 % gesättigt); 28 g Eiweiß; 19 g Kohlenhydrate; 4,3 g Ballaststoffe; 75 mg Cholesterin; 810 mg Natrium.*

Scharfe Beefburger auf mexikanische Art

Leinsamen ist nicht nur reich an Lignanen, sondern auch eine gute Quelle für Ballaststoffe und Omega-3-Fettsäuren.

- 450 g fettarmes Rindfleisch aus der Keule, in Stücke geschnitten
- 40 g Leinsamen
- 2 eingelegte Jalapeño-Chilischoten, gehackt (ersatzweise 1–2 TL Chilipulver)
- 1 TL gemahlener Kreuzkümmel
- ½ TL Salz
- 60 g Maiskörner
- 5 EL Cilantro (Koriandergrün), gehackt
- 60 g in Öl eingelegte getrocknete Tomaten, abgegossen und grob gehackt
- 60 ml Dijonsenf
- 2 EL Limettensaft, frisch gepresst
- 1 EL Rotweinessig
- 2 TL Honig
- 1 rote Paprikaschote, gewürfelt

1 Das Rindfleisch durch den Fleischwolf drehen. Den Leinsamen in einer Getreidemühle sehr fein mahlen.

2 Für den Fleischteig Rindfleisch, Leinsamen, Jalapeño-Chilischoten (bzw. Chilipulver), Kreuzkümmel und Salz in einer mittelgroßen Schüssel gut vermengen. Mais, Cilantro und Tomaten in einer zweiten, kleineren Schüssel mischen.

3 Aus dem Fleischteig 4 gleich große Bällchen formen. In die Mitte jedes Bällchens eine Vertiefung drücken und die Mais-Tomaten-Mischung hineingeben. Den Teig zu flachen Burgern formen.

4 Den Grill vorheizen. Die gefüllten Fleischburger auf jeder Seite ungefähr 4 Minuten grillen.

5 Währenddessen in einer Schüssel Dijonsenf, Limettensaft, Rotweinessig und Honig verrühren. Die gewürfelte Paprikaschote unterziehen und die Burger mit dieser Würzsauce servieren.

Ergibt 4 Portionen. *Pro Portion: 290 kcal; 9,9 g Fett (davon 18 % gesättigt); 31 g Eiweiß; 17 g Kohlenhydrate; 4,7 g Ballaststoffe; 72 mg Cholesterin; 879 mg Natrium.*

◀ Grünes Chili mit Schweinefleisch

Schweinefleisch-Rüben-Eintopf

Mit Nelken gewürzte Ingwerkekse dicken diesen winterlichen Eintopf ein und schenken ihm ein herrliches Aroma. Steckrüben verleihen ihm zusätzlich einen süßlichen, gleichzeitig scharfen Geschmack.

- 1 EL Olivenöl
- 3 Stangen geputzter Lauch, längs halbiert und schräg in feine Scheiben geschnitten
- 3 Knoblauchzehen, fein gehackt
- 2 Möhren, längs halbiert und schräg in feine Scheiben geschnitten
- 2 mittelgroße Pastinaken, längs halbiert und schräg in feine Scheiben geschnitten
- 1 kleine Steckrübe (etwa 280 g), geschält und in mundgerechte Stücke geschnitten
- 1 Dose (etwa 375 g) Tomaten, zerkleinert
- 6 Ingwerkekse (etwa 40 g), zerkrümelt
- 3 EL Weißweinessig
- 2 TL brauner Rohrohrzucker
- ¾ TL Salz
- 240 ml Wasser
- 500 g Schweinelende, vom Fett befreit und in 2,5 cm große Würfel geschnitten

1 In einem beschichteten Schmortopf das Öl auf mittlerer Stufe heiß werden lassen. Lauch und Knoblauch zufügen und unter gelegentlichem Rühren etwa 5 Minuten andünsten.

2 Möhren, Pastinaken und Steckrübenstücke in den Topf geben und etwa 7 Minuten garen lassen, bis das Gemüse weich, aber noch bissfest ist.

3 Tomaten, Kekse, Weißweinessig, Rohrohrzucker, Salz und 240 ml Wasser zufügen und aufkochen. Die Schweinefleischstücke zugeben und die Hitze verringern. Bei geschlossenem Deckel 30 Minuten garen lassen, bis Fleisch und Gemüse zart sind.

Ergibt 4 Portionen. *Pro Portion: 373 kcal; 9,1 g Fett (davon 23 % gesättigt); 28 g Eiweiß; 46 g Kohlenhydrate; 7,3 g Ballaststoffe; 74 mg Cholesterin; 733 mg Natrium.*

Rindersandwich auf thailändische Art

Den würzigen, erfrischenden Salat aus diesem Rezept können Sie zu Stangenweißbrot oder als Füllung eines Sandwiches servieren.

- 2 EL Tomatenmark
- 120 ml Limettensaft, frisch gepresst (etwa 3 Limetten)
- 1½ TL gemahlener Koriander
- 4 fettfreie Rindersteaks aus der Flanke (je etwa 115 g)
- 1 TL Zucker
- ¾ TL Salz
- ¾ TL rote Chilischoten, gehackt (ersatzweise 1 TL Chilipulver)
- 350 g TK-Grünkohl (gehackt)
- 2 Möhren, fein gerieben
- 1 große rote Paprikaschote, gestiftelt
- 7–8 EL Cilantro (Koriandergrün), gehackt
- 7–8 EL frische Minze, gehackt
- 4 feste Brötchen, quer halbiert

1 Tomatenmark, 60 ml Limettensaft und den gemahlenen Koriander in einer Keramikschüssel verrühren. Die Steaks in die Marinade legen und 30 Minuten in den Kühlschrank stellen.

2 Die restlichen 60 ml Limettensaft, Zucker, Salz und Chilischoten (bzw. Chilipulver) in einer großen Schüssel verrühren. Grünkohl, Möhren, Paprikaschote, Cilantro und Minze zufügen und alles gut mischen. Den Salat bis zum Servieren kühl stellen.

3 Den Grill vorheizen. Die Steaks aus der Marinade nehmen und 4 Minuten lang von jeder Seite grillen, bis das Fleisch innen noch rosa ist. Dabei die restliche Marinade über die Steaks streichen. Das Fleisch anschließend noch etwa 10 Minuten ruhen lassen, dann quer zur Faser diagonal in dünne Scheiben schneiden.

4 Zum Servieren etwas Salat auf eine untere Brötchenhälfte geben, einige Steakscheiben darauf anrichten und die obere Brötchenhälfte dazu servieren.

Ergibt 4 Portionen. *Pro Portion: 410 kcal; 12 g Fett (davon 36 % gesättigt); 31 g Eiweiß; 46 g Kohlenhydrate; 5,7 g Ballaststoffe; 57 mg Cholesterin; 913 mg Natrium.*

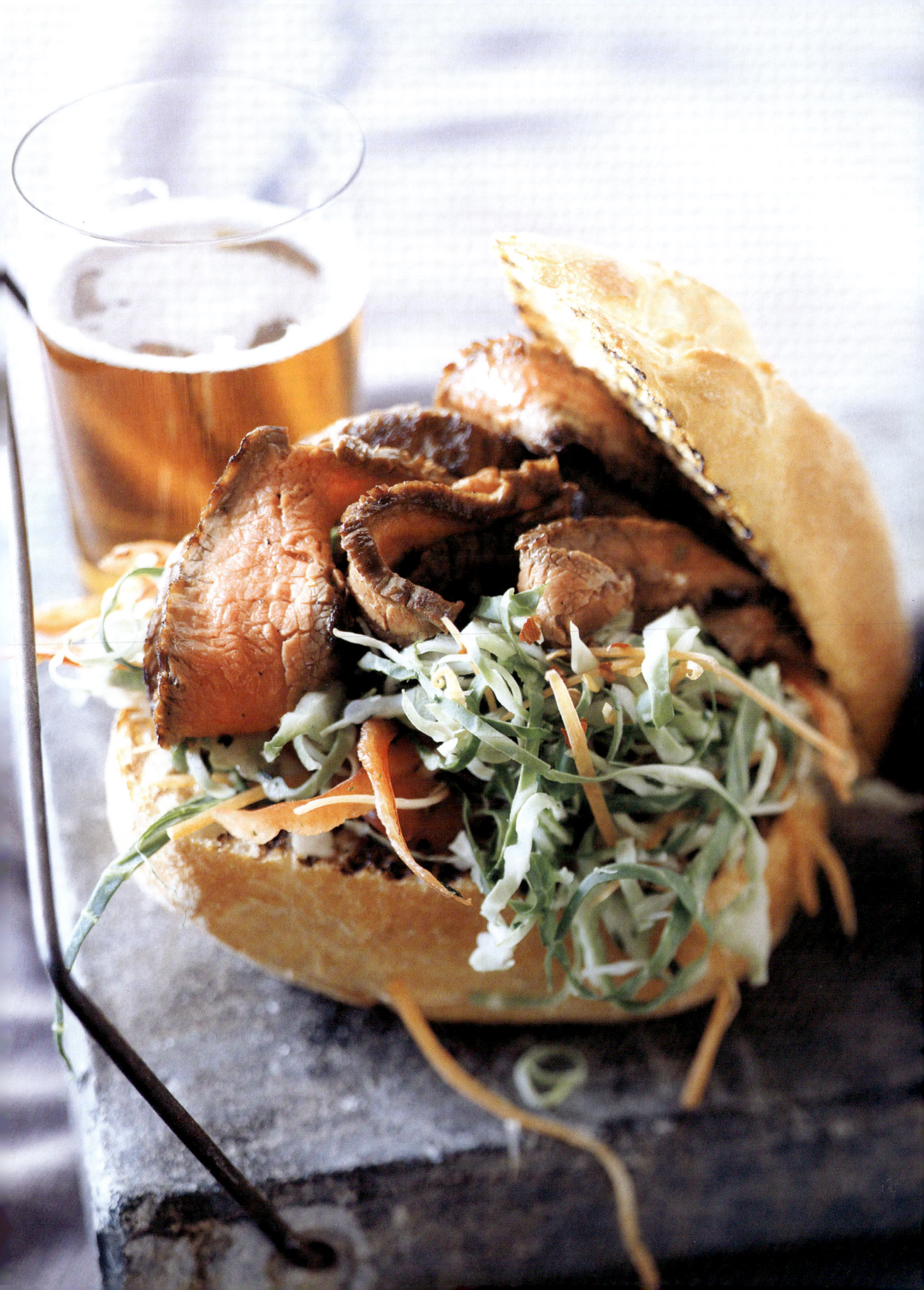

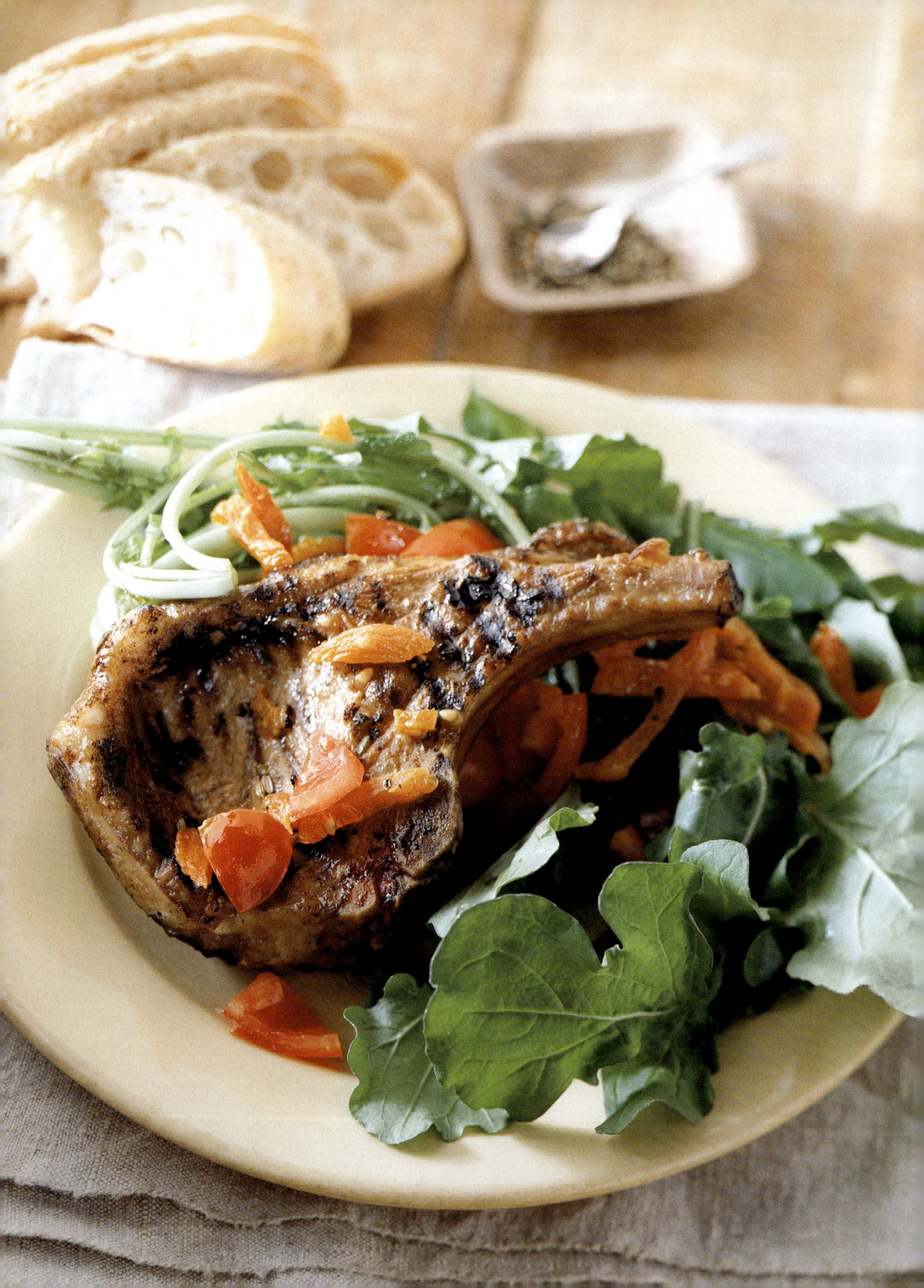

Schweinekoteletts mit Rucolasalat

Auf einem Salatbett servierte Koteletts mit einer Zitronen-Vinaigrette erfreuen jeden Gourmet. Fenchel- und Koriandersamen geben dem Gericht eine erdige Note.

- 1¼ TL Fenchelsamen
- ¾ TL gemahlener Kreuzkümmel
- ¾ TL gemahlener Koriander
- ¾ TL Salz
- 4 Schweinekoteletts (je etwa 170 g schwer und 2 cm dick)
- 4 TL Olivenöl
- 3 EL Zitronensaft, frisch gepresst
- 1 TL Dijonsenf
- 2 Bund Rucola, harte Stiele entfernen
- 4 Strauchtomaten, gewürfelt
- 60 g getrocknete Aprikosen, gewürfelt

1 1 TL Fenchelsamen, Kreuzkümmel, Koriander und ½ TL Salz in einer kleinen Schüssel verrühren. Die Koteletts auf beiden Seiten mit dieser Würzmischung einreiben.

2 1 TL Olivenöl in eine Grillpfanne geben und die Pfanne auf mittlerer Stufe erhitzen. Die Koteletts etwa 4 Minuten von jeder Seite braten, bis sie gar, aber noch saftig sind.

3 Für den Salat währenddessen in einer großen Schüssel ¼ TL Fenchelsamen, ¼ TL Salz, 3 TL Olivenöl, Zitronensaft und Dijonsenf gut miteinander verrühren. Rucola, Tomaten und Aprikosen hinzugeben und alles gründlich vermischen.

4 Zum Servieren den Salat auf vier Teller verteilen und darauf jeweils ein Kotelett anrichten.

Ergibt 4 Portionen. *Pro Portion: 306 kcal; 17 g Fett (davon 30 % gesättigt); 28 g Eiweiß; 10 g Kohlenhydrate; 2,1 g Ballaststoffe; 75 mg Cholesterin; 536 mg Natrium.*

Fleischpastete auf griechische Art

Dill, Minze und Zitronenschale verleihen diesem Gericht, das uns mit Zink, Vitamin B_{12}, Niacin, Thiamin und etlichen Pflanzennährstoffen versorgt, sein Aroma. Sie können das Schweinefleisch auch durch mageres Lammhackfleisch ersetzen.

- 2 TL Olivenöl
- 4 Frühlingszwiebeln, in dünne Scheiben geschnitten
- 3 Knoblauchzehen, fein gehackt
- 230 g fettarme Schweinelende
- 230 g fettarmes Rindfleisch aus der Keule
- 100 g gekochter Reis
- 2 EL Tomatenmark
- 5 EL frischer Dill
- 3–4 EL frische Minze
- 2 TL geriebene Zitronenschale
- ½ TL getrockneter Oregano
- ½ TL Salz
- 2 EL Wasser
- 100 g Feta, zu Krümeln zerkleinert

1 Das Öl in einer Pfanne auf kleiner Stufe erhitzen. Zwiebeln und Knoblauch zufügen, etwa 3 Minuten dünsten und dann in eine große Schüssel geben.

2 Ofen auf 175 °C vorheizen. Beide Fleischsorten in einem Fleischwolf zu feinem Hackfleisch verarbeiten und anschließend zu den Frühlingszwiebeln und dem Knoblauch geben. Reis, Tomatenmark, Dill, Minze, Zitronenschale, Oregano, Salz und 2 EL Wasser zufügen und gründlich vermischen.

3 Die Hälfte des Fleischteigs in eine ungefähr 22 x 12 cm große Metallform füllen. Den Feta darüberstreuen, dann die restliche Fleischmischung darauf geben. Die Form einige Male auf die Arbeitsfläche klopfen, damit sich die Mischung setzt.

4 Die Form in den heißen Ofen schieben und etwa 25 Minuten lang backen. Die Pastete kann man heiß, warm oder auch kalt servieren.

Ergibt 4 Portionen. *Pro Portion: 279 kcal; 12 g Fett (davon 48 % gesättigt); 30 g Eiweiß; 11 g Kohlenhydrate; 1,3 g Ballaststoffe; 94 mg Cholesterin; 734 mg Natrium.*

◀ Schweinekoteletts mit Rucolasalat

Pfeffersteak mit Kümmelkruste und Kirschsauce

Saftige Steaks mit einer Kruste aus Kümmel und Pfefferkörnern in einer Kirschsauce sind lecker und gesund. Kümmel und Kirschen stellen eine ausgezeichnete Quelle für Perilla-Alkohol dar, außerdem liefert das Steak große Mengen an Zink, Eisen und den Vitaminen B_6 und B_{12}.

- 1 TL schwarze Pfefferkörner, grob zerstoßen
- 2 TL Kümmelsamen
- 4 magere Lendensteaks vom Rind (je etwa 115 g)
- 1 EL Olivenöl
- 1 mittelgroße rote Zwiebel, fein gehackt
- 250 ml trockener Rotwein
- 600 g entkernte TK-Süßkirschen, abgetropft und grob gehackt
- 2 TL Dijonsenf
- 1 EL Rotweinessig
- ½ TL Salz
- ¼ TL gemahlener Ingwer
- 3–4 EL Petersilie, fein gehackt

1 Pfeffer und Kümmelsamen in einer Schüssel gut vermengen. Die Steaks hineinlegen und die Würzmischung an beiden Seiten gut festdrücken.

2 Das Öl in einer großen, beschichteten Pfanne auf mittlerer Stufe erhitzen. Die Steaks hineingeben und von jeder Seite etwa 3 Minuten braten. Auf einen Teller legen und warm halten.

3 Die gehackte Zwiebel in die Pfanne geben und etwa 4 Minuten lang andünsten. Rotwein zufügen und bei starker Hitze etwa 2 Minuten kochen lassen. Kirschen, Dijonsenf, Rotweinessig, Salz und Ingwer unterrühren und nochmals 5 Minuten kochen.

4 Das Fleisch wieder in die Pfanne legen und von jeder Seite 1 Minute erhitzen. Die Steaks auf Tellern anrichten. Die Petersilie in die Sauce einrühren und die Sauce anschließend auf die Steaks geben.

Ergibt 4 Portionen. *Pro Portion: 351 kcal; 10 g Fett (davon 25 % gesättigt); 27 g Eiweiß; 30 g Kohlenhydrate; 3,9 g Ballaststoffe; 69 mg Cholesterin; 425 mg Natrium.*

Herzhafter Lammeintopf mit Süßkartoffeln

Okra und Erdnussbutter machen diesen herzhaften westafrikanischen Eintopf nahrhaft. Zusätzlich zu der großen Menge Beta-Karotin aus den Süßkartoffeln versorgt uns dieses Gericht mit Zink und B-Vitaminen aus dem Lammfleisch.

- 3 TL Olivenöl
- 450 g magere Lammkeule, von Fett befreit und in etwa 2,5 cm große Stücke geschnitten
- 1 mittelgroße Zwiebel, fein gehackt
- 4 Knoblauchzehen, fein gehackt
- 430 ml Wasser
- 1 Dose (etwa 300 g) Tomaten, zerkleinert
- 450 g Süßkartoffeln, geschält und in etwa 1,5 cm große Stücke geschnitten
- 2 EL cremige Erdnussbutter
- 1 TL Salz
- ½ TL Cayennepfeffer
- 1 Dose (etwa 300 g) Okra, abgetropft

1 Ofen auf 175 °C vorheizen. In einem großen, beschichteten Schmortopf 2 TL Öl auf mittlerer Stufe erhitzen. Das Lammfleisch zufügen und etwa 5 Minuten braten, bis es braun wird. Das Fleisch mit einem Schaumlöffel auf einen Teller geben.

2 Bei mittlerer Hitze den restlichen TL Öl, Zwiebel und Knoblauch in den Schmortopf geben und etwa 2 Minuten andünsten. 80 ml Wasser zufügen und die Zwiebeln so lange garen, bis sie goldgelb und weich sind.

3 Tomaten, Süßkartoffeln, Erdnussbutter, Salz, Cayennepfeffer sowie 350 ml Wasser zufügen und aufkochen. Das Lammfleisch dazugeben und bei geschlossenem Deckel im Ofen etwa 25 Minuten backen.

4 Okra zufügen und weitere 15 Minuten backen – dann ist das Lammfleisch weich.

Ergibt 4 Portionen. *Pro Portion: 363 kcal; 13 g Fett (davon 23 % gesättigt); 29 g Eiweiß; 33 g Kohlenhydrate; 6,5 g Ballaststoffe; 73 mg Cholesterin; 803 mg Natrium.*

Herzhafter Lammeintopf mit Süßkartoffeln ▸

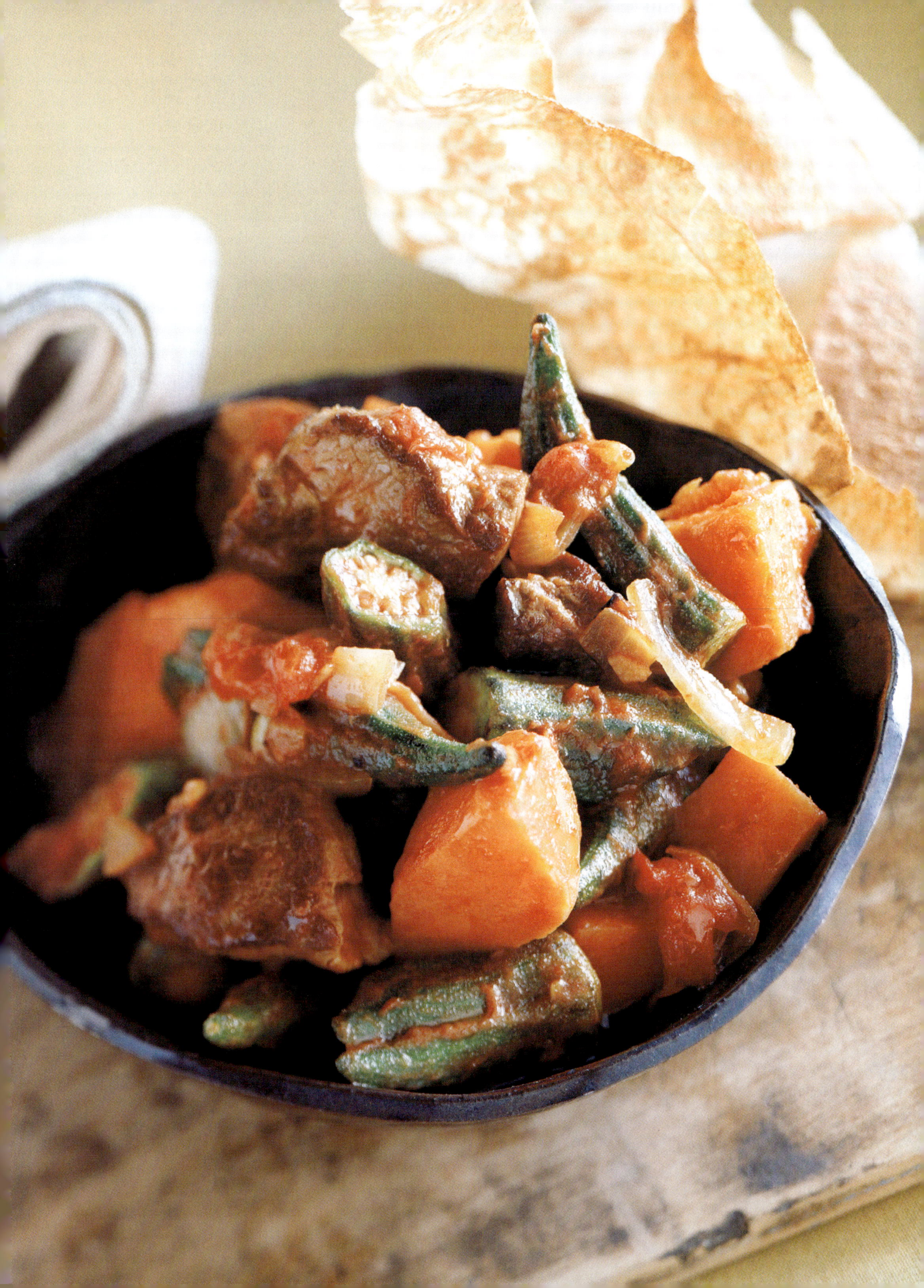

Puteneintopf mit schwarzen Bohnen

Die schwarzen Bohnen verleihen diesem Gericht seinen fast rauchigen Geschmack. Mais und Butternutkürbis bilden ein mildes Gegengewicht zu den erdigen Bohnen und der Pute, und sie enthalten gesunde Mengen an Beta-Karotin und Lutein.

280 g getrocknete schwarze Bohnen, ausgelesen und gespült (plus Kochwasser)
1,6 kg Putenunterkeulen (ohne Haut)
1 grüne Paprikaschote, gewürfelt
1 Bund Cilantro (Koriandergrün), gehackt
4 Frühlingszwiebeln, in Scheiben geschnitten
1 EL Zitronenschale, gerieben
1 EL Chilipulver
2½ TL gemahlener Kreuzkümmel
2½ TL gemahlener Koriander
1 TL gemahlener Ingwer
560 g Butternutkürbis, gewürfelt
280 g TK-Maiskörner
2¼ TL Salz
60 ml Zitronensaft, frisch gepresst

1 Bohnen in einen großen Topf mit Wasser geben und zum Kochen bringen. Über den Bohnen sollten etwa 8 cm Wasser stehen.

2 Putenkeulen, Paprikaschote, die Hälfte des Cilantro, Frühlingszwiebeln, Zitronenschale, Chilipulver, Kreuzkümmel, Koriander und Ingwer zugeben und aufkochen. Die Hitze reduzieren, den Deckel halb schließen und etwa 75 Minuten köcheln lassen.

3 Kürbis, Mais und Salz zufügen und ohne Deckel weitere 15 Minuten kochen lassen.

4 Topf von der Kochstelle nehmen. Die Keulen aus dem Eintopf nehmen, das Fleisch von den Knochen lösen und in mundgerechte Stücke schneiden.

5 Fleisch wieder in den Topf geben. Zitronensaft und die restliche Hälfte des Cilantros zufügen und noch einmal 3 Minuten kochen lassen.

Ergibt 8 Portionen. *Pro Portion: 339 kcal; 5,6 g Fett (davon 30 % gesättigt); 32 g Eiweiß; 43 g Kohlenhydrate; 8 g Ballaststoffe; 80 mg Cholesterin; 832 mg Natrium.*

Hühner-Grünkohl-Eintopf mit Paprikapüree

Leinsamenöl gibt diesem Eintopf einen leicht nussigen Geschmack und zeichnet sich durch den hohen Gehalt an Omega-3-Fettsäuren aus. Man kann es auch durch dunkles Sesamöl ersetzen.

1 l Wasser
560 g Hühnerkeulen (ohne Haut und Knochen), in mundgerechte Stücke geschnitten
4 Möhren, in feine Scheiben geschnitten
3 große rote Zwiebeln, grob gewürfelt
6 Knoblauchzehen, fünf davon fein gehackt und eine im Ganzen
2 EL frischer Ingwer, fein gehackt
1 TL Cayennepfeffer
¾ TL Salz
2 rote Paprikaschoten, halbiert
1 EL geschälte Kürbiskerne, geröstet
1 EL Leinsamenöl
40 g Orzo-Nudeln (reisförmige Nudeln)
800 g Grünkohl, fein gehobelt

1 Für den Eintopf in einem großen Topf 1 l Wasser, Hühnerfleisch, Möhren, Zwiebeln, gehackte Knoblauchzehen, Ingwer, Cayennepfeffer und Salz zum Kochen bringen. Hitze reduzieren und bei halb geschlossenem Deckel 25 Minuten köcheln lassen.

2 Grill vorheizen. Die Paprikahälften mit der Haut nach oben auf eine Grillpfanne legen und etwa 10 Minuten grillen. Paprika etwas abkühlen lassen, die Haut abziehen und dann zusammen mit Kürbiskernen, Leinsamenöl und der ganzen Knoblauchzehe in einen Mixer geben und fein pürieren.

3 Die Orzo-Nudeln zum Eintopf geben und ohne Deckel etwa 5 Minuten kochen lassen. Den Grünkohl zufügen und weitere 5 Minuten kochen lassen, bis Kohl und Nudeln weich sind.

4 Den Eintopf zusammen mit dem Püree aus gerösteter Paprika servieren.

Ergibt 4 Portionen. *Pro Portion: 433 kcal; 12 g Fett (davon 18 % gesättigt); 38 g Eiweiß; 48 g Kohlenhydrate; 9,1 g Ballaststoffe; 118 mg Cholesterin; 649 mg Natrium.*

Hühner-Grünkohl-Eintopf mit Paprikapüree ▶

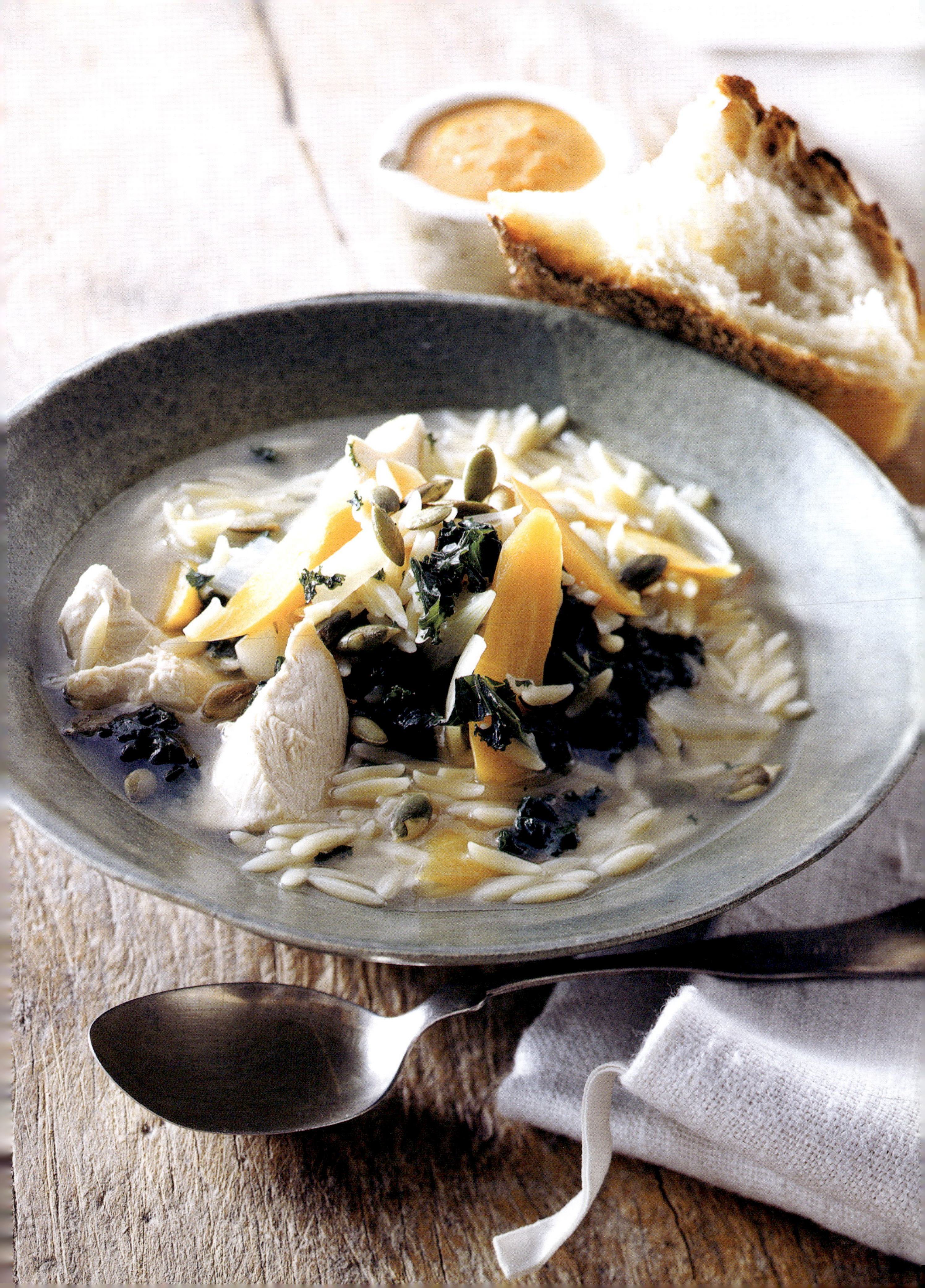

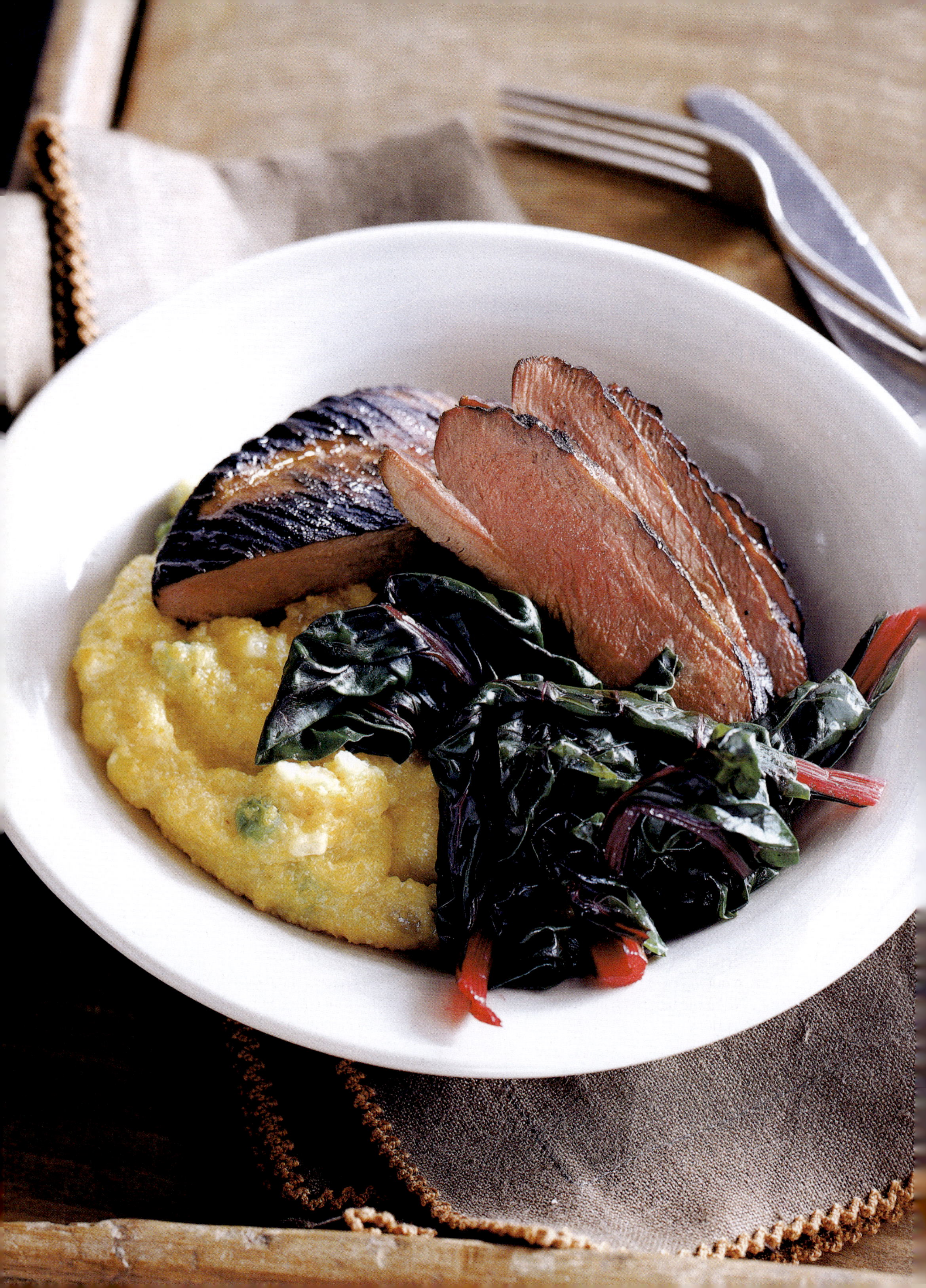

Gegrillte Entenbrust mit Polenta

Die Meinung, dass Entenbrust besonders fetthaltig sei, ist schlicht falsch. Gekochte Entenbrust (ohne Haut) enthält 30 % weniger Fett als Hühnerbrust ohne Haut. In diesem Rezept wird das Entenfleisch mit einer indianischen Würzmischung eingerieben und mit einer Polenta serviert.

- 2 TL Kurkuma (Gelbwurz)
- 1 TL Salz
- ¾ TL Zucker
- ½ TL gemahlener Ingwer
- 4 halbe Entenbrustfilets (ohne Haut), je etwa 140 g
- 1 EL Olivenöl
- 80 g gelbes Maismehl
- 530 ml Wasser
- 220 g TK-Erbsen
- 170 g TK-Maiskörner
- 3 EL Mango-Chutney, gut durchgerührt

1 Kurkuma, ¼ TL Salz, Zucker und Ingwer in einer kleinen Schüssel verrühren. Die Entenbrüste auf beiden Seiten mit dieser Würzmischung einreiben.

2 Olivenöl in eine große Pfanne geben und erhitzen. Die Entenbrustfilets von jeder Seite etwa 3–5 Minuten lang anbraten, bis das Fleisch je nach Geschmack innen rosa oder auch durchgebraten ist.

3 Währenddessen Maismehl und 230 ml kaltes Wasser in einer Schüssel glatt rühren. In einem mittelgroßen Topf 300 ml Wasser zum Kochen bringen. Das angerührte Maismehl und den restlichen ¾ TL Salz einrühren und die Hitze reduzieren. Die Polenta etwa 7 Minuten unter häufigem Rühren köcheln lassen, bis sie weich und dick ist.

4 Erbsen, Mais und Chutney in die Polenta geben und 2 Minuten kochen lassen, bis das Gemüse heiß ist. Die Entenbrüste quer zur Faser in Scheiben schneiden und mit der Polenta servieren. Dazu passt geschmortes Blattgemüse.

Ergibt 4 Portionen. *Pro Portion: 415 kcal; 5,3 g Fett (davon 11 % gesättigt); 35 g Eiweiß; 57 g Kohlenhydrate; 4,7 g Ballaststoffe; 149 mg Cholesterin; 920 mg Natrium.*

Hühnchen mit Shiitakepilzen und Artischocken

Den getrockneten Shiitakepilzen verdankt dieses Gericht seinen herzhaften Geschmack; gleichzeitig stärken die Pilze das Immunsystem.

- 25 g getrocknete Shiitakepilze
- 350 ml kochendes Wasser
- 3 TL Olivenöl
- 1 kg Hühnerkeulen (ohne Haut)
- 2 EL Mehl
- 1 mittelgroße Zwiebel, fein gehackt
- 6 Knoblauchzehen, fein geschnitten
- 1 EL getrockneter Rosmarin, fein gehackt
- ¾ TL rote Chilischoten, gehackt (ersatzweise 1 TL Chilipulver)
- 1 Dose (etwa 450 g) Tomaten, zerkleinert
- 1 Dose (etwa 240 g) Artischockenherzen, abgetropft
- ½ TL Salz

1 Die Shiitakepilze in einer kleinen Schüssel mit dem kochenden Wasser übergießen und 20 Minuten stehen lassen. Die Pilze aus der Flüssigkeit nehmen, die dann durch ein feines Sieb oder einen Kaffeefilter gegossen und beiseite gestellt wird. Die Stiele entfernen und die Pilze in feine Scheiben schneiden.

2 In einer hohen, großen beschichteten Pfanne 2 TL Öl auf mittlerer Stufe erhitzen. Hühnerkeulen in Mehl wenden und in der Pfanne von jeder Seite etwa 3 Minuten braten, bis sie goldbraun sind. Das Fleisch auf einen Teller legen.

3 Den restlichen TL Öl, Zwiebel und Knoblauch in die Pfanne geben und 3 Minuten braten. Pilze, Rosmarin und Chilischoten (bzw. Chilipulver) zufügen und eine weitere Minute dünsten. Einweichflüssigkeit zufügen und alles 2 Minuten kochen lassen, bis die Flüssigkeit etwas reduziert ist.

4 Tomaten, Artischocken und Salz unterrühren und aufkochen. Die Hühnerkeulen in den Topf geben und bei geschlossenem Deckel 30 Minuten köcheln lassen, bis das Fleisch gar ist.

Ergibt 4 Portionen. *Pro Portion: 345 kcal; 11 g Fett (davon 22 % gesättigt); 40 g Eiweiß; 24 g Kohlenhydrate; 7,3 g Ballaststoffe; 139 mg Cholesterin; 619 mg Natrium.*

◀ Gegrillte Entenbrust mit Polenta

Hühnchen-Piccata

Die Butter, die kurz vor dem Servieren zur Salbei-Rosmarin-Zitronen-Sauce gegeben wird, verleiht ihr eine cremige Konsistenz. Dieses delikate, schnell zubereitete Gericht enthält viel Niacin und Selen.

- 2 EL Mehl
- ½ TL geriebener Salbei
- ½ TL getrockneter Rosmarin, gehackt
- ½ TL Salz
- 8 Hühnerschnitzel (je etwa 70 g)
- 4 TL Olivenöl
- 4 Knoblauchzehen, fein gehackt
- 1 TL geriebene Zitronenschale
- 80 ml Zitronensaft, frisch gepresst
- 2 TL kleine Kapern, gut abgetropft
- 3 EL Petersilie, fein gehackt
- 2 TL kalte Butter

1 Mehl, Salbei, Rosmarin und Salz auf einem Teller vermischen. Die Hühnerschnitzel in der Mischung wenden, bis sie auf beiden Seiten gleichmäßig damit bedeckt sind.

2 In einer großen beschichteten Pfanne 3 TL Öl auf mittlerer Stufe erhitzen. Die Schnitzel zufügen und von jeder Seite etwa 2 Minuten braten, bis sie goldbraun sind. Das Fleisch auf einen Teller legen und warm stellen.

3 Den restlichen TL Öl und den Knoblauch in die Pfanne geben und kurz erhitzen. Zitronenschale, Zitronensaft und Kapern zufügen und etwa 1 Minute kochen lassen, dabei den Bratensatz vom Boden lösen.

4 Die Pfanne von der Kochstelle nehmen, Petersilie zufügen und die Butter unterschlagen, bis die Sauce leicht eingedickt ist. Die Sauce vor dem Servieren über das Fleisch geben.

Ergibt 4 Portionen. *Pro Portion: 239 kcal; 8,2 g Fett (davon 27 % gesättigt); 33 g Eiweiß; 6 g Kohlenhydrate; 0,5 g Ballaststoffe; 87 mg Cholesterin; 447 mg Natrium.*

Hühnchen mit Gemüse

In der selbst gemachten Würzmischung für dieses Gericht dominieren Kurkuma (Gelbwurz) und Ingwer, die viele Nährstoffe enthalten.

- 1 EL Kurkuma (Gelbwurz)
- 1½ TL gemahlener Ingwer
- 1 TL Salz
- ½ TL Zimt
- ½ TL Zucker
- ½ TL Pfeffer
- 560 g Hühnerkeulen (ohne Haut und Knochen), in etwa 2,5 cm große Würfel geschnitten
- 2 TL Olivenöl
- 1 mittelgroße Zwiebel, in dicke Scheiben geschnitten
- 4 Knoblauchzehen, fein gehackt
- 3 Möhren, in dicke Scheiben geschnitten
- 600 ml Wasser
- 450 g kleine rote Kartoffeln, geviertelt
- 2 TL cremige Erdnussbutter
- 720 g Brokkoliröschen

1 Kurkuma, Ingwer, ½ TL Salz, Zimt, Zucker und Pfeffer in einer mittelgroßen Schüssel verrühren. Das Hühnerfleisch darin wenden, bis es rundum mit der Würzmischung bedeckt ist.

2 Das Öl auf mittlerer Stufe in einem beschichteten Schmortopf heiß werden lassen. Zwiebel und Knoblauch zufügen und unter ständigem Rühren etwa 7 Minuten dünsten, bis die Zwiebel weich ist.

3 Möhren, 120 ml Wasser, Kartoffeln, Erdnussbutter und den restlichen ½ TL Salz zugeben und etwa 5 Minuten kochen lassen.

4 Fleisch zufügen und etwa 2 Minuten kochen lassen. Anschließend 480 ml Wasser zugeben, aufkochen, Hitze reduzieren und bei geschlossenem Deckel etwa 15 Minuten kochen lassen, bis das Fleisch gar ist und die Kartoffeln weich sind.

5 Brokkoli zufügen und bei geschlossenem Deckel noch einmal etwa 5 Minuten kochen lassen – dann ist der Brokkoli weich.

Ergibt 4 Portionen. *Pro Portion: 394 kcal; 9,7 g Fett (davon 20 % gesättigt); 37 g Eiweiß; 38 g Kohlenhydrate; 7,9 g Ballaststoffe; 118 mg Cholesterin; 789 mg Natrium.*

Hühnchen mit Gemüse ▶

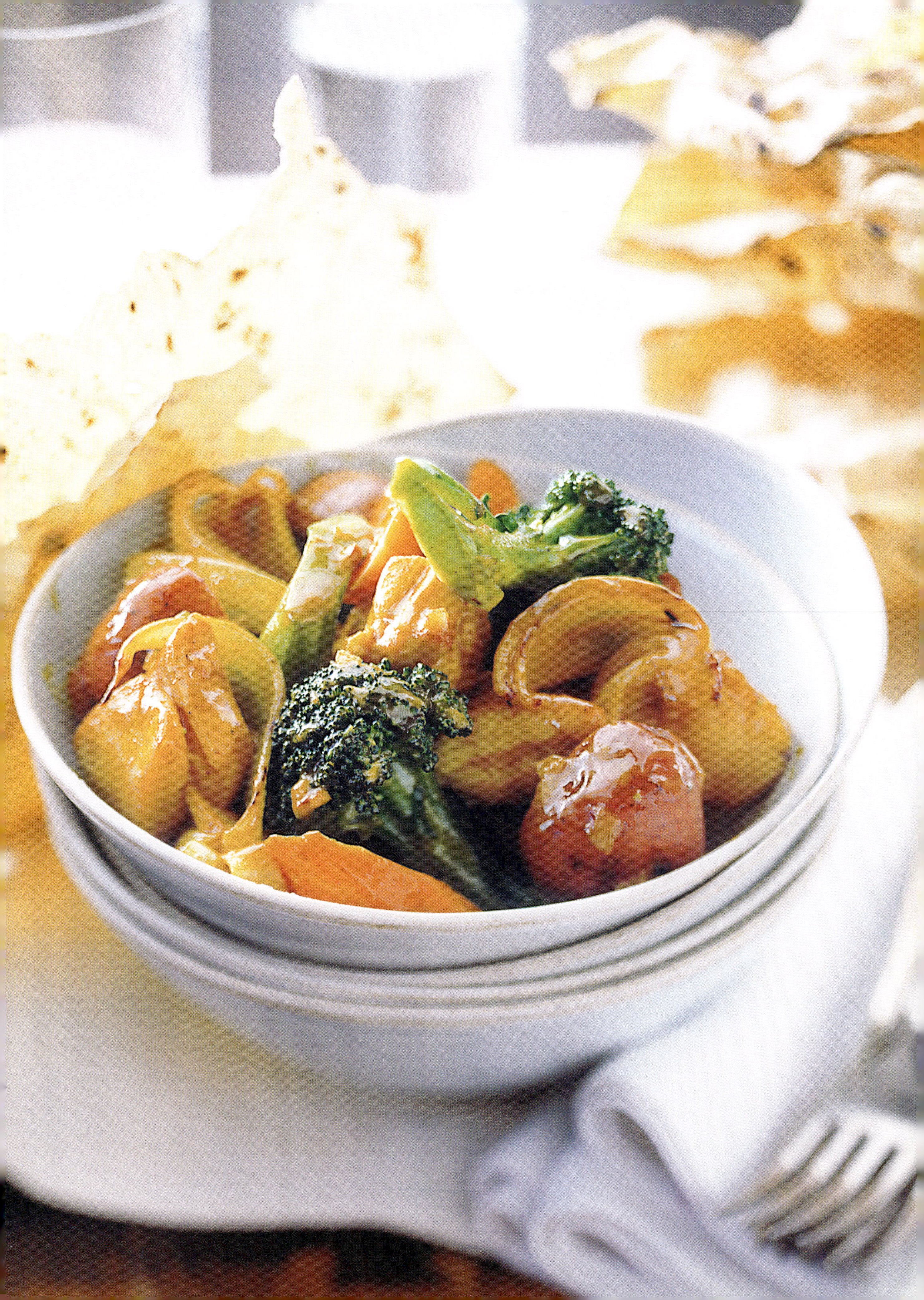

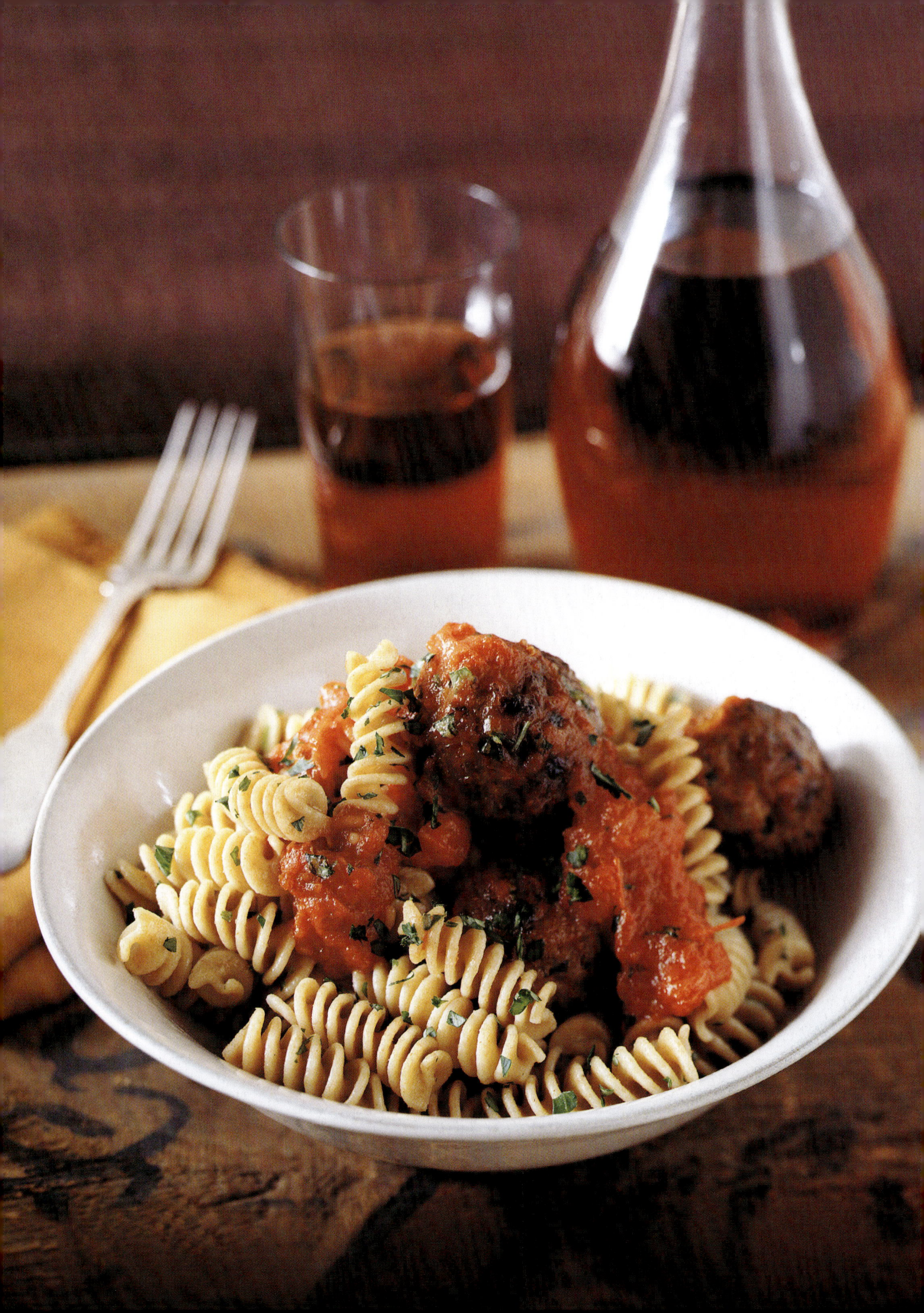

Putenbällchen mit Fusilli

Die zarten, aromatischen Fleischbällchen aus Putenhackfleisch, Kräutern, Käse und Korinthen enthalten besonders viel Zink, Selen, Kalzium, Magnesium und B-Vitamine.

- 2 EL Olivenöl
- 1 mittelgroße Zwiebel, fein gehackt
- 3 Knoblauchzehen, fein gehackt
- 2 Scheiben Weißbrot, klein gewürfelt
- 60 ml Milch (1,5 % Fett)
- 450 g mageres Putenhackfleisch
- 7–8 EL Petersilie, fein gehackt
- 1 großes Ei
- 40 g Parmesan, gerieben
- 50 g Korinthen
- ¾ TL gemahlener Salbei
- ½ TL Salz
- 2 EL Mehl
- 1 Dose (etwa 800 g) Tomaten, zerkleinert
- 3 Streifen Orangenschale (etwa 7 x 1 cm)
- 230 g Vollkorn-Fusilli

1 In einer großen Pfanne 1 EL Öl auf mittlerer Stufe erhitzen. Zwiebel und Knoblauch zufügen und etwa 7 Minuten andünsten. In eine große Schüssel geben, mit Weißbrotwürfeln und Milch vermischen und etwa 1 Minute ruhen lassen.

2 Putenhackfleisch, Petersilie, Ei, Parmesan, Korinthen, Salbei und Salz zufügen und alles gut vermengen. Aus dem Teig 24 walnussgroße Fleischbällchen formen und in Mehl wenden, dabei überschüssiges Mehl abschütteln.

3 Den restlichen EL Öl in derselben Pfanne auf mittlerer Stufe erhitzen. Fleischbällchen hineinlegen und in etwa 3 Minuten goldbraun braten. Tomatenstücke und Orangenschale zufügen und aufkochen. Hitze reduzieren und bei geschlossenem Deckel 12 Minuten köcheln lassen, bis die Fleischbällchen gar sind.

4 Währenddessen die Fusilli nach Packungsanweisung zubereiten. Abgießen und in einer Schüssel mit den Fleischbällchen und der Sauce vermengen.

Ergibt 4 Portionen. *Pro Portion: 579 kcal; 13 g Fett (davon 25 % gesättigt); 46 g Eiweiß; 74 g Kohlenhydrate; 10 g Ballaststoffe; 130 mg Cholesterin; 901 mg Natrium.*

Geschmorte Hühnerkeulen mit Wintergemüse

Shiitakepilze, Rosenkohl und Kartoffeln sind erdige Gemüse, die wunderbar zu geschmorten Hühnerkeulen passen.

- 15 g getrocknete Shiitakepilze
- 250 ml kochendes Wasser
- 8 Hühnerkeulen ohne Haut (je etwa 140 g)
- 2 EL Mehl
- 3 TL Olivenöl
- 2 Stangen geputzer Lauch, längs halbiert und schräg in etwa 2,5 cm große Stücke geschnitten
- 700 g kleine rote Kartoffeln, in etwa 1 cm große Würfel geschnitten
- 300 g TK-Rosenkohl
- 1 TL Salz
- ½ TL getrockneter Thymian
- 250 ml Wasser

1 Shiitakepilze in einer kleinen Schüssel mit 250 ml kochendem Wasser übergießen und 20 Minuten stehen lassen. Die Pilze aus der Flüssigkeit nehmen, die dann durch ein feines Sieb oder einen Kaffeefilter gegossen und beiseite gestellt wird. Die Stiele entfernen und die Pilze in feine Streifen schneiden.

2 Die Hühnerkeulen in Mehl wälzen. In einem beschichteten Schmortopf 2 TL Öl auf mittlerer Stufe erhitzen. Die Keulen von jeder Seite etwa 3 Minuten anbraten, bis sie goldbraun sind. Das Fleisch auf einen Teller legen.

3 Den restlichen TL Öl, den Lauch und die Pilze in den Schmortopf geben. Unter häufigem Rühren 2 Minuten garen, bis der Lauch eine goldene Farbe annimmt.

4 Die Einweichflüssigkeit, Kartoffeln, Rosenkohl, Salz, Thymian und 250 ml Wasser zufügen und aufkochen. Das Fleisch dazugeben und die Hitze reduzieren. Bei geschlossenem Deckel und unter gelegentlichem Rühren etwa 25 Minuten köcheln, bis der Rosenkohl und die Kartoffeln gar sind.

Ergibt 4 Portionen. *Pro Portion: 501 kcal; 12,3 g Fett (davon 21 % gesättigt); 48 g Eiweiß; 50 g Kohlenhydrate; 5,9 g Ballaststoffe; 172 mg Cholesterin; 792 mg Natrium.*

◀ Putenbällchen mit Fusilli

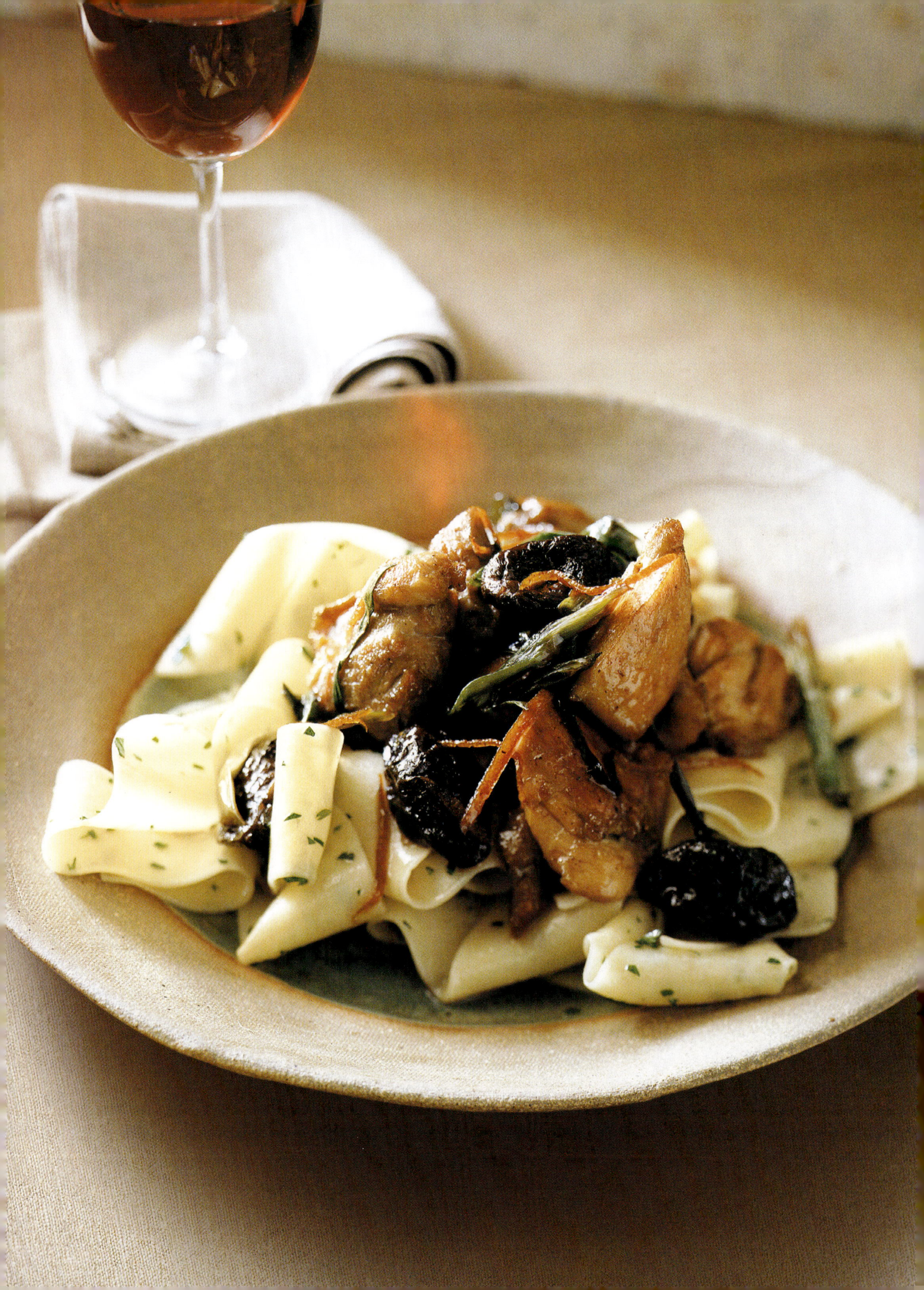

Putenbrust mit Zitrone und Rosmarin

Die Zitrone verleiht dem Gericht ein wundervolles Aroma und enthält vor allem in der Schale kostbare Pflanzennährstoffe.

- 1 unbehandelte Zitrone
- 60 ml Zitronensaft, frisch gepresst
- 250 ml Wasser
- 40 g Salz
- 1 Zimtstange
- ½ TL Koriandersamen
- 5 EL Petersilie, fein gehackt
- 1 EL frischer Rosmarin, gehackt
- 6 Knoblauchzehen, fein gehackt
- 1 kleine Putenbrust (etwa 2 kg)
- 1 EL Olivenöl
- 1 mittelgroße Zwiebel, in dicke Scheiben geschnitten
- 1 Möhre, in feine Scheiben geschnitten

1 Zitrone halbieren und jede Hälfte in etwa 1 cm breite Scheiben schneiden.

2 Zitronenscheiben mit Zitronensaft, 250 ml Wasser, Salz, der Zimtstange und den Koriandersamen in einen Topf geben. Aufkochen und so lange rühren, bis sich das Salz vollständig gelöst hat. 20 Minuten leise köcheln, bis die Zitrone sehr weich ist.

3 Ofen auf 175 °C vorheizen. Die Hälfte der Zitronenscheiben aus der Kochflüssigkeit nehmen und in kleine Stücke schneiden. Die restlichen Zitronenscheiben in der Kochflüssigkeit beiseite stellen.

4 Die zerkleinerte Zitrone in einer Schüssel mit Petersilie, Rosmarin und Knoblauch mischen. Die Haut der Putenbrust vorsichtig anheben, jedoch nicht abziehen. Das Fleisch darunter an mehreren Stellen mit einem Messer anritzen und die Einschnitte mit der Zitronen-Kräuter-Mischung füllen. Anschließend das Fleisch mit der noch verbliebenen Mischung und dem Öl einreiben, dann die Haut wieder auflegen.

5 Die restlichen Zitronenstücke aus der Kochflüssigkeit nehmen und mit den Zwiebeln und den Möhren in eine Rostbratpfanne geben. Das Fleisch mit der Brust nach unten darauf legen und 75 Minuten lang garen.

6 Die Putenbrust wenden und noch einmal 30 Minuten rösten. Vor dem Anschneiden 10 Minuten ruhen lassen.

Ergibt 8 Portionen. Pro Portion: *248 kcal; 3 g Fett (davon 20 % gesättigt); 48 g Eiweiß; 5 g Kohlenhydrate; 1,4 g Ballaststoffe; 132 mg Cholesterin; 671 mg Natrium.*

Hühnchen mit Wein und Backpflaumen

Rotwein enthält nicht nur den Pflanzennährstoff Resveratrol, sondern verleiht diesem Gericht auch einen runden Geschmack.

- 220 g Backpflaumen, entkernt
- 160 ml trockener Rotwein
- 80 ml Portwein
- 2 TL Olivenöl
- 450 g Hühnerkeulen (ohne Haut und Knochen), in etwa 5 cm große Würfel geschnitten
- 2 EL Mehl
- 8 Frühlingszwiebeln, in etwa 5 cm lange Stücke geschnitten
- 2 TL Orangenschale, grob gerieben
- 60 ml Orangensaft
- 2 TL Balsamico-Essig
- ½ TL Salz
- ½ TL Pfeffer
- 3 EL Petersilie, fein gehackt

1 Backpflaumen, Rotwein und Portwein in einer Schüssel mischen und 30 Minuten ruhen lassen.

2 In einer beschichteten hohen Pfanne das Öl auf mittlerer Stufe erhitzen. Das Hühnerfleisch in Mehl wenden und etwa 3 Minuten braten. Frühlingszwiebeln zufügen und etwa 1 Minute garen.

3 Backpflaumen mit Einweichflüssigkeit, Orangenschale, Orangensaft, Balsamico-Essig, Salz und Pfeffer unterrühren und aufkochen. Bei geschlossenem Deckel 20 Minuten leise köcheln lassen, dann die Petersilie unterrühren. Als Beilage passen Nudeln.

Ergibt 4 Portionen. Pro Portion: *298 kcal; 7 g Fett (davon 21 % gesättigt); 25 g Eiweiß; 36 g Kohlenhydrate; 3,9 g Ballaststoffe; 94 mg Cholesterin; 399 mg Natrium.*

Waldorfsalat mit Huhn und gerösteten Walnüssen

Meerrettich und schwarzer Pfeffer geben diesem Salatklassiker eine neue, raffinierte Note.

- 40 g Walnusskerne
- 4 Hähnchenbrustfilets (ohne Haut), je etwa 115 g
- ½ TL Salz
- ½ TL Pfeffer
- 170 g fettarmer Joghurt
- 3 EL Meerrettich
- 2 EL fettarme Mayonnaise
- 2 EL Zitronensaft, frisch gepresst
- 350 g rote Weintrauben, entkernt und halbiert
- 3 Stangen Sellerie, geputzt und in feine Streifen geschnitten
- 2 rote ungeschälte Äpfel, in etwa 1 cm große Würfel geschnitten
- 1 kleiner Romanasalat, geputzt und in Streifen geschnitten

1 Ofen auf 175 °C vorheizen. Die Walnusskerne auf ein Backblech legen und etwa 7 Minuten backen, bis sie knusprig sind. Etwas abkühlen lassen und grob hacken.

2 Grill vorheizen. Die Hähnchenbrustfilets mit ¼ TL Salz und ¼ TL Pfeffer bestreuen. Etwa 4–5 Minuten von jeder Seite grillen, bis sie gar sind. Auf Zimmertemperatur abkühlen lassen und in 2–3 cm große Stücke schneiden.

3 Für die Salatsauce Joghurt, Meerrettich, Mayonnaise, Zitronensaft und den restlichen ¼ TL Salz sowie den restlichen ¼ TL Pfeffer in einer großen Schüssel mischen.

4 Walnüsse, Hähnchenfleisch, Weintrauben, Sellerie und Äpfel zufügen und alles sorgfältig mischen. Zum Schluss noch den Romanasalat dazugeben.

Ergibt 4 Portionen. *Pro Portion: 351 kcal; 11 g Fett (davon 19 % gesättigt); 32 g Eiweiß; 35 g Kohlenhydrate; 5 g Ballaststoffe; 71 mg Cholesterin; 508 mg Natrium.*

Geschmortes Hähnchen auf marokkanische Art

In diesem Gericht wird Hühnerfleisch mit typisch nordafrikanischen Zutaten kombiniert: Kichererbsen, Zitrone, Cilantro (Koriandergrün) und Aprikosen.

- 110 g getrocknete Aprikosen
- 250 ml kochendes Wasser
- 1 EL Olivenöl
- 4 Hähnchenbrustfilets (ohne Haut), je etwa 170 g
- 1 große Zwiebel, fein gehackt
- 6 Knoblauchzehen, fein gehackt
- 2 Stangen Sellerie, in Scheiben geschnitten
- 1 Dose (etwa 140 g) Kichererbsen, abgegossen und abgetropft
- 1 Dose (etwa 400 g) Tomaten
- 2 TL Zitronenschale, gerieben
- 2 EL Zitronensaft, frisch gepresst
- 1½ TL gemahlener Koriander
- ½ TL Pfeffer
- 4 EL Cilantro (Koriandergrün), gehackt

1 Die Aprikosen in einer Schüssel mit kochendem Wasser übergießen und 10 Minuten ruhen lassen. Die Früchte abgießen (Einweichflüssigkeit auffangen) und anschließend in kleine Stücke schneiden.

2 Das Öl in einer großen Pfanne auf mittlerer Stufe erhitzen. Die Hähnchenbrustfilets von jeder Seite etwa 3 Minuten braten, bis sie goldbraun sind. Das Fleisch auf einen Teller legen.

3 Zwiebel und Knoblauch in die Pfanne geben und unter häufigem Rühren etwa 7 Minuten anbraten, bis die Zwiebel weich ist. Den Sellerie zugeben und weitere 3 Minuten braten.

4 Aprikosen, Einweichflüssigkeit, Kichererbsen, Tomaten, Zitronenschale, Zitronensaft, Koriander und Pfeffer zufügen.

5 Das Ganze aufkochen und das Fleisch hineingeben. Die Hitze reduzieren und bei geschlossenem Deckel etwa 15 Minuten garen. Den Cilantro (Koriandergrün) unterziehen und servieren.

Ergibt 4 Portionen. *Pro Portion: 367 kcal; 7 g Fett (davon 16 % gesättigt); 45 g Eiweiß; 32 g Kohlenhydrate; 7,2 g Ballaststoffe; 99 mg Cholesterin; 232 mg Natrium.*

Geschmortes Hähnchen auf marokkanische Art ▶

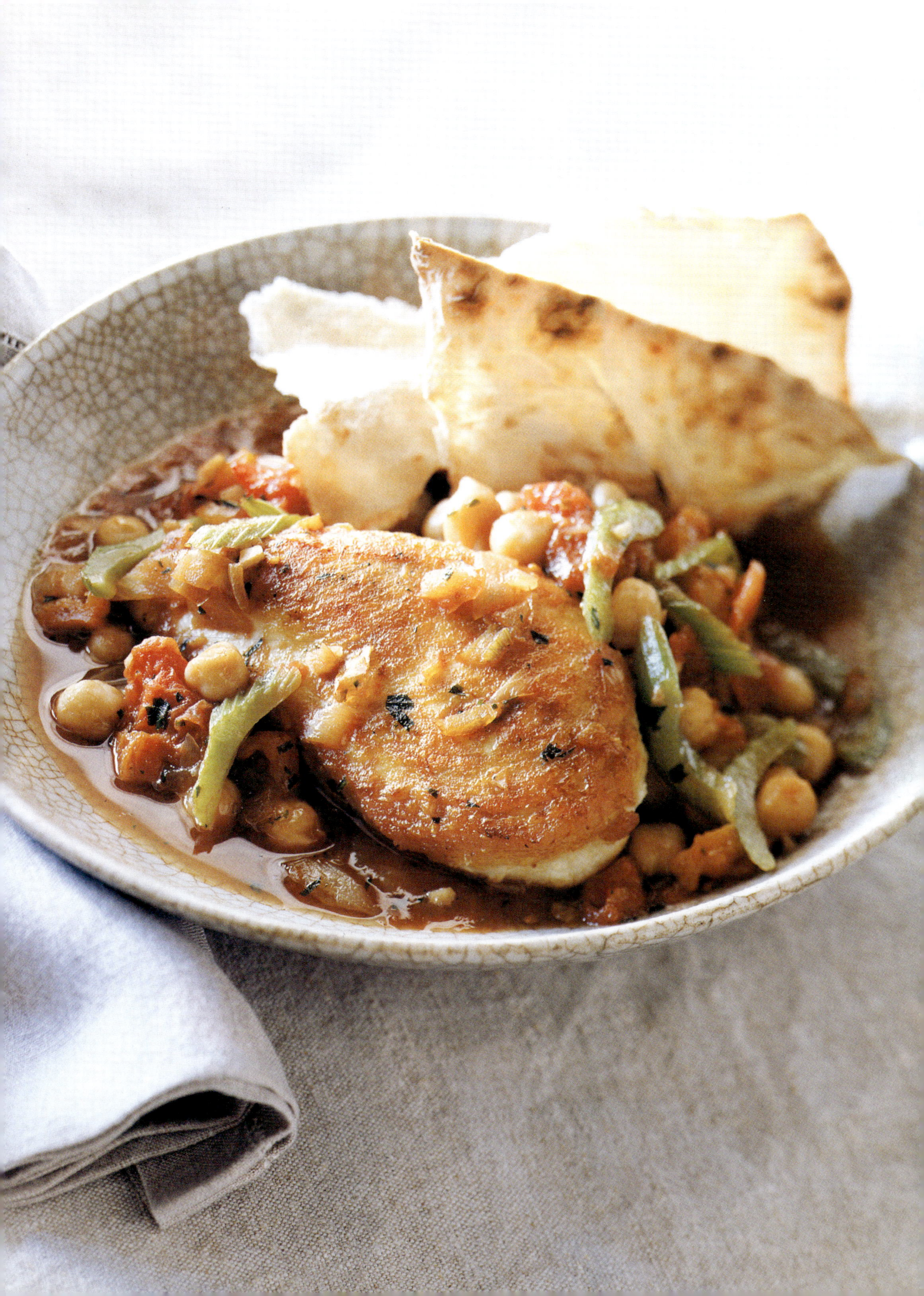

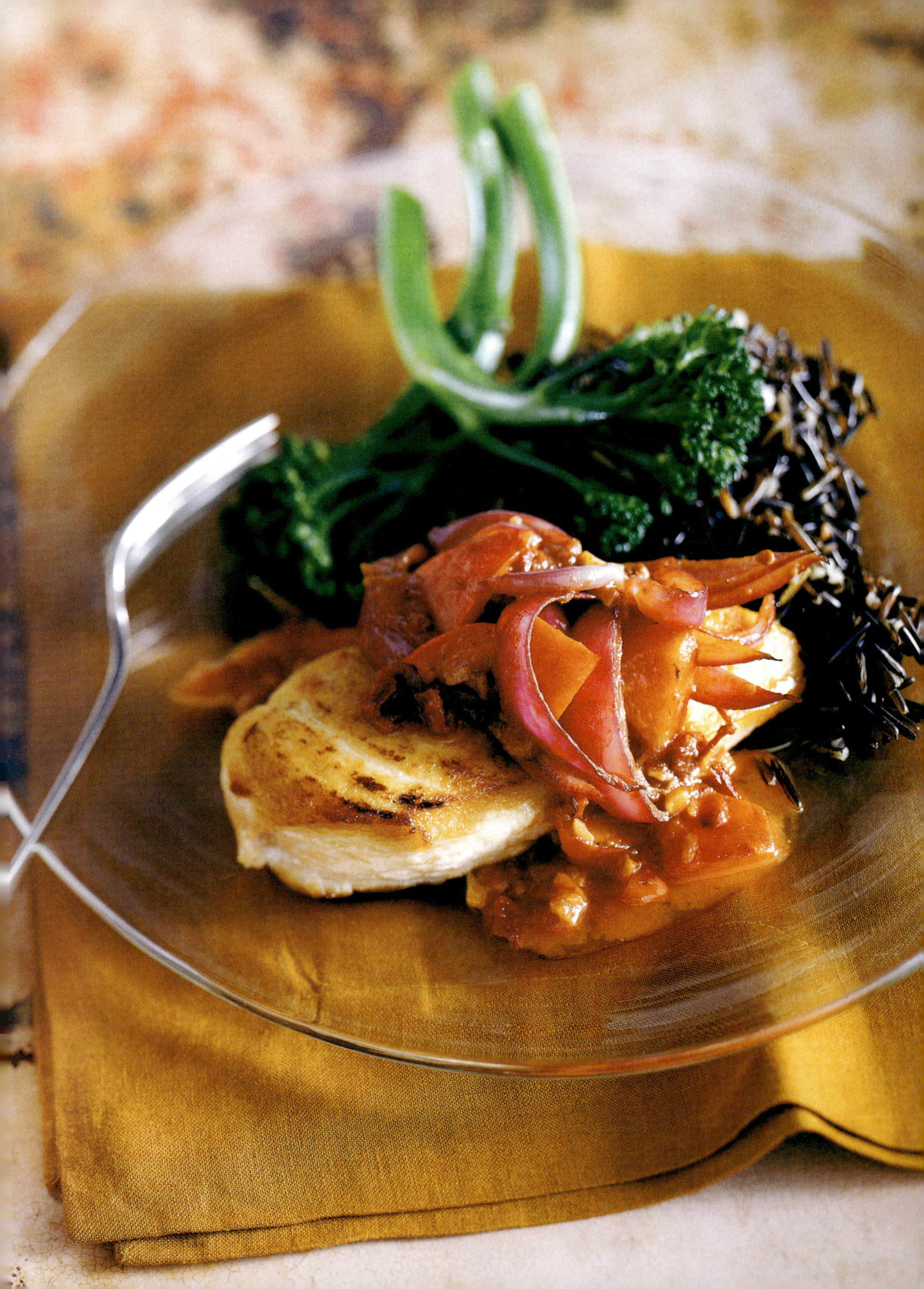

Mexikanische Hähnchenbrustfilets

Eine Sauce aus Tomatenmark, Chilipulver, Ingwer und Ananassaft verleiht den Hähnchenbrustfilets eine pikante und süße Note. Ein Gericht voller Temperament – wie das Land, aus dem es kommt.

- 1 EL plus 2 TL Olivenöl
- 4 Hähnchenbrustfilets (ohne Haut), je etwa 140 g
- 2 EL Mehl
- 1 mittelgroße rote Zwiebel, halbiert und in 1 cm dicke Scheiben geschnitten
- 3 Knoblauchzehen, fein gehackt
- 1 rote Paprikaschote, gewürfelt
- 20 g frischer Ingwer, fein gerieben
- 600 ml Ananassaft
- 60 ml Tomatenmark
- 1–2 TL mittelscharfes Chilipulver
- ¾ TL Salz

1 In einer beschichteten Pfanne 1 EL Öl auf mittlerer Stufe erhitzen. Die Hähnchenbrustfilets in Mehl wenden, überschüssiges Mehl abschütteln. In die Pfanne geben und auf jeder Seite etwa 2 Minuten braten. Auf einen Teller legen.

2 Die beiden restlichen TL Öl mit Zwiebel und Knoblauch in die Pfanne geben und etwa 5 Minuten unter ständigem Rühren anbraten, bis die Zwiebeln weich sind.

3 Paprikaschote und Ingwer zufügen und 3 Minuten braten. Ananassaft, Tomatenmark, Chilipulver und Salz einrühren und zum Kochen bringen. Etwa 5 Minuten kochen lassen.

4 Die Filets wieder in die Pfanne geben. Die Hitze reduzieren und etwa 10 Minuten leicht köcheln lassen, bis das Fleisch ganz durchgegart ist. Dazu passen Wildreis und Brokkoli.

Ergibt 4 Portionen. *Pro Portion: 350 kcal; 7,9 g Fett (davon 16 % gesättigt); 36 g Eiweiß; 34 g Kohlenhydrate; 2,1 g Ballaststoffe; 82 mg Cholesterin; 709 mg Natrium.*

Putenburger auf indische Art

Wer sichergehen möchte, dass das Putenhackfleisch auch wirklich fettarm ist, dreht das Fleisch am besten selbst durch den Fleischwolf. Bei gekauftem Hackfleisch wird oft fetthaltige Haut zusammen mit dem mageren Brustfleisch verarbeitet.

- 1 EL Olivenöl
- 1 große rote Zwiebel, fein gehackt
- 3 Knoblauchzehen, fein gehackt
- 2 EL frischer Ingwer, gehackt
- 1 rote Paprikaschote, gewürfelt
- 1½ TL Currypulver
- 120 ml Tomatensaft
- 4 EL Mango-Chutney
- 450 g mageres Putenhackfleisch
- 70 g fettarmer Joghurt
- 3–4 EL Cilantro (Koriandergrün), gehackt
- 1 Scheibe trockenes Weißbrot, klein gewürfelt
- ½ TL Salz

1 In einer Pfanne das Öl auf mittlerer Stufe erhitzen. Zwiebel, Knoblauch und Ingwer zufügen und unter Rühren etwa 5 Minuten anbraten. Etwa die Hälfte dieses Gemischs in eine große Schüssel geben; der Rest bleibt als Saucengrundlage in der Pfanne.

2 Paprikaschote zufügen und in der Pfanne etwa 4 Minuten garen. Anschließend 1 TL Currypulver unterrühren und etwa 1 Minute dünsten lassen. Tomatensaft und 2 EL Chutney einrühren und die Sauce eine weitere Minute kochen lassen.

3 In die Schüssel mit dem Zwiebel-Ingwer-Gemisch den restlichen ½ TL Currypulver, 2 EL Chutney, das Putenhackfleisch, Joghurt, Cilantro, Weißbrotwürfel und Salz einrühren. Daraus vier flache Burger formen.

4 Den Grill vorheizen. Die Burger etwa 3½ Minuten von jeder Seite grillen, bis sie gar sind. Mit der Curry-Paprika-Sauce servieren.

Ergibt 4 Portionen. *Pro Portion: 288 kcal; 4,9 g Fett (davon 19 % gesättigt); 31 g Eiweiß; 28 g Kohlenhydrate; 2 g Ballaststoffe; 72 mg Cholesterin; 685 mg Natrium.*

◀ Mexikanische Hähnchenbrustfilets

Hühner-Melonen-Salat

Hühnchen in einem Limetten-Senf-Dressing, kombiniert mit Honigmelone, Kirschtomaten und Brunnenkresse, ergibt einen nährstoffreichen Salat, der viel Lykopin, Beta-Karotin und Vitamin C enthält.

- 1 EL Chilipulver
- 1 TL getrockneter Oregano
- 4 Hähnchenbrustfilets (ohne Haut), je etwa 115 g
- 1 EL Olivenöl
- 5 EL frischer Limettensaft
- ½ TL Salz
- 2 Maistortillas (etwa 15 cm Durchmesser), jeweils in 8 Stücke geschnitten
- 2 EL fettarme Mayonnaise
- 2 TL Dijonsenf
- 2 Bund Brunnenkresse, ohne harte Stängel (ersatzweise 2 Kästchen Kresse)
- 540 g Honigmelone, in Würfel geschnitten
- 600 g Kirschtomaten, halbiert
- 2 Frühlingszwiebeln, in feine Scheiben geschnitten

1 Ofen auf 230 °C vorheizen. Chilipulver und Oregano in einer Schüssel mischen und davon 1 TL abnehmen und aufbewahren. Mit der restlichen Würzmischung die Hähnchenbrustfilets einreiben.

2 Den beiseite gestellten TL der Chili-Oregano-Mischung, Olivenöl, 1 EL Limettensaft und ¼ TL Salz in einer Schüssel verrühren. Die Tortillastücke in diese Marinade tauchen, auf ein Backblech legen und in etwa 5 Minuten knusprig backen. Aus dem Ofen nehmen und den Grill vorheizen.

3 Die Hähnchenbrustfilets von jeder Seite etwa 4 Minuten grillen, bis sie durch sind. Abkühlen lassen und in mundgerechte Stücke schneiden.

4 Für das Dressing währenddessen die restlichen 4 EL Limettensaft, ¼ TL Salz, Mayonnaise und Dijonsenf in einer großen Schüssel verrühren. Fleisch, Brunnenkresse (bzw. Kresse), Honigmelone, Kirschtomaten und Frühlingszwiebeln zufügen. Mit den Tortillastücken garniert servieren.

Ergibt 4 Portionen. *Pro Portion: 283 kcal; 8,5 g Fett (davon 16 % gesättigt); 30 g Eiweiß; 23 g Kohlenhydrate; 4,3 g Ballaststoffe; 68 mg Cholesterin; 558 mg Natrium.*

Putenschnitzel mit Balsamico

Butternutkürbis, Salbei und Pute geben diesem Gericht eine herbstliche Note. Eine einzige Portion deckt fast die Hälfte des Tagesbedarfs an Beta-Karotin, Selen, Niacin und Vitamin B_6.

- 4 Putenschnitzel, je etwa 115 g
- 2 EL Mehl
- 2 EL Olivenöl
- 340 g Butternutkürbis, in etwa 1 cm große Würfel geschnitten
- 2 TL Zucker
- 60 ml Balsamico-Essig
- 300 ml Wasser
- ½ TL Salz
- ½ TL Salbeiblätter
- 2 rote ungeschälte Äpfel, in feine Scheiben geschnitten
- 1 TL Maisstärke, in 1 EL Wasser glatt gerührt

1 Die Schnitzel in Mehl wenden und überschüssiges Mehl abschütteln. In einer großen beschichteten Pfanne 1 EL Öl auf mittlerer Stufe erhitzen. 2 Putenschnitzel hineinlegen und von jeder Seite etwa 1 Minute braten, bis sie goldbraun sind. Das Fleisch auf einen Teller legen. Die beiden übrigen Putenschnitzel im restlichen EL Öl ebenso zubereiten.

2 Kürbisfleisch in die Pfanne geben, mit Zucker bestreuen und etwa 3 Minuten lang braten, bis es leicht braun wird. Balsamico-Essig zufügen und etwa 1 Minute kochen lassen.

3 Anschließend 300 ml Wasser, Salz und Salbeiblätter einrühren und aufkochen lassen. Die Hitze reduzieren und die Apfelscheiben unterheben. Bei geschlossenem Deckel etwa 2 Minuten köcheln lassen, bis das Kürbisfleisch und die Äpfel weich sind.

4 Die angerührte Maisstärke einrühren und etwa 1 Minute lang kochen, bis die Sauce eindickt. Das Putenfleisch wieder in die Pfanne legen und noch etwa 1 Minute leicht köcheln lassen, bis das Fleisch heiß ist.

Ergibt 4 Portionen. *Pro Portion: 283 kcal; 7,8 g Fett (davon 15 % gesättigt); 29 g Eiweiß; 25 g Kohlenhydrate; 2,8 g Ballaststoffe; 70 mg Cholesterin; 350 mg Natrium.*

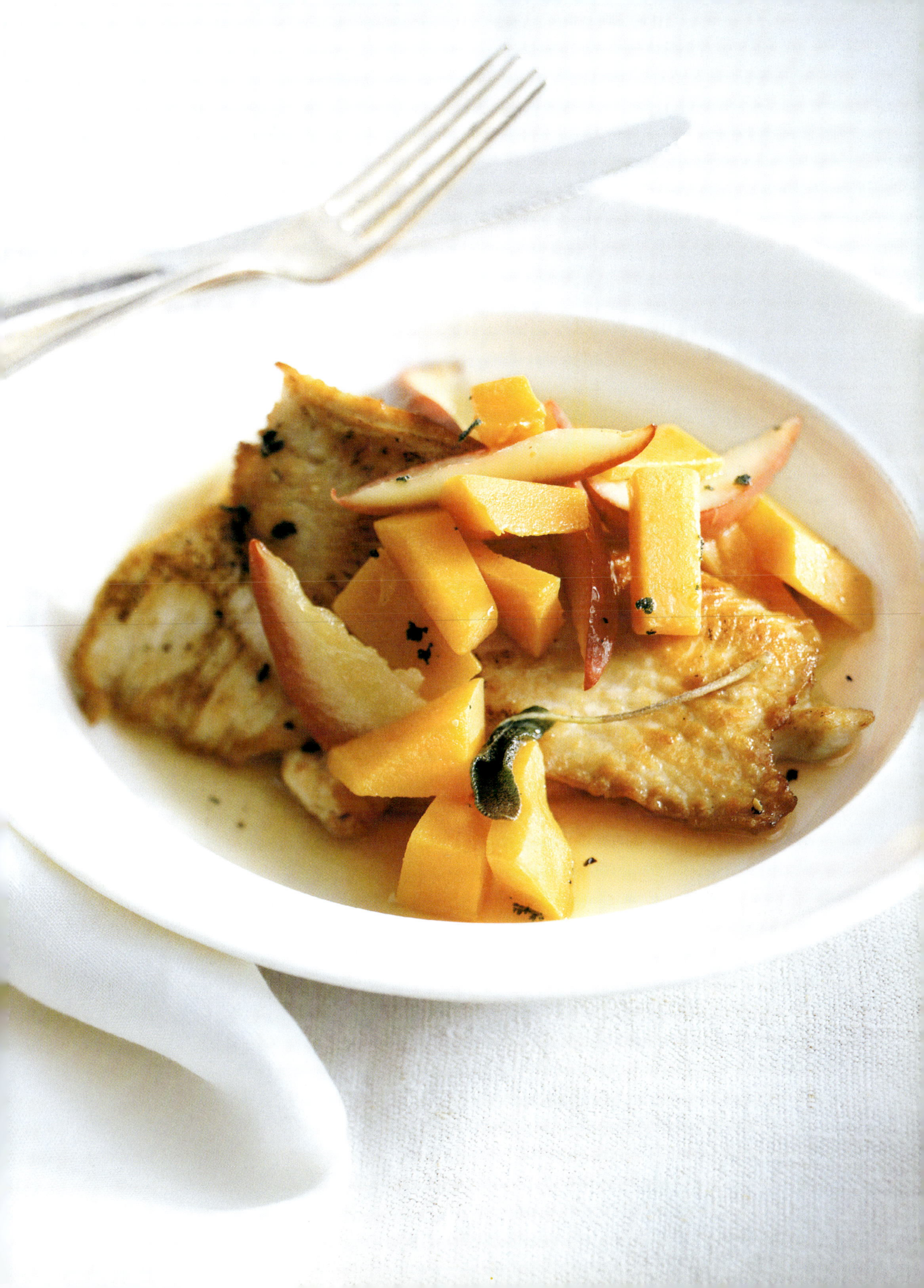

Putenrouladen mit Spinat

Bei Rouladen denkt man eigentlich an Rindfleisch, doch eignen sich auch Putenschnitzel hervorragend dafür. Mit einer Füllung aus Spinat und Provolone ist dieses Gericht besonders reich an Folsäure, Kalzium, Beta-Karotin, Selen und Niacin.

- 8 dünne Putenschnitzel (je etwa 60 g)
- 1 TL gemahlener Salbei
- ¼ TL Salz
- 4 sehr dünne Scheiben Provolone (süditalienischer Hartkäse), halbiert
- 300 g TK-Spinat, aufgetaut, gehackt und ausgedrückt
- 3 EL Mehl
- 1 EL Olivenöl
- 1 Dose (etwa 380 g) Tomaten, zerkleinert
- 1 TL geriebene Orangenschale
- 60 ml Orangensaft, frisch gepresst
- 2 EL Rosinen, gehackt

1 Jeweils eine Seite der Schnitzel mit Salbei und Salz bestreuen, eine halbe Scheibe Provolone darauflegen und mit Spinat bestreichen. Die Schnitzel zu Rouladen rollen und mit einem Zahnstocher fixieren.

2 Die Rouladen in Mehl wälzen und überschüssiges Mehl abschütteln. Das Öl in einer großen beschichteten Pfanne auf mittlerer Stufe erhitzen. Die Rouladen in die Pfanne legen und etwa 2 Minuten von jeder Seite goldbraun anbraten.

3 Tomaten, Orangenschale, Orangensaft und Rosinen zufügen und aufkochen. Die Hitze verringern und alles bei geschlossenem Deckel etwa 10 Minuten köcheln lassen, bis das Fleisch gar ist.

4 Vor dem Servieren die Zahnstocher entfernen und die Sauce über die Putenrouladen geben.

Ergibt 4 Portionen. *Pro Portion: 329 kcal; 12 g Fett (davon 46 % gesättigt); 39 g Eiweiß; 16 g Kohlenhydrate; 2,6 g Ballaststoffe; 90 mg Cholesterin; 622 mg Natrium.*

Fruchtiger Jamaika-Hühnersalat

Bereiten Sie den Salat direkt vor dem Servieren zu, da das in den Kiwis enthaltene Enzym Actinidin rasch jedes Eiweiß aufspaltet und das Hühnerfleisch sonst matschig wird. Genießen Sie den Salat, solange das Geflügel noch warm ist.

- 4 Frühlingszwiebeln, in feine Scheiben geschnitten
- 3 Knoblauchzehen, fein gehackt
- 1¼ TL getrockneter Thymian
- 1 TL schwarzer Pfeffer
- ¾ TL gemahlener Piment
- ¾ TL Salz
- 4 EL Rotweinessig
- 2 EL Dijonsenf
- 2 TL brauner Rohrohrzucker
- 4 Hähnchenbrustfilets (ohne Haut), je etwa 115 g
- 1 EL Olivenöl
- 450 g Ananas, in Stücke geschnitten
- 4 Kiwis, geschält und in Stücke geschnitten
- 1 große rote Paprikaschote, gestiftelt

1 Vermischen Sie in einer großen Schüssel für die Marinade die Hälfte der Frühlingszwiebeln mit Knoblauch, Thymian, Pfeffer, Piment und ½ TL Salz. 2 EL Rotweinessig, 1 EL Dijonsenf und den Rohrohrzucker zufügen und gut verrühren. Die Filets in die Marinade legen und zugedeckt beiseite stellen.

2 Für den Salat in einer zweiten Schüssel die restlichen 2 EL Rotweinessig, 1 EL Dijonsenf, ¼ TL Salz und das Öl verquirlen. Die übrigen Frühlingszwiebeln sowie Ananas, Kiwis und Paprika zufügen und vermischen.

3 Den Grill vorheizen und die aus der Marinade genommenen, abgetropften Filets auf jeder Seite etwa 4 Minuten grillen. Das Fleisch, sobald es etwas abgekühlt ist, in Streifen schneiden und unter den Salat heben. Das Gericht auf Kohlblättern anrichten.

Ergibt 4 Portionen. *Pro Portion: 287 kcal; 5,6 g Fett (davon 15 % gesättigt); 28 g Eiweiß; 31 g Kohlenhydrate; 5,9 g Ballaststoffe; 66 mg Cholesterin; 701 mg Natrium.*

Fruchtiger Jamaika-Hühnersalat ▶

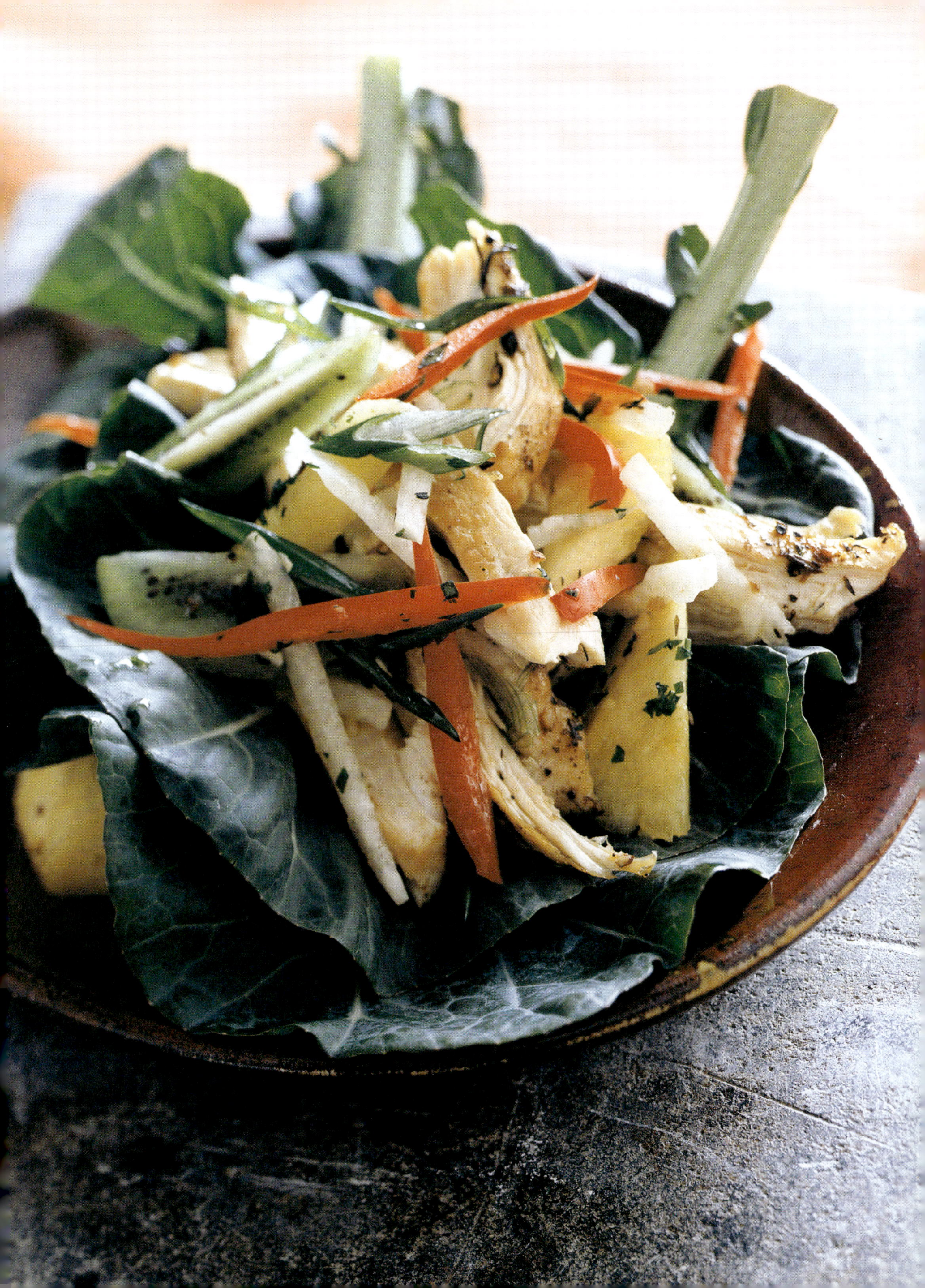

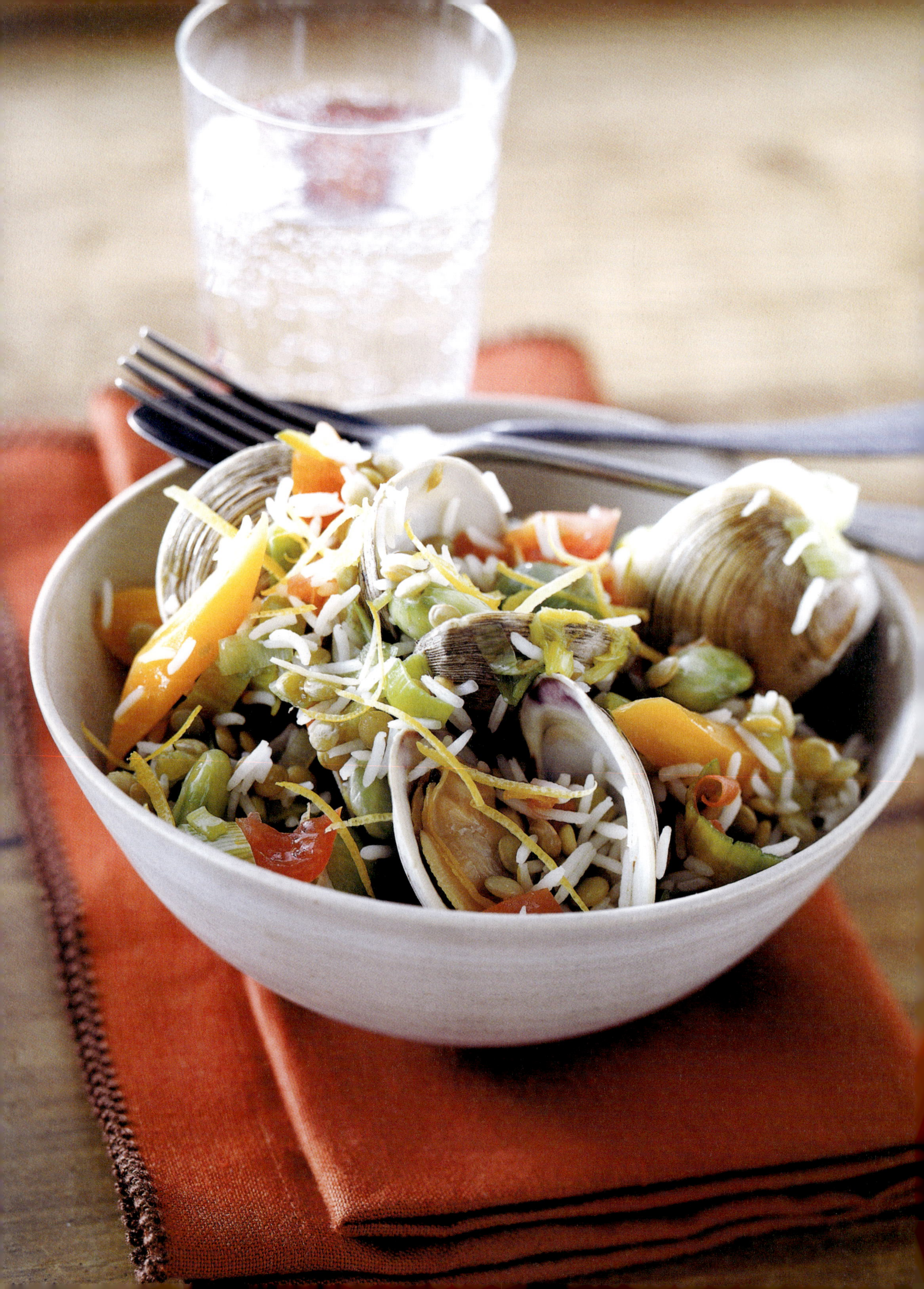

Paella mit Linsen und Venusmuscheln

Venusmuscheln stellen nicht nur eine ausgezeichnete Quelle für Vitamin B_{12} dar; sie enthalten auch viel Eisen, genau wie die Linsen und Bohnen in diesem Gericht.

- 1 EL Olivenöl
- 2 Stangen geputzter Lauch, längs geviertelt und quer in feine Streifen geschnitten
- 5 Knoblauchzehen, fein gehackt
- 3 große Möhren, in etwa 1 cm dicke Scheiben geschnitten
- 1 eingelegte Jalapeño-Chilischote, fein gehackt (ersatzweise 1 TL Chilipulver)
- 100 g Linsen, ausgelesen und gewaschen
- 700 ml Wasser
- ½ TL Salz
- 130 g Reis
- 1 Dose (etwa 250 g) weiße Bohnen
- 1 große Tomate, grob gehackt
- 2 TL Zitronenschale, fein gerieben
- 18 Venusmuscheln, gut gebürstet

1 In einer Kasserolle das Öl auf mittlerer Stufe erhitzen. Lauch und Knoblauch zufügen und unter häufigem Rühren etwa 7 Minuten andünsten.

2 Möhren und Jalapeño-Chilischote (bzw. Chilipulver) zugeben und etwa 5 Minuten mitdünsten, bis die Möhren weich, aber noch bissfest sind.

3 Die Linsen zugeben und gut umrühren. 700 ml Wasser und das Salz zufügen und zum Kochen bringen. Hitze reduzieren und bei geschlossenem Deckel etwa 10 Minuten leise köcheln lassen.

4 Reis zufügen und zugedeckt weitere 10 Minuten köcheln lassen. Bohnen, Tomaten und Zitronenschale einrühren und etwa 2 Minuten kochen. Die Muscheln obenauf legen und bei geschlossenem Deckel 5–7 Minuten garen, bis sich die Muscheln geöffnet haben. (Nach 3 Minuten nachschauen, da sich manchmal nicht alle Muscheln öffnen; alle geschlossenen Muscheln herausnehmen und wegwerfen.)

Ergibt 4 Portionen. *Pro Portion: 457 kcal; 5,3 g Fett (davon 13 % gesättigt); 25 g Eiweiß; 79 g Kohlenhydrate; 11 g Ballaststoffe; 21 mg Cholesterin; 464 mg Natrium.*

Gegrillte Garnelen mit Tomatencocktailsauce

Die Cocktailsauce ist mit Chilipulver (eine gute Capsaicin-Quelle) sowie scharfem Meerrettich gewürzt. Das Gericht enthält außerdem viel Selen (aus den Garnelen) und Lykopin (aus den Tomaten in der Cocktailsauce).

- 3½ TL Chilipulver
- 1¾ TL gemahlener Koriander
- ¾ TL gemahlener Ingwer
- ½ TL Salz
- 1 Dose (etwa 300 g) Tomatenstücke
- 2 EL Tomatenmark
- 2 TL Meerrettich
- 2 TL Balsamico-Essig
- 2 TL Honig
- 680 g große Garnelen (etwa 28 Stück), geschält und ohne Darm
- 1 EL Olivenöl

1 Für die Sauce in einer mittelgroßen Schüssel 1½ TL Chilipulver, ¾ TL Koriander, ¼ TL Ingwer und ¼ TL Salz gut vermischen. Tomatenstücke, Tomatenmark, Meerrettich, Balsamico-Essig und Honig zufügen. Bis zur weiteren Verwendung in den Kühlschrank stellen.

2 In einer großen Schüssel die restlichen 2 TL Chilipulver, 1 TL Koriander, ½ TL Ingwer und ¼ TL Salz vermischen. Die Garnelen zugeben und darauf achten, dass sie gleichmäßig von der Würzmischung bedeckt sind. Olivenöl zufügen und alles erneut durchmischen.

3 Den Grill vorheizen. Die Garnelen etwa 2 Minuten auf jeder Seite grillen, bis sie gar sind. Zum Servieren die Sauce auf die Mitte von 4 Tellern verteilen und die Garnelen jeweils kreisförmig anrichten.

Ergibt 4 Portionen. *Pro Portion: 218 kcal; 6,4 g Fett (davon 14 % gesättigt); 29 g Eiweiß; 11 g Kohlenhydrate; 1,6 g Ballaststoffe; 211 mg Cholesterin; 704 mg Natrium.*

◀ Paella mit Linsen und Venusmuscheln

Sizilianischer Pastasalat

Dieses Gericht lehnt sich an das traditionelle Pasta- und Sardinenessen auf Sizilien am St. Josephstag an. Sardinen enthalten nicht nur viel Kalzium und Vitamin B_{12}, sondern sind auch reich an Omega-3-Fettsäuren.

- 230 g mittelgroße Conchiglie (Muschelnudeln)
- 120 ml Kochflüssigkeit
- 120 ml Zitronensaft, frisch gepresst
- 3 EL Tomatenmark
- 1 TL Fenchelsamen
- ½ TL Salz
- 1 Fenchelknolle, geputzt und in etwa 1 cm große Stücke geschnitten
- 70 g Rosinen
- 3 Dosen (je etwa 135 g) Sardinen in Öl, abgegossen

1 Die Pasta in einem großen Topf mit kochendem Wasser nach Packungsanweisung zubereiten. Abgießen und 120 ml Kochflüssigkeit aufbewahren.

2 Für das Dressing Zitronensaft, Tomatenmark, Fenchelsamen und Salz in einer großen Schüssel verrühren. Die Kochflüssigkeit zufügen.

3 Gekochte Pasta, Fenchelstücke, Sardinen und Rosinen in das Dressing geben und alles gut vermengen. Den Pastasalat bei Zimmertemperatur oder gekühlt servieren.

Ergibt 4 Portionen. *Pro Portion: 452 kcal; 10 g Fett (davon 13 % gesättigt); 29 g Eiweiß; 61 g Kohlenhydrate; 4,6 g Ballaststoffe; 114 mg Cholesterin; 830 mg Natrium.*

Garnelen-Gersten-Eintopf

Die Kombination aus Grünkohl, Butternutkürbis, Paprikaschoten und Tomaten macht diesen Eintopf reich an Vitamin C, Beta-Karotin und Kalzium. Damit das Gericht noch ansprechender aussieht, lassen Sie die Schalen an den Garnelenschwänzen.

- 1 EL Olivenöl
- 1 große Zwiebel, fein gehackt
- 3 Knoblauchzehen, fein gehackt
- 1 grüne Paprikaschote, gewürfelt
- 1 rote Paprikaschote, gewürfelt
- 1 kleiner Butternutkürbis (etwa 680 g), geschält und in etwa 1 cm große Stücke geschnitten
- 180 g schnell kochende Gerste (erhältlich im Bioladen oder Reformhaus, oft unter der Bezeichnung Thermogerste)
- 1 TL scharfe Barbecuesauce
- 1 TL Salz
- ½ TL getrockneter Thymian
- 850 ml Wasser
- 500 g TK-Grünkohl, gehackt
- 1 Dose (etwa 200 g) Tomaten, zerkleinert
- 450 g mittelgroße Garnelen, geschält und ohne Darm

1 Das Öl auf mittlerer Stufe in einer Kasserolle erhitzen. Zwiebel und Knoblauchzehen unter ständigem Rühren etwa 7 Minuten dünsten. Paprikaschoten und Kürbis zugeben und etwa 5 Minuten garen, bis die Paprika weich, aber noch bissfest ist. Dabei häufig umrühren.

2 Gerste, Barbecuesauce, Salz, Thymian und 850 ml Wasser zufügen und zum Kochen bringen. Grünkohl und Tomaten dazugeben, aufkochen und bei reduzierter Hitze und geschlossenem Deckel etwa 10 Minuten leise köcheln lassen, bis die Gerste weich geworden ist.

3 Die Garnelen obenauf legen und bei ebenfalls geschlossenem Deckel etwa 4–5 Minuten köcheln lassen, bis sie gar sind.

Ergibt 4 Portionen. *Pro Portion: 409 kcal; 6,6 g Fett (davon 12 % gesättigt); 29 g Eiweiß; 64 g Kohlenhydrate; 11 g Ballaststoffe; 140 mg Cholesterin; 927 mg Natrium.*

Garnelen-Gersten-Eintopf ▶

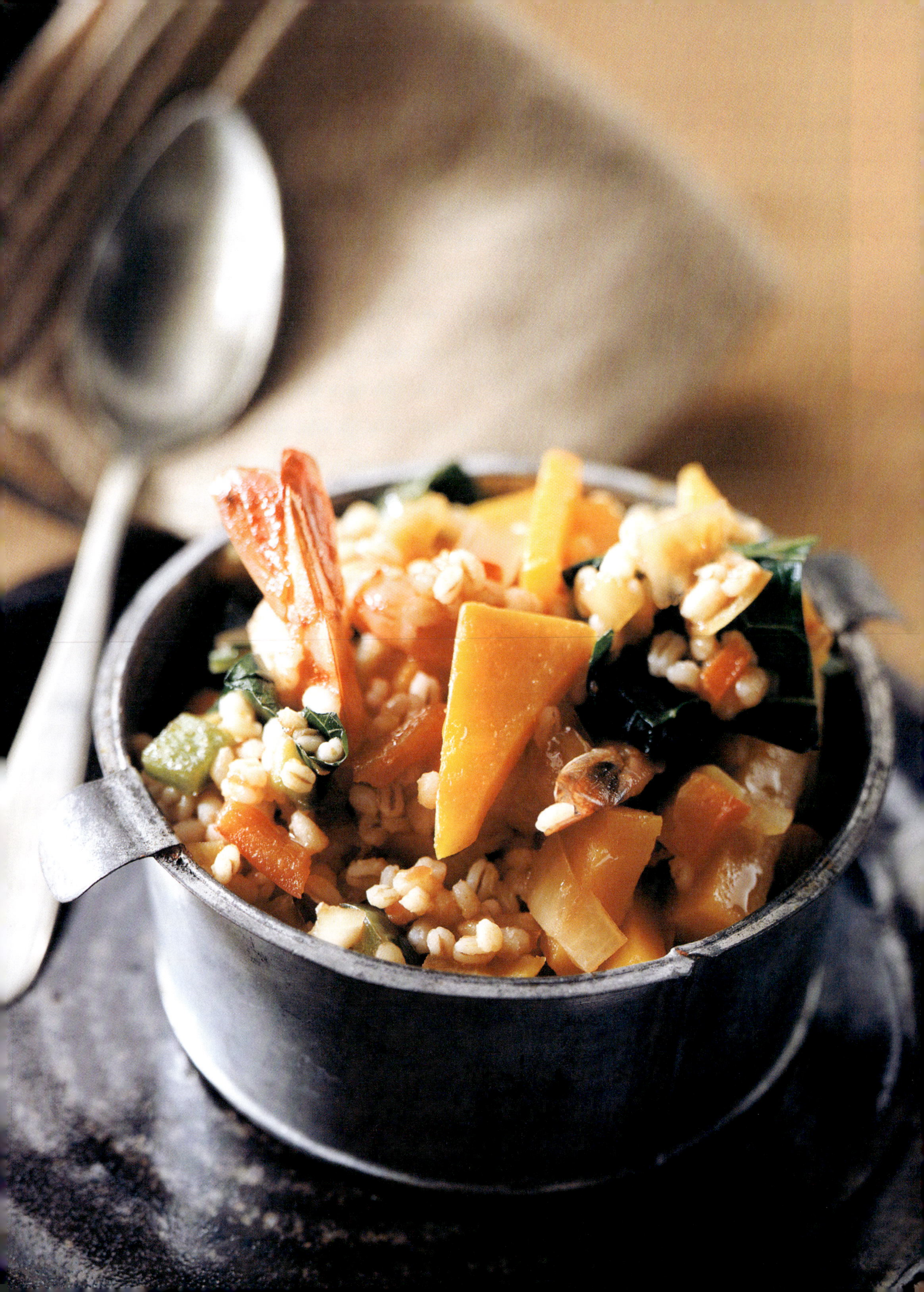

Salat mit gebackenen Roten Beten und Lachs

Gebackene Rote Beten schmecken herrlich süß. Es dauert zwar lange, bis sie gar sind, doch dafür machen sie wenig Mühe. Tragen Sie beim Schälen der Roten Beten Handschuhe, damit Ihre Hände nicht fleckig werden.

- 900 g Rote Beten (etwa 8 Stück), gut gewaschen
- 40 g ungeschälte Mandeln, grob gehackt
- 230 g Vollkorn-Penne oder Vollkorn-Ziti (dicke Makkaroni)
- 220 g fettarmer Joghurt
- 60 ml Zitronensaft, frisch gepresst
- 3 EL Balsamico-Essig
- 1 EL fettarme Mayonnaise
- ¼ TL Salz
- 400 g Räucherlachs, gewürfelt
- 3 Frühlingszwiebeln, in feine Scheiben geschnitten

1 Ofen auf 200 °C vorheizen. Die Roten Beten in Alufolie wickeln und auf einem Backblech etwa 1 Stunde backen, bis sie weich sind. Währenddessen die Mandeln auf ein zweites Backblech streuen und im Ofen in etwa 5–7 Minuten goldbraun rösten.

2 Die Pasta in einem großen Topf nach Packungsanweisung zubereiten und abgießen.

3 Die Roten Beten aus der Folie nehmen, etwas abkühlen lassen, schälen und in etwa 1 cm große Stücke schneiden.

4 Für das Salatdressing Joghurt, Zitronensaft, Balsamico-Essig, Mayonnaise und Salz in einer großen Schüssel verrühren. Die gerösteten Mandeln, Roten Beten, Pasta, Lachs und Zwiebeln zufügen und alles gut vermischen.

Ergibt 4 Portionen. *Pro Portion: 516 kcal; 14 g Fett (davon 17 % gesättigt); 34 g Eiweiß; 68 g Kohlenhydrate; 9,8 g Ballaststoffe; 40 mg Cholesterin; 802 mg Natrium.*

Gegrillter Lachs mit Avocado-Mango-Salsa

Sie können den Friséesalat auch mit einer Zitronen-Vinaigrette anmachen, bevor Sie den Lachs und die Salsa darauf servieren.

- 2½ TL Paprikapulver
- 2 TL gemahlener Koriander
- ¾ TL Salz
- 4 Lachsfilets (ohne Haut), je etwa 170 g
- 1 große geschälte Mango, entkernt und in etwa 1 cm große Stücke geschnitten
- 1 Avocado, geschält und in etwa 1 cm große Stücke geschnitten
- 1 Dose (etwa 140 g) Kichererbsen, abgegossen und abgetropft
- 5 EL Cilantro (Koriandergrün), gehackt
- 1 TL Zitronenschale, gerieben
- 2 EL Zitronensaft, frisch gepresst
- 2 TL Olivenöl
- 1 mittelgroßer Friséesalat, mundgerecht zerteilt

1 Paprikapulver, Koriander und Salz in einer großen Schüssel verrühren. Von dieser Mischung 2 TL abnehmen und die Lachsfilets damit gut einreiben. Die Filets mit der gehäuteten Seite nach unten in eine Grillpfanne legen.

2 Für die Salsa Mango, Avocado, Kichererbsen, Cilantro, Zitronenschale, Zitronensaft und Öl in die Schüssel mit der Paprika-Koriander-Salz-Mischung geben und alles gut vermengen.

3 Den Grill des Backofens vorheizen. Die Lachsfilets etwa 5 Minuten grillen. Den Lachs und die Salsa auf einem Bett aus grünem Friséesalat anrichten.

Ergibt 4 Portionen. *Pro Portion: 551 kcal; 29 g Fett (davon 18 % gesättigt); 42 g Eiweiß; 35 g Kohlenhydrate; 7,8 g Ballaststoffe; 100 mg Cholesterin; 745 mg Natrium.*

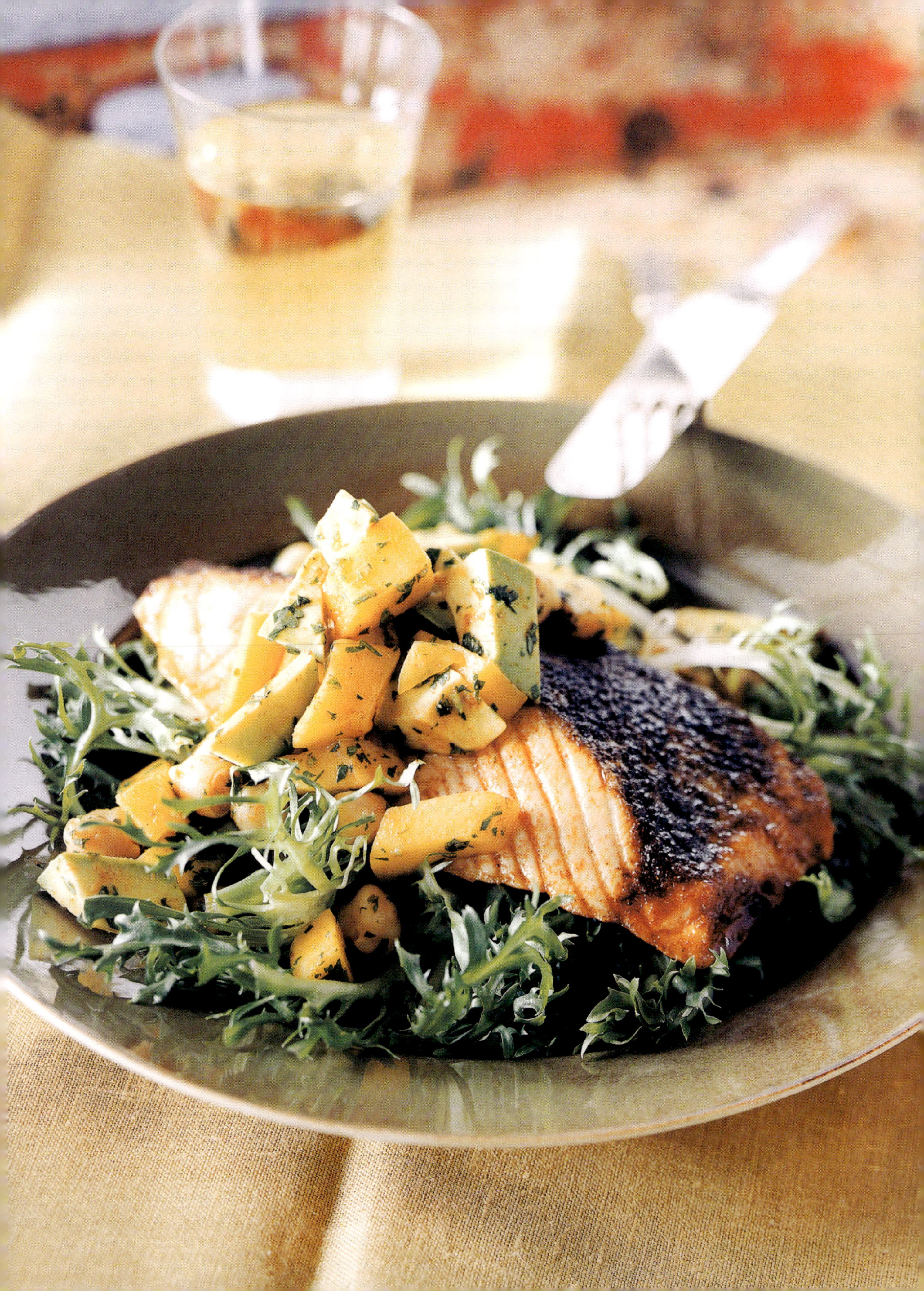

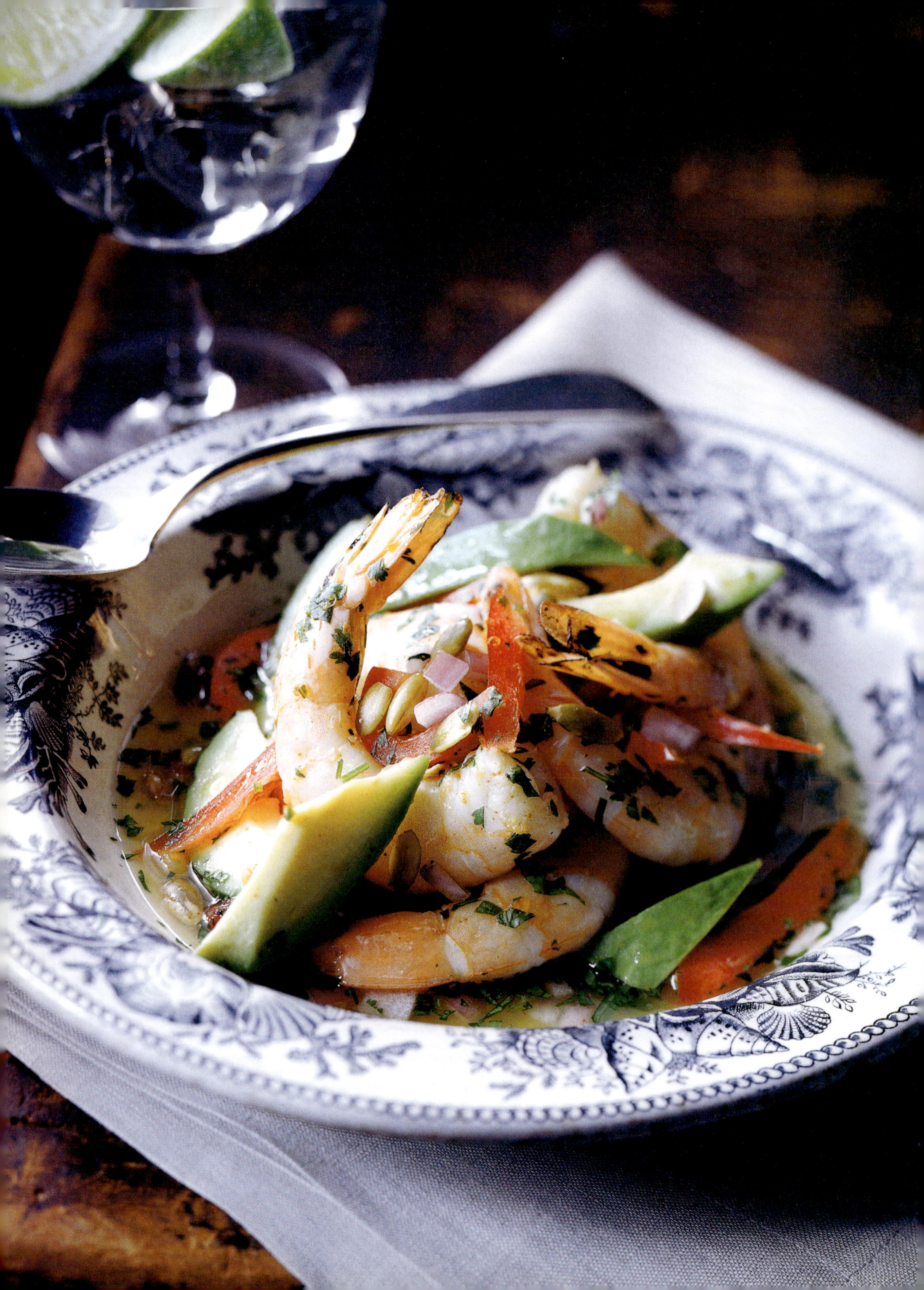

Garnelen mit Avocado und Kürbiskernen

Dieses köstliche Gericht mit gegrillten Garnelen riecht herrlich, schmeckt wunderbar und ist, da der Saft der Zitrusfrüchte nicht erhitzt wird, besonders reich an Vitamin C.

- 1½ TL gemahlener Koriander
- ¾ TL Salz
- 680 g mittelgroße Garnelen, geschält und ohne Darm
- 2 TL geriebene Orangenschale
- 470 ml Orangensaft
- 3 EL Limettensaft, frisch gepresst
- ¼ TL Cayennepfeffer
- 1 rote Paprikaschote, gestiftelt
- 2 EL rote Zwiebeln, gewürfelt
- 7–8 EL Cilantro (Koriandergrün), gehackt
- 1 Avocado, geschält und in etwa 1 cm große Stücke geschnitten
- 3 EL (45 g) Kürbiskerne, geschält und geröstet

1 1 TL Koriander und ¼ TL Salz in einer großen Schüssel verrühren. Die Garnelen zufügen und alles gut vermengen.

2 Für die Sauce Orangenschale, Orangen- und Limettensaft, den restlichen ½ TL Salz, ½ TL Koriander und Cayennepfeffer in einer zweiten Schüssel verrühren. Paprikaschote, Zwiebelwürfel und Cilantro zufügen.

3 Den Grill vorheizen. Die Garnelen etwa 3 Minuten grillen, bis sie gar sind; nach der Hälfte der Zeit einmal wenden. Die Garnelen in die Schüssel mit der Sauce geben und gut vermischen. Mindestens 2 Stunden in den Kühlschrank stellen.

4 Das Gericht vor dem Servieren mit Avocadostücken und Kürbiskernen garnieren.

Ergibt 4 Portionen. *Pro Portion:* 335 kcal; 13 g Fett (davon 17 % gesättigt); 33 g Eiweiß; 23 g Kohlenhydrate; 3 g Ballaststoffe; 211 mg Cholesterin; 650 mg Natrium.

Lachsküchlein mit Senf-Dill-Sauce

Leichte und knusprige Lachsküchlein mit einer Panade aus Weißbrot enthalten besonders viele Omega-3-Fettsäuren, Selen und Vitamin B_{12}.

- 1 große mehlig kochende Kartoffel (etwa 230 g), in feine Scheiben geschnitten
- 6 TL Dijonsenf
- 3 EL frischer Dill, gehackt
- 2 EL Weißweinessig
- 1 TL hellbrauner Rohrohrzucker
- 2 EL Wasser
- 2 EL leichte (fettarme) Mayonnaise
- 1 TL geriebene Zitronenschale
- 2 EL Zitronensaft, frisch gepresst
- 400 g Räucherlachs, zerkleinert
- 2 EL Petersilie, fein gehackt
- 2 EL altbackenes Weißbrot, gerieben
- 1 EL Olivenöl

1 Kartoffelscheiben in einem Topf mit Wasser etwa 7 Minuten kochen, dann abgießen und in eine große Schüssel geben. Mit einem Kartoffelstampfer zu Püree zerdrücken und abkühlen lassen.

2 Währenddessen für die Sauce in einer kleinen Schüssel 4 TL Dijonsenf, Dill, Weißweinessig, Rohrohrzucker und 2 EL Wasser gut miteinander verrühren. Die Senf-Dill-Sauce beiseite stellen.

3 Mayonnaise, die restlichen 2 TL Senf, Zitronenschale und Zitronensaft zu der pürierten Kartoffel geben. Den zerkleinerten Lachs zufügen, alles gut vermischen und 4 Küchlein formen.

4 Petersilie und geriebenes Weißbrot in einer weiten Schüssel mischen, die Küchlein darin wenden und die Panade gut andrücken.

5 Das Öl in einer großen, beschichteten Pfanne auf mittlerer Stufe erhitzen. Die Lachsküchlein von jeder Seite 4 Minuten braten, bis sie knusprig sind. Die Küchlein mit der Senf-Dill-Sauce servieren.

Ergibt 4 Portionen. *Pro Portion:* 271 kcal; 12 g Fett (davon 21 % gesättigt); 22 g Eiweiß; 15 g Kohlenhydrate; 1,3 g Ballaststoffe; 60 mg Cholesterin; 852 mg Natrium.

◀ Garnelen mit Avocado und Kürbiskernen

Miesmuscheln mit Granatapfelsirup

Granatapfelsirup schmeckt süß und gleichzeitig säuerlich und wird oft in Reformhäusern oder türkischen Läden angeboten. Sie können ihn auch durch zwei Esslöffel Johannisbeergelee ersetzen, sollten dann aber etwas mehr Limettensaft nehmen.

- 3 EL Kokosflocken
- 180 ml kochendes Wasser
- 2 TL Olivenöl
- 5 Frühlingszwiebeln, in feine Scheiben geschnitten
- 3 Knoblauchzehen, fein gehackt
- 2 EL frischer Ingwer, fein gerieben
- 1 Dose (etwa 150 g) Tomaten, zerkleinert
- 1 EL salzarme Sojasauce
- 2 EL Granatapfelsirup
- 7–8 EL Cilantro (Koriandergrün), gehackt
- ½ TL Salz
- 1,4 kg Miesmuscheln, geschrubbt und ohne Bart
- 2 EL Limettensaft, frisch gepresst

1 Kokosflocken in einer Schüssel mit kochendem Wasser übergießen. 30 Minuten ruhen lassen, bis die Kokosflocken sehr weich geworden sind. Die Einweichflüssigkeit durch ein feines Sieb in eine Schüssel abgießen. Dabei die Kokosflocken sehr gut ausdrücken, damit sie so viel Flüssigkeit wie möglich abgeben. Die festen Kokosreste wegwerfen.

2 Öl in einem großen Topf auf niedriger Stufe erhitzen. Zwiebeln, Knoblauch und Ingwer zugeben und etwa 3 Minuten garen, bis der Ingwer weich ist. Kokoswasser, Tomaten, Sojasauce, Granatapfelsirup, Cilantro und Salz zufügen und alles aufkochen.

3 Die Muscheln zugeben. Bei geschlossenem Deckel etwa 5 Minuten kochen lassen, bis sich die Muscheln öffnen (Exemplare, die nach dieser Zeit noch geschlossen sind, wegwerfen). Vor dem Servieren die Muscheln auf 4 große Schüsseln verteilen. Den Limettensaft in die Brühe einrühren und die Brühe über die Muscheln geben.

Ergibt 4 Portionen. *Pro Portion: 167 kcal; 6,5 g Fett (davon 37 % gesättigt); 13 g Eiweiß; 14 g Kohlenhydrate; 1,2 g Ballaststoffe; 28 mg Cholesterin; 777 mg Natrium.*

Gemüseeintopf mit Kabeljau

Dieser in der Zubereitung recht einfache Eintopf mit festem, weißfleischigem Kabeljau enthält viel Beta-Karotin, B-Vitamine, Selen, Kalium und Magnesium.

- 2 EL Olivenöl
- 2 mittelgroße Zwiebeln, fein gehackt
- 3 Knoblauchzehen, in dünne Scheiben geschnitten
- 1 große rote Paprikaschote, gestiftelt
- 450 g Süßkartoffeln, geschält und in etwa 1 cm große Stücke geschnitten
- ¾ TL Salz
- 320 ml Wasser
- ½ TL getrockneter Thymian
- 230 g TK-Erbsen
- 110 g TK-Maiskörner
- 680 g Kabeljaufilet (ohne Haut), in mundgerechte Stücke geschnitten

1 Das Öl in einer großen Pfanne auf mittlerer Stufe erhitzen. Zwiebeln und Knoblauch zufügen und unter ständigem Rühren in etwa 5 Minuten goldgelb werden lassen.

2 Paprikaschote und Süßkartoffeln dazugeben. Bei geschlossenem Deckel etwa 5 Minuten garen, bis die Süßkartoffeln anfangen weich zu werden. Salz, 320 ml Wasser und Thymian unterrühren und aufkochen lassen.

3 Hitze reduzieren und bei geschlossenem Deckel weitere 5 Minuten köcheln lassen, bis die Süßkartoffeln weich sind. Erbsen und Mais zugeben.

4 Die Kabeljaustücke auf das Gemüse legen. Bei geschlossenem Deckel etwa 7 Minuten köcheln lassen, bis der Fisch durch, aber noch zart ist.

Ergibt 4 Portionen. *Pro Portion: 396 kcal; 8,8 g Fett (davon 14 % gesättigt); 37 g Eiweiß; 43 g Kohlenhydrate; 6,8 g Ballaststoffe; 73 mg Cholesterin; 603 mg Natrium.*

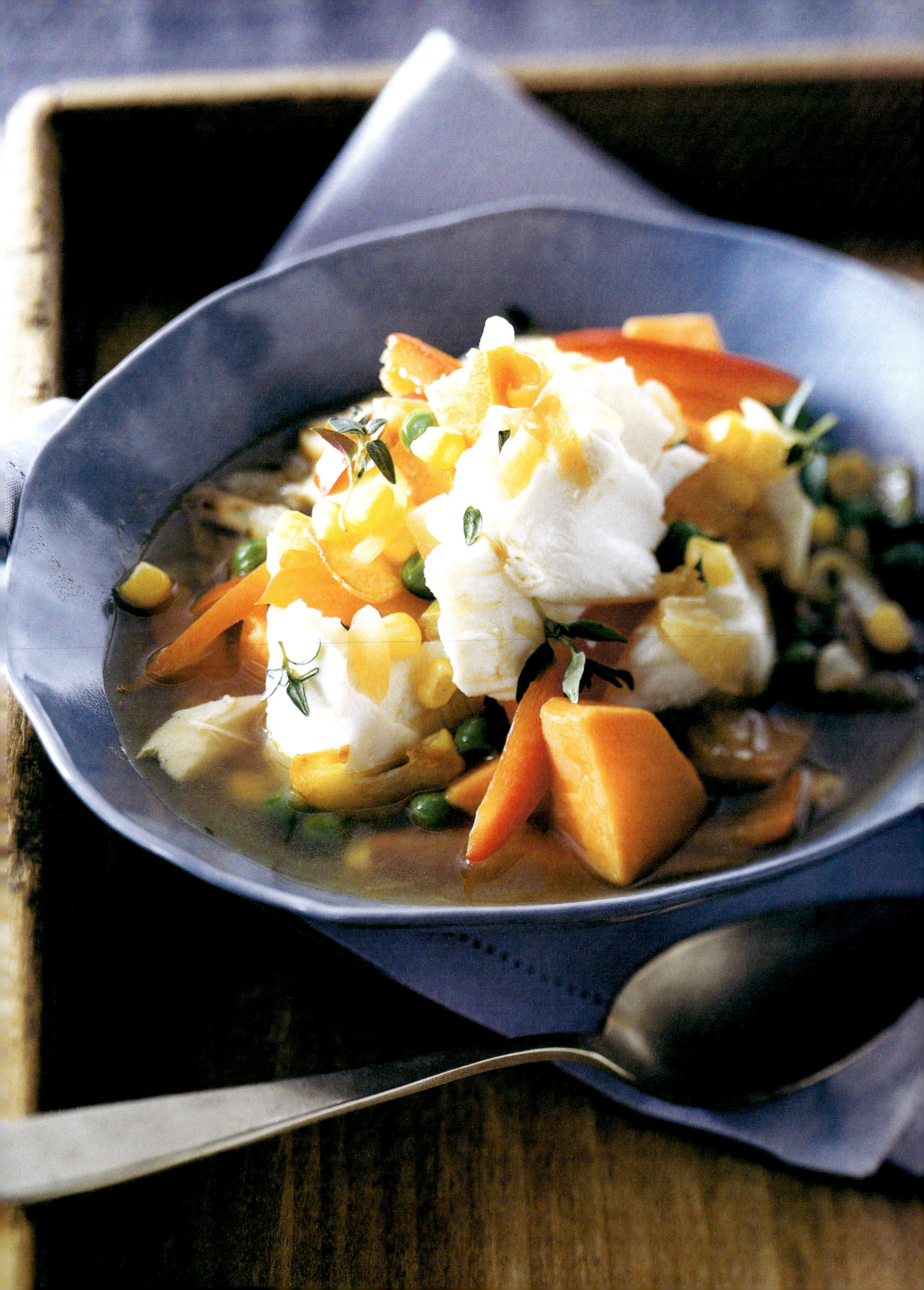

Pasta mit Thunfisch-Basilikum-Sauce

Verwenden Sie das Kochwasser der Pasta, um der Sauce einen noch besseren Geschmack zu verleihen. In diesem Rezept lässt die erst kurz vor dem Servieren zur Sauce gegebene Kochflüssigkeit außerdem den Parmesan besser schmelzen.

- 280 g Conchiglie (Muschelnudeln)
- 120 ml Kochflüssigkeit
- 1 EL Olivenöl
- 1 große rote Gemüsezwiebel, fein gehackt
- 6 Knoblauchzehen, fein gehackt
- 1 Dose (etwa 600 g) Tomaten, zerkleinert
- 2 EL Tomatenmark
- ½ TL rote Chilischoten, gehackt (ersatzweise 1 TL Chilipulver)
- ¼ TL Salz
- 720 g kleine Brokkoliröschen
- 2 Dosen (je etwa 180 g) fettreduzierter Thunfisch in Olivenöl, abgegossen
- 1 großer Bund frisches Basilikum, gehackt
- 60 g Parmesan, gerieben

1 In einem großen Topf die Pasta nach Packungsanweisung zubereiten. Abgießen und dabei etwa 120 ml der Kochflüssigkeit aufheben.

2 Für die Sauce währenddessen das Öl in einer großen Pfanne auf mittlerer Stufe erhitzen. Gemüsezwiebel und Knoblauch zufügen und unter häufigem Rühren in etwa 7 Minuten anbraten.

3 Zerkleinerte Tomaten, Tomatenmark, Chilischote (bzw. Chilipulver) und Salz zugeben und zum Kochen bringen. Hitze reduzieren und bei geschlossenem Deckel etwa 5 Minuten köcheln lassen.

4 Brokkoli unterrühren und ohne Deckel etwa 5 Minuten kochen, bis er weich, aber noch bissfest ist. Die Sauce in eine große Servierschüssel geben. Thunfisch, Basilikum, Nudeln, die noch heiße Kochflüssigkeit und Parmesan zufügen und alles gut vermischen.

Ergibt 4 Portionen. *Pro Portion: 565 kcal; 14 g Fett (davon 15 % gesättigt); 38 g Eiweiß; 73 g Kohlenhydrate; 8,2 g Ballaststoffe; 37 mg Cholesterin; 975 mg Natrium.*

Krebsküchlein mit Melonensauce

Krebsfleisch ist zart, aromatisch und leicht zuzubereiten. In diesem Rezept werden Krebsküchlein mit einer erfrischenden Sauce aus Honigmelone, grüner Paprika und Tomaten kombiniert.

- 60 ml Limettensaft, frisch gepresst
- 2 EL Honig
- 1 EL plus 2 TL Dijonsenf
- 360 g Honigmelone, in etwa 1 cm große Würfel geschnitten
- 1 grüne Paprikaschote, gewürfelt
- 200 g Kirschtomaten, geviertelt
- 450 g Krebsfleisch, ohne Knorpel und Schalenreste
- 4 Frühlingszwiebeln, in feine Scheiben geschnitten
- ½ TL Salz
- 2 Eiweiß
- 80 g altbackenes Weißbrot, gerieben
- 2 EL Olivenöl

1 Für die Melonensauce Limettensaft, Honig und 1 EL Dijonsenf in einer mittelgroßen Schüssel verrühren. Honigmelone, Paprikaschote und Kirschtomaten zufügen und gut vermischen. Bis zum Servieren in den Kühlschrank stellen.

2 In einer anderen Schüssel das Krebsfleisch, die Frühlingszwiebeln, die restlichen 2 TL Dijonsenf und das Salz verrühren. Das Eiweiß sehr steif schlagen, vorsichtig unter das Krebsfleisch-Zwiebel-Gemisch heben und aus der Masse 8 Küchlein formen.

3 Die Küchlein in dem geriebenen Weißbrot wenden. 1 EL Öl in einer großen beschichteten Pfanne auf mittlerer Stufe erhitzen. 4 Küchlein hineinlegen und von jeder Seite etwa 2–3 Minuten braten, bis sie durch sind. Die Küchlein auf einen vorgewärmten Teller legen. Die restlichen 4 Küchlein mit dem zweiten EL Öl ebenso zubereiten. Die Krebsküchlein zusammen mit der Melonensauce servieren.

Ergibt 4 Portionen. *Pro Portion: 323 kcal; 9,8 g Fett (davon 14 % gesättigt); 28 g Eiweiß; 30 g Kohlenhydrate; 2,2 g Ballaststoffe; 114 mg Cholesterin; 913 mg Natrium.*

Krebsküchlein mit Melonensauce ▶

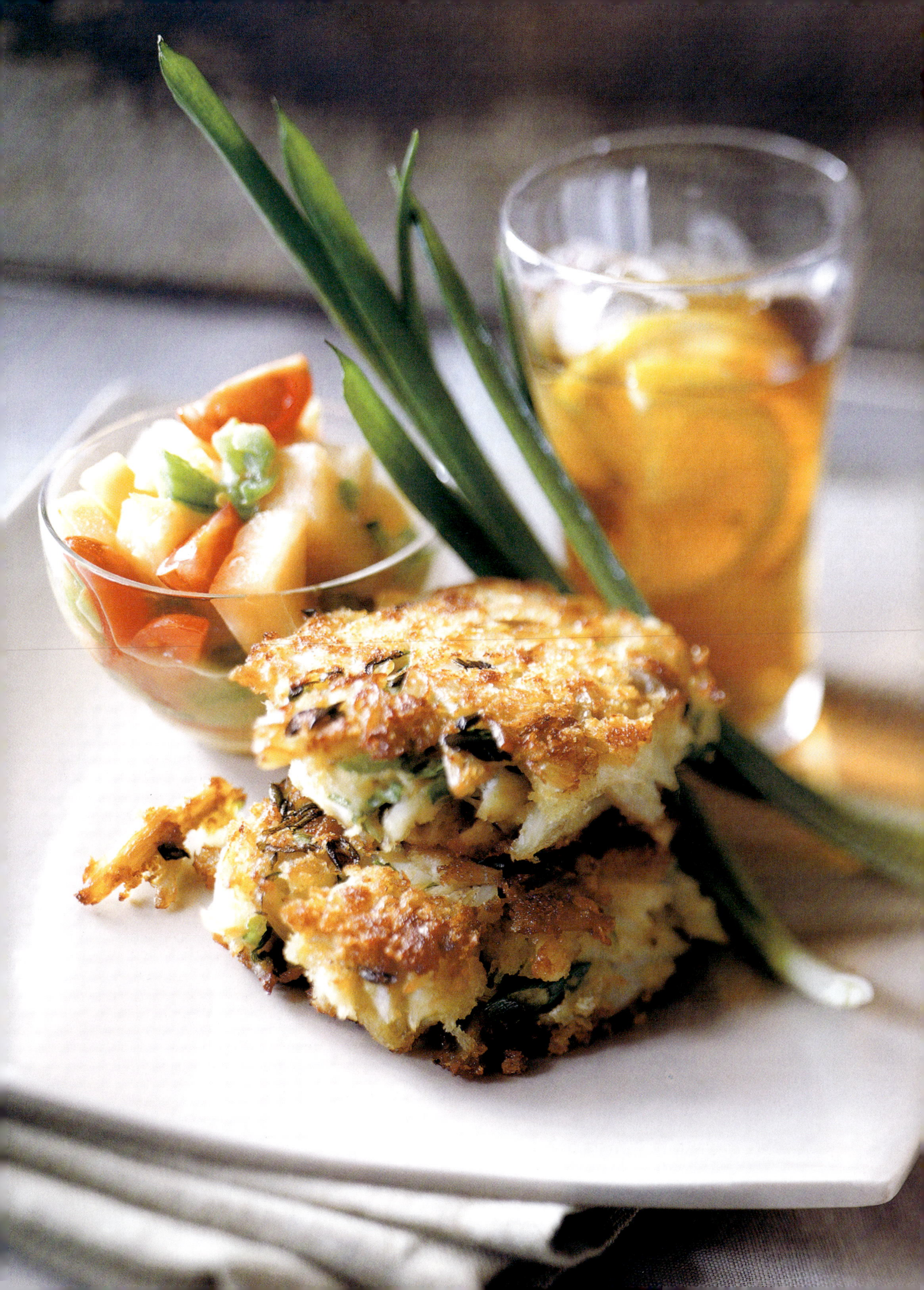

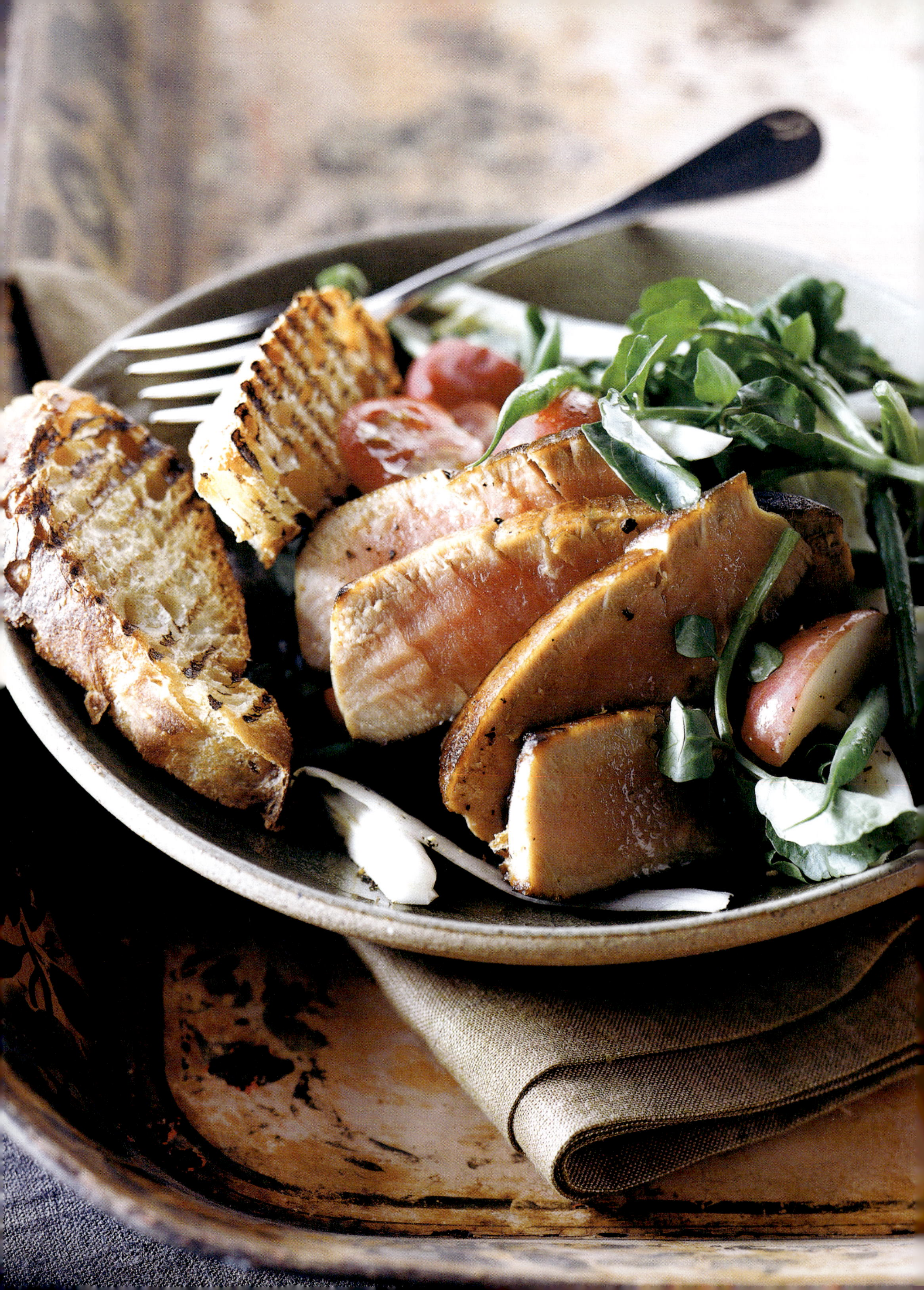

Thunfischsalat Niçoise

Mit einer erfrischenden Zitronen-Vinaigrette angemacht, wird dieser Salat zusammen mit saftigen Thunfischsteaks serviert. Diese sind reich an Omega-3-Fettsäuren und Vitamin B_{12}. Sie werden, in Scheiben geschnitten, noch warm auf den Salat gelegt.

- 450 g kleine rote Kartoffeln, in Achtel geschnitten
- 80 ml Zitronensaft, frisch gepresst
- 2 EL Olivenöl
- 2 EL Dijonsenf
- ½ TL Salz
- 340 g grüne Bohnen, in etwa 5 cm lange Stücke geschnitten
- 2 Thunfischsteaks (je etwa 340 g schwer und 2,5 cm dick)
- ½ TL Pfeffer
- 400 g Kirschtomaten, halbiert
- 1 Bund Brunnenkresse, harte Stängel entfernt
- 1 Chicorée, quer in etwa 1 cm breite Stücke geschnitten

1 Die geschnittenen Kartoffeln in einem großen Topf mit Wasser 10 Minuten kochen; anschließend abgießen.

2 Währenddessen für den Salat Zitronensaft, Öl, Dijonsenf und ¼ TL Salz in einer großen Schüssel mischen. Die noch warmen Kartoffeln zugeben und alles gut vermengen.

3 Die grünen Bohnen in den Dämpfeinsatz eines Kochtopfs geben und etwa 4 Minuten garen, bis sie weich, aber noch bissfest sind. Die Bohnen in die Schüssel mit den Kartoffeln geben und alles vermischen.

4 Den Grill vorheizen. Thunfischsteaks auf eine Grillpfanne legen und mit dem restlichen ¼ TL Salz und dem Pfeffer bestreuen. Von jeder Seite etwa 3 Minuten grillen, das Fleisch sollte innen noch rosa sein.

5 Tomaten, Brunnenkresse und Chicorée zu den Kartoffeln und Bohnen geben und alles gut vermischen. Vor dem Servieren den Thunfisch in Scheiben schneiden und auf dem Salat anrichten.

Ergibt 4 Portionen. *Pro Portion: 427 kcal; 15 g Fett (davon 20 % gesättigt); 41 g Eiweiß; 32 g Kohlenhydrate; 5,5 g Ballaststoffe; 58 mg Cholesterin; 566 mg Natrium.*

Pochierter Lachs mit grüner Sauce

Die Sauce aus Spinat, Petersilie, Cilantro, Zitronensaft und Olivenöl können Sie gut einige Stunden vorher zubereiten und bis zum Servieren in den Kühlschrank stellen. Der nur kurz gedünstete Spinat verleiht der Sauce ihre grüne Farbe.

- 110 g frischer Blattspinat
- 8 EL glatte Petersilie
- 7–8 EL Cilantroblätter (Koriandergrün)
- 2 EL Zitronensaft, frisch gepresst
- 1 eingelegte Jalapeño-Chilischote (ersatzweise 1 TL Chilipulver)
- 1 EL Olivenöl
- ½ TL Salz
- ½ TL Selleriesamen
- 1 Lorbeerblatt
- 6 Streifen Zitronenschale (etwa 7 x 1 cm)
- 200 ml Wasser (abhängig von der Pfannengröße)
- 4 Lachssteaks (je etwa 170 g schwer und 2,5 cm dick)

1 Für die Sauce den Spinat 30 Sekunden lang über kochendem Wasser dämpfen, bis er anfängt, weich zu werden. Den Spinat zusammen mit Petersilie, Cilantro, Zitronensaft, Jalapeño-Chilischote (bzw. Chilipulver), Öl und ¼ TL Salz in die Küchenmaschine geben und zu einer dickflüssigen Sauce pürieren.

2 In einer großen Pfanne Selleriesamen, Lorbeerblatt, Zitronenschale und den restlichen ¼ TL Salz mischen. Die Pfanne bis zur Hälfte mit Wasser auffüllen. Die Lachssteaks hineinlegen, mit Wachspapier bedecken und auf mittlerer Stufe zum Kochen bringen. Etwa 7–10 Minuten köcheln lassen, bis der Lachs gerade gar ist; nach der Hälfte der Kochzeit wenden. Den Lachs anschließend mit einem Schaumlöffel aus der Pfanne heben.

3 Den Lachs warm, bei Zimmertemperatur oder auch gekühlt servieren und mit der grünen Sauce anrichten.

Ergibt 4 Portionen. *Pro Portion: 321 kcal; 20 g Fett (davon 19 % gesättigt); 31 g Eiweiß; 3 g Kohlenhydrate; 1,7 g Ballaststoffe; 88 mg Cholesterin; 463 mg Natrium.*

Makrele auf indische Art

Makrelen sind nicht nur reich an Omega-3-Fettsäuren, sondern haben auch ein Aroma, das wunderbar mit einer indischen Joghurtmarinade harmoniert.

- 1 TL gemahlener Kreuzkümmel
- 60 g fettarmer Joghurt
- 1 EL Zitronensaft, frisch gepresst
- 2 TL frischer Ingwer, fein gehackt
- 1 Knoblauchzehe, geschält
- 2 TL Paprikapulver
- ½ TL Salz
- ¼ TL gemahlener Kardamom
- ¼ TL Cayennepfeffer
- 4 Makrelenfilets (mit Haut und quer halbiert), je etwa 170 g
- 1 EL plus 2 TL Olivenöl
- 2 große Zwiebeln, halbiert und in feine Scheiben geschnitten
- 1½ TL Zucker
- 1 große rote Paprikaschote, gestiftelt

1 Kreuzkümmel in einer kleinen Pfanne auf niedriger Stufe rösten, bis er einen starken Duft verströmt. Zusammen mit Joghurt, Zitronensaft, Ingwer, Knoblauch, Paprikapulver, Salz, Kardamom und Cayennepfeffer in der Küchenmaschine fein pürieren.

2 Makrelenfilets mit der Haut nach unten in eine feuerfeste Auflaufform legen und das Fleisch mehrfach diagonal einschneiden. Die Joghurtmarinade über den Fisch verteilen und die Form für mindestens 2 Stunden, besser über Nacht, in den Kühlschrank stellen.

3 Die Form eine halbe Stunde vor dem Servieren aus dem Kühlschrank nehmen. In einer Pfanne 1 EL Öl auf mittlerer Stufe erhitzen. Zwiebeln und Zucker darin 20 Minuten karamellisieren. Paprika zugeben und etwa 5 Minuten garen, dann beiseite stellen.

4 Ofen auf 230 °C vorheizen. Die Makrelenfilets mit 2 TL Öl beträufeln und etwa 12 Minuten backen, bis sie gar sind. Die Filets mit dem karamellisierten Zwiebel-Paprika-Gemisch servieren. Dazu passt Reis.

Ergibt 4 Portionen. *Pro Portion: 414 kcal; 26 g Fett (davon 21 % gesättigt); 29 g Eiweiß; 16 g Kohlenhydrate; 2,3 g Ballaststoffe; 100 mg Cholesterin; 432 mg Natrium.*

Linguine mit Venusmuscheln

Der Möhrensaft verleiht diesem Pastagericht nicht nur eine intensive Farbe, sondern auch eine Extraportion Beta-Karotin. Schon mit einer einzigen Portion wird die empfohlene Tagesration gedeckt.

- 2 TL Olivenöl
- 1 kleine Zwiebel, fein gehackt
- 3 Möhren, längs geviertelt und quer in feine Scheiben geschnitten
- 4 Knoblauchzehen, fein gehackt
- 240 ml Möhrensaft
- 2 Dutzend Venusmuscheln, gut abgebürstet
- 230 g Linguine
- ¼ TL Salz
- 3–4 EL Petersilie, fein gehackt
- 2 TL Butter

1 Das Öl in einer großen Pfanne auf niedriger Stufe erhitzen. Zwiebel, Möhren und Knoblauch zugeben und unter häufigem Rühren etwa 5 Minuten anbraten, bis die Zwiebel weich ist.

2 Möhrensaft dazugeben und aufkochen lassen. Die Muscheln zufügen und bei geschlossenem Deckel etwa 5 Minuten kochen, bis sich die Muscheln geöffnet haben (nach 3 Minuten überprüfen, da sich einige Muscheln eher öffnen als andere). Die Pfanne von der Kochstelle nehmen. Alle geöffneten Muscheln herausholen, abkühlen lassen, das Muschelfleisch auslösen und auf einen Teller legen. Noch geschlossene Muscheln unbedingt wegwerfen.

3 Währenddessen die Linguine in einem großen Topf mit kochendem Wasser nach Packungsanweisung zubereiten.

4 Die Möhrenmischung erneut erhitzen und etwa 3 Minuten köcheln lassen. Salz zugeben, dann das Gemisch in eine große Schüssel füllen. Die abgegossenen Linguine, das Muschelfleisch, Petersilie und Butter zufügen und alles gut vermischen.

Ergibt 4 Portionen. *Pro Portion: 374 kcal; 6,1 g Fett (davon 28 % gesättigt); 20 g Eiweiß; 59 g Kohlenhydrate; 3,8 g Ballaststoffe; 34 mg Cholesterin; 234 mg Natrium.*

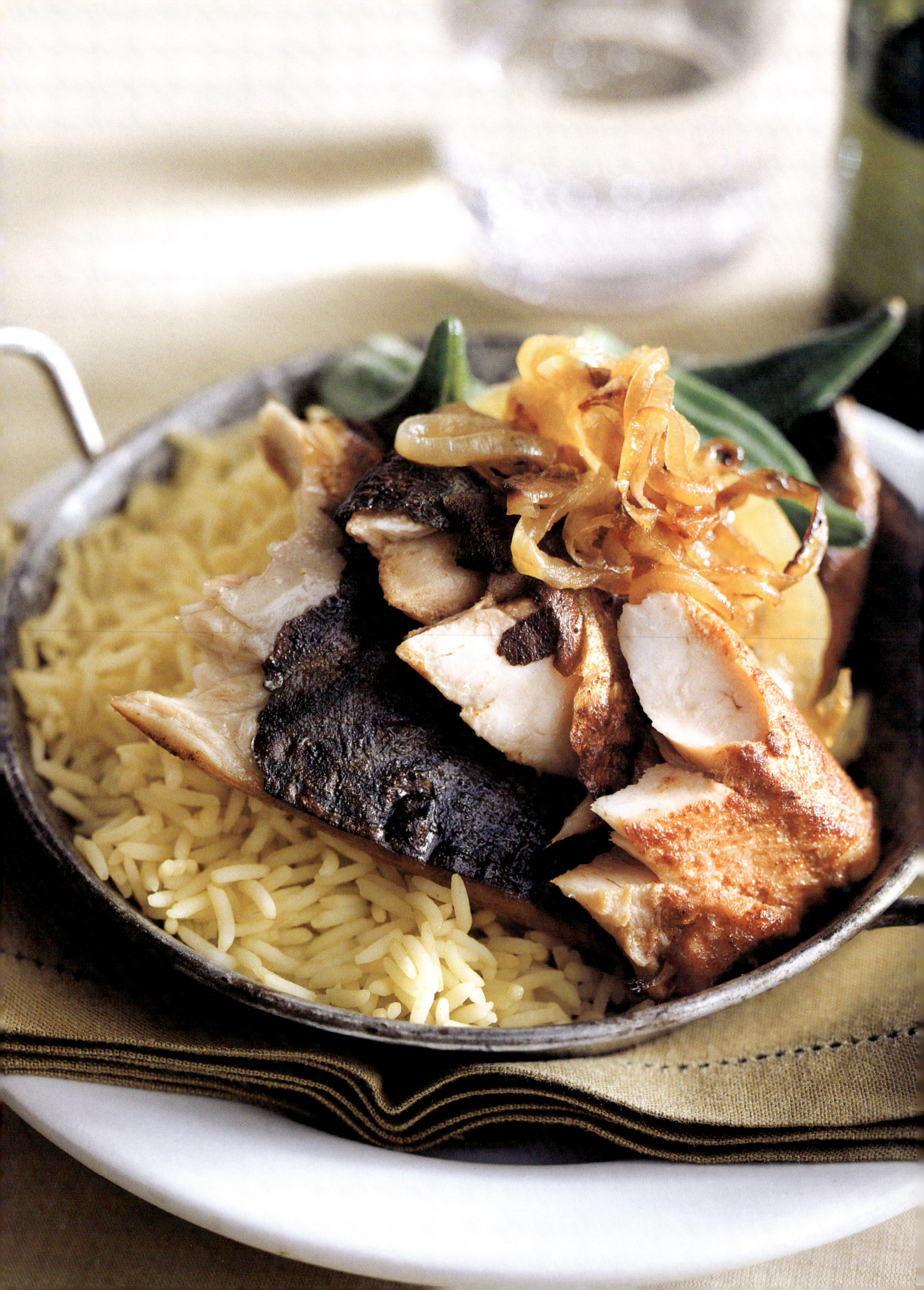

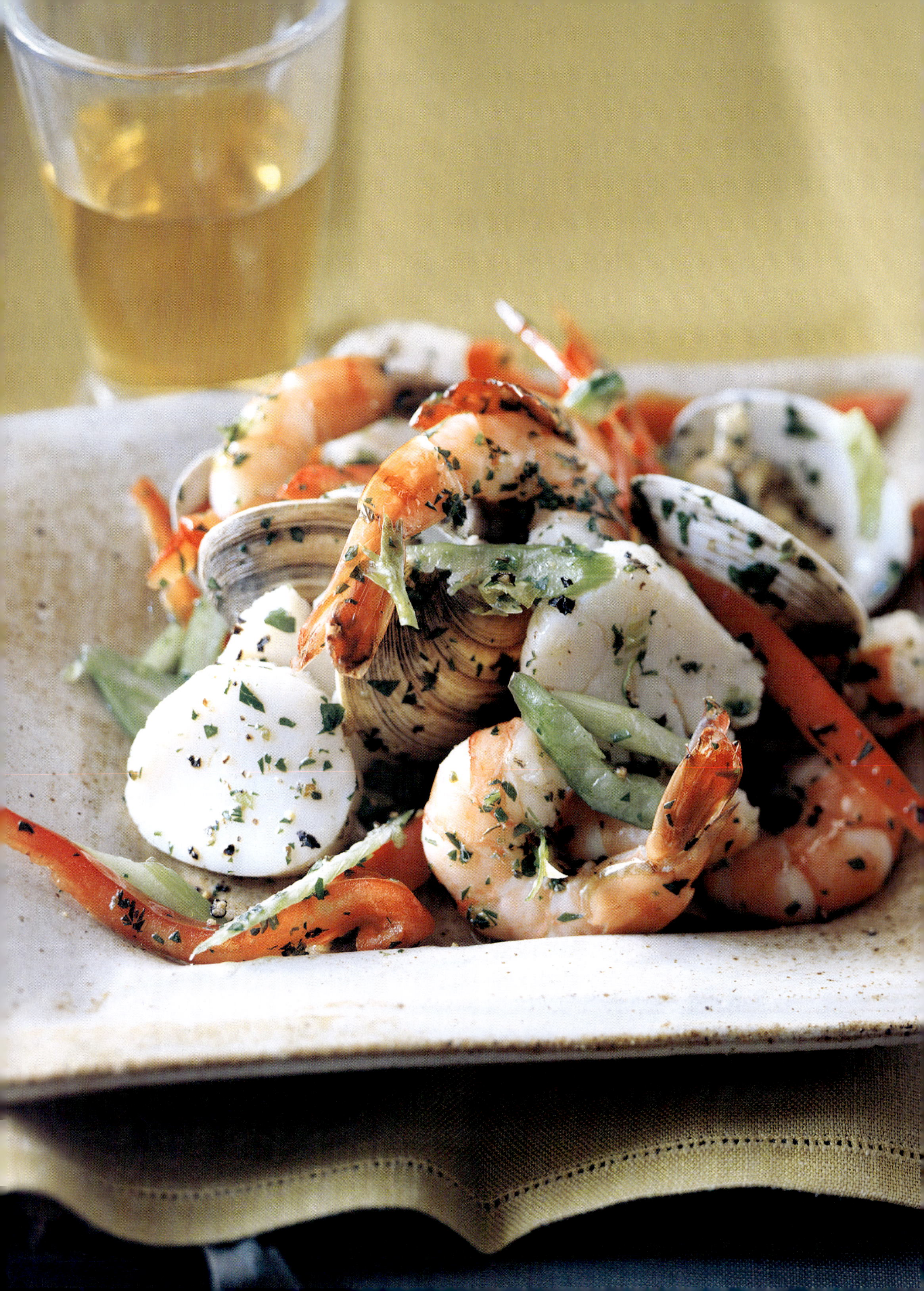

Meeresfrüchtesalat mit Zitronendressing

Wenn Sie dem Dressing ein wenig Kochflüssigkeit der Schalentiere zufügen, profitieren Sie gleich doppelt, und zwar von einem intensiveren Geschmack und den in der Flüssigkeit enthaltenen B-Vitaminen.

240 ml trockener Weißwein
1 TL getrockneter Estragon
½ TL getrockneter Oregano
1 Dutzend Venusmuscheln, gut abgebürstet
340 g große Garnelen, geschält und ohne Darm
230 g Jakobsmuscheln, waagerecht halbiert
120 ml Kochflüssigkeit
60 ml Zitronensaft, frisch gepresst
1 EL Olivenöl
1½ TL Dijonsenf
2 Stangen Sellerie, längs halbiert und quer in etwa 0,5 cm breite Streifen geschnitten
2 rote Paprikaschoten, gewürfelt
5 EL Petersilie, fein gehackt

1 Weißwein, Estragon und Oregano in einem Topf zum Kochen bringen. Die Venusmuscheln zufügen und bei geschlossenem Deckel etwa 5 Minuten kochen, bis sich die Muscheln öffnen. Den Topf von der Kochstelle nehmen und alle geöffneten Muscheln herausholen; die Kochflüssigkeit bleibt im Topf. Das Fleisch aus den abgekühlten Muscheln lösen und in eine große Schüssel geben. Die Muschelschalen und alle nicht geöffneten Muscheln werden weggeworfen.

2 Kochflüssigkeit auf mittlerer Stufe erhitzen. Garnelen zugeben und etwa 4 Minuten kochen, bis sie gar sind. Die Garnelen mit einem Schaumlöffel aus dem Topf nehmen, die Kochflüssigkeit aufheben. Die abgekühlten Garnelen zu den Venusmuscheln geben.

3 Die Kochflüssigkeit erneut erhitzen. Jakobsmuscheln zufügen und etwa 2 Minuten kochen lassen, dann herausnehmen und zu den Venusmuscheln und Garnelen geben.

4 Für das Dressing von der auf Zimmertemperatur abgekühlten Kochflüssigkeit 120 ml abmessen und mit Zitronensaft, Öl und Dijonsenf in einer mittelgroßen Schüssel verrühren. Das Dressing über die Schalentiere geben. Sellerie, Paprikaschoten und Petersilie hinzufügen und alles gut vermischen. Bis zum Servieren in den Kühlschrank stellen.

Ergibt 4 Portionen. *Pro Portion: 208 kcal; 5,5 g Fett (davon 13 % gesättigt); 30 g Eiweiß; 9 g Kohlenhydrate; 1,2 g Ballaststoffe; 138 mg Cholesterin; 285 mg Natrium.*

Jakobsmuscheln mit Fenchel und Tomaten

Damit so viel Vitamin C wie möglich erhalten bleibt, fügen Sie den Orangensaft erst kurz vor dem Servieren zu und erhitzen das Gericht nur noch ganz kurz.

4 TL Olivenöl
450 g Jakobsmuscheln, waagerecht halbiert
2 EL Maisstärke
1 Fenchelknolle ohne Stängel, längs halbiert und quer in feine Scheiben geschnitten
1 mittelgroße Zucchini (etwa 170 g), längs halbiert und quer in feine Scheiben geschnitten
4 Knoblauchzehen, in feine Scheiben geschnitten
200 g Kirschtomaten, halbiert
125 ml Tomaten-Gemüse-Saft
½ TL Salz
½ TL getrockneter Estragon
80 ml Orangensaft, frisch gepresst

1 Das Öl in einer großen beschichteten Pfanne auf mittlerer Stufe erhitzen. Das Muschelfleisch in der Maisstärke wenden und von jeder Seite 1 Minute anbraten, bis es goldbraun ist. Das Muschelfleisch mit einem Schaumlöffel auf einen Teller legen.

2 Fenchel, Zucchini und Knoblauch in die Pfanne geben. Unter häufigem Rühren 5 Minuten lang dünsten, bis der Fenchel goldbraun ist. Kirschtomaten, Tomaten-Gemüse-Saft, Salz und Estragon zufügen und etwa 3 Minuten kochen lassen.

3 Das Muschelfleisch in die Pfanne geben und den Orangensaft zugießen. Unter ständigem Rühren 1–2 Minuten erhitzen.

Ergibt 4 Portionen. *Pro Portion: 207 kcal; 5,7 g Fett (davon 13 % gesättigt); 21 g Eiweiß; 18 g Kohlenhydrate; 2,5 g Ballaststoffe; 38 mg Cholesterin; 637 mg Natrium.*

◀ Meeresfrüchtesalat mit Zitronendressing

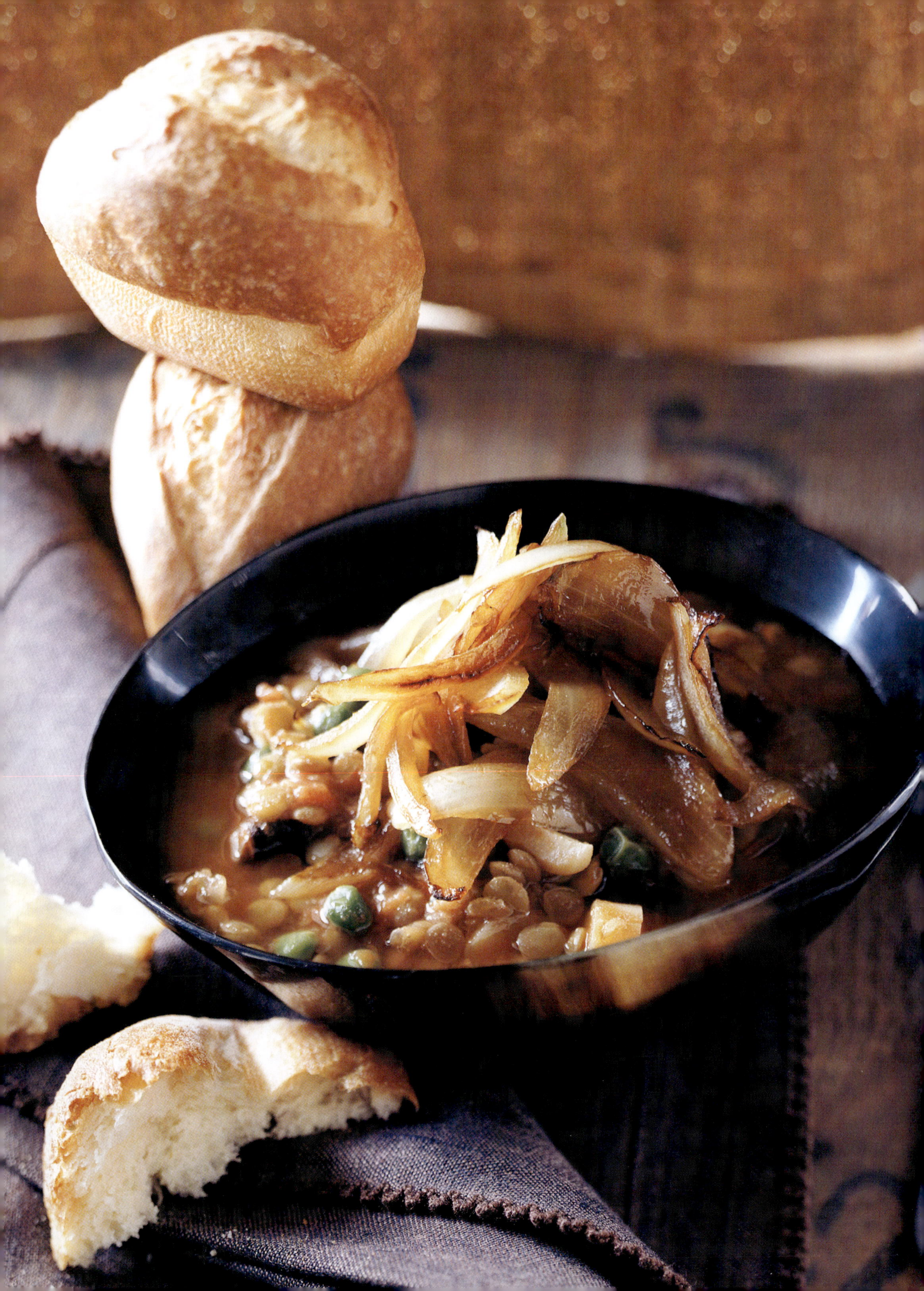

Linsen-Tomaten-Eintopf mit Zwiebeln

Dieses herzhafte vegetarische Gericht enthält wertvolle Ballaststoffe und liefert über 300 % der empfohlenen Tagesmenge an Beta-Karotin. Wer mag, reichert den Eintopf mit Ziegenkäse oder Feta an.

- 25 g getrocknete Shiitakepilze
- 240 ml kochendes Wasser
- 4 TL Olivenöl
- 3 Möhren, längs geviertelt und in dünne Scheiben geschnitten
- 8 Knoblauchzehen, in dünne Scheiben geschnitten
- 110 g Linsen, abgespült und ausgelesen
- 1 Dose (etwa 300 g) Tomaten, zerkleinert
- ¾ TL Salz
- ¾ TL gemahlener Kreuzkümmel
- ¾ TL gemahlener Ingwer
- ½ TL gemahlener Salbei
- 700 ml Wasser
- 1 große Zwiebel, halbiert und in dünne Scheiben geschnitten
- 2 TL Zucker
- 150 g TK-Erbsen

1 Die Shiitakepilze in einer kleinen Schüssel mit dem kochenden Wasser übergießen und 20 Minuten ziehen lassen. Die weichen Pilze aus der Flüssigkeit nehmen, die Stängel entfernen und die Kappen in feine Streifen schneiden. Die Flüssigkeit durch ein feinmaschiges Sieb oder einen Kaffeefilter gießen und beiseite stellen.

2 3 TL Öl in einem großen Topf erhitzen, Möhren und Knoblauch zufügen und etwa 5 Minuten anbraten, bis das Gemüse weich ist.

3 Linsen, Tomaten, Salz, Kreuzkümmel, Ingwer, Salbei, Pilze und Einweichflüssigkeit in den Topf geben. 700 ml Wasser zufügen und aufkochen. Hitze reduzieren und bei geschlossenem Deckel 35 Minuten köcheln lassen, bis die Linsen weich sind.

4 Währenddessen in einer großen Pfanne den restlichen TL Öl auf mittlerer Stufe erhitzen. Zwiebel und Zucker zufügen und die Zwiebel unter häufigem Rühren leicht bräunen.

5 Erbsen in den Eintopf geben und etwa 2 Minuten erhitzen. Vor dem Servieren mit den gebräunten Zwiebeln garnieren.

Ergibt 4 Portionen. *Pro Portion: 290 kcal; 5,5 g Fett (davon 13 % gesättigt); 15 g Eiweiß; 49 g Kohlenhydrate; 10 g Ballaststoffe; 0 mg Cholesterin; 601 mg Natrium.*

Pilaw mit Kichererbsen

Dieses Gericht können Sie anstatt als Hauptgericht auch als Beilage servieren. Dann reichen die angegebenen Mengen für sechs bis acht Personen.

- 1 EL Olivenöl
- 1 große rote Zwiebel, fein gehackt
- 5 Knoblauchzehen, in feine Scheiben geschnitten
- 350 g Grünkohl, in etwa 2 cm große Stücke geschnitten
- 150 g ungeschälter brauner Reis
- 500 ml Wasser
- ¾ TL Salz
- 1 Dose (etwa 540 g) Kichererbsen, abgegossen und gespült
- 1 Dose (etwa 300 g) Tomaten, mit Saft
- 150 g Rosinen

1 In einem großen Topf das Öl auf mittlerer Stufe erhitzen. Zwiebel und Knoblauch zufügen und unter häufigem Rühren etwa 7 Minuten anbraten, bis die Zwiebel weich ist.

2 Den Grünkohl dazugeben und bei geschlossenem Deckel etwa 5 Minuten kochen lassen.

3 Reis, Wasser und Salz zufügen und aufkochen. Bei geschlossenem Deckel etwa 25 Minuten leise köcheln lassen.

4 Kichererbsen, Tomaten und Rosinen einrühren und erneut aufkochen. Hitze verringern und bei geschlossenem Deckel noch 10 Minuten köcheln lassen, bis der Reis weich ist.

Ergibt 4 Portionen. *Pro Portion: 392 kcal; 7 g Fett (davon 12 % gesättigt); 11 g Eiweiß; 75 g Kohlenhydrate; 9,8 g Ballaststoffe; 0 mg Cholesterin; 710 mg Natrium.*

◀ Linsen-Tomaten-Eintopf mit Zwiebeln

Bulgursalat mit Orangen-Granatapfel-Dressing

Granatapfelsirup bereichert die Küche in Vorderasien und ist bei uns in vielen Reformhäusern und türkischen Läden erhältlich. Sie können ihn aber auch durch eine Mischung aus Johannisbeergelee (zwei Esslöffel) und frischem Zitronen- oder Limettensaft (ein Esslöffel) ersetzen.

- 180 g mittelgrober Bulgur
- 600 ml kochendes Wasser
- 1 TL geriebene Orangen- oder Tangerinenschale
- 240 ml Orangen- oder Tangerinensaft, frisch gepresst
- 2 EL Tomatenmark
- 2 EL Granatapfelsirup
- 2 EL Olivenöl
- ¾ TL Salz
- 1 Dose (etwa 170 g) Maiskörner, abgetropft
- 80 g getrocknete Kirschen (in türkischen Läden erhältlich)
- 3 Frühlingszwiebeln, in feine Scheiben geschnitten
- 40 g geröstete Erdnüsse, grob gehackt

1 Den Bulgur in einer großen Schüssel mit kochendem Wasser übergießen, 30 Minuten bei Zimmertemperatur stehen lassen, dann abgießen.

2 Für das Dressing inzwischen Orangenschale, Orangensaft, Tomatenmark, Granatapfelsirup, Öl und Salz in einer großen Schüssel verrühren.

3 Den abgegossenen Bulgur zum Dressing geben, mit einer Gabel auflockern und umrühren. Mais, Kirschen, Frühlingszwiebeln und Erdnüsse zufügen und alles gut durchmischen. Bei Zimmertemperatur oder gekühlt servieren.

Ergibt 4 Portionen. *Pro Portion: 414 kcal; 14 g Fett (davon 14 % gesättigt); 10 g Eiweiß; 69 g Kohlenhydrate; 10 g Ballaststoffe; 0 mg Cholesterin; 520 mg Natrium.*

Dreierlei-Bohnen-Salat mit Käse

Chipotle-Schoten sind geräucherte Jalapeño-Chilischoten und eingelegt in Adobo-Sauce, einer Chili-Essig-Sauce, im Handel erhältlich. Sollten Sie Schwierigkeiten haben, diese Zutat zu bekommen, gelingt das Dressing auch mit einem Teelöffel Chilipulver problemlos.

- 60 ml Rotweinessig
- 2 EL Olivenöl
- 1 EL Honig
- 1 eingelegte Chipotle-Schote, fein gehackt (ersatzweise 1 TL Chilipulver)
- ¼ TL Salz
- 340 g grüne Bohnen, halbiert
- 110 g TK-Maiskörner
- 1 Dose (etwa 425 g) schwarze Bohnen, abgegossen und gespült (ersatzweise weiße Bohnen)
- 1 Dose (etwa 425 g) rote Kidneybohnen, abgegossen und gespült
- 1 Stange Sellerie, gewürfelt
- 1 mittelgroße rote Zwiebel, fein gehackt
- 110 g Manchego-Käse, in etwa 0,5 cm breite Stifte geschnitten (ersatzweise Pecorino)

1 Für das Dressing Rotweinessig, Öl, Honig, Chipotle-Schote (bzw. Chilipulver) und Salz in einer großen Schüssel verrühren.

2 Währenddessen die grünen Bohnen in einem Kochtopf mit Dämpfeinsatz (kein Schnellkochtopf) 5 Minuten garen, bis sie weich, aber noch bissfest sind. Den Mais in der letzten Minute der Garzeit zufügen. Das heiße Gemüse in die Schüssel mit dem Dressing geben und alles gut vermengen.

3 Schwarze (bzw. weiße) Bohnen, Kidneybohnen, Sellerie, Zwiebel und Käse zufügen und gut vermischen. Bei Zimmertemperatur oder gekühlt servieren.

Ergibt 4 Portionen. *Pro Portion: 404 kcal; 18 g Fett (davon 44 % gesättigt); 20 g Eiweiß; 43 g Kohlenhydrate; 10 g Ballaststoffe; 30 mg Cholesterin; 655 mg Natrium.*

Dreierlei-Bohnen-Salat mit Käse ▶

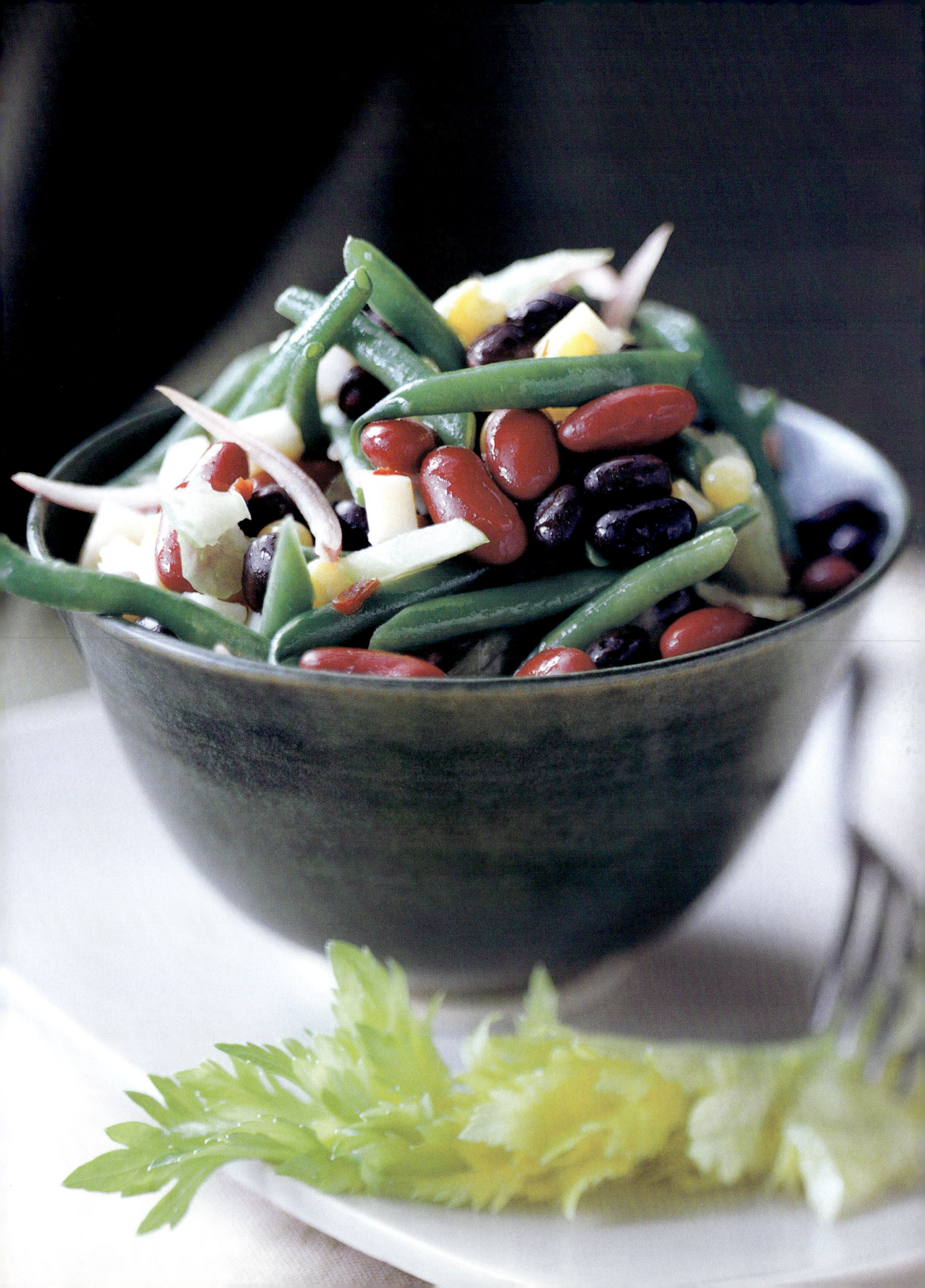

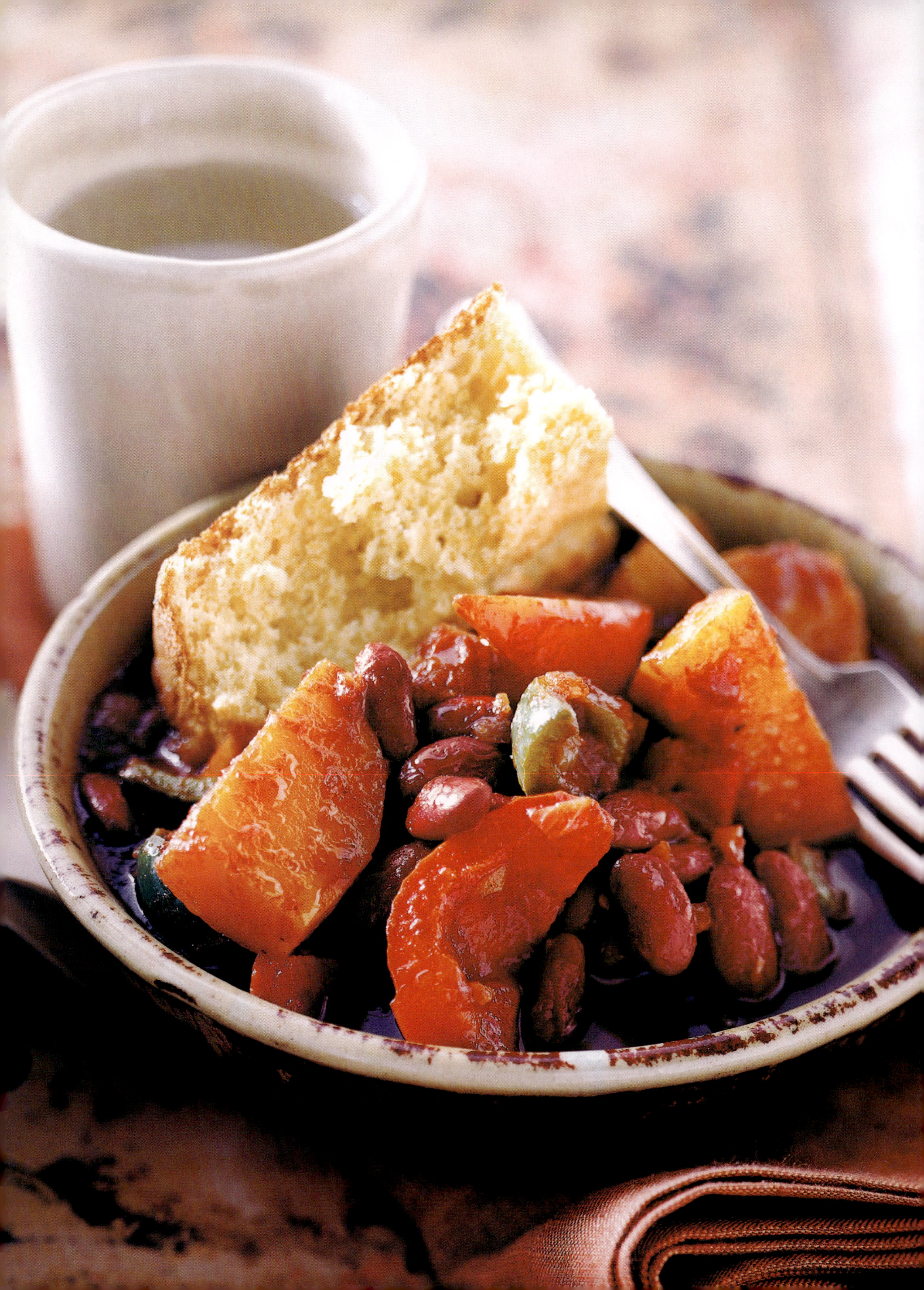

Vegetarisches Chili

Wenn es schnell gehen soll, ersetzen Sie die getrockneten Kidneybohnen einfach durch abgegossene und gespülte Kidneybohnen aus der Dose. Anstelle der Chipotle-Schoten in Adobo-Sauce (in gut sortierten Supermärkten erhältlich) können Sie auch einen Teelöffel Chilipulver verwenden.

- 180 g getrocknete rote Kidneybohnen
- 240 ml Kochflüssigkeit
- 1 EL Olivenöl
- 1 große Zwiebel, fein gehackt
- 3 Knoblauchzehen, fein gehackt
- 1 große rote Paprikaschote, in etwa 1 cm große Stücke geschnitten
- 1 große grüne Paprikaschote, in etwa 1 cm große Stücke geschnitten
- 230 g Butternutkürbis, in etwa 2 cm große Stücke geschnitten
- 2 EL ungesüßtes Kakaopulver
- 1 EL hellbrauner Rohrohrzucker
- 1 TL getrockneter Majoran
- ½ TL Salz
- 1 Dose (etwa 450 g) Tomaten, zerkleinert
- 1 eingelegte Chipotle-Schote, fein gehackt (ersatzweise 1 TL Chilipulver)

1 Kidneybohnen in einen großen Topf geben und so viel Wasser zufügen, dass es etwa 8 cm über den Bohnen steht. Knapp 2½ Stunden köcheln lassen, bis die Bohnen weich sind. Abgießen und 240 ml der Kochflüssigkeit aufbewahren.

2 Öl in einer feuerfesten Kasserolle auf mittlerer Stufe erhitzen. Zwiebel und Knoblauch zufügen und etwa 7 Minuten anbraten. Paprika und Kürbis unterrühren und etwa 4 Minuten dünsten lassen, bis die Paprikastücke weich sind, aber noch Biss haben. Kakaopulver, Rohrohrzucker, Majoran und Salz zugeben und gut umrühren.

3 Abgegossene Bohnen, Kochflüssigkeit, Tomaten und Chipotle-Schote (bzw. Chilipulver) zufügen, aufkochen und bei geschlossenem Deckel etwa 30 Minuten köcheln lassen.

Ergibt 4 Portionen. *Pro Portion: 293 kcal; 4,7 g Fett (davon 16 % gesättigt); 14 g Eiweiß; 54 g Kohlenhydrate; 9,4 g Ballaststoffe; 0 mg Cholesterin; 477 mg Natrium.*

Pasta mit Grünkohl, Äpfeln und Lauch

Um das Gericht mit Kalzium anzureichern, geben Sie einfach einen Becher fettarmen Joghurt zum Grünkohl, bevor Sie die Pasta untermischen.

- 2 EL Olivenöl
- 2 Stangen geputzter Lauch, längs halbiert und quer in feine Scheiben geschnitten
- 340 g TK-Grünkohl, klein geschnitten
- 3 Knoblauchzehen, fein gehackt
- 2 große rote Äpfel, ungeschält und in etwa 1 cm große Stücke geschnitten
- ½ TL Salz
- ½ TL Pfeffer
- 2 EL Weißweinessig
- 1 EL Dijonsenf
- 230 g Farfalle (Schmetterlingsnudeln)
- 120 ml Kochflüssigkeit

1 Öl in einer großen Pfanne auf mittlerer Stufe erhitzen. Lauch zufügen und unter häufigem Rühren in etwa 5 Minuten weich dünsten. Grünkohl und Knoblauch zugeben und bei stärkerer Hitze unter häufigem Rühren etwa 5 Minuten garen, bis der Grünkohl weich ist.

2 Äpfel, Salz und Pfeffer zufügen und etwa 2 Minuten köcheln, bis die Apfelstücke weich, aber noch bissfest sind. Weißweinessig und Dijonsenf unterrühren und 30 Sekunden garen, damit sich die Aromen verbinden.

3 Die Pasta nach Packungsanweisung in einem großen Topf mit Wasser zubereiten. Abgießen und 120 ml der Kochflüssigkeit aufbewahren. Die Farfalle in eine große Schüssel geben, das Gemüse zusammen mit der Kochflüssigkeit darübergeben und alles gut vermischen.

Ergibt 4 Portionen. *Pro Portion: 385 kcal; 8,3 g Fett (davon 14 % gesättigt); 9 g Eiweiß; 70 g Kohlenhydrate; 6,1 g Ballaststoffe; 0 mg Cholesterin; 411 mg Natrium.*

◀ Vegetarisches Chili

Artischocken mit Linsen und weißen Bohnen

Eine Portion dieses nährstoffreichen Gerichts enthält nicht nur viele Ballaststoffe und Kalium, sondern auch mehr als das Fünffache der empfohlenen Tagesmenge an Beta-Karotin.

4 große Artischocken
3 EL Zitronensaft, frisch gepresst
1 EL Olivenöl
1 kleine Zwiebel, fein gehackt
3 Knoblauchzehen, fein gehackt
1 große Möhre, gewürfelt
110 g Linsen, ausgelesen und gespült
350 ml Möhrensaft
¾ TL Salz
½ TL getrockneter Thymian
240 ml Wasser
250 g vorgekochte große, weiße Bohnenkerne, abgetropft
80 g Feta

1 Die äußeren harten Blätter der Artischocken entfernen und den Stiel bündig abschneiden. Den oberen Teil der Artischocken etwa 2,5 cm über dem Blütenboden kappen. Die Artischocken längs halbieren, das Heu mit einem Löffel herausheben und entfernen. Die Artischockenhälften noch einmal halbieren und in einer Schüssel mit kaltem Wasser bedecken. 1 EL Zitronensaft zufügen und beiseite stellen.

2 In einer feuerfesten Kasserolle das Öl auf mittlerer Stufe erhitzen. Zwiebel und Knoblauch zufügen und unter Rühren etwa 5 Minuten anbraten. Möhre zugeben und etwa 4 Minuten dünsten.

3 Artischocken aus dem Wasser nehmen und in die Kasserolle legen. Linsen, die restlichen 2 EL Zitronensaft, Möhrensaft, Salz, Thymian und 240 ml Wasser zufügen und aufkochen. Hitze verringern und bei geschlossenem Deckel 25 Minuten köcheln lassen.

4 Weiße Bohnen zugeben und 10 Minuten kochen lassen, bis Artischocken und Linsen weich sind. Vor dem Servieren mit Feta bestreuen.

Ergibt 4 Portionen. *Pro Portion: 423 kcal; 8,9 g Fett (davon 43 % gesättigt); 25 g Eiweiß; 68 g Kohlenhydrate; 18 g Ballaststoffe; 19 mg Cholesterin; 907 mg Natrium.*

Gegrillter Tofu

Die marinierten und gegrillten Tofusteaks können Sie heiß, kalt oder mit Zimmertemperatur servieren – als Hauptgericht beispielsweise auf einem Spinatbett oder als delikate Vorspeise.

540 g festen Tofu (2 Stücke)
60 ml salzarme Sojasauce
2 EL Zitronensaft, frisch gepresst
4 TL dunkelbrauner Rohrohrzucker
2 TL dunkles Sesamöl
4 TL Sesamsamen
4 Frühlingszwiebeln, in feine Scheiben geschnitten

1 Die beiden Tofustücke waagerecht halbieren, sodass 4 flache Stücke entstehen. Den Tofu zum Entwässern 2 Stunden lang auf ein Schneidbrett legen, mit Küchenpapier bedecken und ein zweites Schneidbrett darauf legen, das z. B. mit einem Topf beschwert wird. Damit die Konstruktion schräg steht und die Flüssigkeit gut ablaufen kann, eine flache Dose unter das eine Ende schieben; das andere Ende liegt auf der Abtropffläche des Spülbeckens.

2 In einer großen Auflaufform Sojasauce, Zitronensaft, Rohrohrzucker und Sesamöl verrühren. Die ausgepressten Tofustücke nebeneinander in die Form legen und 3 Stunden ruhen lassen, bis sie etwa die Hälfte der Marinade aufgesogen haben (in der Form sollte noch etwas Marinade vorhanden sein).

3 Grill vorheizen. Tofu aus der Marinade nehmen und diese aufbewahren. Den Tofu auf eine Grillpfanne legen und etwa 5 Minuten von jeder Seite grillen, bis er schön braun ist.

4 Währenddessen in einer kleinen Pfanne die Sesamsamen auf niedriger Stufe etwa 3 Minuten lang goldbraun rösten.

5 Vor dem Servieren die Tofustücke jeweils in 4 Dreiecke schneiden und mit Frühlingszwiebeln, Sesamsamen und der restlichen Marinade garniert servieren.

Ergibt 4 Portionen. *Pro Portion: 461 kcal; 27 g Fett (davon 14 % gesättigt); 44 g Eiweiß; 20 g Kohlenhydrate; 0,7 g Ballaststoffe; 0 mg Cholesterin; 642 mg Natrium.*

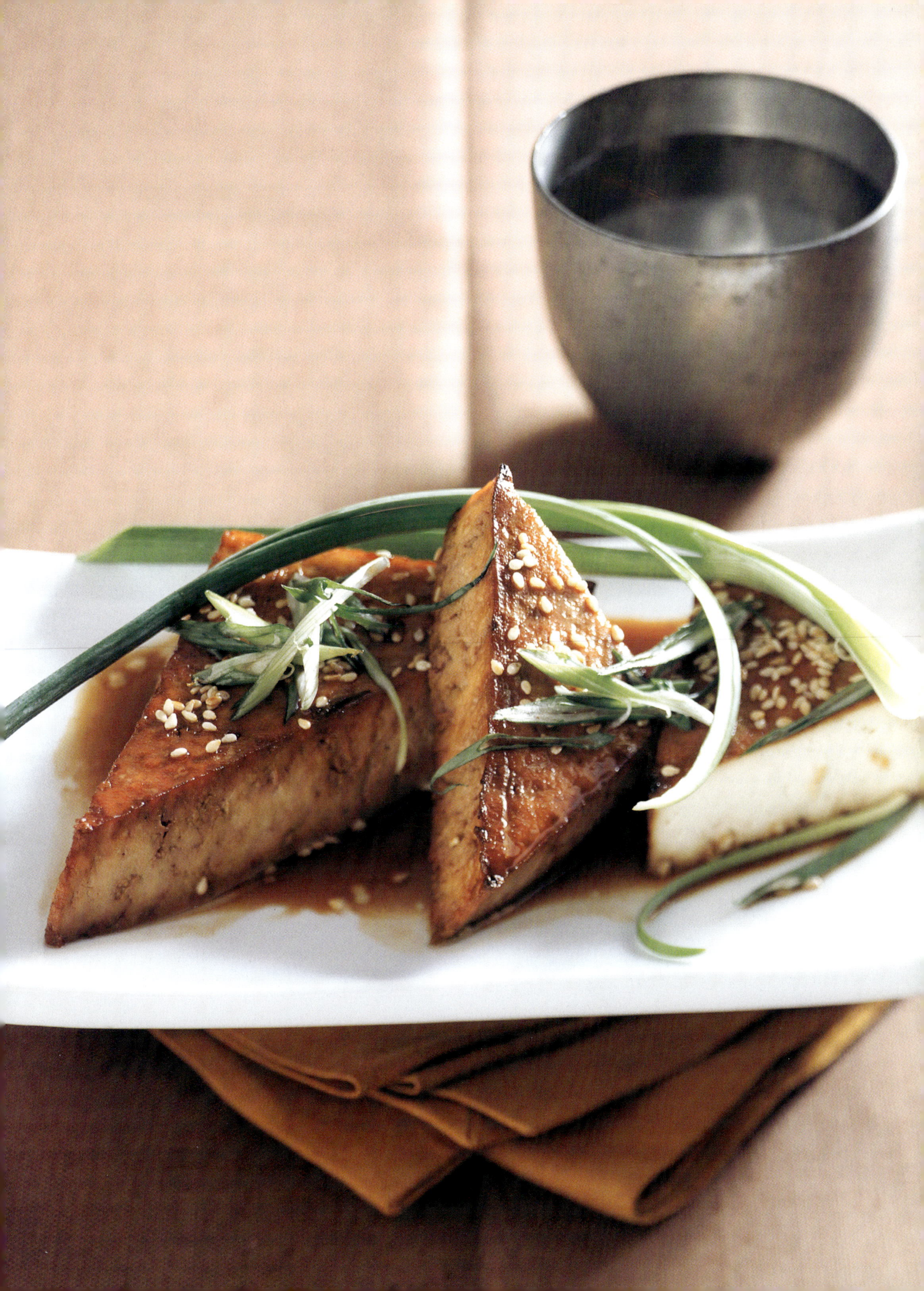

Pizza nach Südstaaten-Art

Das Geheimnis dieses Pizzabodens ist der Möhrensaft, der dem Teig seine goldene Farbe verleiht und außerdem viel Beta-Karotin enthält.

1 Packung (etwa 7 g) Trockenhefe
60 ml warmes Wasser
400 g Mehl (plus 1 EL für die Arbeitsfläche)
70 g gelbes Maismehl
2 EL Chilipulver
1 EL gemahlener Kreuzkümmel
2 TL Salz
250 ml Möhrensaft
3 EL Olivenöl
1 rote Paprikaschote, in Streifen geschnitten
1 grüne Paprikaschote, in Streifen geschnitten
1 große Zwiebel, in Scheiben geschnitten
110 g Maiskörner
2 TL getrockneter Oregano
230 g Manchego-Käse oder Pecorino, gehobelt

1 Hefe in warmem Wasser in 5 Minuten auflösen.

2 Für den Teig in einer großen Schüssel Mehl, Maismehl, Chilipulver, Kreuzkümmel und Salz mischen. Aufgelöste Hefe, Möhrensaft und 2 EL Öl einrühren und alles gut vermengen. Den Teig auf einer leicht bemehlten Fläche 7–10 Minuten lang durchkneten.

3 Teig in eine große, eingeölte Schüssel geben, mit einem feuchten Tuch bedecken und 1½ Stunden an einem warmen Ort ohne Luftzug stehen lassen, bis sich sein Volumen verdoppelt hat. Den Teig halbieren, bedecken und 15 Minuten ruhen lassen.

4 In einer mittelgroßen Schüssel Paprika, Zwiebel, Mais und Oregano mit dem restlichen EL Öl mischen.

5 Aus jeder Teighälfte eine Scheibe von 25 cm Durchmesser formen und jeweils auf ein ungefettetes Backblech legen. Käse und Gemüsemischung auf dem Teig verteilen und 20 Minuten ruhen lassen.Inzwischen den Ofen auf 230 °C vorheizen.

6 Pizzen 20–25 Minuten backen. Nach 10 Minuten die obere Pizza nach unten legen und umgekehrt.

Ergibt 8 Portionen. *Pro Portion:* 440 kcal; 15 g Fett (davon 38 % gesättigt); 16 g Eiweiß; 61 g Kohlenhydrate; 4,3 g Ballaststoffe; 30 mg Cholesterin; 770 mg Natrium.

Spargel-Kartoffel-Frittata

Eine Frittata (ein italienisches Omelett) wird in der Regel aus ganzen Eiern zubereitet, doch in dieser leichteren Version nehmen Sie weniger Eigelbe und mehr Eiweiße, damit die Frittata weniger Fett und Cholesterin enthält.

3 TL Olivenöl
230 g rote Kartoffeln, in kleine Würfel geschnitten
450 g grüner Spargel, in gut 2 cm lange Stücke geschnitten
¾ TL Salz
½ TL getrockneter Estragon
½ TL getrockneter Majoran
3 große ganze Eier
4 große Eiweiß
3 EL Parmesan, gerieben

1 In einer großen beschichteten Pfanne 2 TL Öl auf mittlerer Stufe erhitzen. Kartoffeln zufügen und etwa 7 Minuten unter gelegentlichem Rühren anbraten.

2 Spargelstücke, Salz, Estragon und Majoran zugeben und alles gut vermischen. Bei geschlossenem Deckel etwa 7 Minuten garen lassen, bis die Spargel- und Kartoffelstücke weich sind, dabei gelegentlich umrühren.

3 Inzwischen in einer großen Schüssel die ganzen Eier, die Eiweiße und den Parmesan verrühren.

4 Den restlichen TL Öl in die Pfanne geben. Die Eier-Parmesan-Mischung zufügen und bei geschlossenem Deckel auf niedrigster Stufe etwa 20 Minuten garen lassen, bis die Eier gestockt sind.

5 Die Frittata mit einem Holzspatel aus der Pfanne auf eine Servierplatte schieben. In Portionen schneiden und heiß, bei Zimmertemperatur oder kalt servieren.

Ergibt 4 Portionen. *Pro Portion:* 191 kcal; 8,6 g Fett (davon 28 % gesättigt); 14 g Eiweiß; 15 g Kohlenhydrate; 2 g Ballaststoffe; 162 mg Cholesterin; 615 mg Natrium.

Pizza nach Südstaaten-Art ▶

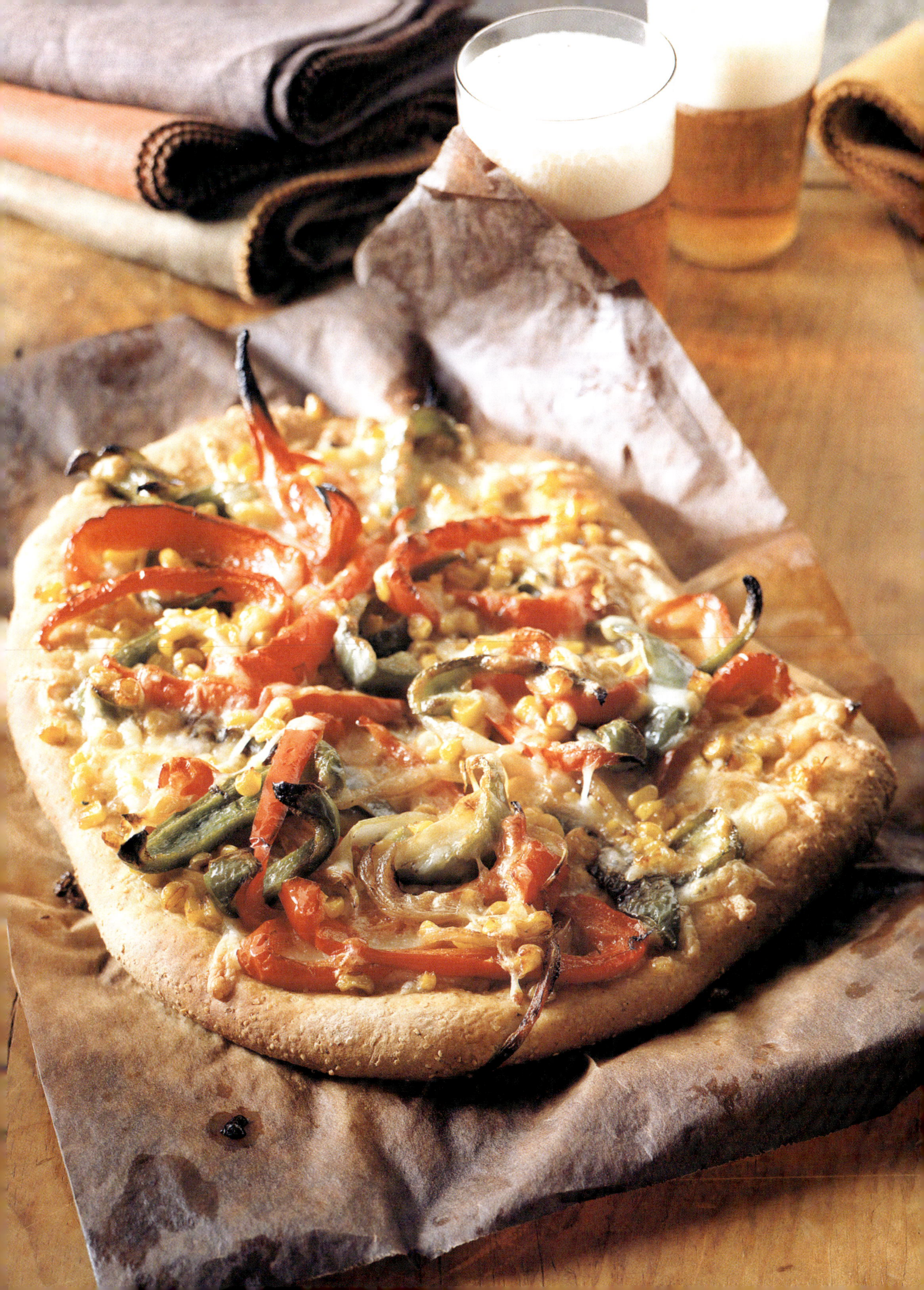

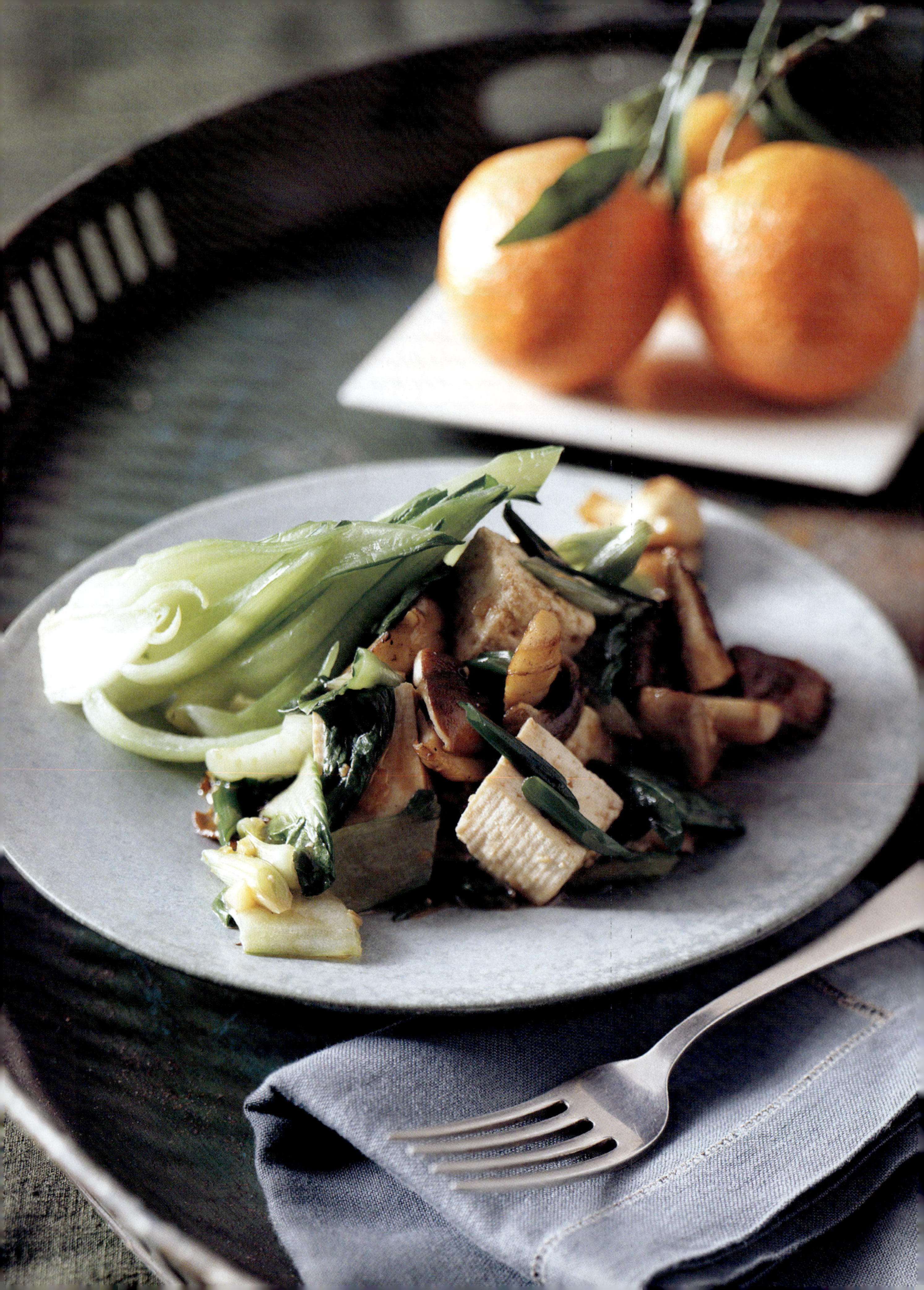

Pak Choi, Tofu und Pilze aus der Pfanne

Dieses delikate Pfannengericht ist reich an Kalzium, Selen, Beta-Karotin und Vitamin C. Der Tofu liefert zusätzlich noch Phytoöstrogene.

- 420 g sehr fester Tofu
- 3 EL salzarme Sojasauce
- 4 TL dunkelbrauner Rohrohrzucker
- 1½ TL Maisstärke
- 240 ml Wasser
- 4 TL Olivenöl
- 4 Frühlingszwiebeln, in feine Scheiben geschnitten
- 2 EL frischer Ingwer, fein gehackt
- 3 Knoblauchzehen, fein gehackt
- 230 g frische Shiitakepilze ohne Stängel, Kappen geviertelt
- 230 g kleine Champignons
- ¼ TL Salz
- 1 großer Kopf Pak Choi, quer in etwa 2 cm breite Streifen geschnitten

1 Den Tofublock waagerecht halbieren, jede Hälfte in 12 Würfel oder Dreiecke schneiden und beiseite stellen. In einer Schüssel Sojasauce, Rohrohrzucker, Maisstärke und 120 ml Wasser verrühren.

2 2 TL Öl in einer großen beschichteten Pfanne auf mittlerer Stufe erhitzen. Frühlingszwiebeln, Ingwer und Knoblauch zufügen und etwa 1 Minute anbraten.

3 Shiitakepilze und Champignons unterrühren, dann 120 ml Wasser und Salz zufügen. Bei geschlossenem Deckel etwa 5 Minuten kochen lassen, bis die Pilze weich sind. Gelegentlich umrühren. Den Pfanneninhalt anschließend in eine Schüssel geben.

4 2 TL Öl und den Pak Choi in die Pfanne geben und unter häufigem Rühren 5 Minuten braten.

5 Pilz-Zwiebel-Gemisch wieder in die Pfanne geben und Tofu zufügen. Die Sojasaucenmischung gut durchrühren und ebenfalls in die Pfanne geben. 2 Minuten kochen lassen, bis der Tofu heiß und das Gemüse rundum mit der Sojasauce bedeckt ist.

Ergibt 4 Portionen. *Pro Portion: 240 kcal; 11 g Fett (davon 11 % gesättigt); 20 g Eiweiß; 20 g Kohlenhydrate; 4 g Ballaststoffe; 0 mg Cholesterin; 760 mg Natrium.*

Auflauf mit Mais, Käse und Tortilla

Dieser geschichtete Auflauf wird in der Regel mit Brot zubereitet. In diesem Rezept verwenden wir jedoch Maistortillas, die nahezu kein Fett und viel weniger Natrium enthalten als Brot.

- 1 EL Olivenöl
- 3 Knoblauchzehen, fein gehackt
- 230 g frische Shiitakepilze ohne Stängel, Kappen in feine Streifen geschnitten
- 280 g gehackter TK-Grünkohl, aufgetaut und gut ausgedrückt
- 700 ml fettarme Milch (1,5 % Fett)
- ¾ TL Salz
- ¼ TL Cayennepfeffer
- 3 EL Mehl
- 170 g TK-Maiskörner
- 110 g Manchego-Käse, gehobelt
- 5 Maistortillas (je etwa 15 cm Durchmesser), halbiert

1 Ofen auf 190 °C vorheizen. Das Öl in einem großen Topf auf mittlerer Stufe erhitzen. Knoblauch zufügen und 10 Sekunden andünsten. Shiitakepilze in den Topf geben und unter häufigem Rühren etwa 3 Minuten anbraten, bis die Pilze weich, aber noch bissfest sind. Grünkohl zufügen und unter gelegentlichem Rühren 5 Minuten garen.

2 In einer Schüssel Milch, Salz, Cayennepfeffer und Mehl gut verrühren und zum Gemüse geben. Unter häufigem Rühren etwa 3–5 Minuten kochen lassen, bis die Sauce leicht eingedickt ist. Den Mais zufügen, dann den Topf von der Kochstelle nehmen und den Käse einrühren, bis er geschmolzen ist.

3 Fünf Tortillahälften in eine Auflaufform aus Glas mit einem Durchmesser von etwa 22 cm legen. Die Hälfte der Gemüsesauce darauf verteilen und mit den restlichen Tortillahälften bedecken. Anschließend den Rest der Sauce darübergeben. Etwa 25 Minuten im vorgeheizten Ofen überbacken, bis der Auflauf heiß ist und Blasen aufsteigen.

Ergibt 4 Portionen. *Pro Portion: 430 kcal; 18 g Fett (davon 53 % gesättigt); 5,1 g Ballaststoffe; 20 g Eiweiß; 48 g Kohlenhydrate; 40 mg Cholesterin; 784 mg Natrium.*

◀ Pak Choi, Tofu und Pilze aus der Pfanne

Gefüllte Paprikaschoten mit Ziegenkäse

Die Bohnenfüllung der Paprikaschoten wie auch ein Teil der verwendeten Gewürze sind der lateinamerikanischen Küche entliehen.

- 2 große Paprikaschoten (1 grüne und 1 rote), längs halbiert und von den Samen befreit
- 1 EL Olivenöl
- 1 große rote Zwiebel, fein gehackt
- 5 Knoblauchzehen, fein gehackt
- 1 Dose (etwa 540 g) Cannellini-Bohnen, abgegossen und gespült
- 2 EL Tomatenmark
- 2 TL Sesamsamen
- 1½ TL ungesüßtes Kakaopulver
- ½ TL getrockneter Oregano
- ½ TL Zimt
- ½ TL Salz
- 1 Dose (etwa 450 g) Tomaten, zerkleinert
- 60 g Rosinen
- 80 ml Wasser
- 80 g weicher Ziegenkäse, zerkrümelt

1 Die Paprikahälften im Kochtopf mit Dämpfeinsatz (kein Schnellkochtopf) mit der Schnittseite nach unten 10 Minuten dämpfen.

2 Währenddessen in einer beschichteten Pfanne das Öl auf niedriger Stufe erhitzen. Zwiebel und Knoblauch zufügen und die Zwiebel unter häufigem Rühren in 5 Minuten goldgelb anbraten. 2 EL des Zwiebelgemisches abnehmen und in eine Schüssel geben, Bohnen und Tomatenmark zufügen und alles mit einem Kartoffelstampfer zerdrücken.

3 Sesamsamen, Kakaopulver, Oregano, Zimt und Salz zu den restlichen Zwiebeln in die Pfanne geben und 1 Minute garen lassen. Tomaten und Rosinen zufügen und aufkochen. Die Hitze reduzieren und bei geschlossenem Deckel etwa 5 Minuten köcheln lassen, dann in der Küchenmaschine fein pürieren.

4 Das Püree wieder in die Pfanne geben und 80 ml Wasser einrühren. Die gedünsteten Paprikahälften mit der Schnittseite nach oben dazulegen und mit der Bohnenmasse füllen. Bei geschlossenem Deckel etwa 5 Minuten kochen lassen. Etwas Sauce über die Füllung geben und sie mit Ziegenkäse bestreuen; dann bei geschlossenem Deckel noch 2 Minuten ziehen lassen, bis der Käse zerlaufen ist.

5 Vor dem Servieren etwas Sauce auf jeden Teller geben und eine Paprikahälfte darauf anrichten.

Ergibt 4 Portionen. Pro Portion: 295 kcal; 10 g Fett (davon 38 % gesättigt); 14 g Eiweiß; 41 g Kohlenhydrate; 9,2 g Ballaststoffe; 10 mg Cholesterin; 752 mg Natrium.

Maispasta mit Spargel

Pasta aus Mais stellt eine leckere und glutenfreie Alternative zu Nudeln aus Weizenmehl dar.

- 30 g Walnüsse
- 680 g grüner Spargel, in gut 2 cm lange Stücke geschnitten
- 170 g TK-Maiskörner
- 1 EL Olivenöl
- 230 g Maispasta
- 80 ml Kochflüssigkeit
- 50 g Parmesan, gerieben
- 60 g weicher Ziegenkäse, zerkrümelt
- 2 EL Petersilie, gehackt
- ½ TL Salz
- ¼ TL Pfeffer

1 Ofen auf 175 °C vorheizen. Die Walnüsse etwa 7 Minuten im Ofen rösten, abkühlen lassen und grob hacken. Die Ofentemperatur auf 230 °C erhöhen.

2 In einer etwa 22 x 33 cm großen Auflaufform Spargel mit Mais und Öl mischen. Etwa 10 Minuten im Ofen backen, bis der Spargel weich und leicht gebräunt ist.

3 Währenddessen die Maispasta in einem großen Topf nach Packungsanweisung kochen. Abgießen und 80 ml der Kochflüssigkeit aufbewahren, die Pasta in eine große Schüssel füllen.

4 Spargel und Mais zur Pasta in die Schüssel geben. 80 ml Kochflüssigkeit, Parmesan, Ziegenkäse, Petersilie, Salz und Pfeffer zufügen und gut umrühren. Vor dem Servieren mit den Walnüssen bestreuen.

Ergibt 4 Portionen. Pro Portion: 438 kcal; 15 g Fett (davon 33 % gesättigt); 17 g Eiweiß; 66 g Kohlenhydrate; 9,6 g Ballaststoffe; 15 mg Cholesterin; 464 mg Natrium.

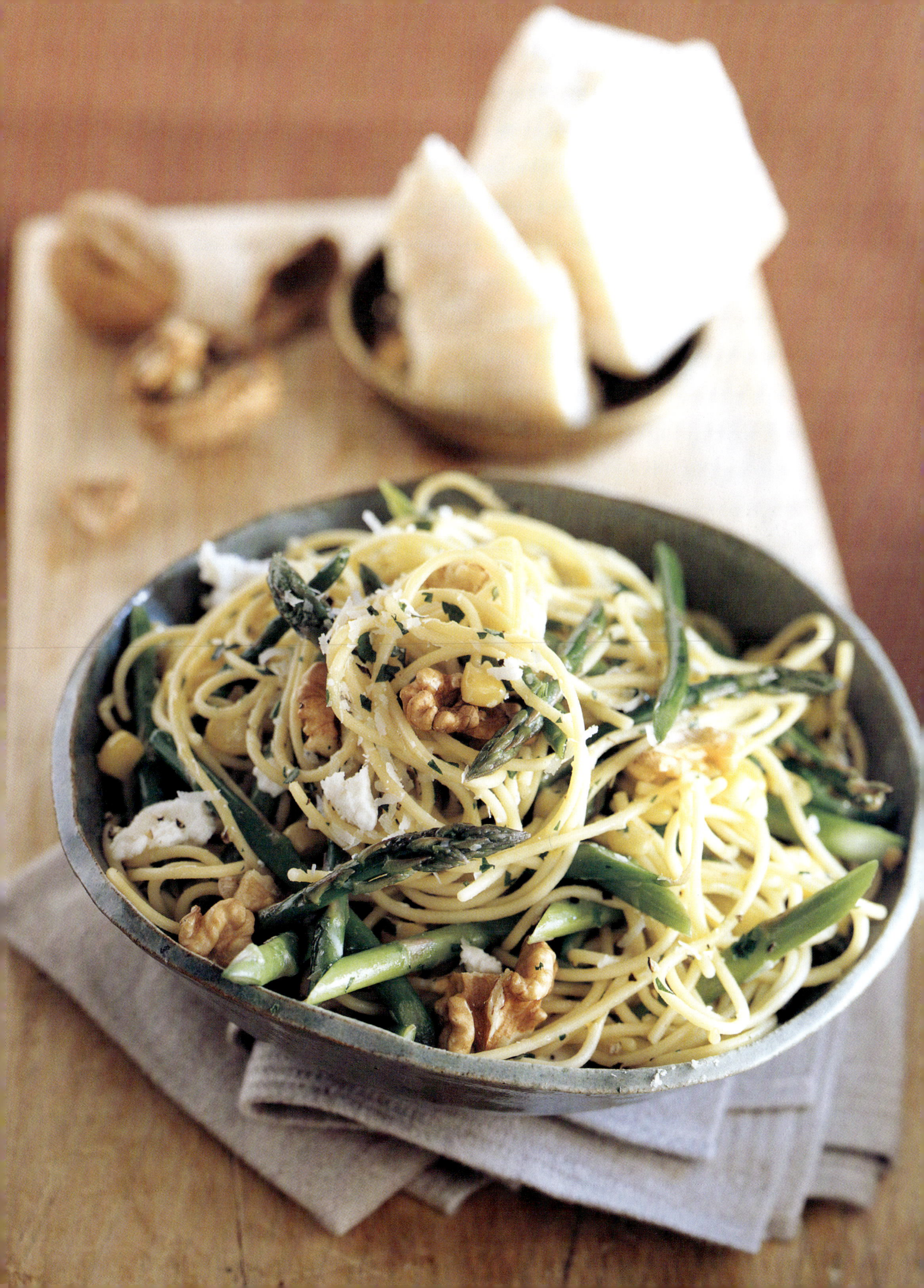

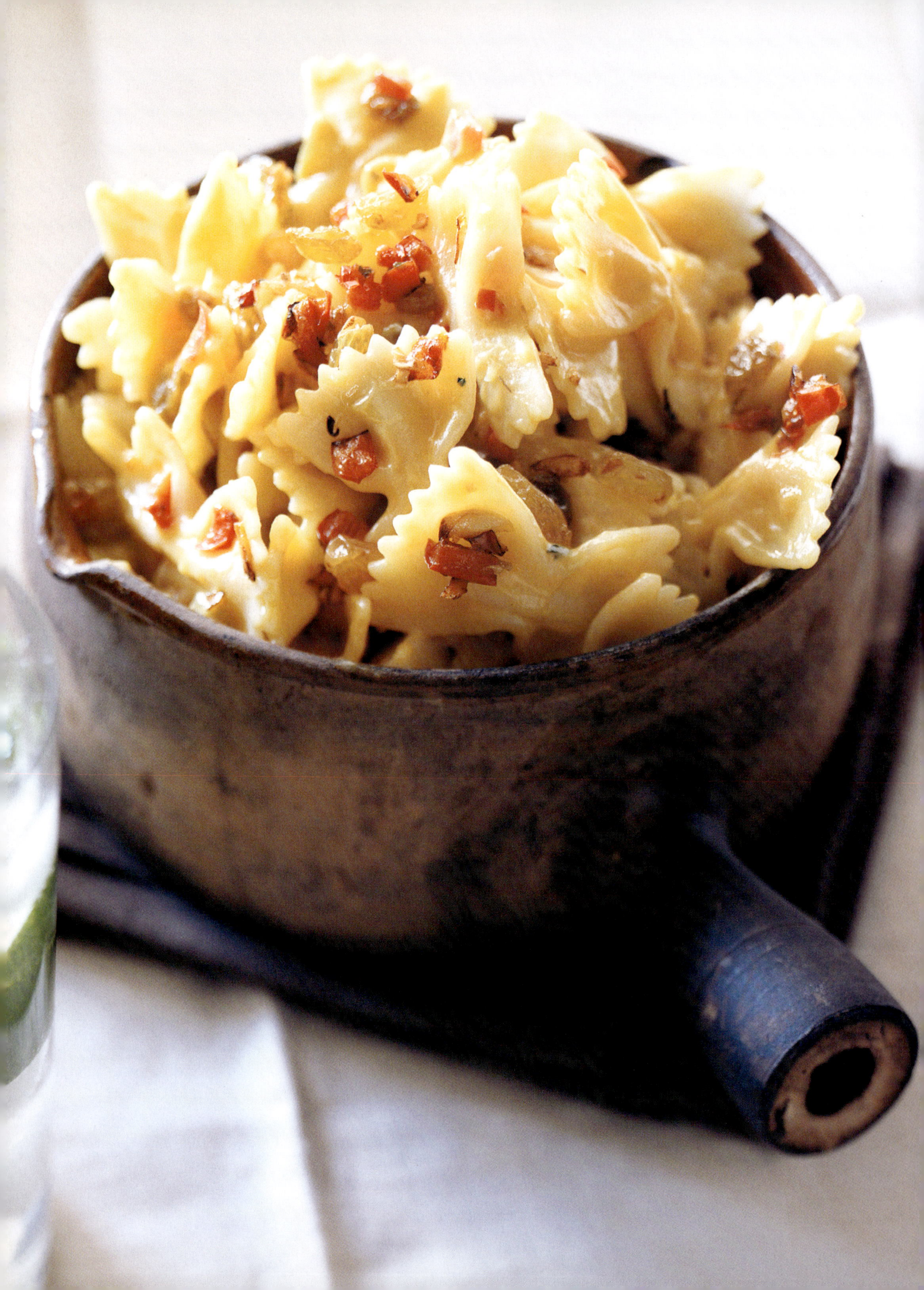

Farfalle mit Winterkürbis

Cremiges, süßes Kürbispüree ergänzt sich mit Parmesan, roten Paprikaschoten und Rosinen zu einer schmackhaften Pastasauce. Das Gericht enthält besonders viel Beta-Karotin, außerdem Vitamin C, Folsäure, Selen und einige B-Vitamine.

- 400 g Winterkürbis, in Würfel geschnitten
- 300 ml Gemüsebrühe
- 60 g Rosinen
- 250 ml kochendes Wasser
- 230 g Farfalle (Schmetterlingsnudeln)
- 80 ml Kochflüssigkeit
- 1 EL Olivenöl
- 1 große rote Paprikaschote, gewürfelt
- 4 Knoblauchzehen, fein gehackt
- 1 TL gemahlener Salbei
- 1 TL Salz
- ½ TL schwarzer Pfeffer
- 3 EL fettreduzierter Weichkäse (Neufchâtel oder Camembert)
- 70 g Parmesan, gerieben

1 Kürbisfleisch in einem Topf knapp mit Gemüsebrühe bedecken und 20 Minuten kochen lassen. Anschließend mit einem Pürierstab passieren.

2 Rosinen in einer Schüssel mit 250 ml kochendem Wasser übergießen und 5 Minuten einweichen. Die Einweichflüssigkeit aufbewahren. Die Farfalle nach Packungsanweisung zubereiten. Wasser abgießen und 80 ml der Kochflüssigkeit beiseite stellen.

3 Während die Nudeln kochen, das Öl in einer großen Pfanne auf mittlerer Stufe erhitzen. Paprika und Knoblauch zufügen und unter häufigem Rühren etwa 5 Minuten garen lassen. Kürbispüree, Salbei, Salz und schwarzen Pfeffer zugeben und so lange köcheln, bis alle Zutaten erhitzt sind.

4 Rosinen mit Einweichflüssigkeit und Käse zufügen und so lange köcheln lassen, bis der Käse geschmolzen ist. In eine große Schüssel geben, Pasta mit 80 ml der noch heißen Kochflüssigkeit sowie Parmesan zufügen und alles gut vermischen.

Ergibt 4 Portionen. *Pro Portion: 418 kcal; 8,7 g Fett (davon 39 % gesättigt); 14 g Eiweiß; 73 g Kohlenhydrate; 7,4 g Ballaststoffe; 13 mg Cholesterin; 760 mg Natrium.*

Basilikum-Paprika-Terrine

Damit diese bunte Terrine die richtige Konsistenz bekommt, nehmen Sie am besten Seidentofu, der deutlich weicher ist als normaler Tofu. Das Gericht reicht als vegetarisches Hauptgericht für 4 Personen oder als Vorspeise für 8 Personen.

- 3 Knoblauchzehen, geschält
- 540 g Seidentofu
- 230 g fettarmer Frischkäse
- 110 g Parmesan, gerieben
- 2 EL Mehl
- 1 großes Ei
- 2 große Eiweiß
- ½ TL Salz
- 1½ Bund frische Basilikumblätter
- 1 Dose (etwa 200 g) geröstete rote Paprika, abgegossen und gespült
- 3 EL Tomatenmark
- ¼ TL Cayennepfeffer

1 Ofen auf 175 °C vorheizen. Den Knoblauch in einem kleinen Topf mit kochendem Wasser etwa 2 Minuten blanchieren und abgießen.

2 Knoblauch, Tofu, Frischkäse, Parmesan, Mehl, das ganze Ei, die Eiweiße und Salz in der Küchenmaschine zu einem glatten Püree verrühren. Die Hälfte davon in eine Schüssel geben und beiseite stellen.

3 Basilikum zu dem restlichen Püree in der Küchenmaschine geben und unterrühren. Die Mischung in eine mit Öl ausgepinselte Auflaufform von etwa 20 x 12 cm Größe geben.

4 Die in der Schüssel beiseite gestellte Tofumasse wieder in die Küchenmaschine füllen. Geröstete Paprika, Tomatenmark und Cayennepfeffer zufügen und alles glatt rühren. Die Masse nun als zweite Schicht in die Auflaufform geben. Mit einem kleinen Messer mehrfach durch beide Schichten stechen.

5 Etwa 1 Stunde backen, bis sich die Terrine gesetzt hat. In der Form abkühlen lassen, dann mindestens 4 Stunden kalt stellen. Zum Servieren auf eine Platte stürzen.

Ergibt 4 Portionen. *Pro Portion: 260 kcal; 9,2 g Fett (davon 31 % gesättigt); 25 g Eiweiß; 21 g Kohlenhydrate; 4,3 g Ballaststoffe; 67 mg Cholesterin; 964 mg Natrium.*

◀ Farfalle mit Winterkürbis

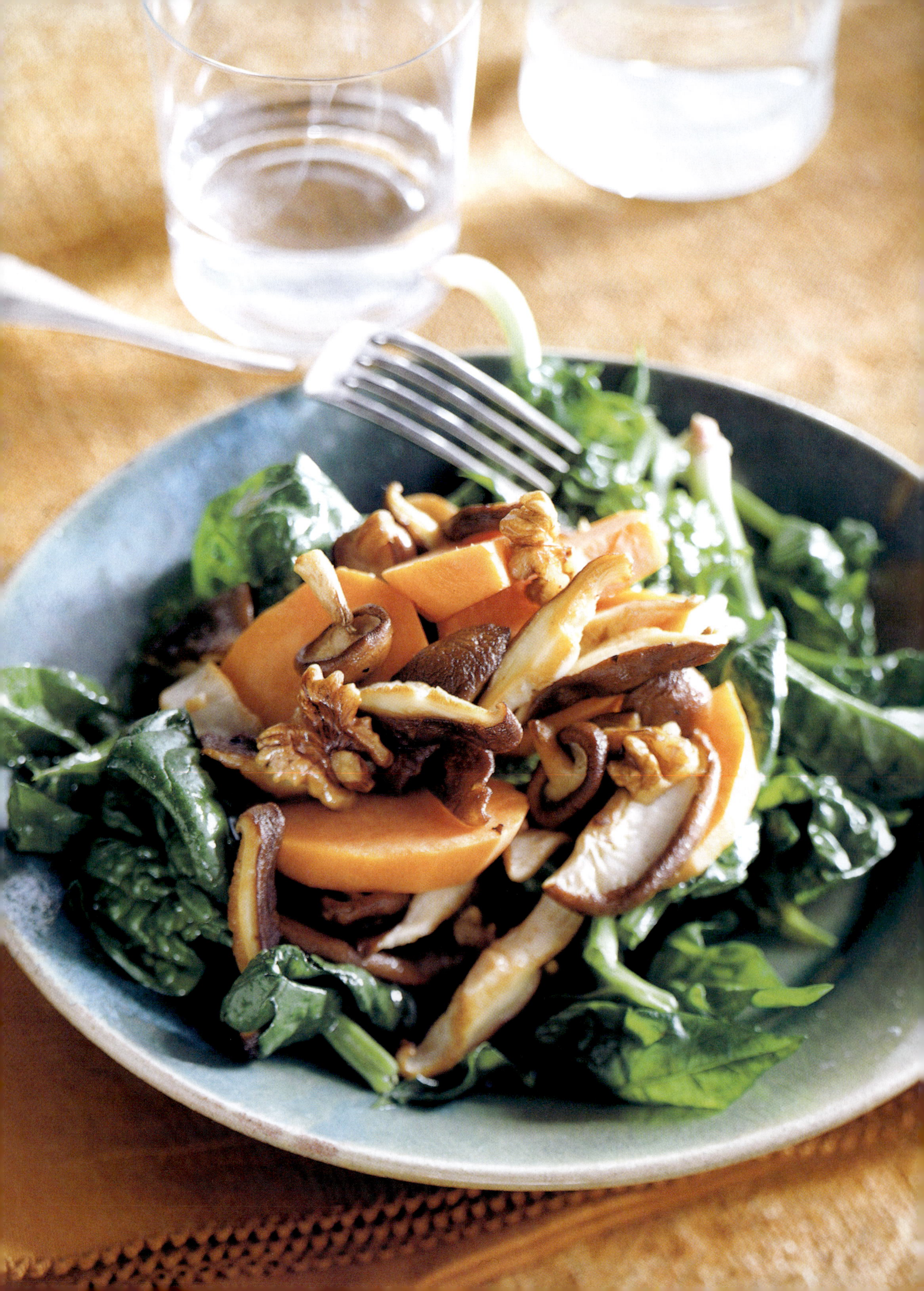

Salat mit Spinat, Süßkartoffeln und Shiitakepilzen

Wer Zeit sparen will, backt die Süßkartoffelscheiben nicht im Ofen, sondern legt ganze, ungeschälte Süßkartoffeln ins Mikrowellengerät. Die Kartoffeln werden dann erst nach dem Garen geschält und in Scheiben geschnitten.

- 450 g Süßkartoffeln, geschält und in etwa 1 cm dicke Scheiben geschnitten
- 40 g Walnüsse
- 1 EL plus 4 TL Olivenöl
- 2 Knoblauchzehen, fein gehackt
- 340 g frische Shiitakepilze ohne Stängel, Kappen in feine Scheiben geschnitten
- ½ TL Salz
- 350 g junge Spinatblätter
- 120 ml Rotweinessig
- 1 EL Dijonsenf

1 Ofen auf 200 °C vorheizen. Die Süßkartoffeln auf ein gefettetes Backblech legen und 15–20 Minuten backen, bis sie weich sind. Die Walnüsse auf einem anderen Backblech 5–7 Minuten im Ofen rösten, bis sie knusprig sind, etwas abkühlen lassen und grob hacken.

2 In einer großen Pfanne 1 EL Öl auf mittlerer Stufe erhitzen. Knoblauch zufügen und etwa 30 Sekunden andünsten.

3 Die Hälfte der Shiitakepilze zufügen, mit ¼ TL Salz bestreuen und etwa 4 Minuten anbraten, bis sie anfangen, weich zu werden. Die restlichen Pilze und den anderen ¼ TL Salz zugeben und weitere 5 Minuten braten, bis alle Pilze weich sind.

4 Den Spinat in eine große Schüssel geben. Süßkartoffeln und Walnüsse zufügen. Die Pilze mit einem Schaumlöffel aus der Pfanne heben und vorsichtig in die Schüssel gleiten lassen.

5 Rotweinessig, Dijonsenf und die restlichen 4 TL Öl in die Pfanne geben und auf hoher Stufe unter Rühren richtig erhitzen. Als Dressing über den Salat geben und alles gut vermischen.

Ergibt 4 Portionen. *Pro Portion: 283 kcal; 15 g Fett (davon 12 % gesättigt); 9 g Eiweiß; 32 g Kohlenhydrate; 8,1 g Ballaststoffe; 0 mg Cholesterin; 524 mg Natrium.*

Kartoffelpüree mit Knoblauch und Erbsen

Die Buttermilch verleiht den gestampften Kartoffeln einen ganz besonderen Geschmack, während der Estragon die Süße der Erbsen unterstreicht. Aromatische Frühlingszwiebeln und viel Knoblauch runden das Gericht harmonisch ab.

- 680 g mehlig kochende Kartoffeln, geschält und in große Stücke geschnitten
- 8 Knoblauchzehen, fein gehackt
- 1 TL Salz
- 220 g TK-Erbsen
- 125 ml Buttermilch
- 1 TL getrockneter Estragon
- 1 EL Olivenöl
- 8 Frühlingszwiebeln, in feine Scheiben geschnitten

1 Kartoffeln, Knoblauch und ¼ TL Salz in einen großen Topf geben. So viel Wasser zufügen, dass es etwa 2–3 cm über den Zutaten steht. Aufkochen lassen und anschließend die Hitze reduzieren. 20 Minuten köcheln, bis die Kartoffeln weich sind. Erbsen zufügen und nochmals 1 Minute kochen lassen. Abgießen.

2 Abgegossenes Gemüse wieder in den Topf geben. Den restlichen ¾ TL Salz, Buttermilch und Estragon zufügen und mit einem Kartoffelstampfer zu einem cremigen Püree verarbeiten.

3 Das Öl in einem kleinen Topf auf mittlerer Stufe erhitzen. Frühlingszwiebeln zufügen und etwa 3 Minuten garen, bis sie sehr weich sind. Die Frühlingszwiebeln zu dem Kartoffelpüree geben und das Ganze auf niedriger Stufe nochmals erhitzen.

Ergibt 4 Portionen. *Pro Portion: 205 kcal; 4 g Fett (davon 17 % gesättigt); 8 g Eiweiß; 36 g Kohlenhydrate; 4,9 g Ballaststoffe; 1 mg Cholesterin; 689 mg Natrium.*

Brokkoli, Shiitakepilze und Kartoffeln aus der Pfanne

Brokkolistängel sind voller Geschmack und reich an Nährstoffen. Trennen Sie zunächst die zarten Röschen und die harten Enden von den Stängeln. Schneiden Sie die geschälten Stängel in feine Scheiben und kochen Sie diese zusammen mit den Röschen.

2 EL Olivenöl

340 g kleine rote Kartoffeln, in etwa 1 cm große Stücke geschnitten

¾ TL Salz

230 g frische Shiitakepilze ohne Stängel, Kappen geviertelt

720 g Brokkoliröschen und in Scheiben geschnittene, geschälte Stängel

3 Frühlingszwiebeln, in feine Scheiben geschnitten

4 Knoblauchzehen, fein gehackt

180 ml Wasser

1 Das Öl in einer großen Pfanne auf mittlerer Stufe erhitzen. Kartoffeln und ¼ TL Salz zugeben. Unter häufigem Rühren etwa 10 Minuten anbraten, bis die Kartoffeln goldbraun sind.

2 Shiitakepilze zugeben und Hitze reduzieren. Bei geschlossenem Deckel etwa 4 Minuten garen lassen, bis die Pilze weich sind.

3 Brokkoli, Frühlingszwiebeln und Knoblauch zugeben. Unter häufigem Rühren etwa 2 Minuten garen lassen, bis die Frühlingszwiebeln weich werden. Etwa 180 ml Wasser und den restlichen ½ TL Salz zufügen und ohne Deckel weitere 5 Minuten kochen, bis der Brokkoli weich, aber noch bissfest ist.

Ergibt 4 Portionen. *Pro Portion: 170 kcal; 7,2 g Fett (davon 13 % gesättigt); 6 g Eiweiß; 24 g Kohlenhydrate; 4,6 g Ballaststoffe; 0 mg Cholesterin; 467 mg Natrium.*

Wintergemüse aus dem Ofen

Herbst- und Wintergemüse lassen sich hervorragend kombinieren. Sie können dieses Gericht auch mit Pastinaken oder Möhren anstelle von Rosenkohl zubereiten oder einige kleine Zwiebeln zugeben. Die hier vorgestellte Kombination enthält neben Ballaststoffen viel Kalium, Beta-Karotin und Kalzium, das vorwiegend aus dem Kürbis und dem Rosenkohl stammt.

3 EL Olivenöl

6 Knoblauchzehen, in Scheiben geschnitten

340 g Butternutkürbis, in etwa 2 cm große Würfel geschnitten

280 g Rosenkohl, geputzt und längs halbiert

230 g frische Shiitakepilze ohne Stängel, Kappen in grobe Scheiben geschnitten

2 große rote Äpfel, ungeschält in etwa 2 cm große Stücke geschnitten

100 g in Öl eingelegte getrocknete Tomaten, abgegossen und in feine Scheiben geschnitten

1 TL getrockneter Rosmarin, fein gehackt

½ TL Salz

50 g Parmesan, gerieben

1 Ofen auf 200 °C vorheizen. Olivenöl und Knoblauch in einer großen Schmorpfanne etwa 3 Minuten im Ofen erhitzen. Kürbis, Rosenkohl, Shiitakepilze, Äpfel, Tomaten, Rosmarin und Salz zufügen und alles gut vermischen.

2 Das Gemüse etwa 35 Minuten im Ofen garen, bis es weich ist. Dabei alle 10 Minuten umrühren. Zum Schluss Parmesan über das Gemüse streuen und nochmals etwa 5 Minuten im Ofen überbacken.

Ergibt 4 Portionen. *Pro Portion: 292 kcal; 14 g Fett (davon 17 % gesättigt); 8 g Eiweiß; 39 g Kohlenhydrate; 9,3 g Ballaststoffe; 4 mg Cholesterin; 464 mg Natrium.*

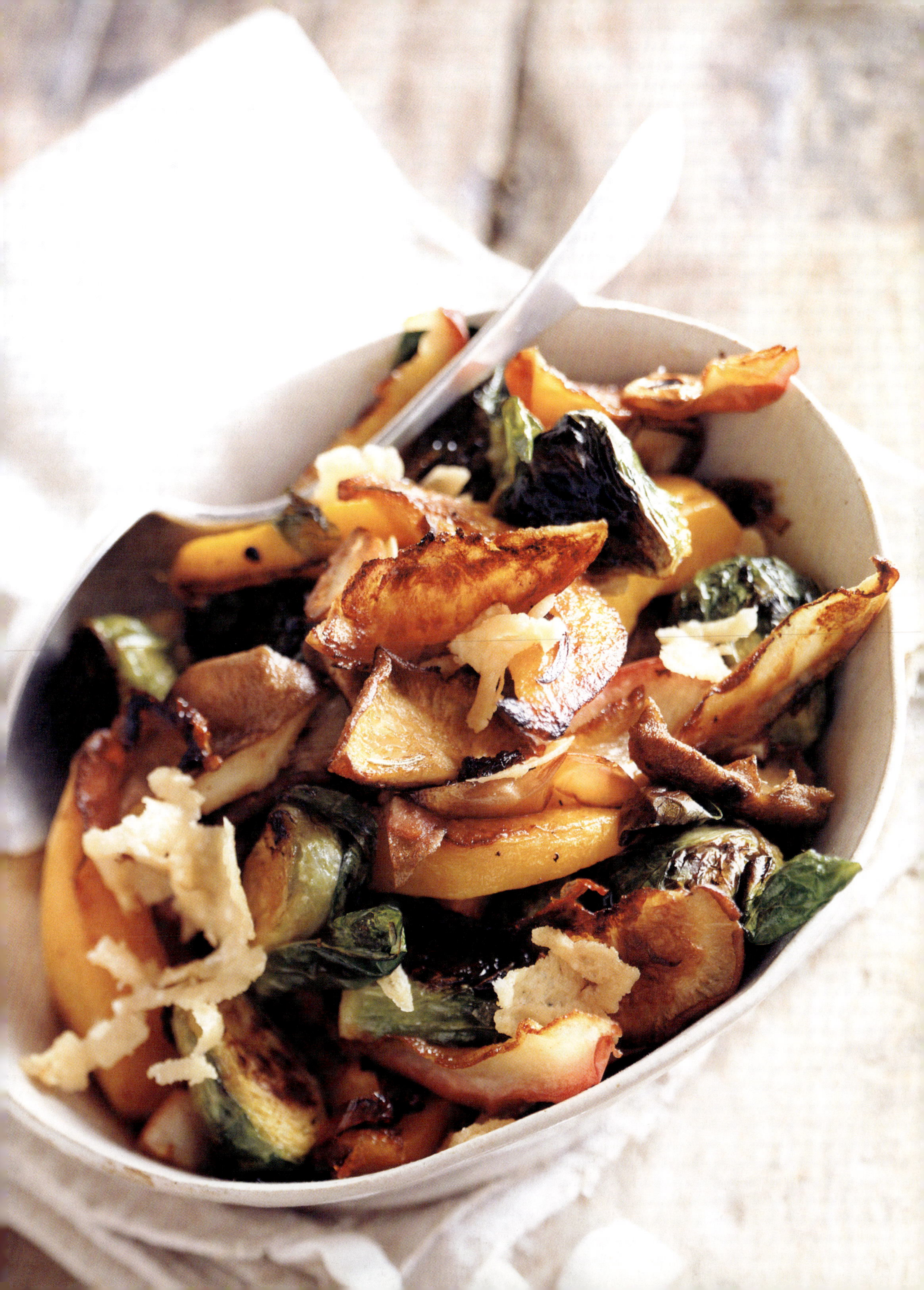

Topinambur mit Knoblauch aus dem Ofen

Die auch als Erdartischocken bekannten Topinamburknollen werden cremig und entwickeln ein nussiges Aroma, wenn man sie im Ofen backt. Sie enthalten viel Inulin, das zu einem gesunden Gleichgewicht der Darmflora beitragen kann.

- 2 EL Olivenöl
- 12 Knoblauchzehen, ungeschält
- 1 EL getrockneter Rosmarin, fein gehackt
- 900 g Topinambur, gut geputzt und in etwa 1 cm breite Scheiben geschnitten
- ½ TL Salz

1 Ofen auf 200 °C vorheizen. In einer großen Auflaufform, in der alle Topinamburscheiben nebeneinander liegen können, das Öl mit Knoblauch und Rosmarin verrühren. Die Form im Ofen 3–5 Minuten erhitzen, bis das Öl anfängt zu brutzeln.

2 Die Topinamburscheiben hineingeben und rundum im Öl wenden. Etwa 35–40 Minuten lang backen und dabei die Auflaufform gelegentlich schütteln. Sobald die Topinambur weich sind, mit Salz bestreuen und servieren.

Ergibt 4 Portionen. *Pro Portion: 248 kcal; 6,9 g Fett (davon 14 % gesättigt); 5 g Eiweiß; 43 g Kohlenhydrate; 4,2 g Ballaststoffe; 0 mg Cholesterin; 301 mg Natrium.*

Buchweizenpilaw mit Trockenfrüchten

Das Aroma von Nüssen oder Getreide kommt erst richtig zur Geltung, wenn sie geröstet werden. Für dieses Pilaw brauchen Sie Buchweizen (ganze Körner oder Schrot), der bereits geröstet ist. Viele Bioläden oder Reformhäuser führen ihn unter der Bezeichnung Kascha, sowohl in ganzen Körnern als auch geschrotet.

- 50 g Walnüsse
- 1 EL Olivenöl
- 1 rote Paprikaschote, gewürfelt
- 4 Knoblauchzehen, fein gehackt
- 180 g gerösteter Buchweizenschrot (Kascha)
- 70 g rote Linsen
- 750 ml kochendes Wasser
- ¾ TL getrockneter Rosmarin, fein gehackt
- ¾ TL Salz
- ½ TL schwarzer Pfeffer
- 230 g getrocknete Aprikosen, gewürfelt
- 230 g getrocknete Feigen, gewürfelt
- 3-4 EL Petersilie, fein gehackt

1 Ofen auf 175 °C vorheizen. Die Walnüsse etwa 7 Minuten rösten, bis sie knusprig werden. Etwas abkühlen lassen und grob hacken.

2 Das Öl in einer großen Pfanne auf mittlerer Stufe erhitzen. Paprikaschote und Knoblauch zufügen und etwa 4 Minuten braten, bis die Paprika weich ist.

3 Den Buchweizen und die roten Linsen einrühren und etwa 3 Minuten köcheln lassen, bis der Buchweizen gut mit Gewürzen und Öl vermischt ist.

4 Das kochende Wasser, Rosmarin, Salz und schwarzen Pfeffer zugeben und aufkochen lassen. Hitze reduzieren und bei geschlossenem Deckel etwa 15 Minuten garen lassen, bis der Buchweizen weich ist. Walnüsse, Aprikosen, Feigen und Petersilie einrühren und servieren.

Ergibt 4 Portionen. *Pro Portion: 482 kcal; 13 g Fett (davon 12 % gesättigt); 16 g Eiweiß; 85 g Kohlenhydrate; 13 g Ballaststoffe; 0 mg Cholesterin; 453 mg Natrium.*

Buchweizenpilaw mit Trockenfrüchten ▶

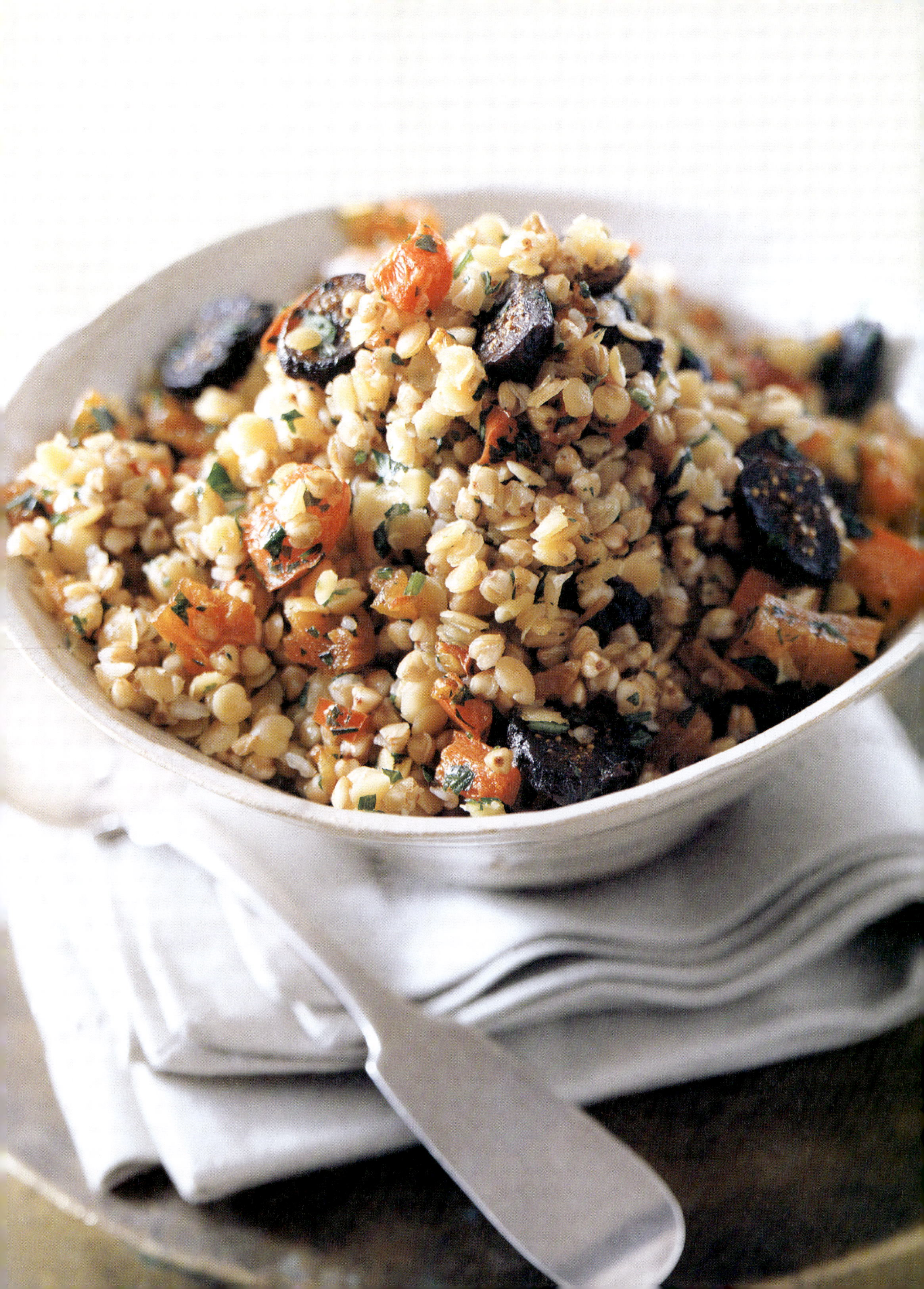

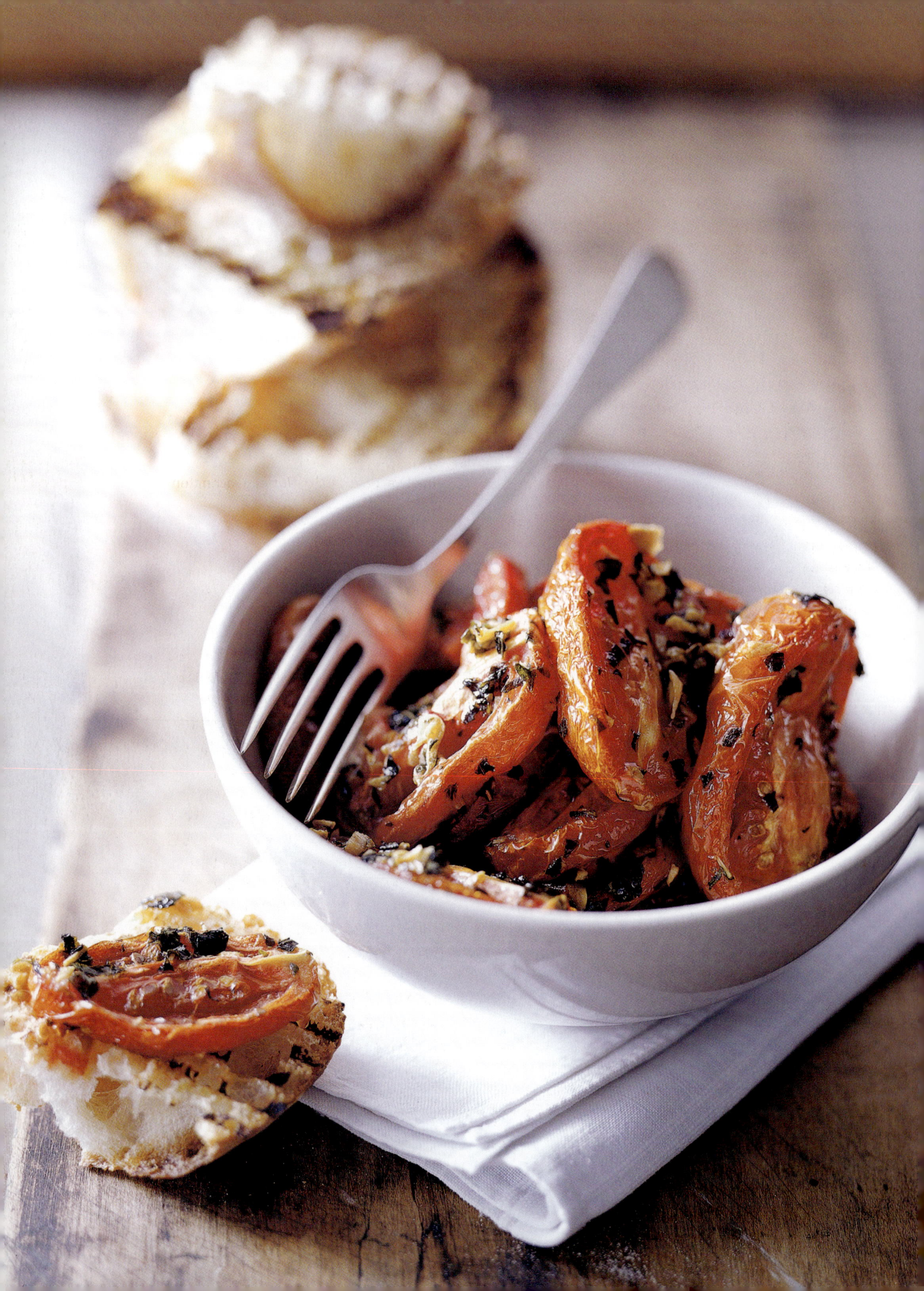

Geröstete Tomaten mit Knoblauch und Kräutern

Sogar im Winter, wenn Strauchtomaten eigentlich keine Saison haben, schmecken sie herrlich sommerlich. Die gerösteten Tomaten können Sie mehrere Tage lang im Kühlschrank aufbewahren. Sie können sie pur oder als Zutat zu Pastasaucen oder Salaten genießen.

- 1,4 kg Strauchtomaten, längs halbiert
- 2 EL Olivenöl
- 5 Knoblauchzehen, fein gehackt
- 7–8 EL frisches Basilikum, fein gehackt
- 2 EL frischer Rosmarin, zerkleinert
- 1 TL Zucker
- ¾ TL Salz

1 Ofen auf 120 °C vorheizen. Ein Backblech mit Alufolie auslegen.

2 In einer großen Schüssel die Tomaten mit Öl, Knoblauch, Basilikum, Rosmarin, Zucker und Salz mischen. Die Tomaten mit der Schnittseite nach oben auf das vorbereitete Blech legen und etwa 3 Stunden im Ofen rösten, bis die Tomatenhälften einschrumpfen und ihre Haut Runzeln wirft.

3 Bei Zimmertemperatur oder gekühlt servieren.

Ergibt 4 Portionen. *Pro Portion: 148 kcal; 8 g Fett (davon 13 % gesättigt); 4 g Eiweiß; 19 g Kohlenhydrate; 5,4 g Ballaststoffe; 0 mg Cholesterin; 468 mg Natrium.*

Geschmorte Artischocken mit Kartoffeln und Erbsen

Damit die wertvollen Ballaststoffe und Phytonährstoffe in den Artischocken erhalten bleiben, schneiden Sie die Blätter nicht ganz bis zum Herzen ab, sondern lassen gute 2,5 cm stehen.

- 4 große Artischocken
- 4 EL Zitronensaft, frisch gepresst
- 2 EL Olivenöl
- 1 kleine rote Zwiebel, fein gehackt
- 3 Knoblauchzehen, fein gehackt
- 350 ml Wasser
- ¾ TL getrockneter Majoran
- ¾ TL Salz
- 450 g kleine rote Kartoffeln, in etwa 1 cm große Würfel geschnitten
- 230 g TK-Erbsen
- 7–8 EL Petersilie, gehackt

1 Die äußeren harten Blätter der Artischocken entfernen und den Stiel bündig abschneiden. Den oberen Teil der Artischocken etwa 2,5 cm über dem Blütenboden kappen. Die Artischocken längs halbieren, das Heu mit einem Löffel herausheben und entfernen. Die Artischockenhälften noch einmal halbieren und in einer Schüssel mit kaltem Wasser bedecken. 1 EL Zitronensaft zufügen und beiseite stellen.

2 Das Öl in einer großen Pfanne auf mittlerer Stufe erhitzen. Zwiebel und Knoblauch zufügen und unter häufigem Rühren 5 Minuten anbraten.

3 Die Artischocken aus dem Wasser nehmen, in die Pfanne geben und wenden, bis sie rundum mit Öl bedeckt sind. Etwa 350 ml Wasser, die restlichen 3 EL Zitronensaft, Majoran und ¼ TL Salz zufügen und aufkochen. Hitze reduzieren und bei geschlossenem Deckel etwa 10 Minuten köcheln lassen.

4 Kartoffeln und restlichen ½ TL Salz zugeben. Zugedeckt etwa 15–20 Minuten garen lassen, bis die Kartoffeln und Artischocken weich sind.

5 Erbsen und Petersilie einrühren. Bei geschlossenem Deckel nochmals 5 Minuten kochen lassen.

Ergibt 4 Portionen. *Pro Portion: 289 kcal; 7,5 g Fett (davon 13 % gesättigt); 11 g Eiweiß; 50 g Kohlenhydrate; 13 g Ballaststoffe; 0 mg Cholesterin; 662 mg Natrium.*

◀ Geröstete Tomaten mit Knoblauch und Kräutern

Teekuchen mit Leinsamen und Haferflocken

Leinsamen geben diesem Teekuchen einen nussigen Geschmack. Greifen Sie jedoch nicht zu vorgemahlenem Leinsamenmehl, da es viele Nährstoffe verliert, wenn es Luft und Licht ausgesetzt wird. Wenn Sie keine ganzen Leinsamen bekommen können, wählen Sie stattdessen ungeschälte Sesamsamen.

110 g grobe Haferflocken
80 g Leinsamen
20 g Weizenkleie
120 g Mehl
110 g hellbrauner Rohrohrzucker
2 TL Backpulver
¾ TL Salz
340 g fettarmer Joghurt
200 g Honig
1 großes Ei
170 g dunkle Rosinen

1 Ofen auf 175 °C vorheizen. Eine etwa 22 x 12 cm große Kastenform dünn einfetten.

2 Haferflocken, Leinsamen und Weizenkleie auf einem Backblech 7–9 Minuten rösten, bis die Haferflocken goldbraun werden. In eine Küchenmaschine geben und sehr fein mahlen.

3 Das Getreidemehl in eine große Schüssel geben. Mit Mehl, Rohrohrzucker, Backpulver und Salz vermischen.

4 In einer zweiten Schüssel Joghurt mit Honig und Ei verrühren. Eine Vertiefung in das Mehlgemisch drücken und die Joghurtmischung hineingeben. Alles miteinander vermengen, die Rosinen zufügen und unter den Teig heben.

5 Teig in die vorbereitete Backform geben, Oberfläche glatt streichen und etwa 80 Minuten backen. Der Teekuchen ist fertig, wenn an einem in den Kuchen gestochenen Holzspießchen keine Krümel haften bleiben. Den Kuchen etwa 5 Minuten in der Form abkühlen lassen, dann zum weiteren Auskühlen auf ein Kuchengitter stürzen.

Ergibt 12 Portionen. ***Pro Portion:*** *276 kcal; 4,3 g Fett (davon 20 % gesättigt); 7 g Eiweiß; 57 g Kohlenhydrate; 4,9 g Ballaststoffe; 20 mg Cholesterin; 261 mg Natrium.*

Vollkorn-Parmesan-Kekse

Diese Kekse sind sehr aromatisch und enthalten aufgrund der Zutaten Parmesan und Joghurt besonders viel Kalzium. Die Walnüsse erhöhen den Sättigungseffekt und steuern gesunde Fette bei.

60 g Walnüsse
140 g Vollkornmehl (plus 2 EL für die Arbeitsfläche)
110 g Parmesan, gerieben
1 EL Zucker
2 TL Backpulver
1 TL Salz
½ TL Natron
220 g fettarmer Joghurt
1 großes Ei

1 Ofen auf 200 °C vorheizen. Die Walnüsse auf einem Blech etwa 5 Minuten rösten, bis sie goldbraun und knusprig sind. Die gerösteten Walnüsse mit 30 g Mehl in eine Küchenmaschine geben und sehr fein mahlen. Den Ofen nicht abschalten.

2 Das Walnussmehl in eine große Schüssel geben. Restliches Vollkornmehl (110 g), Parmesan, Zucker, Backpulver, Salz und Natron zufügen, alles gut vermengen und eine Vertiefung in die Mitte drücken.

3 In einer zweiten Schüssel Joghurt und Ei verrühren und in die Vertiefung des Mehlgemischs geben. Alle Zutaten zu einem glatten Teig verarbeiten.

4 Den Teig auf eine leicht bemehlte Arbeitsfläche legen und knapp 2 cm dick ausrollen. Aus dem Teig 24 Kreise mit einem Durchmesser von jeweils etwa 5 cm ausstechen, dabei die Reste immer wieder verkneten und neu ausrollen.

5 Die Kekse mit einem Abstand von 2,5 cm auf ein ungefettetes Backblech legen und in 15–17 Minuten goldbraun backen.

Ergibt 24 Kekse. ***Pro Keks:*** *55 kcal; 2,3 g Fett (davon 27 % gesättigt); 3 g Eiweiß; 7 g Kohlenhydrate; 1 g Ballaststoffe; 11 mg Cholesterin; 205 mg Natrium.*

Teekuchen mit Leinsamen und Haferflocken ▶

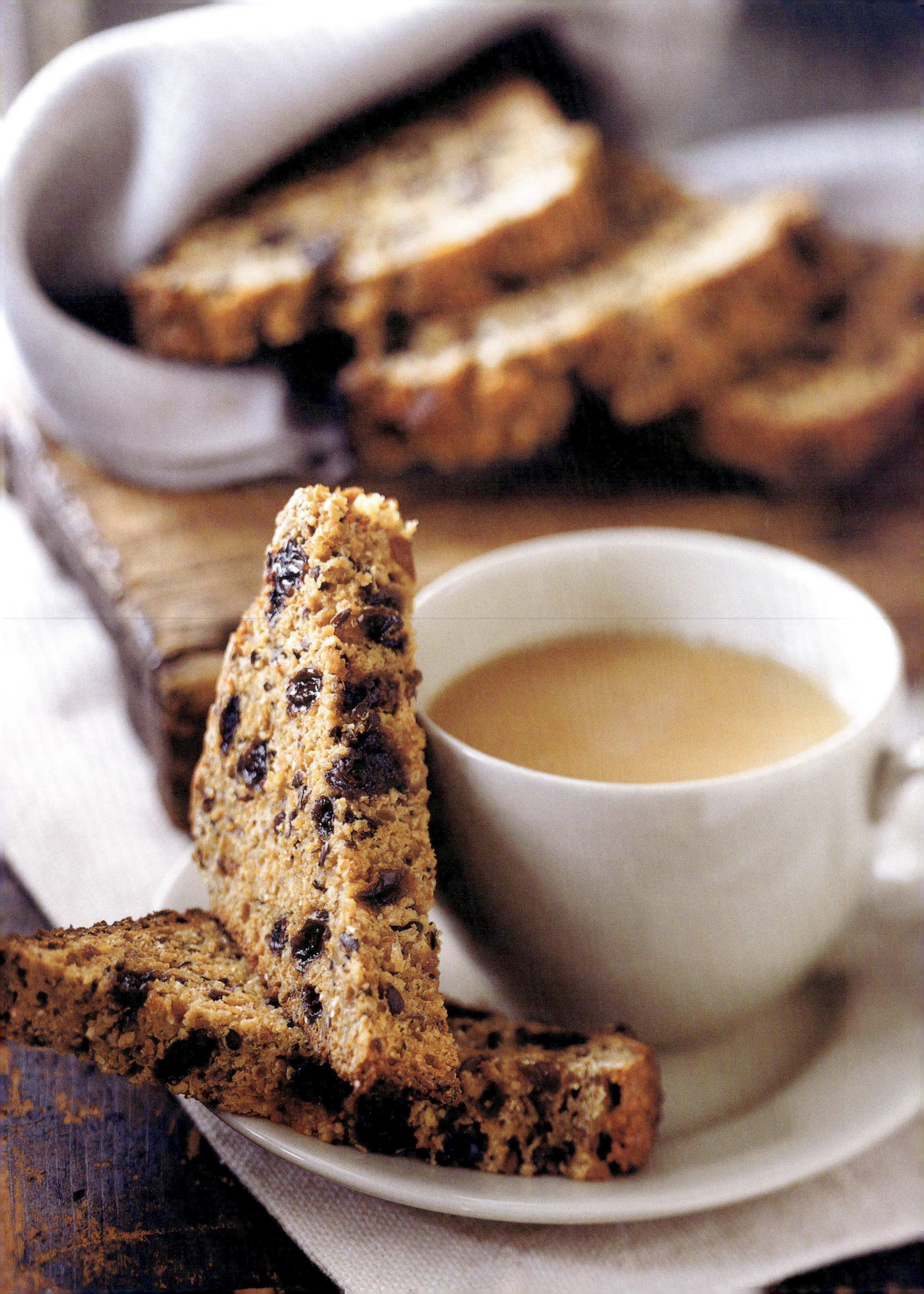

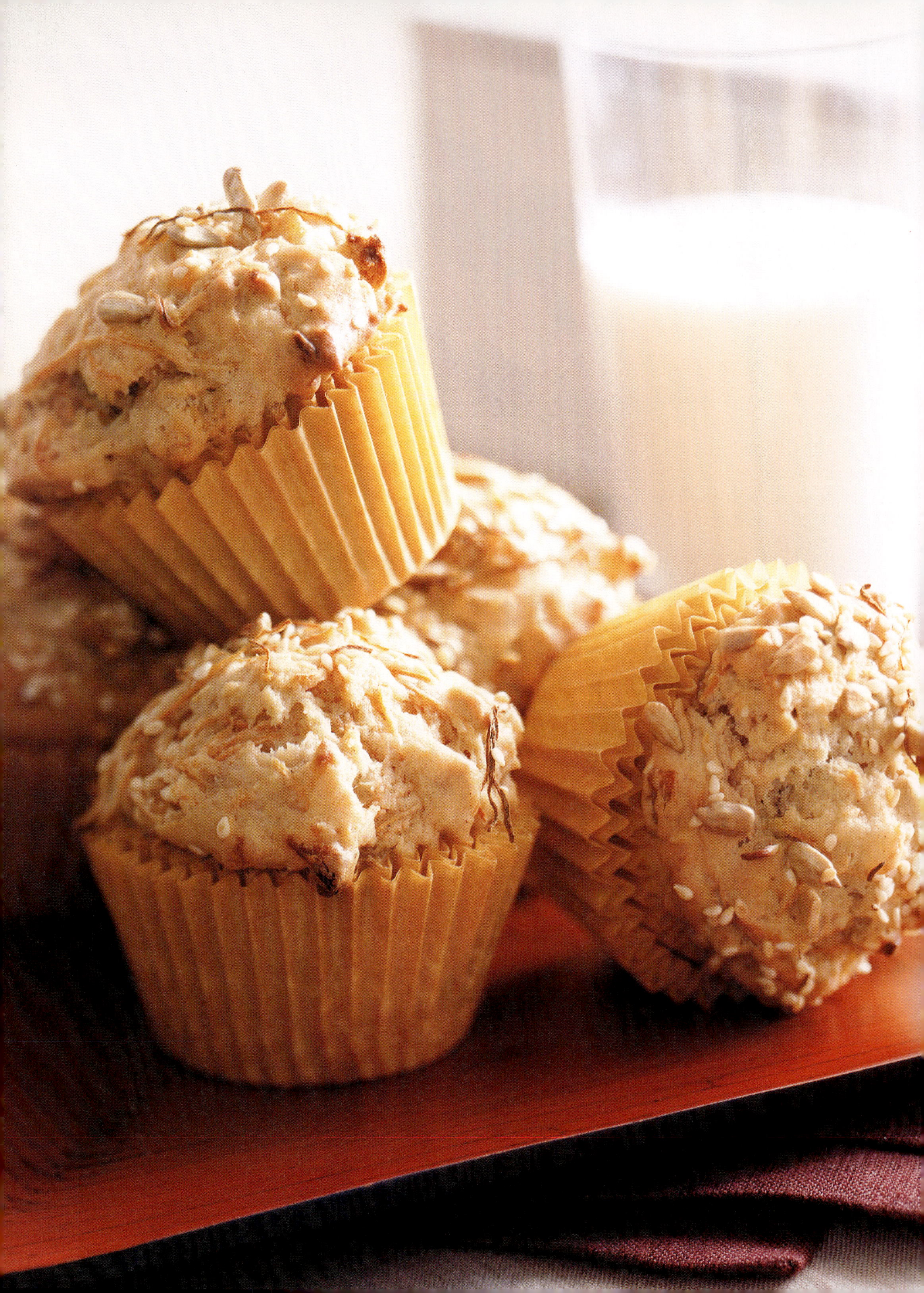

Möhren-Aprikosen-Muffins

Dank der gesunden Zutaten – Möhren, Sonnenblumenkerne und Aprikosen – eignen sich diese Muffins hervorragend als sättigendes Frühstück.

80 g Sonnenblumenkerne
3 EL Sesamsamen
200 g Mehl
2 TL Backpulver
½ TL Natron
½ TL Salz
¾ TL Zimt
¾ TL gemahlener Kardamom
¾ TL gemahlener Ingwer
240 ml Buttermilch
110 g hellbrauner Rohrohrzucker
60 ml Olivenöl
1 großes Ei
3 große Möhren, gerieben
110 g getrocknete Aprikosen, fein gehackt

1 Ofen auf 190 °C vorheizen. 12 Papierförmchen in die Mulden eines Muffinblechs setzen. Auf einem Backblech Sonnenblumenkerne und Sesamsamen etwa 4 Minuten rösten, bis die Sesamsamen hellbraun sind. Den Ofen nicht ausschalten.

2 In einer großen Schüssel Mehl, Backpulver, Natron, Salz, Zimt, Kardamom und Ingwer mischen. Eine Vertiefung in die Mitte drücken.

3 In einer zweiten Schüssel Buttermilch, Rohrohrzucker, Öl und Ei verrühren und in die Vertiefung geben. Alle Zutaten zu einem glatten Teig verarbeiten.

4 Sonnenblumenkerne, Sesamsamen, Möhren und Aprikosen unter den Teig heben.

5 Den Teig auf die vorbereiteten Papierförmchen verteilen und 30 Minuten backen. Zum Test einen hölzernen Zahnstocher in ein Muffin stechen: Bleibt kein Teig haften, sind sie gar. Die Muffins nach dem Backen aus dem Muffinblech nehmen und auf einem Kuchengitter abkühlen lassen.

Ergibt 12 Muffins. *Pro Muffin: 234 kcal; 10 g Fett (davon 14 % gesättigt); 6 g Eiweiß; 31 g Kohlenhydrate; 1,6 g Ballaststoffe; 19 mg Cholesterin; 267 mg Natrium.*

Brot aus Maismehl und Reis

Dieses Brot ist ein Leckerbissen für alle Menschen, die Gluten nicht vertragen oder gegen Weizen allergisch sind. Es ist in der Mitte herrlich cremig und ähnelt dem amerikanischen Spoonbread, das wie ein Pudding oder Soufflé gelöffelt wird.

50 g gelbes Maismehl
70 g Parmesan, gerieben
1 EL hellbrauner Rohrohrzucker
¾ TL Backpulver
¾ TL Salz
½ TL Chilipulver
180 ml fettarme Milch (1,5 % Fett)
100 g Maiskörner aus der Dose, mit 50 ml Wasser püriert
2 EL Olivenöl
1 großes Ei, getrennt
150 g gekochter Reis
2 große Eiweiß

1 Ofen auf 190 °C vorheizen. Eine kastenförmige, etwa 20 cm lange Backform aus Metall einfetten.

2 In einer großen Schüssel Maismehl, Parmesan, Rohrohrzucker, Backpulver, Salz und Chilipulver mischen. Eine Vertiefung in die Mitte drücken.

3 In einer zweiten Schüssel die Milch mit Maispüree, Öl und dem Eigelb verrühren und in die Vertiefung der Mehlmischung geben. Alles zu einem glatten Teig rühren und den gekochten Reis einarbeiten.

4 In einer mittelgroßen Schüssel die 3 Eiweiße sehr steif schlagen und unter den Teig ziehen.

5 Den Teig in die vorbereitete Form geben. Etwa 30 Minuten backen, bis die Oberfläche aufgeht und dunkelbraun wird. Warm servieren.

Ergibt 4 Portionen. *Pro Portion: 271 kcal; 12 g Fett (davon 26 % gesättigt); 10 g Eiweiß; 31 g Kohlenhydrate; 1,3 g Ballaststoffe; 60 mg Cholesterin; 844 mg Natrium.*

◀ Möhren-Aprikosen-Muffins

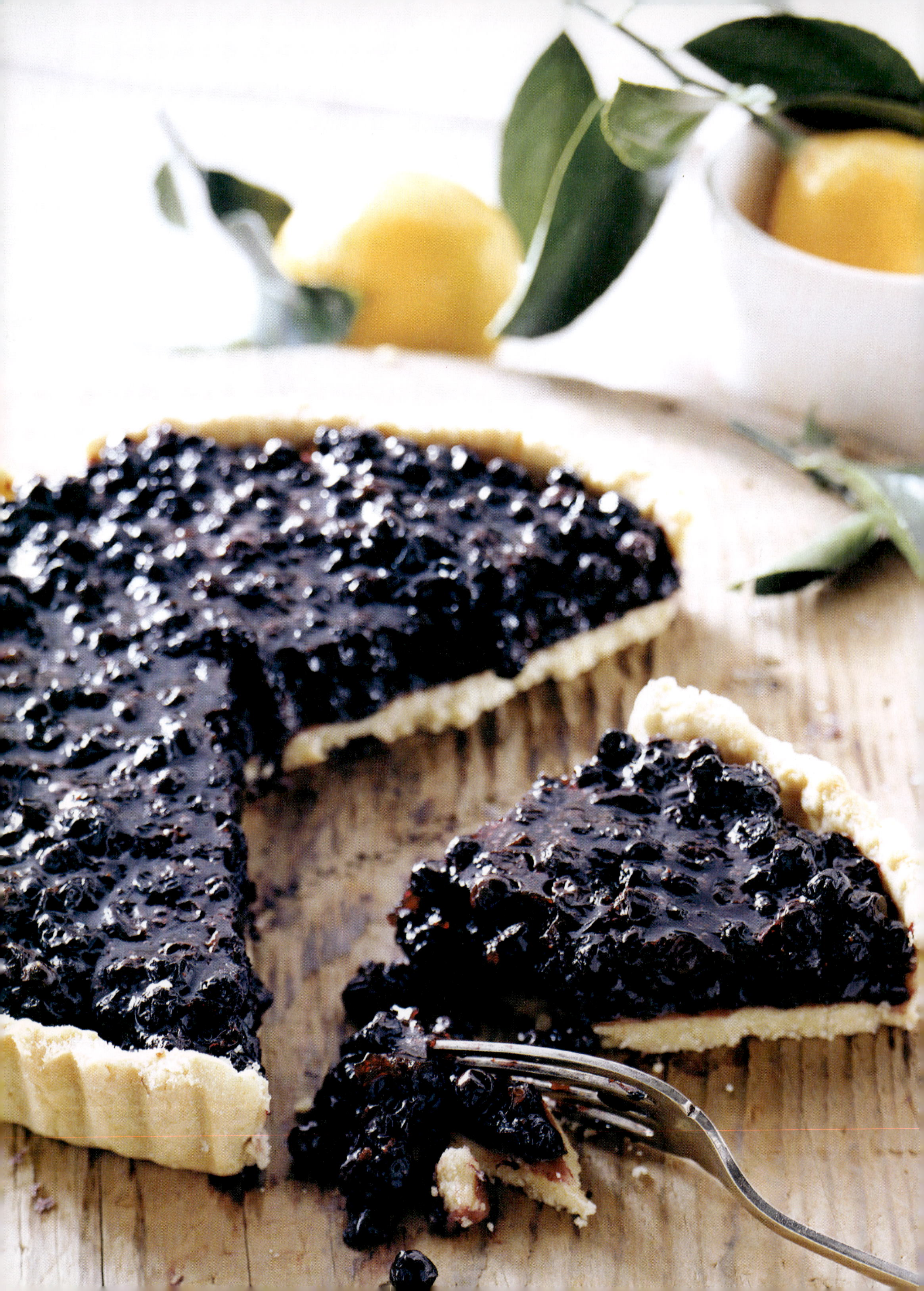

Blaubeer-Orangen-Torte

Lassen Sie sich nicht vom Pfeffer in der Füllung irritieren – er unterstreicht den Geschmack der Blaubeeren. Den Teig bereiten Sie mit einfach ungesättigtem Olivenöl anstatt mit Butter zu.

170 g Mehl (plus 1 EL für die Arbeitsfläche)
40 g Puderzucker
2 TL geriebene Orangenschale
½ TL Backpulver
½ TL Salz
100 ml Olivenöl
60 ml plus 2 EL Orangensaft
Reis bzw. Bohnen zum Blindbacken
680 g TK-Blaubeeren, ungesüßt
8 EL weißer Zucker
½ TL Pfeffer
1 Messerspitze Muskatnuss
3 EL Maisstärke

1 In einer Schüssel Mehl, Puderzucker, Orangenschale, Backpulver und Salz vermischen. Öl und 2 EL Orangensaft zugeben und alle Zutaten zu einem geschmeidigen Teig verarbeiten. Den Teig auf einer leicht bemehlten Arbeitsfläche so lange durchkneten, bis er sich zu einer Kugel formen lässt. Flach drücken, in Frischhaltefolie wickeln und 30 Minuten bei Zimmertemperatur ruhen lassen.

2 Ofen auf 175 °C vorheizen. Teig ausrollen und den Boden einer Springform von etwa 22 cm Durchmesser damit auskleiden. Mit den Fingern einen Teigrand formen. Mit einer Gabel mehrfach in den Boden stechen und ihn mit Backpapier bzw. Alufolie bedecken. Den Boden mit getrockneten Bohnen oder Reis belegen und etwa 15 Minuten blindbacken. Blindfüllung und Papier bzw. Folie entfernen und den Boden weitere 10 Minuten backen, bis er goldbraun ist. Auf einem Kuchengitter abkühlen lassen.

3 Währenddessen in einem Topf die Blaubeeren, 60 ml Orangensaft, 6 EL Zucker, Pfeffer und Muskatnuss verrühren und aufkochen. Hitze reduzieren und etwa 5 Minuten köcheln lassen.

4 Die restlichen 2 EL Zucker und die Maisstärke in einer kleinen Schüssel verrühren. Diese Mischung in die Beeren einrühren und etwa 2 Minuten kochen lassen, bis die Beerenmischung eingedickt ist.

5 Die Beerenmischung auf Zimmertemperatur abkühlen lassen und auf den Teigboden geben. Die Torte bis zum Servieren 1 Stunde in den Kühlschrank stellen.

Ergibt 8 Portionen. *Pro Portion: 319 kcal; 13 g Fett (davon 13 % gesättigt); 3 g Eiweiß; 50 g Kohlenhydrate; 3,4 g Ballaststoffe; 0 mg Cholesterin; 177 mg Natrium.*

Pudding mit Minze und Schokolade

Für dieses Rezept eignet sich am besten normale Sojamilch. Falls Sie eine völlig ungesüßte Sojamilch verwenden, wie sie oft in Asienläden verkauft wird, schmecken Sie den Pudding mit etwas mehr Rohrohrzucker ab.

110 g dunkelbrauner Rohrohrzucker
40 g Maisstärke
3 EL ungesüßtes Kakaopulver
½ TL Salz
700 ml Sojamilch
½ TL reiner Minzextrakt
½ TL Vanilleextrakt
30 g feine Schokoladenstreusel

1 Rohrohrzucker, Maisstärke, Kakaopulver und Salz in einem großen Topf vermischen. Die Sojamilch nach und nach unterrühren, sodass eine homogene Masse entsteht.

2 Mischung auf mittlerer Stufe unter ständigem Rühren aufkochen. Etwa 1 Minute kochen lassen, bis der Pudding eingedickt ist. Den Topf von der Kochstelle nehmen und den Minz- und Vanilleextrakt unterrühren. Auf Zimmertemperatur abkühlen lassen und die Schokoladenstreusel einrühren.

3 Den Pudding auf 4 Dessertschüsselchen verteilen. Abgedeckt 2 Stunden im Kühlschrank gut durchkühlen lassen.

Ergibt 4 Portionen. *Pro Portion: 291 kcal; 5,3 g Fett (davon 27 % gesättigt); 8 g Eiweiß; 53 g Kohlenhydrate; 1,3 g Ballaststoffe; 0 mg Cholesterin; 387 mg Natrium.*

◄ Blaubeer-Orangen-Torte

Amarantpudding mit Nüssen und Obst

Amarant war das Hauptnahrungsmittel der Inka und Azteken. Die getreideähnliche Pflanze wird seit Jahrhunderten kultiviert und ist reich an Magnesium, Eisen und Ballaststoffen. Außerdem enthält sie die Aminosäure Lysin, die in pflanzlichen Nahrungsmitteln nur selten vorkommt. In diesem Rezept bleibt der Amarant knusprig und entwickelt einen nussigen Geschmack, der durch die Zugabe von Pinienkernen betont wird.

- 2 EL Pinienkerne
- 700 ml fettarme Milch (1,5 % Fett)
- 200 g Vollkorn-Amarant (aus dem Bioladen)
- 50 g Ahornsirup
- 2 TL Orangenschale, gerieben
- 2 TL Zitronenschale, gerieben
- ¼ TL gemahlener Kardamom
- ¼ TL Salz
- 60 g Rosinen
- ½ TL Vanilleextrakt

1 Ofen auf 175 °C vorheizen. Die Pinienkerne auf ein Blech legen und etwa 3 Minuten rösten, bis sie goldbraun sind.

2 Milch, Amarant, Ahornsirup, Orangen- und Zitronenschale, Kardamom und Salz in einem großen Topf verrühren und aufkochen. Hitze reduzieren und bei geschlossenem Deckel unter gelegentlichem Umrühren etwa 35 Minuten köcheln lassen, bis der Amarant weich ist.

3 Den Topf von der Kochstelle nehmen und die Pinienkerne, die Rosinen und den Vanilleextrakt einrühren. Den Pudding bei Zimmertemperatur oder gekühlt servieren.

Ergibt 4 Portionen. *Pro Portion: 375 kcal; 8,3 g Fett (davon 39 % gesättigt); 15 g Eiweiß; 60 g Kohlenhydrate; 8,6 g Ballaststoffe; 10 mg Cholesterin; 248 mg Natrium.*

Überbackene Kirschen

Am besten schmeckt dieses Gericht natürlich im Sommer, wenn überall frische Kirschen angeboten werden. Die im Rezept angegebene Menge tiefgefrorener entsteinter Kirschen können Sie durch 900 g frische Kirschen ersetzen, die Sie selbst entsteinen. Wenn Sie anstelle von Süßkirschen Sauerkirschen verwenden möchten, sollten Sie die Menge an weißem Zucker je nach Geschmack auf 70–110 g erhöhen.

- 50 g weißer Zucker
- 2 EL Maisstärke
- 1 TL Zimt
- ½ TL Pfeffer
- ½ TL Salz
- 1 Messerspitze Piment
- 2 TL Limettenschale, gerieben
- 680 g TK-Süßkirschen ohne Stein, aufgetaut
- 1 EL Limettensaft, frisch gepresst
- 50 g grobe Haferflocken
- 40 g Mehl
- 70 g hellbrauner Rohrohrzucker
- 3 EL kalte Butter in Flöckchen

1 Ofen auf 200 °C vorheizen. Weißen Zucker, Maisstärke, Zimt, Pfeffer, ¼ TL Salz, Piment und Limettenschale in einer großen Schüssel vermischen. Kirschen und Limettensaft hinzugeben, alles nochmals gut durchmischen und die Masse in eine Auflaufform aus Glas geben.

2 Den restlichen ¼ TL Salz, Haferflocken, Mehl und Rohrohrzucker in einer mittelgroßen Schüssel verrühren. Mit einem Teigspachtel oder zwei Messern die Butterflocken unter den Teig kneten, bis grobe Streusel entstanden sind. Die Butterstreusel über die Kirschmischung verteilen.

3 Etwa 25 Minuten im Ofen backen, bis die Kirschen brodeln und die Streusel goldbraun und knusprig sind.

Ergibt 6 Portionen. *Pro Portion: 257 kcal; 6,9 g Fett (davon 55 % gesättigt); 4 g Eiweiß; 48 g Kohlenhydrate; 1,4 g Ballaststoffe; 16 mg Cholesterin; 201 mg Natrium.*

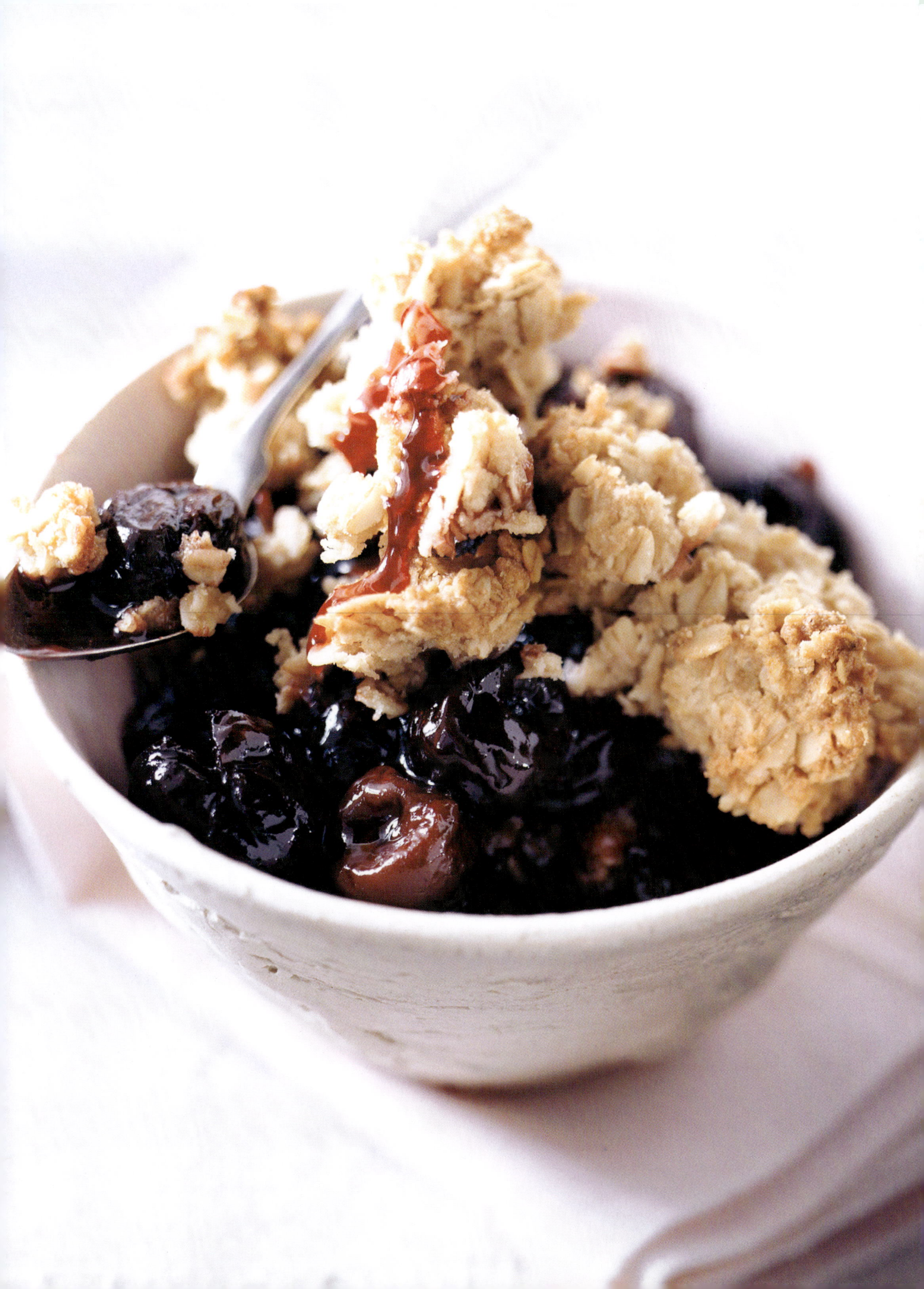

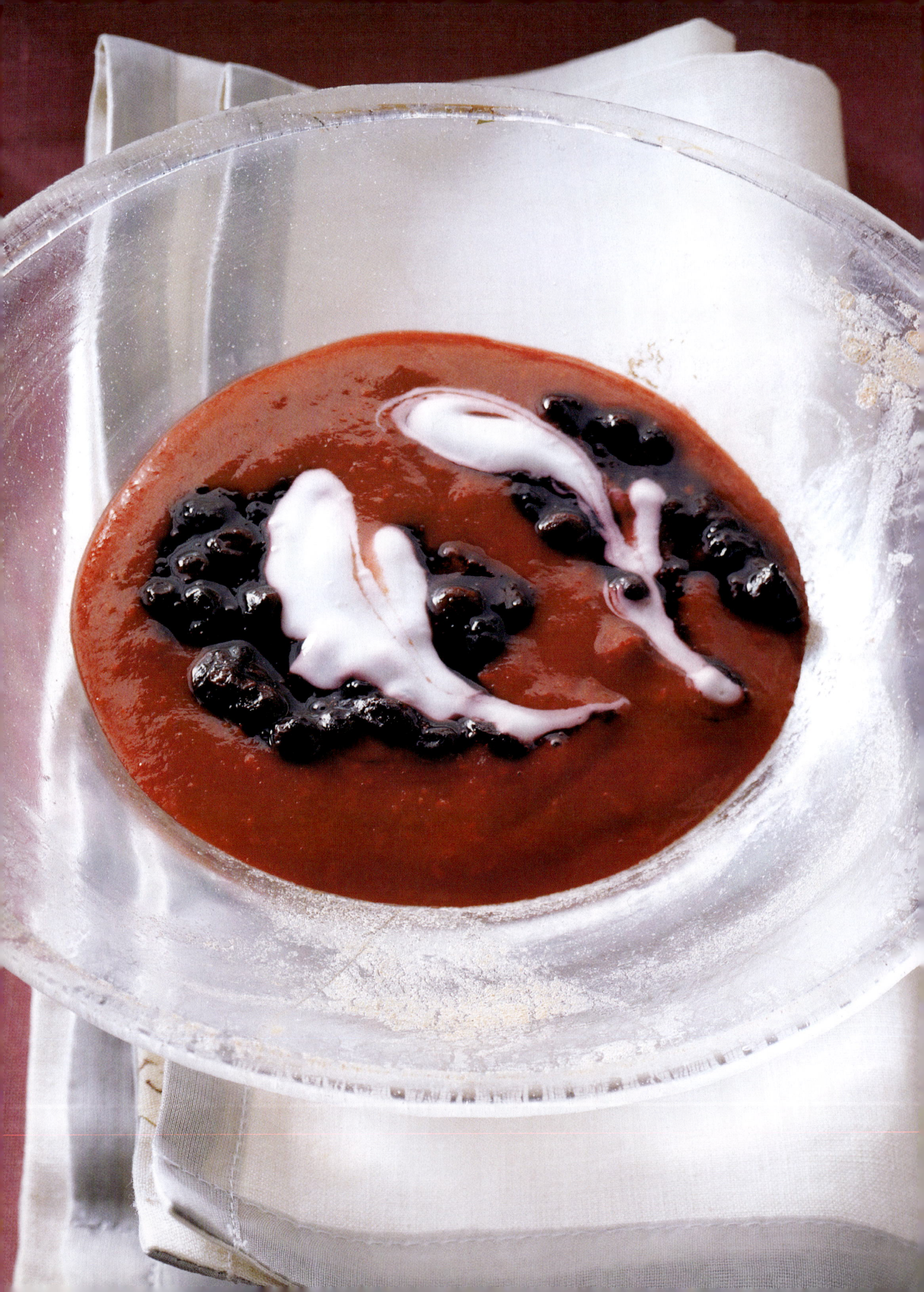

Dreierlei Beerenpüree

In vielen Rezepten für Obstpürees streicht man die Himbeeren durch ein Sieb, um die Samen zu entfernen. Hier wird auf diesen Schritt verzichtet, da die Samen eine gesunde Ballaststoffquelle darstellen.

- 950 ml fettarmer Joghurt
- 340 g ungesüßte TK-Himbeeren, aufgetaut
- 280 g ungesüßte TK-Erdbeeren, aufgetaut
- 50 g plus 4 EL Zucker
- 1½ TL Vanilleextrakt
- 3 TL Maisstärke, mit 2 EL Wasser angerührt
- 340 g ungesüßte TK-Blaubeeren
- 2 EL Orangensaft
- ¼ TL Pfeffer
- ¼ TL Piment
- 1 EL Zitronensaft, frisch gepresst

1 Den Joghurt in ein sehr feinmaschiges Sieb geben und 4 Stunden lang bei Zimmertemperatur über einer Schüssel abtropfen lassen.

2 Himbeeren, Erdbeeren, 50 g Zucker und ½ TL Vanilleextrakt in die Küchenmaschine geben und pürieren. Das Püree in einen kleinen Topf füllen und auf mittlerer Stufe aufkochen. Die Hälfte der aufgelösten Maisstärke einrühren und erneut aufkochen. Etwa 1 Minute lang unter ständigem Rühren köcheln lassen, bis die Flüssigkeit etwas eingedickt ist. Auf Zimmertemperatur abkühlen lassen, in eine Schüssel umfüllen und zugedeckt in den Kühlschrank stellen.

3 2 EL Zucker, Blaubeeren, Orangensaft, Pfeffer und Piment in einem kleinen Topf vermengen, ab und zu umrühren und auf niedriger Stufe etwa 5 Minuten leise köcheln lassen, bis die Blaubeeren weich sind. Die restliche Maisstärke einrühren und das Ganze aufkochen lassen. Unter ständigem Rühren eine weitere Minute kochen, bis das Püree eingedickt ist. In eine Schüssel umfüllen und den Zitronensaft einrühren; das Püree zugedeckt in den Kühlschrank stellen.

4 Abgetropften Joghurt, 2 EL Zucker und 1 TL Vanilleextrakt in einer mittelgroßen Schüssel verrühren.

5 Zum Servieren das Erdbeer-Himbeer-Püree auf 4 Servierschüsselchen verteilen. Das Blaubeerpüree in die Mitte geben und etwas Joghurt darauf verteilen. Vorsichtig einen Löffel durch das Dessert ziehen, damit ein dekoratives Muster entsteht.

Ergibt 4 Portionen. *Pro Portion:* 331 kcal; 4,5 g Fett (davon 0 % gesättigt); 13 g Eiweiß; 63 g Kohlenhydrate; 2,8 g Ballaststoffe; 6 mg Cholesterin; 75 mg Natrium.

Reispudding mit Vanille

Reismilch ersetzt in diesem Rezept die Kuhmilch und ergibt einen cremigen, laktosefreien Pudding. Der Basmatireis verleiht ihm ein herrliches Aroma, doch man kann auch einfachen Langkornreis verwenden.

- 1 l Reismilch
- 3 Streifen Orangenschale (je etwa 7 x 1 cm)
- 3 Streifen Limettenschale (je etwa 7 x 1 cm)
- 1 Zimtstange, längs halbiert
- ½ TL Salz
- 100 g Basmati- oder Jasminreis
- 50 g Zucker
- 2 große Eigelb
- ½ TL Vanilleextrakt

1 Reismilch, Orangen- und Limettenschalen, Zimtstange und Salz in einem großen Topf vermischen. Reis zufügen und auf mittlerer bis niedriger Stufe zum Kochen bringen. Zugedeckt 15 Minuten köcheln lassen, dabei gelegentlich umrühren.

2 Inzwischen Zucker und Eigelbe in einer Schüssel verrühren und beiseite stellen. Deckel vom Reistopf nehmen und weitere 15 Minuten unter häufigem Rühren kochen lassen, bis der Reis sehr weich ist. Einige EL der Reismischung unter die Eigelbe rühren, damit sie sich erwärmen. Dann die Eigelbe in den Reistopf geben und unter ständigem Rühren 2 Minuten kochen, bis der Pudding eingedickt ist.

3 Pudding in eine Schüssel geben und Vanilleextrakt untermischen. Nach dem Abkühlen die Orangen- und Zitronenschalen sowie die Zimtstange entfernen. Zudecken und bis zum Servieren in den Kühlschrank stellen.

Ergibt 4 Portionen. *Pro Portion:* 279 kcal; 5 g Fett (davon 16 % gesättigt); 5 g Eiweiß; 56 g Kohlenhydrate; 0,3 g Ballaststoffe; 106 mg Cholesterin; 394 mg Natrium.

Panforte-Kekse

Panforte ist ein schwerer, fast ohne Mehl gebackener Nusskuchen aus der italienischen Stadt Siena. Für die hier vorgestellten Panforte-Kekse wurden die Nüsse durch nährstoffreiche Trockenfrüchte und kandierten Ingwer ersetzt.

130 g Mandeln
100 g getrocknete Ananas, gewürfelt
80 g getrocknete Mango, gewürfelt
70 g getrocknete Cranberries, fein gehackt
40 g kandierter Ingwer, fein gehackt
60 g Mehl
¾ TL Zimt
¼ TL gemahlener Koriander
¼ TL Piment
¼ TL Muskat
¼ TL Salz
100 ml Honig
70 g Zucker

1 Ofen auf 175 °C vorheizen. Die Mandeln auf einem Backblech im heißen Ofen etwa 7 Minuten rösten, bis sie knusprig sind, abkühlen lassen und fein hacken. Das abgekühlte Backblech mit Backpapier oder einer leicht eingefetteten Alufolie auslegen. Den Ofen nicht ausschalten.

2 Gehackte Mandeln, Ananas, Mango, Cranberries und Ingwer in eine große Schüssel geben. Mehl, Zimt, Koriander, Piment, Muskat und Salz in einer zweiten, kleineren Schüssel mischen.

3 In einem kleinen Topf Honig und Zucker auf mittlerer Stufe zum Kochen bringen. Etwa 2 Minuten kochen lassen, dann über die Fruchtmischung gießen und alles gut verrühren. Das gewürzte Mehl zufügen und alle Zutaten zu einem Teig vermischen.

4 Aus dem Teig mit angefeuchteten Händen walnussgroße Kugeln formen. Die Kugeln in 2,5 cm Abstand auf das vorbereitete Backblech legen und flach drücken (Höhe etwa 0,5 cm). Etwa 10 Minuten backen. Auf dem Backblech noch 5 Minuten lang abkühlen lassen, danach auf ein Kuchengitter legen.

***Ergibt 32 Kekse.** **Pro Keks:** 75 kcal; 2,2 g Fett (davon 0 % gesättigt); 1 g Eiweiß; 14 g Kohlenhydrate; 0,8 g Ballaststoffe; 0 mg Cholesterin; 23 mg Natrium.*

Ingwerpfannkuchen mit Bananen und Walnüssen

Servieren Sie diesen Pfannkuchen als Nachtisch oder als Überraschung beim Sonntagsfrühstück.

40 g Walnüsse
60 g Mehl
120 ml fettarme Milch (1,5 % Fett)
1 großes Ei
1 großes Eiweiß
1 EL Olivenöl
1 EL Butter, zerlassen
2 TL weißer Zucker
1 TL Vanilleextrakt
¼ TL Salz
60 g kandierter Ingwer, fein gehackt
60 ml Limettensaft, frisch gepresst
2 EL hellbrauner Rohrohrzucker
3 Bananen, in Scheiben geschnitten

1 Ofen auf 175 °C vorheizen. Die Walnüsse auf einem Backblech im heißen Ofen etwa 5 Minuten rösten, bis sie knusprig sind, kurz abkühlen lassen und grob hacken.

2 Die Temperatur des Ofens auf 210 °C erhöhen. Eine beschichtete Backform mit etwa 26 cm Durchmesser leicht einölen und in den Ofen stellen.

3 Für den Pfannkuchen in einer großen Schüssel Mehl, Milch, Ei, Eiweiß, Öl, Butter, weißen Zucker, Vanilleextrakt und Salz zu einem Teig verrühren und den Ingwer einarbeiten.

4 Den Teig in die heiße Form füllen und im Ofen 12–15 Minuten backen, bis der Pfannkuchen aufgeht und eine goldbraune Farbe angenommen hat.

5 Inzwischen in einer Pfanne Limettensaft und Rohrohrzucker verrühren und auf mittlerer Stufe erhitzen, bis der Zucker geschmolzen ist. Die Bananenscheiben zufügen und etwa 3 Minuten kochen lassen, dann die Walnüsse dazugeben.

6 Den Pfannkuchen in Portionen aufteilen und mit der Bananen-Walnuss-Mischung dekoriert servieren.

***Ergibt 4 Portionen.** **Pro Portion:** 402 kcal; 15 g Fett (davon 24 % gesättigt); 7 g Eiweiß; 63 g Kohlenhydrate; 2,9 g Ballaststoffe; 62 mg Cholesterin; 238 mg Natrium.*

Ingwerpfannkuchen mit Bananen und Walnüssen ▶

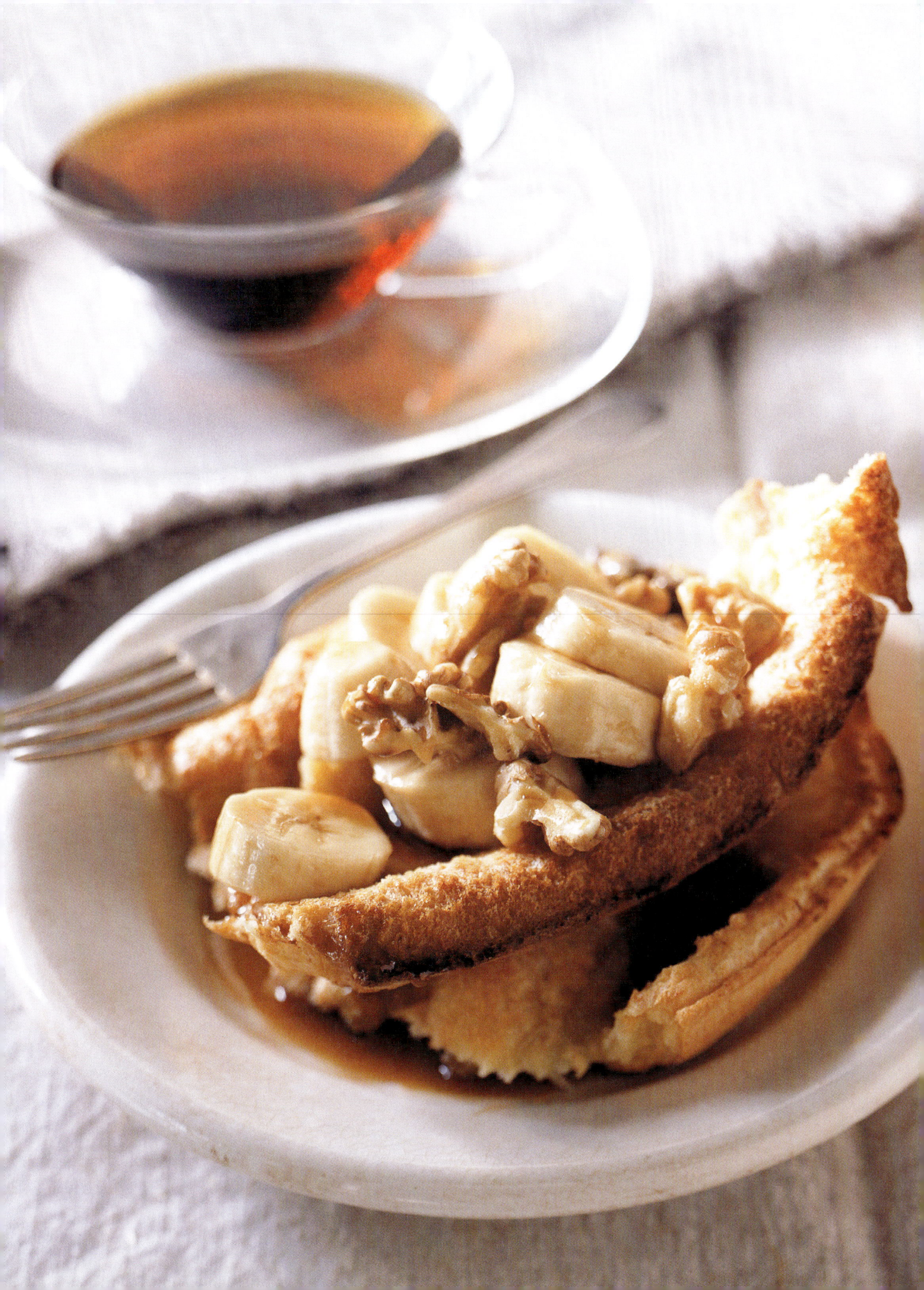

Käsecrêpes mit Erdbeersauce

Diese hauchdünnen amerikanischen Crêpes enthalten eine köstliche Füllung. Sie können die Crêpes problemlos im Voraus zubereiten und einfrieren; tauen Sie sie dann einfach rechtzeitig auf. Dieses leckere Rezept versorgt Sie mit viel Kalzium, Eisen, Vitamin C und den B-Vitaminen Thiamin, Riboflavin, Niacin und Vitamin B_{12}.

- 560 g ungesüßte TK-Erdbeeren, aufgetaut
- 110 g plus 1 TL Zucker
- 3 EL Himbeermarmelade aus ganzen Früchten
- 2 große Eier
- 2 große Eiweiß
- 240 ml fettarme Milch (1,5 % Fett)
- 1 EL Olivenöl
- ¼ TL Salz
- 110 g plus 3 EL Mehl
- 450 g Hüttenkäse (0,8 % Fett), abgetropft
- 1½ TL Vanilleextrakt

1 Für die Erdbeersauce die Erdbeeren, 50 g Zucker und die Himbeermarmelade in der Küchenmaschine zu einem glatten Püree verarbeiten.

2 Für den Teig in der Küchenmaschine die ganzen Eier, die Eiweiße, Milch, Öl, 1 TL Zucker und Salz gut verrühren. Anschließend 110 g Mehl zugeben und glatt rühren. 30 Minuten ruhen lassen.

3 Eine beschichtete Pfanne (etwa 25 cm Durchmesser) mit etwas Öl ausstreichen und auf mittlerer Stufe erhitzen. Eine große Suppenkelle Teig hineingeben und die Pfanne schwenken, um den Teig gleichmäßig zu verteilen. Nur etwa 10 Sekunden backen, bis die Teigunterseite goldbraun ist. Den Crêpe wenden und von der anderen Seite weitere 5 Sekunden backen. Auf einen Teller gleiten lassen. Backen Sie den gesamten Teig auf diese Weise und legen Sie zwischen die einzelnen Crêpes bei Bedarf jeweils eine Lage Wachspapier.

4 Ofen auf 200 °C vorheizen. Eine etwa 22 x 33 cm große Backform dünn einfetten.

5 Für die Käsefüllung in einer Schüssel 60 g Zucker, 3 EL Mehl, Hüttenkäse und Vanilleextrakt mischen. Die fertigen Crêpes nacheinander auf einen großen Teller legen und jeweils 2 EL der Käsefüllung darauf geben. Die Seiten über der Füllung einschlagen und dann den Crêpe aufrollen. Die gefüllten Crêpes mit der Saumseite nach unten in die vorbereitete Backform legen und 10–15 Minuten backen, bis sie braun und knusprig sind.

6 Zum Servieren die Erdbeersauce auf 4 Teller verteilen und jeweils zwei Crêpes darauf anrichten.

Ergibt 4 Portionen. Pro Portion: 524 kcal; 10 g Fett (davon 26 % gesättigt); 25 g Eiweiß; 82 g Kohlenhydrate; 1 g Ballaststoffe; 113 mg Cholesterin; 697 mg Natrium.

Errötetes Apfelmus

Apfelmus lässt sich leicht selbst herstellen und schmeckt viel besser als die Fertigprodukte aus dem Supermarkt – besonders, wenn Sie die Äpfel mit rotem Traubensaft, Zimt und einem Hauch schwarzem Pfeffer kombinieren. Der Traubensaft süßt das Mus nicht nur, sondern lässt es auch erröten. Außerdem enthält er den Pflanzennährstoff Resveratrol.

- 4 große geschälte Äpfel (z. B. Granny Smith), vom Kernhaus befreit und halbiert
- 470 ml dunkler Traubensaft, ungesüßt
- 2 EL Honig
- ½ TL Zimt
- ¼ TL schwarzer Pfeffer
- 1 TL Vanilleextrakt

1 In einem mittelgroßen Topf Äpfel, Traubensaft, Honig, Zimt und Pfeffer verrühren und auf mittlerer Stufe zum Kochen bringen. Hitze reduzieren und etwa 30 Minuten leise köcheln lassen, bis die Äpfel in weiche Stücke zerfallen sind und die Flüssigkeit eingedickt ist.

2 Den Topf von der Kochstelle nehmen und den Vanilleextrakt einrühren. Falls Sie eine glattere Konsistenz bevorzugen, stampfen Sie das Mus mit einem Kartoffelstampfer. Servieren Sie das Apfelmus gekühlt oder mit Zimmertemperatur.

Ergibt 4 Portionen. Pro Portion: 200 kcal; 0,5 g Fett (davon 15 % gesättigt); 0 g Eiweiß; 51 g Kohlenhydrate; 2,8 g Ballaststoffe; 0 mg Cholesterin; 1 mg Natrium.

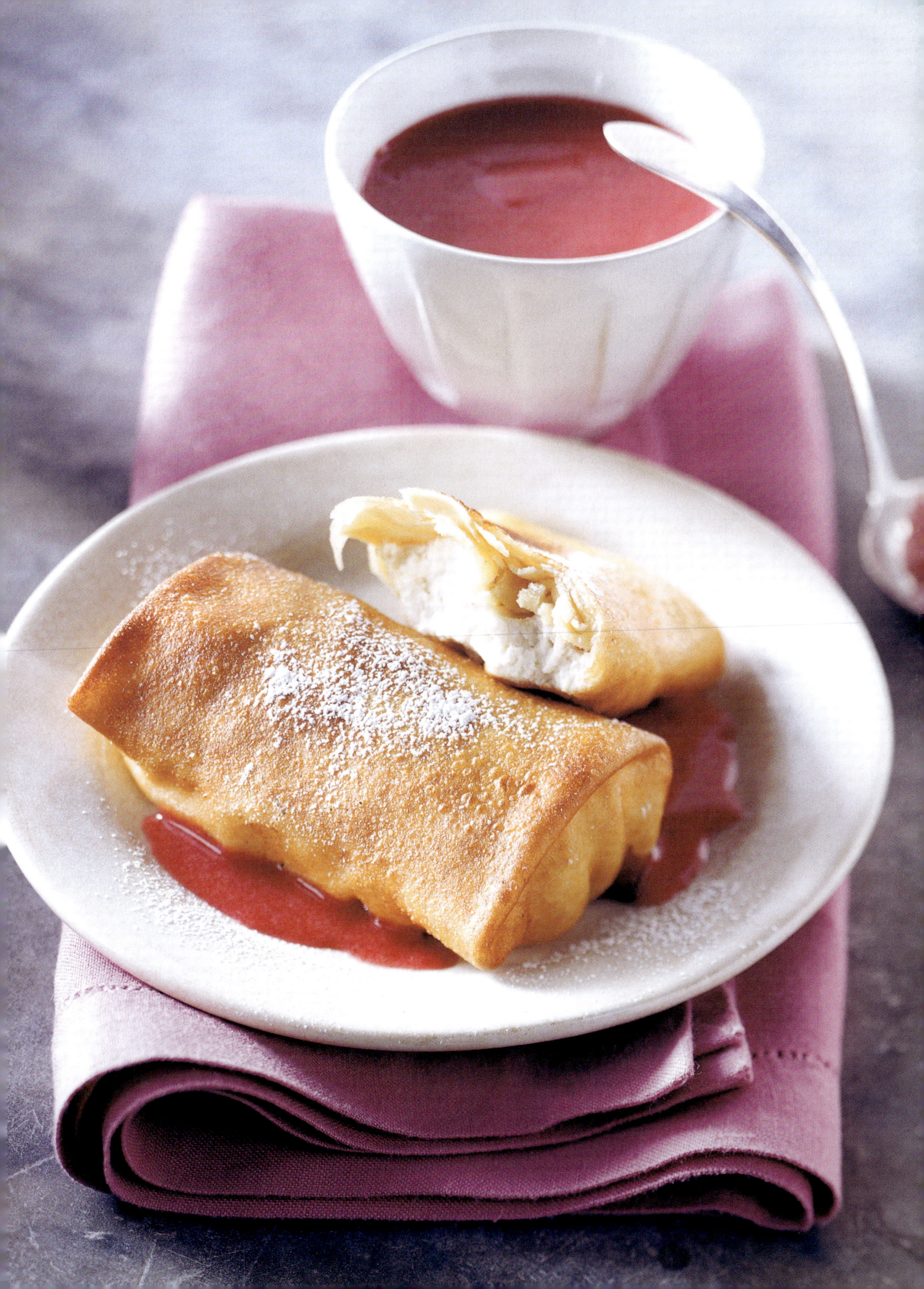

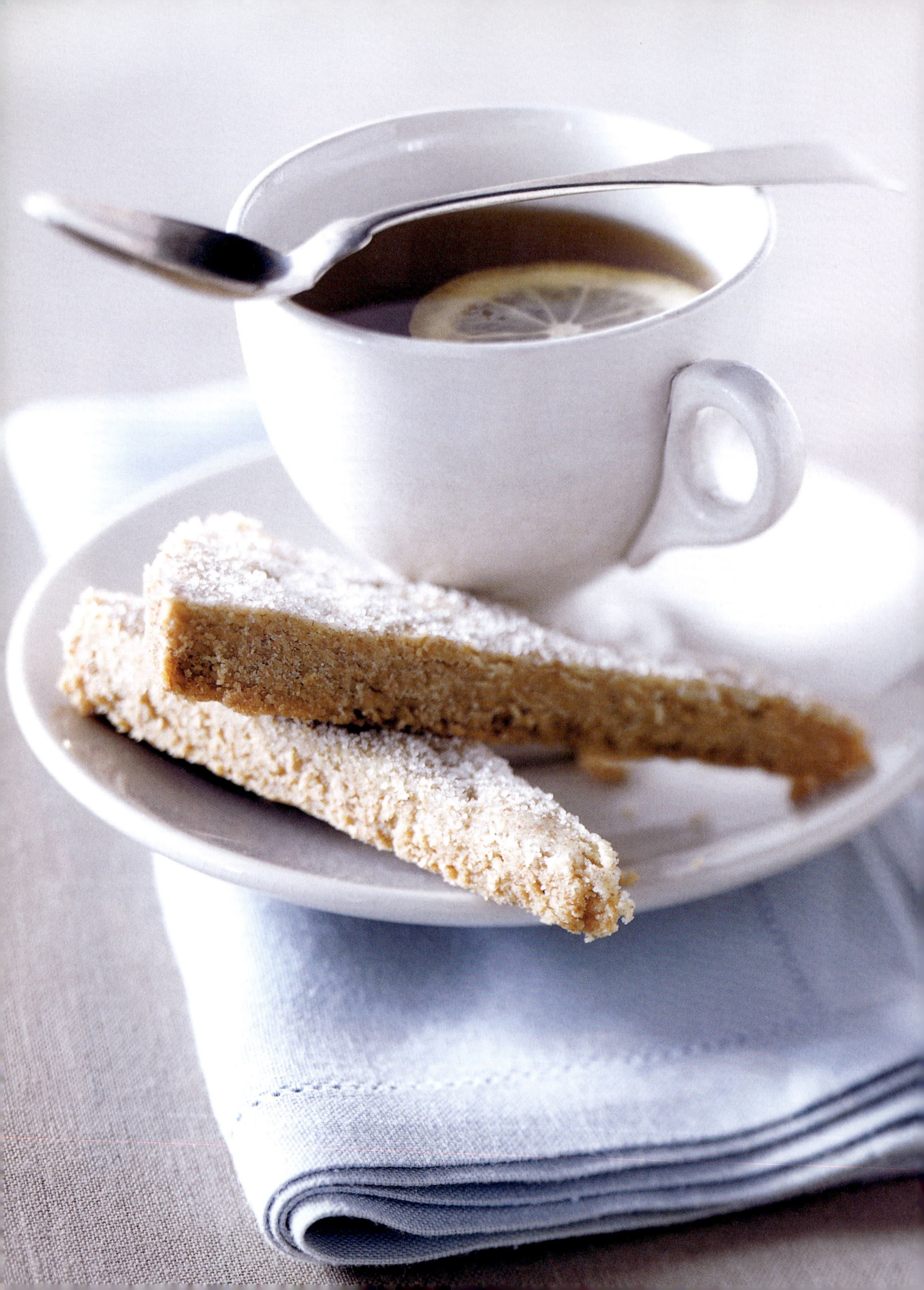

Walnuss-Shortbread

Englisches Mürbegebäck, so genanntes Shortbread, wird normalerweise mit Butter zubereitet, doch in diesem Rezept werden Walnüsse, Oliven- und Walnussöl verwendet. Das Ergebnis ist ein leckerer, cholesterinfreier Kuchen, der viele einfach ungesättigte Fettsäuren anstelle von gesättigten aufweist. Walnüsse und Walnussöl enthalten außerdem Ellagsäure, ein starkes Antioxidans.

- 80 g Walnüsse
- 80 g Weizenmehl
- 60 g Vollkornmehl
- 60 g Puderzucker
- ¼ TL Salz
- 60 ml Walnussöl
- 60 ml Olivenöl
- 1½ TL geriebene Zitronenschale
- 1 TL Vanilleextrakt

1 Ofen auf 165 °C vorheizen. Die Walnüsse auf einem Backblech im heißen Ofen etwa 7 Minuten rösten, bis sie knusprig sind. Abkühlen lassen und zusammen mit dem Weizenmehl in einer Küchenmaschine fein zermahlen. Den Ofen nicht ausschalten.

2 Für den Teig Walnussmischung, Vollkornmehl, Puderzucker und Salz in eine große Schüssel geben und mit Walnussöl, Olivenöl, Zitronenschale und Vanilleextrakt zu einem Teig verarbeiten.

3 Den Boden einer Springform von etwa 22 cm Durchmesser mit dem Teig bedecken. Mit einer Gabel mehrfach in den Teig stechen. Dann mit einem Messer den Teig in 16 Stücke teilen, dabei jedoch nicht ganz bis zum Boden der Kuchenform durchschneiden.

4 30 Minuten backen, bis das Shortbread knusprig und hellbraun geworden ist. Nach 20 Minuten Backzeit überprüfen, ob das Gebäck nicht zu dunkel wird; in diesem Fall die Ofentemperatur auf 150 °C reduzieren. Das fertige Shortbread aus dem Ofen nehmen und noch warm in die vorgeschnittenen Stücke teilen. In der Backform auf einem Kuchengitter auskühlen lassen. Wahlweise mit Zucker bestreuen.

Ergibt 8 Portionen. *Pro Portion: 273 kcal; 19 g Fett (davon 11 % gesättigt); 3 g Eiweiß; 24 g Kohlenhydrate; 1,7 g Ballaststoffe; 0 mg Cholesterin; 73 mg Natrium.*

Kiwi-Mango-Salat

Ungewöhnlich bei diesem Dessert ist vielleicht die Avocado, doch bilden ihre weiche, seidige Konsistenz und ihr ansprechendes Aroma einen angenehmen Kontrast zu den anderen Früchten. Bereiten Sie diesen Fruchtsalat erst kurz vor dem Servieren zu, da das Obst, insbesondere die Banane, unansehnlich wird, wenn die Säure des Limettensafts zu lange einwirkt.

- 60 ml Limettensaft, frisch gepresst
- 2 EL Zucker
- 2 EL frische Minzeblätter, gehackt
- 6 geschälte Kiwis, längs geviertelt und quer gedrittelt
- 2 Bananen, längs halbiert und in dicke Scheiben geschnitten
- 1 Mango, geschält und in etwa 2 cm große Stücke geschnitten
- 1 Avocado, geschält und in etwa 2 cm große Stücke geschnitten

In einer großen Schüssel den Limettensaft mit Zucker und Minze verrühren. Kiwis, Bananen, Mango und Avocado zufügen und alles gut vermischen. Vor dem Servieren kühl stellen.

Ergibt 4 Portionen. *Pro Portion: 267 kcal; 8,6 g Fett (davon 16 % gesättigt); 3 g Eiweiß; 51 g Kohlenhydrate; 6,7 g Ballaststoffe; 0 mg Cholesterin; 14 mg Natrium.*

Brotpudding mit Banane

Reismilch anstelle von Kuhmilch, Eiweiße anstelle von ganzen Eiern – so bekommt der süße, mild gewürzte Brotpudding einen kräftigen Geschmack, ohne viel Fett zu enthalten. Dieser Pudding ist beruhigend für Körper und Geist und außerdem eine gute Quelle für B-Vitamine, Kalium, Folat und Selen.

- 170 g italienisches Semolina-Brot (besteht zu etwa 70 % aus Hartweizen), in etwa 2 cm große Stücke geschnitten
- 450 g sehr reife Bananen
- 50 g dunkelbrauner Rohrohrzucker
- 600 ml Reismilch
- 3 große Eiweiß
- ½ TL Vanilleextrakt
- ¼ TL geriebene Muskatnuss
- ¼ TL Salz

1 Ofen auf 200 °C vorheizen. Die Brotwürfel 7 Minuten im heißen Ofen rösten, bis sie knusprig sind. Herausnehmen und die Ofentemperatur auf 175 °C reduzieren.

2 Die Bananen mit einem Kartoffelstampfer oder einer Gabel in einer großen Schüssel zerstampfen. Mit dem Rohrohrzucker gründlich vermengen. Reismilch, Eiweiße, Vanilleextrakt, Muskat und Salz einrühren.

3 Die gerösteten Brotwürfel in eine quadratische Auflaufform mit etwa 22 cm Seitenlänge geben und die Bananenmischung darüber verteilen.

4 Im Ofen 35 Minuten backen, bis der Brotpudding aufgegangen ist und sich gesetzt hat. Vor dem Servieren auf Zimmertemperatur abkühlen lassen.

Ergibt 4 Portionen. *Pro Portion: 325 kcal; 3,1 g Fett (davon 17 % gesättigt); 8 g Eiweiß; 68 g Kohlenhydrate; 2,5 g Ballaststoffe; 0 mg Cholesterin; 495 mg Natrium.*

Käsekuchen mit Ingwer und Walnüssen

Backen Sie diesen Käsekuchen einen Tag, bevor Sie ihn servieren, damit er sich über Nacht setzen kann. Der Kuchen ist besonders reich an Kalzium und enthält darüber hinaus sehr viel Beta-Karotin.

- 250 g Ingwerkekse (etwa 36 Stück)
- 2 EL Olivenöl
- 350 g Kürbis, in Würfel geschnitten
- 250 ml Gemüsebrühe
- 670 g fettreduzierter Weichkäse (Neufchâtel oder Camembert)
- 240 ml fettarme saure Sahne
- 220 g dunkelbrauner Rohrohrzucker
- 2 große Eier
- 2 große Eiweiß
- 1½ TL Vanilleextrakt
- 2 TL Zimt
- 1½ TL gemahlener Ingwer
- 1½ TL gemahlener Kardamom
- 1 TL Piment
- ½ TL Salz
- 130 g Walnüsse, grob gehackt

1 Ofen auf 175 °C vorheizen. Die Ingwerkekse mit dem Öl in einer Küchenmaschine fein zerkleinern und die Mischung auf dem Boden einer Springform mit einem Durchmesser von etwa 22 cm glatt streichen. Im Ofen 10 Minuten backen, bis der Teig knusprig ist. Den Ofen nicht ausschalten.

2 Kürbisfleisch in einem Topf mit Gemüsebrühe bedecken, 20 Minuten kochen lassen und pürieren.

3 Kürbispüree, Käse, saure Sahne, Rohrohrzucker, Eier, Eiweiße, Vanilleextrakt, Zimt, Ingwer, Kardamom, Piment und Salz in der Küchenmaschine gut verrühren. Auf den vorgebackenen Teig gießen und mit den Walnüssen bestreuen. 1 Stunde backen.

4 Ofen ausschalten, Tür etwas öffnen und den Kuchen 45 Minuten im Ofen lassen. Herausnehmen, abkühlen und über Nacht in den Kühlschrank stellen.

Ergibt 12 Portionen. *Pro Portion: 447 kcal; 26 g Fett (davon 42 % gesättigt); 12 g Eiweiß; 41 g Kohlenhydrate; 1,6 g Ballaststoffe; 82 mg Cholesterin; 516 mg Natrium.*

Käsekuchen mit Ingwer und Walnüssen ▶

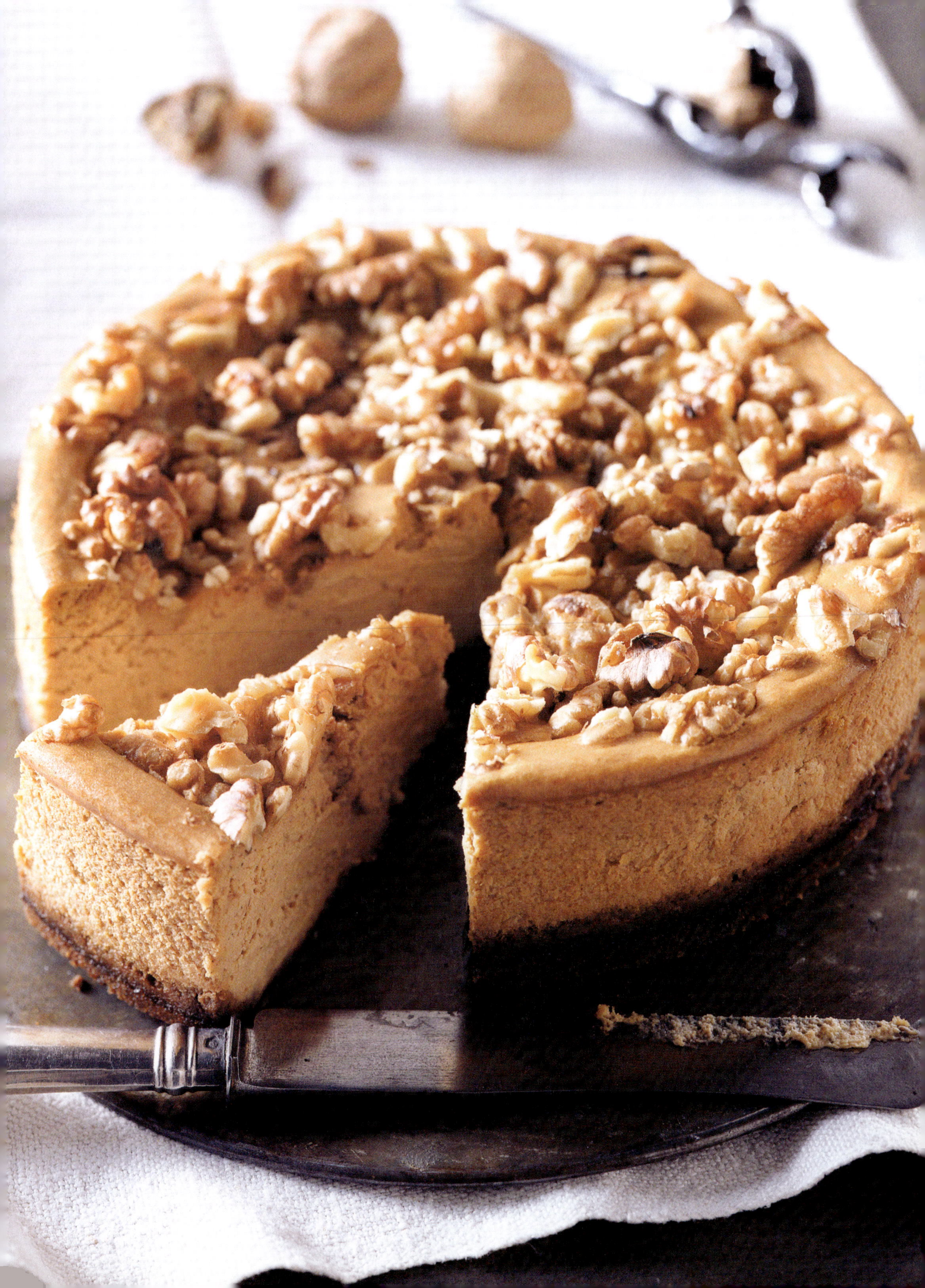

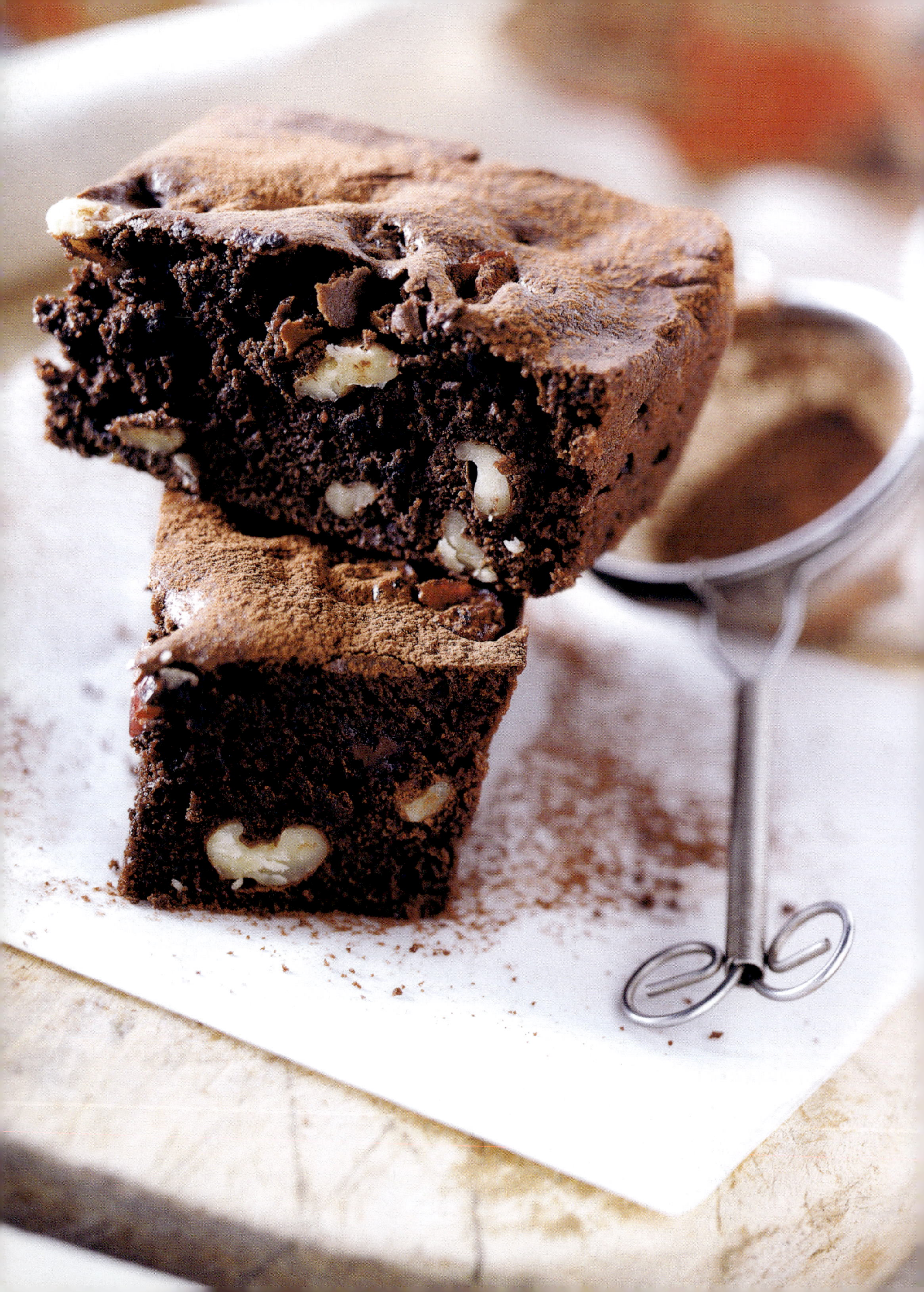

Feigengebäck mit Sesam

Pürierte Möhren verleihen diesem Kuchen einen Hauch von Süße und reichern ihn außerdem mit löslichen Ballaststoffen an.

130 g Mandeln
1 EL Sesamsamen
110 g Mehl
40 g Puderzucker
½ TL Salz
80 ml dunkles Sesamöl
1½ TL geriebene Orangenschale
220 g getrocknete Feigen, grob gehackt
2 Möhren, in sehr feine Scheiben geschnitten
180 ml Orangensaft
2 EL Zitronensaft, frisch gepresst
¾ TL gemahlener Kardamom
1 TL Vanilleextrakt

1 Ofen auf 175 °C vorheizen. Mandeln und Sesamsamen 5–7 Minuten rösten.

2 Mandeln und Sesamsamen in einer Küchenmaschine zusammen mit Mehl, Puderzucker und Salz fein zerkleinern. Sesamöl und Orangenschale zufügen und zu einem glatten Teig verarbeiten.

3 Den Teig auf dem Boden einer quadratischen Backform von etwa 22 cm Länge verstreichen. Mit einer Gabel den Teig mehrfach einstechen und 20 Minuten backen. Auf einem Kuchengitter auskühlen lassen.

4 Währenddessen in einem Topf Feigen, Möhren, Orangensaft, Zitronensaft und Kardamom verrühren und auf mittlerer Stufe aufkochen. Hitze reduzieren und bei geschlossenem Deckel 20 Minuten köcheln lassen, bis ein Großteil der Flüssigkeit eingedickt ist. Auf Zimmertemperatur abkühlen lassen.

5 Die Feigen-Möhren-Mischung in eine Küchenmaschine geben. Vanilleextrakt zufügen und zu einem groben Püree verarbeiten. Die Mischung auf den Teig geben und 20 Minuten backen. Den Kuchen in der Form auf einem Kuchengitter auskühlen lassen und danach in 32 Stücke schneiden.

Ergibt 32 Stücke. ***Pro Stück:*** *75 kcal; 3,6 g Fett (davon 0 % gesättigt); 1 g Eiweiß; 10 g Kohlenhydrate; 1,1 g Ballaststoffe; 0 mg Cholesterin; 39 mg Natrium.*

Erdnussbutter-Brownies mit Walnüssen

Erdnussbutter und Olivenöl ersetzen die Butter in diesen Brownies, während Walnüsse und Cranberries viele gesunde Phytonährstoffe liefern.

80 g Mehl
50 g ungesüßtes Kakaopulver
1 TL Backpulver
¼ TL Natron
¼ TL Salz
170 g hellbrauner Rohrohrzucker
50 g cremige Erdnussbutter
3 EL Olivenöl
1 großes Ei
2 TL Vanilleextrakt
60 g Walnüsse, gehackt
70 g getrocknete Cranberries (oder Kirschen)
30 g halbbittere Schokolade, gehackt

1 Ofen auf 175 °C vorheizen. Eine quadratische Backform aus Metall von etwa 20 cm Länge leicht einfetten. In einer Schüssel Mehl, Kakaopulver, Backpulver, Natron und Salz mischen.

2 In einer zweiten Schüssel Rohrohrzucker, Erdnussbutter, Öl und Ei mit einem elektrischen Mixer gründlich vermengen. Den Vanilleextrakt einrühren. Den Mixer auf die niedrigste Stufe stellen und die Mehlmischung einrieseln lassen. Anschließend Walnüsse, Cranberries und Schokolade in den Teig einarbeiten.

3 Den Teig in die Form füllen und 25–30 Minuten backen, bis ein in die Mitte gestochener hölzerner Zahnstocher ohne anhaftende Reste sauber wieder herauskommt. In der Backform auf einem Kuchengitter auskühlen lassen, anschließend in 8 Stücke schneiden.

Ergibt 8 Stücke. ***Pro Stück:*** *318 kcal; 17 g Fett (davon 19 % gesättigt); 6 g Eiweiß; 40 g Kohlenhydrate; 3,2 g Ballaststoffe; 27 mg Cholesterin; 228 mg Natrium.*

◀ Erdnussbutter-Brownies mit Walnüssen

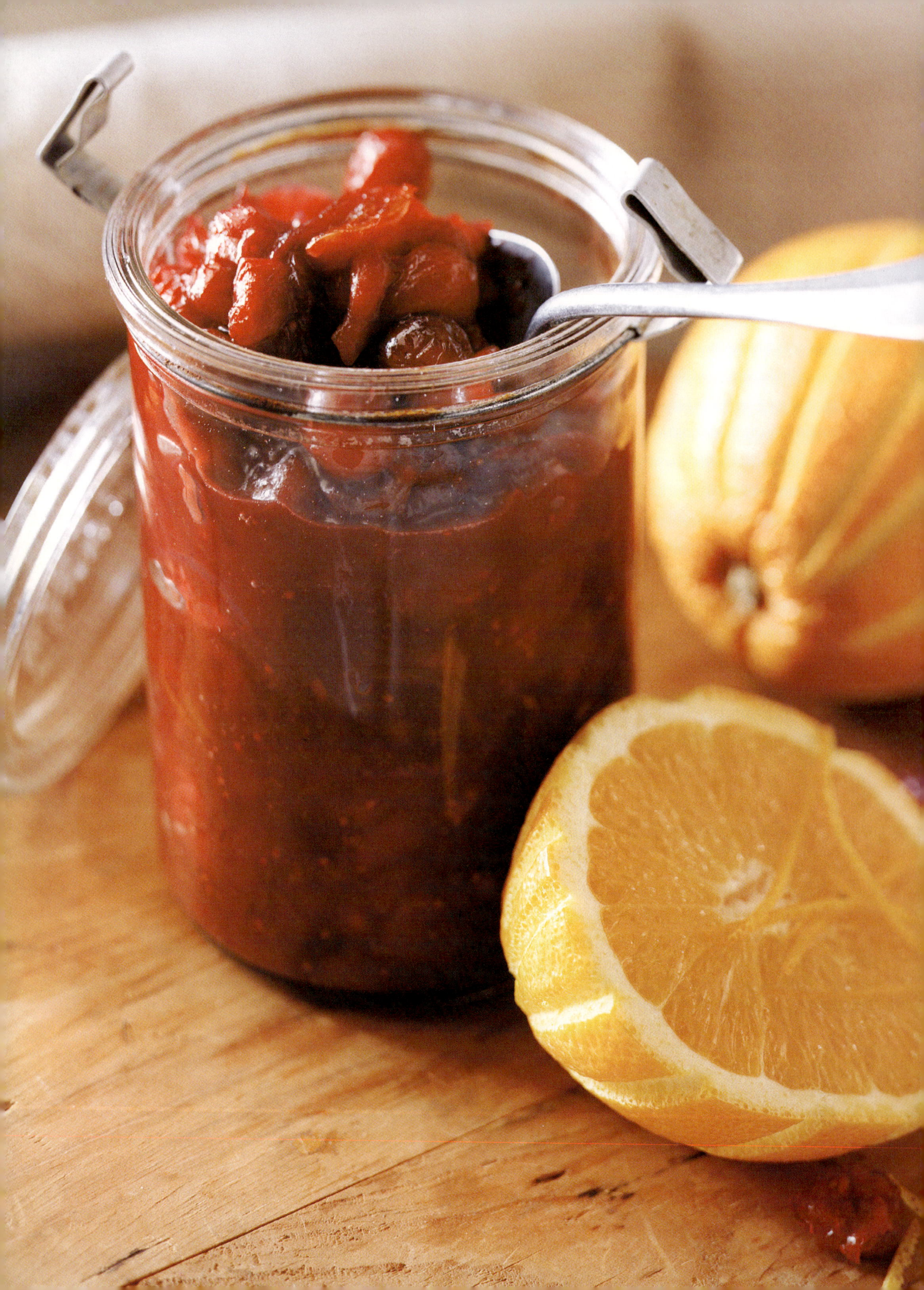

Wasabi-Miso-Dressing

Wasabi, einen japanischen Meerrettich, erhalten Sie in Pasten- oder Pulverform in Asienläden oder in den Spezialitätenabteilungen großer Supermärkte. Geöffnete Wasabi-Packungen halten sich im Kühlschrank mehrere Monate. Servieren Sie dieses Dressing zu Mischgemüse, Gurkenscheiben oder Hühnersalat.

- 2 EL Wasabi-Pulver
- 2 EL Wasser
- 2 EL gelbe Shiro-Miso-Paste
- 60 ml Limettensaft, frisch gepresst
- 1 EL dunkles Sesamöl
- 1 EL Honig
- ½ TL Salz
- ½ TL gemahlener Ingwer

1 In einer großen Schüssel das Wasabi-Pulver mit 2 EL Wasser zu einer gleichmäßigen Paste verrühren. Shiro-Miso-Paste untermischen.

2 Mit Limettensaft, Sesamöl, Honig, Salz und Ingwer zu einem Dressing glatt rühren.

Ergibt 4 Portionen. *Pro Portion: 74 kcal; 4 g Fett (davon 14 % gesättigt); 2 g Eiweiß; 10 g Kohlenhydrate; 0,5 g Ballaststoffe; 0 mg Cholesterin; 603 mg Natrium.*

Cranberry-Chutney

Kaufen Sie tiefgefrorene Cranberries oder legen Sie sich einen eigenen Tiefkühlvorrat an, wenn gerade frische Cranberries angeboten werden.

- 2 TL Olivenöl
- 1 große rote Zwiebel, fein gehackt
- 3 Knoblauchzehen, fein gehackt
- 340 g frische oder TK-Cranberries
- 110 g hellbrauner Rohrohrzucker
- 110 g getrocknete Kirschen
- 2 TL Orangenschale, gerieben
- 120 ml Orangensaft
- ½ TL Pfeffer
- ¼ TL Salz
- 1 Messerspitze Piment

1 In einem großen Topf das Öl auf niedriger bis mittlerer Stufe erhitzen. Zwiebel und Knoblauch zufügen und unter häufigem Rühren etwa 7 Minuten anbraten, bis die Zwiebel weich ist.

2 Cranberries, Rohrohrzucker, getrocknete Kirschen, Orangenschale, Orangensaft, Pfeffer, Salz und Piment zugeben. Unter gelegentlichem Rühren etwa 10 Minuten kochen, bis die Beeren aufplatzen. Abkühlen lassen und mit Zimmertemperatur oder gekühlt servieren.

Ergibt 6 Portionen. *Pro Portion: 175 kcal; 1,7 g Fett (davon 12 % gesättigt); 1 g Eiweiß; 42 g Kohlenhydrate; 2,8 g Ballaststoffe; 0 mg Cholesterin; 108 mg Natrium.*

Buttermilchdressing mit gebackenem Knoblauch

Dieses Salatdressing können Sie mehrere Tage im Voraus zubereiten und bis zum Servieren im Kühlschrank aufbewahren.

- 1 Knolle Knoblauch (etwa 80 g)
- 2 TL Zitronenschale, gerieben
- 1 EL Zitronensaft, frisch gepresst
- 1 EL Olivenöl
- 1 TL Zwiebelpulver
- ½ TL Salz
- 1 Messerspitze Cayennepfeffer
- 240 ml Buttermilch

1 Ofen auf 200 °C vorheizen. Knoblauchknolle in Alufolie wickeln und 45 Minuten im Ofen backen, bis sich das Päckchen weich anfühlt.

2 Den obersten Teil der Knoblauchknolle abschneiden und die Knolle in eine mittelgroße Schüssel auspressen. Zitronenschale, Zitronensaft, Öl, Zwiebelpulver, Salz und Cayennepfeffer zufügen und gut vermischen. Dann die Buttermilch unterrühren. Bis zum Servieren im Kühlschrank aufbewahren.

Ergibt 4 Portionen. *Pro Portion: 85 kcal; 4 g Fett (davon 20 % gesättigt); 3 g Eiweiß; 10 g Kohlenhydrate; 0,5 g Ballaststoffe; 2 mg Cholesterin; 357 mg Natrium.*

◀ Cranberry-Chutney

Sachwortregister

A

B

I

J

K

O

P

Q

R

S

T

Rezeptregister

C

D

E

F

G

H

S

T

U

V

W